innere pur – das arbeitsskript

D1718024

innere medizin pur – das arbeitsskript

Herausgeber

Prof. Dr. med. Bertold Emmerich, Prof. Dr. med. Günther Rauh,
Prof. Dr. med. Rudolf Maria Huber, Prof. Dr. med. C. Renate Pickardt,
Dr. med. Michael Späth, Prof. Dr. med. Karl Theisen

Autoren

Martin Bruckmeier, Dr. med. Nina Hackelsberger, Dr. med. Burkhard Jäger,
Dr. med. Michael Jakob, Dr. med. Frank Klebl, Dr. med. Albert Maier, Dr. med. Axel Päger,
Dr. med. Marko Senjor, Dr. med. Michael Späth, Dr. med. Kerstin Hindringer-Wissing,
Dr. med. Christian Wissing

Koordination

Dr. med. Albert Maier, Krankenhaus Dritter Orden München,
Menzinger Straße 44, 80638 München

Redaktion

L. Y. Weißenborn

Herstellung

Jaqueline Kühne-Hellmessen, Dipl.-Ing. Verlagsherstellung (FH)

Der Stand der medizinischen Wissenschaft ist durch Forschung und klinische Erfahrung ständig im Wandel. Die Autoren haben größte Mühe darauf verwendet, dass insbesondere die therapeutischen Angaben in diesem Werk korrekt sind und dem derzeitigen Wissensstand entsprechen. Dennoch ist jeder Benutzer dazu aufgefordert, die Angaben dieses Werkes gegebenenfalls durch andere Literaturquellen zu überprüfen und in eigener Verantwortung am Patienten zu handeln.

Die Deutsche Bibliothek verzeichnet diese Publikation in der Deutschen Nationalbibliografie; detaillierte bibliografische Daten sind im Internet über >http://dnb.ddb.de< abrufbar.

© **2004, Börm Bruckmeier Verlag GmbH**
Nördliche Münchner Str. 28, 82031 Grünwald
www.media4u.com
4. Auflage Oktober 2004
Druck: AZ Druck und Datentechnik GmbH, Heisinger Str. 14, 87437 Kempten
ISBN 3-89862-505-2

Vorwort

Liebe Leserinnen und Leser,

wir freuen uns, Ihnen **das innere medizin pur arbeitsskript** erneut in aktualisierter Form anbieten zu können.

Die vorliegende 4. Auflage wurde komplett überarbeitet, wobei das bewährte Konzept der Medizin-pur-Reihe beibehalten wurde. Die Autoren und die Redaktion haben den Text auf die für das Verständnis der Praxis und für die Prüfung relevanten Daten komprimiert. Er bietet Ihnen somit ein solides Wissensfundament, das Sie je nach Interesse und persönlichem Werdegang weiter ausbauen können.

Zahlreiche Tabellen, Abbildungen und Querverweise unterstützen das Lernen und Merken. Das erworbene Wissen wird dadurch vertieft und Zusammenhänge werden verständlich gemacht.

Zur besseren Prüfungsvorbereitung wurden die bisher den einzelnen Kapiteln zugeordneten Fragen in einem separaten Kapitel am Ende des Buches zusammengefasst.

Besonderer Wert wurde auf eine differenzierte Darstellung der therapeutischen Möglichkeiten und der medikamentösen Therapie gelegt.

Im Namen der Autoren wünsche ich Ihnen mit diesem Buch viel Freude und Erfolg auf dem Weg durch das große Gebiet der Inneren Medizin.

Für Kritik, Lob, Anregungen oder Vorschläge zur Verbesserung der nächsten Auflage sind wir dankbar.

Herausgeber, Autoren und Verleger im Oktober 2004

Weitere Titel dieser Reihe:

---

chirurgie pur - das arbeitsskript
gynäkologie pur - das arbeitsskript
mikrobiologie/immunologie pur - das arbeitsskript
neurologie pur - das arbeitsskript
pharma pur - das arbeitsskript

Karteikarten-Reihe:

---

anästhesiologie/intensivmedizin pur - die karteikarten
chirurgie pur - die karteikarten
gynäkologie pur - die karteikarten
hno, zmk pur - die karteikarten
innere medizin pur - die karteikarten
mikrobiologie/immunologie pur - die karteikarten
neurologie pur - die karteikarten
ophthalmologie pur - die karteikarten
orthopädie pur - die karteikarten
pathologie pur - die karteikarten
pharma pur - die karteikarten
psychiatrie pur - die karteikarten
urologie pur - die karteikarten

Fast-Reihe:

Anatomie fast
Biologie fast
Chirurgie fast
Psychiatrie fast

Gliederungsabkürzungen

Ät	Ätiologie
Anm	Anmerkung
DD	Differenzialdiagnose
Def	Definition
Di	Diagnose
Eint	Einteilung
Entw	Entwicklung
Form	Formen
Häu	Häufigkeit
His	Histologie
Ind	Indikation
Ink	Inkubationszeit
KI	Kontraindikationen
Kli	Klinik
Ko	Komplikationen
Lab	Labor
Lok	Lokalisation
Pat	Pathologie
Pg	Pathogenese
Phy	Physiologie
Pkin	Pharmakokinetik
PPh	Pathophysiologie

Prg	Prognose
Pro	Prophylaxe
Rif	Risikofaktoren
Rö	Röntgen
St / Stad	Stadium
Spekt	Spektrum
+++	Sehr gut wirksam
++	Gut wirksam
+	Wirksam
0	Nicht wirksam
Syn	Synonyma
Th	Therapie
Üs	Übersicht
Urs	Ursachen
UW	Unerwünschte Wirkungen
Verl	Verlauf
Vor	Voraussetzung
Wi	Wirkung
Wm	Wirkmechanismus
Ws	Wirkstoff
WW	Wechselwirkung

1. Angiologie

1. Angiologie

1.1 Allgemeines

■□□ 1.1.1 Angiologische Diagnostik

Gefäßstatus	Gefäßpalpation und Gefäßauskultation
Gehtest	Messung der Zeit bzw. Gehstrecke bis zum Auftreten von Schmerzen, unter standardisierten Bedingungen auf dem Laufband (z.B. Geschwindigkeit meist 3,2 km/h, Steigung 10%)
Faustschlussprobe	Analoge Funktionsprüfung für die obere Extremität
Allen-Test	Kompression der A. radialis oder ulnaris des hochgelagerten Armes und Faustschlussbewegungen: Bei unzureichender Durchblutung durch die nicht verschlossene Arterie ⇒ Abblassung
Lagerungsprobe nach Ratschow	Bei Durchblutungsstörung Erblassen und Schmerz der in Rückenlage hochgehaltenen und anschließend herunterhängenden Beine sowie anschließend verspätete (> ~10s) und verstärkte Rötung der im Sitzen herabhängenden Beine
Doppler-Sonografie	Bestimmung der arteriellen Drücke/Flusskurven
(Farbkodierte) Duplex-Sonografie	Gleichzeitige Darstellung von Gefäßwand/Weichteilen und Flüssen
Angiografie	Rö-Kontrastdarstellung des Gefäßsystems (nur Lumen ⇒ Beurteilung von Gefäßinnenwand, Kollateralen)
Digitale Subtraktions-Angiografie (DSA)	Leerbild wird von deckungsgleichem Füllungsbild nach intraarterieller KM-Gabe subtrahiert; Vorteil: höhere Auflösung, weniger Kontrastmittel nötig, geringere Strahlenbelastung
CT-Angiografie CMR-Angiografie	3D-Darstellung des Gefäßsystems nach Kontrastmittel-Gabe

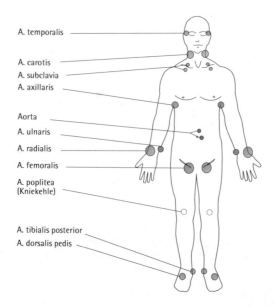

A. temporalis

A. carotis
A. subclavia
A. axillaris

Aorta
A. ulnaris
A. radialis
A. femoralis
A. poplitea (Kniekehle)

A. tibialis posterior
A. dorsalis pedis

■■□ 1.1.2 Thrombembolie

Def Akuter venöser oder arterieller Gefäßverschluss durch einen verschleppten Thrombus (selten Luft-, Fett-, Fruchtwasserembolie)

Ät Virchow-Trias: Veränderung der Blutgefäßwand, des Blutstroms oder der Blutzusammensetzung

Üs

Angeboren (hereditäre Thrombophilie)
APC-Resistenz (Faktor-V-Defekt), Prothrombin (Faktor II)-Mutation, quantitative und qualitative Defekte von Protein S, Protein C, Antithrombin III, Prothrombin-Mutation (G 20210 A); seltener: Defekte von Fibrinogen, Plasminogen, Heparin-Cofaktor II, Faktor XII, Gewebsplasminogenaktivität, familiäre Belastung

Erworben
Alter, frühere Thrombembolien, Malignome, Immobilisierung, Schlaganfall (→ S. 21), kardiale Insuffizienz, Sepsis, Volumenmangel und Dehydratation, Polyzythämie und Thrombozytose, Östrogentherapie, Adipositas (→ S. 254), nephrotisches Syndrom, paroxysmale nächtliche Hämoglobinurie, entzündliche Darmerkrankungen, Varizen, Lupusantikoagulans und Antiphospholipidantikörper, Hyperhomocysteinämie (Phlebologie 1998, 27: 98 - 104)

PPh **Venöse Embolie:** Ursprungsort periphere Vene ⇒ Lungenembolie (→ S. 103)
Arterielle Embolie: Ursprungsort v.a. li Herz ⇒ zerebrale Embolie (Apoplex → S. 21), Embolie der Gefäße der Extremitäten, viszerale Embolie (Mesenterialinfarkt → S. 20)
Auslösende Faktoren:
- Venöse Embolie: plötzliche körperliche Anstrengung, pressorische Akte (v.a. bei Bettruhe, Fraktur, Geburt, postoperativ), morgendliches Aufstehen
- Arterielle Embolie: Herzrhythmusstörungen (vor allem Vorhofflimmern, auch intermittierendes (→ S. 53), Herzwandaneurysma, schwere Herzinsuffizienz (→ S. 48)

Risikogruppe	Niedriges Risiko	Mittleres Risiko	Hohes Risiko
Patienten in der Allgemein-/ Unfallchirurgie Gynäkologie Geburtshilfe	Große Chirurgie (intraabdominelle Op oder Op-Dauer >45 min) bei Alter <40 Jahre ohne Risikofaktoren	Große Eingriffe, Alter 40 - 60J. ohne weitere Risikofaktoren, gelenkübergreifende Immobilisation der unteren Extremität im Hartverband	Große Eingriffe bei Alter > 60J.
	Kleine Chirurgie (Dauer < 45min) ohne Risikofaktoren bei Alter zw. 40-60 Jahren, kleinere Traumen, kein oder nur geringer Weichteilschaden	Kleine Chirurgie im Alter 40-60J. mit früherer Thromb-embolie oder Östrogen-Th; Alter > 60J. Kleinere Eingriffe, Alter > 60J., Schwangerschaft, Postpartalperiode	Große Eingriffe bei Alter 40-60J. und Malignom oder entz. Erkrankung, Thrombembolie in Vorgeschichte Fraktur oder größere orthopäd. Op (Becken, Hüfte oder Beine); Thrombophilie

Risikogruppe	Niedriges Risiko	Mittleres Risiko	Hohes Risiko
Internistische Patienten	Leichtere internistische Erkrankungen	Immobilisierung, kardiale Insuffizienz, chronisch venöse Insuffizienz	Schlaganfall, Alter > 70J., Adipositas, kardiale Dekompensation, Schock, Thrombembolie-Vorgeschichte; Thrombophilie, Nephrot. Syndrom
Unterschenkel-venen-thrombose	< 10%	10 - 40%	40 - 80%
Proximale Venen-thrombose	< 1%	1 - 10%	10 - 30%
Tödliche Lungen-embolie (→ S. 103)	< 0,1%	< 1%	> 1%
Pro	Physik. Maßnahmen (Frühmobilisation, Muskelpumpe, Kreislauf-/ Atemtherapie), Thromboseprophylaxe-Strümpfe, niedermolek. Heparin	Physik. Maßnahmen (Frühmobilisation, Muskelpumpe, Kreislauf-/ Atemtherapie), intermitt. pneum. Kompress.), niedermolekulares Heparin 1x2500E/d, Thromboseprophylaxe-Strümpfe	Physik. Maßnahmen, Thromboseprophylaxe-Strümpfe, niedermol. Heparin (z.B. 4000-5000 Anti-FXa-Einh./d) oder Antikoagulantien p.o.)

Quelle: Mitteilungen Angiologie 3/2003:
Leitlinien zur stationären und ambulanten Thrombembolieprophylaxe in der Chirurgie

1.2 Arterien

■■□ 1.2.1 Arteriosklerose

Def Chronische Umbauvorgänge der Arterien, mit Verhärtung, Verdickung, Elastizitätsverlust und Lumeneinengung

His
- Frühveränderungen: Einlagerung von Lipiden, Intimaverdickung
- Spätveränderungen: Proliferation der glatten Muskelzellen in der Gefäßwand, Verkalkungen

Rif
- Hyperlipidämie (Hypercholesterinämie, LDL↑; HDL↓)
- Arterielle Hypertonie
- Rauchen (Wirkung über Mutagene, Gerinnungsaktivierung, CO, Cholesterinspiegel)
- Diabetes mellitus
- Geschlecht (m >w; Ausgleich nach der Menopause)
- Adipositas, Hyperurikämie („Gicht")
- Genetische Faktoren (Familienanamnese!)

Üs

Lok	Hauptrisikofaktoren
Karotiden / Herz	Dyslipidämie (LDL↑, HDL↓ → S. 256), Nikotin, Diabetes mellitus (→ S. 242), Hypertonie (→ S. 73)
Bein	Nikotin, Diabetes mellitus (→ S. 242), Hypertonie (→ S. 73), seltener Dyslipidämie (HDL↓ → S. 256)

Arteriosklerose vom Typ Mönckeberg
(= Mönckeberg-Sklerose, Mediasklerose)
Langstreckige Mediaverkalkungen („Gänsegurgelarterien") ohne wesentliche primäre Lumeneinengung, v.a. an Extremitäten, v.a. bei älteren Männern

■■□ 1.2.2   Akuter Arterienverschluss

Ät Embolie bei Vorhofflimmern (→ S. 53), Infarkt (→ S. 44), Ventrikelaneurysma, Endokarditis (→ S. 64), Klappenfehler (→ S. 65), Klappenersatz, Aortenaneurysma (→ S. 27), Myxome, lokale Thrombose bei Arteriosklerose, peripheren Aneurysmen, Gefäßprothesen, Dissektion (→ S. 26), posttraumatisch, arterieller Spasmus

Lok Extremitäten-Arterien, Aa. carotides, Aa. mesentericae

Th

Sofort
5000-10000 IE Heparin[1] i.v., anschließend PTT-wirksame Heparinisierung
Bei Schmerzen Analgesie (Morphinderivate)
Optimierung der Rheologie (Polyglobulie, Anämie beseitigen)
Tieflagerung der Extremität, Schutz vor Auskühlung mit Wattebinden

Innerhalb der nächsten Stunden
Embolektomie (Ballonkatheter nach Fogarty, Op): Embolektomie der Aa. carotides nur innerhalb der ersten Stunden möglich
Fibrinolyse bei peripheren Embolien (lokal oder systemisch)

Allgemein
Keine RR-Senkung unter 160/80mmHg
Ggf. Einstellung eines Diabetes mellitus (→ S. 245)

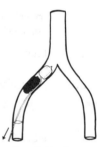

Thrombektomie
mit Ballonkatheter

CAVE Überhitzung der Extremität verhindern!

■■□ 1.2.3   Akuter Verschluss einer Extremitätenarterie

Lok Häufig an spitzwinkligen Teilungsstellen von Arterien

Kli

„6 P's" (nach Pratt)	
- Pain (Schmerz)	- Pulslessness (Pulslosigkeit)
- Paleness (Blässe)	- Paralysis (Bewegungsunfähigkeit)
- Paresthesia (Gefühlsstörung)	- Prostration (Erschöpfung, Schock)

Di Anamnese, Klinik, Doppler-Sonografie, Farb-Duplex, Arteriografie (DSA)

DD Phlebothrombose (→ S. 30), Phlegmasia coerulea dolens (= akuter massiver Beinvenenverschluss mit Behinderung des arteriellen Einstroms → S. 31)

Ko Tourniquet-Syndrom (= Stauschlauchsyndrom: Auftreten nach Lösen einer länger bestehenden Ischämie mit Hyperkaliämie, Myoglobinämie, Hypovolämie ⇒ drohendes Nierenversagen, Schock, Azidose)

---

[1]Fraxiparin

Th

- Tieflagerung
- Heparinisierung
- Ggf. Analgesie
- Embolektomie: indirekt mit Ballonkatheter nach Fogarty oder operativ

■■□ 1.2.4 Mesenterialarterieninfarkt

Urs Embolie der Aa. mesentericae (v.a. A. mesent. sup.), appositionelle Thrombosierung

PPh Ischämietoleranz der abdominellen Organe wird überschritten
⇒ ausgedehnte Darmnekrose, Gangrän der Darmwand, Durchwanderungsperitonitis

Üs

Stadium	Dauer	Klinik
St. I	< 6 h	Abdomineller Schmerz, Schock, Brechreiz, Durchfall
St. II	< 12 h	Besserung der Symptomatik, verringerte Peristaltik, schlechter AZ, beginnende Leukozytose
St. III	> 12 h	Blutiger Stuhlgang, paralytischer Ileus, akutes Abdomen, Durchwanderungsperitonitis

[handschriftlich: evtl. → Peritonitis, Appendicitis, Cholezystitis]

Di Klinik, farbkodierte Duplexsonografie, Rö-Abdomen, Angio-Spiral-CT, selektive Angiografie der Aa. mesentericae, MR-Angiografie

Th

Frühphase: Revaskularisation
St. II und III: ausgedehnte Resektion der nekrotischen Darmabschnitte

Prg Letalität in Stadium III > 90%

■□□ 1.2.5 Zerebrovaskuläre Insuffizienz

Def Mangeldurchblutung des Gehirns mit passagerer, progredienter oder persistierender Ischämie

Urs
• Gefäßstenose (Prädilektionsstelle Abgang der Arteria carotis interna)
  ⇒ Low flow bei hämodynamisch wirksamer Stenose (>70%) bzw.
  ⇒ arterioarterielle Embolie bei nicht hämodynamisch wirksamer Stenose (<70%)
• Kardiale Embolie

Üs

Stadium	Abk.	Klinik
St. I		Asymptomatische Stenose
St. IIa	TIA	**Transitorische ischämische Attacke:** neurologische Ausfälle, vollständige Rückbildung nach max. 24h (z.B. Amaurosis fugax)
St. IIb	PRIND	**Prolongiertes reversibles ischämisches neurologisches Defizit:** Dauer der neurologische Ausfälle >24h; vollständige Rückbildung innerhalb von 3 Tagen
St. III	PS	**Progressive stroke:** innerhalb von 4 Wochen zunehmende neurologische Symptomatik, teilweise reversible Symptome
St. IV	CS	**Complete stroke:** irreversible neurologische Ausfälle

Di
• Klinik (v.a. neurologischer Status)
• Infarkt-Lok: CT/MRT
• Gefäß-Di.: Karotiden, ggf. aszendierende Aorta, Aortenbogen (Auskultation, Doppler-Sonografie, Duplex-Sonografie, ggf. DSA, MRA)
• TTE, TEE (transthorakale/transösophageale Echokardiografie [Thrombennachweis])
• Langzeit-EKG (Rhythmusstörungen)

DD
- Hirnblutung (v.a. **hypertone Massenblutung**)
- Subduralhämatom
- **Raumforderungen** (Tumor, Abszess)
- Meningoenzephalitis

Th
- Behandlung der Risikofaktoren
- Symptomatische Stenose mit Lumeneinengung <70%:
  ASS (Aspirin®, Colfarit® 100mg/d) oder
  Clopidogrel (Iscover®, Plavix® 75mg/d)
  + Verlaufskontrolle (keine Op);
  ggf. weitere Ursachenklärung
  (intrakardiale Thromben!)
- Symptomatische Stenose mit Lumeneinengung >70%:
  Op möglichst mit 6 Wo Karenz zur letzten TIA/PRIND,
  bei rezidivierenden TIAS jedoch sofortige Op
- Asymptomat. Stenose mit Lumeneinengung >90%:
  Op bei rascher Progredienz, v.a. bei Pat. < 60 Jahren
  ohne erhöhtes Op-Risiko/lebensverkürzende Grunderkrankung
- Op: **Thrombendarteriektomie:** Herauslösen der atheromatösen
  Intimaauflagerungen mit Dissektoren ⇒ direkte Naht/Patchverschluss
  (Erweiterungsplastik mit Kunststoff-/Venenflicken)
- PTA (perkutane transluminale Angioplastie) ≙ Ballondilatation der A. carotis
  interna/communis (nicht bei filiformen Stenosen!)

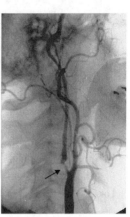
Stenose der A. carotis interna
[IMPP-Prüfungsabbildung]

■□□ **1.2.6**   **Apoplex**

Ät
- Hirninfarkt (= ischämischer Insult, ca. 85%)
- Intrazerebrale Blutung (=hämorrhagischer Insult, ca. 15%), nach Gefäß- oder
  Aneurysmaruptur, oft bei arterieller Hypertonie
- Paradoxe Hirnembolie durch kardialen oder extrakardialen Links-Rechts-
  Shunt (z.B. persistierendes Foramen ovale, v.a. bei jüngeren Patienten)

Kli
Schlagartige Symptomatik: motorische Lähmungen, sensible Ausfälle,
Sprachstörungen, Vigilanzstörungen

Di
Kli, CCT, Doppler-Sonografie und
Duplex-Sonografie der Aa. carotides, MRT

Th
- Sicherung der Vitalfunktionen
  (Atmung, Kreislauf, Wasser, Elektrolyte)
- Thrombembolie-Prophylaxe:
  Thrombozytenaggregationshemmer
  (ASS[1] oder Clopidogrel[3]), ggf. PTT-wirksame
  Heparinisierung[2] (nur nach Ausschluss einer
  zerebralen Blutung möglich), Stützstrümpfe,
  Bewegung (soweit möglich)
- Blutdruckregulation (schonend!),
  CAVE: beim ischämischen Insult keine Normalisierung
  des RR im Akutstadium (Werte bis 200 mmHg systol.
  werden bei fehlender Angina-pectoris-Symptomatik
  durchaus akzeptiert).
- Einstellung eines ggf. vorhandenen Diabetes mellitus

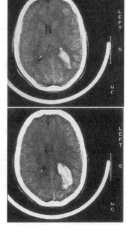
Intrazerebrale Blutung (CT)
[IMPP-Prüfungsabbildung]

---

[1]Aspirin, Colfarit, [2]Fraxiparin, [3]Plavix

- Physikalische Medizin: Atemgymnastik, Dekubitusprophylaxe, frühe Krankengymnastik, Ergotherapie, Logopädie
- Sekundärprävention mit ASS[1] bzw. Clopidogrel[2] bei ASS-Unverträglichkeit oder Reapoplex unter ASS-Therapie

■■□ **1.2.7   Periphere arterielle Verschlusskrankheit**

Def   Durchblutungsstörungen versorgungsabhängiger Gewebe durch stenosierende bzw. obliterierende Gefäßprozesse (periphere AVK)

Ät
- Arteriosklerose (ca. 90%)
- Thrombangiitis obliterans (→ s. 334), Angiitiden (→ s. 331)
- Posttraumatisch

Lok
- Beckentyp (Aorta abdominalis, Aa. iliacae)
- Oberschenkeltyp (A. femoralis)
- Unterschenkeltyp (A. tibialis anterior oder posterior)

Üs

Stadium	Klinik (Eint nach Fontaine)
St. I	Asymptomatisch
St. IIa	Belastungsschmerz, sog. **Claudicatio intermittens** („Schaufensterkrankheit"), **Gehstrecke > 200 m**
St. IIb	Belastungsschmerz, sog. Claudicatio intermittens, **Gehstrecke < 200 m**
St. III	Ruheschmerz
St. IV	Nekrose, Gangrän

Di
- Anamnese, Inspektion, Pulspalpation, Gefäßauskultation (Stenosegeräusch)
- Funktionstests (z.B. Lagerungsprobe nach Ratschow, Gehtest, Allen-Test)
- Doppler-Sono, Duplex-Sono, DSA

Th

Allgemein
Behandlung der Risikofaktoren, Patientenaufklärung: Rauchkarenz, Fußpflege
Physikalisch
Zum Beispiel Gehtraining (bis Stadium IIa ⇒ Kollateralenbildung)
Medikamentös
- ASS (Aspirin®, Colfarit®, 100mg/d) oder Clopidogrel (Iscover®, Plavix®, 75mg/d)
- Durchblutungsförderung z.B. Naftidrofuryl (Dusodril®) im Stadium II, mit Prostaglandinen oder Pentoxyphyllin (=Trental®) im Stadium III und IV
- Ggf. Hämodilution: z.B. HAES (HAES-steril®), wirksam v.a. an der oberen Extremität
Invasiv, nichtoperativ
- Lokale Lyse z.B. mit Streptokinase über arteriellen Katheter (bei Kurzstreckenverschlüssen)
- Perkutane transluminale Angioplastie (PTA): Dilatation von kurzstreckigen Gefäßstenosen mit einem Ballonkatheter
- Atherektomie: Rekanalisation von kurzstreckigen Verschlüssen
- Stent (= Gefäßstütze): bei Stenosen und Z.n. PTA bzw. Atherektomie
- CT-gesteuerte Sympathikolyse (paravertebrale Injektion) in seltenen Fällen
Invasiv, operativ
Thrombendarteriektomie, Bypass (im Stadium IIb bis IV)

---

[1]Aspirin, Colfarit, [2]Plavix

Üs	Beckentyp	Oberschenkeltyp	Peripherer Typ
Lok	A. iliaca communis, A. iliaca externa	A. femoralis (95%)	A. tibialis anterior/posterior, A. fibularis
Kli	Schmerz in Gluteal- und Oberschenkelmuskulatur, Impotenz, ischialgiforme Symptome	Wadenschmerzen distal der Stenose	Fußschmerzen, Fußbrennen, Wundheilungsstörungen, trophische Störungen
DD	Coxarthrose, LWS-Syndrom	LWS-Syndrom, Ischialgie, Arthrose	Arthrose, Osteoporose
Th	Stets Reduktion der Risikofaktoren, Gehtraining, ASS100mg/d		
	Thrombendarteriektomie, PTA/Atherektomie/Stent, Bypass	PTA/Atherektomie/Stent/ Bypass (ab St. IIb)	Therapiemöglichkeiten und -erfolge reduziert, ggf. PTA/ Atherektomie/Stent/Bypass (ab St. IIb)
Pro	Reduktion der Risikofaktoren (z.B. Nikotin, Diabetes mellitus, Hypertonie)		
Anm	**Leriche-Syndrom** = Aortenbifurkationsverschluss **Symptomatik**: Schmerz in Gluteal- und Oberschenkelmuskulatur, Impotentia coeundi, ischialgiforme Symptome		

■■□ 1.2.8   Viszeralarterieninsuffizienz

Syn	Chronische intestinale Ischämie, Angina abdominalis, intestinalis, M. Ortner
Ät	Arteriosklerose, Embolien, entz. Prozesse (v.a. A. mesent. sup. + Truncus coeliacus)

Kli	St. I	Asymptomatisch
	St. II	Intermittierender postprandialer Bauchschmerz
	St. III	Dauerschmerz, Malabsorptionssyndrom
	St. IV	Infarkt: paralyt. Ileus (→ S. 168), ak. Abdomen (→ S. 198), blutige Durchfälle, Schock

Di	Auskultation (Stenosegeräusch), Klinik, selektive Angiografie, Angio-CT, MRA
Th	Thrombendarteriektomie oder aortomesenterialer Bypass

■■□ 1.2.9   Nierenarterienstenose

Ät	Arteriosklerotische (60%), fibromuskuläre Hyperplasie (30%) (→ S. 292)
PPh	Stenose der A. renalis ⇒ Durchblutung der Niere↓ ⇒ Aktivierung des Renin-Angiotensin-Aldosteron-Systems (→ S. 229) ⇒ RR↑ (Goldblatt-Mechanismus)
Kli	**Hypertonie** (= renovaskukäre Hypertonie → S. 73), Stenosegeräusche über Aa. renales
Di	Duplex-Sonografie, DSA, seitengetrennte Nierenfunktions-Szinti vor und nach Captopril-Gabe: Aktivität ↓ nach Captopril-Gabe ⇒ bessere Prg für PTA oder Op
Th	Abhängig von medikamentösen Einstellbarkeit der art. Hypertonie und weiterer Faktoren (Alter, Grunderkrankung, vorhandene Niereninsuffizienz): PTA (=Ballondilatation), bei Rezidiv Thrombendarteriektomie (evtl. mit Patcherweiterung)

■□□ 1.2.10   Neurovaskuläres Kompressionssyndrom

Syn	Schultergürtelsyndrom, „Thoracic Outlet Syndrome"
Ät	Die anatomische Engstelle zwischen erster Rippe und Klavikula oder der Mm. scaleni führt bei bestimmten Bewegungen zur Kompression der A. subclavia und des Plexus brachialis (auch bei Halsrippe!).

Form	• Skalenus-Syndrom: Auslösung durch Blick nach hinten oben der gleichen Seite • Kostoklavikuläres Syndrom: Auslösung durch Hyperabduktion des gleichseitigen Armes
Kli	• Intermittierende Schmerzen, Parästhesien und Taubheitsgefühl an Arm und Hand • Periphere Pulsqualität ist abhängig von Armbewegung
Di	Seitengetrennte RR-Messung Klinik: • Adson-Test: max. Rotation des Kopfes zur kontralateralen Seite • Eden-Test: Schultern werden nach dorsal, Arme nach kaudal gezogen • Hyperabduktionstest nach Wright (Abduktion des Armes um 180° und Außenrotation) • Röntgen, Doppler-/Duplexsonografie, neurol. Diagnostik (Ulnaris NLG), Angiografie <div align="center">↑ unter Provokation ↑</div>
Th	• Krankengymnastik • In Abhängigkeit vom Grad der Beschwerden: operative Dekompression durch Resektion der 1. Rippe (Halsrippe), Durchtrennung des M. scalenus ant.

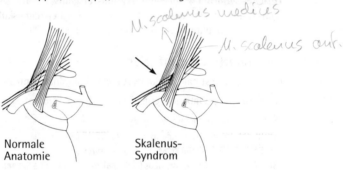

M. scalenus medius

— M. scalenus ant.

Normale   Skalenus-
Anatomie   Syndrom

■□□ 1.2.11 Subclavian-Steal-Syndrom

Def	Hochgradige Stenose der A. subclavia proximal des Abgangs der A. vertebralis; Belastung des gleichseitigen Armes bedingt Strömungsumkehr in der A. vertebralis; dadurch Minderdurchblutung im vertebrobasilären Stromgebiet!
Kli	• Schwindel, Sehstörungen • Schwächegefühl und Sensibilitätsstörung der oberen Extremität
Di	• **Seitendifferenter RR** • Provokationstest: Beim symptomatischen Subclavian-Steal-Syndrom kann der Schwindel nach Armarbeit unter Ischämiebedingung (Armmanschette mit P > systol. RR) ausgelöst werden • **Doppler-, Duplex-Sonografie** • DSA
Th	• **PTA** der A. subclavia • **Operativ**: z.B. Bypass von Aorta descendens zu A. subclavia (z.B. Dacron-Prothese) oder von A. carotis communis zu A. subclavia (z.B. V.-saphena-magna-Interponat)

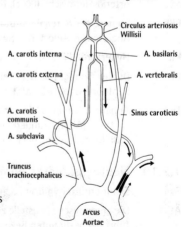

Circulus arteriosus Willisii

A. carotis interna

A. basilaris

A. carotis externa

A. vertebralis

A. carotis communis

Sinus caroticus

A. subclavia

Truncus brachiocephalicus

Arcus Aortae

Subclavian-Steal-Syndrom

■□□ 1.2.12   Aortenbogensyndrom

Def   Stenose oder Verschluss mind. einer vom Aortenbogen abgehenden Stammarterie

Syn   „Pulseless disease"

Ät
- Arteriitis (Takayasu-Syndrom → S. 331)
- Selten Arteriosklerose und extravasale Kompression

Kli
- Abgeschwächte oder fehlende Karotis- bzw. Armpulse
- Stenosegeräusche
- Belastungsabhängige Schmerzen der oberen Extremität
- Transitorisch ischämische Attacken (TIA), irreversible neurologische Ausfälle

Th   In Abhängigkeit der Grunderkrankung:
- Bei Arteriitis Immunsuppressiva
- Bei Arteriosklerose ggf. Revaskularisation durch PTA, Thrombendarteriektomie oder Bypass

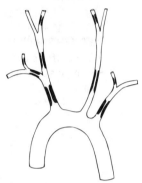

Aortenbogensyndrom

■□□ 1.2.13   Digitalarterienverschlüsse

Urs
- Thrombendangiitis obliterans (→ S. 334)
- Vibrationstrauma
- M. Raynaud: Ischämie durch Vasokonstriktion, bei Sklerodermie (→ S. 321) und SLE (systemischer Lupus erythematodes → S. 318)
- Intoxikation mit Secalealkaloiden (Ergotismus)
- Heparininduzierte Thrombozytopenie (HIT) Typ II

Kli
- Intermittierende Schmerzen der Finger oder Hände durch passagere Ischämien
- Dauerschmerz mit **weißen kalten Fingern** und **Fingerkuppennekrosen** (nicht bei primärem M. Raynaud)

Di
- Oszillografie
- DSA-Angiografie
- Faustschlussprobe, Kälteprovokation

Th
- Symptomatisch: Nikotinverzicht, Meidung von Kälte
- ASS (=Aspirin®) 100mg/d
- Prostaglandinderivate
- Operativ: thorakale Sympathektomie
- Ggf. sofortiges Absetzen von Heparin bei HIT II

Anm   Ergotismus wird auch als Kribbelkrankheit bezeichnet und entsteht durch eine Vergiftung mit Mutterkornalkaloiden, z.B. Ergotamin.

■■□ 1.2.14   Aneurysma

Def   Ausweitung der Wand eines arteriellen Blutgefäßes

Ät
- Arteriosklerose
- Trauma, iatrogen
- Entzündung
- Angeboren

Üs

Form	Pat
Aneurysma verum	Alle drei Wandschichten erweitert
Aneurysma spurium (falsum)	Paravasales, endothelialisiertes, organisiertes Hämatom, nach Gefäßverletzung
Aneurysma dissecans	Nach Intimaeinriss und Einblutung, Kanalisierung innerhalb der Media
Arteriovenöses Aneurysma	Kurzschlussverbindung (= Shunt) zw. Arterien und Venen

Ko
- Ruptur (frei oder gedeckt)
- Kompression benachbarter Organe
- Embolie (akute Verschlusssymptomatik)
- Thrombose (v.a. bei peripheren Aneurysmen)

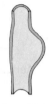 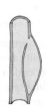

Aneurisma verum   Aneurisma spurium   Aneurisma dissecans

■■□ 1.2.15   Aneurysma dissecans aortae

Ät
- Arteriosklerose (v.a. A. descendens)
- Zystische Medianekrose (v.a. A. ascendens)
- Marfan-Syndrom
- Mesaortitis luica (St. III der Syphilis)
- Traumatisch

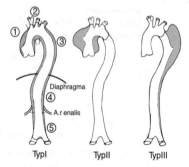

Aneurisma dissecans aortae (Einteilung nach De Bakey)
Abschnitte der Aorta 1-5

Üs

Typ (n. De Bakey)	Lok
Typ I (60%)	Gesamte Aorta
Typ II (15%)	Nur Aorta ascendens
Typ III (25%)	Nur Aorta descendens (distal des Abgangs der A. subclavia sinistra)

Kli
- Bei Auftreten einer Dissektion: schneidender, reißender Schmerz im Thorax, Abdomen mit Maximum zu Beginn; wechselnde Pulsqualitäten
- Schockzustand nur bei Perforation
- Organbefunde: Apoplex, Darminfarkt, Anurie, akuter peripherer Verschluss, AP

Di   Sono-, Echokardiografie (transthorakal, -ösophageal), Rö-Thorax, CT, Angiografie

DD   Herzinfarkt (→ S. 44)

Th   Operativer Ersatz (Kunststoffprothese)

■□□ 1.2.16   Aneurysma aortae abdominalis

Lok   In ca. 95% infrarenal

Ät   Arteriosklerose, selten Trauma

Kli
- Linksseitiger Flankenschmerz (Ureterkompression!)
- Pulsierender Tumor
- Bei Ruptur: anfallsartig auftretende Schmerzen, Schock, akutes Abdomen
- Meistens asymptomatisch!!

Di
- Abdomen-Sono
- CT
- Angiografie

Th
- Durchmesser > 5cm: op. Interposition einer Prothese in Aneurysmensack
- 4-5cm: Kontrolle nach 6 Monaten; wenn Wachstum > 0,5cm/Jahr ⇒ Op
- < 4cm: Kontrolle nach 1 Jahr
- Endovaskuläres Vorgehen: Stent-Implantation

Prg   Letalität ca. 3-10% bei elektiven Eingriffen, ca. 70% bei Ruptur!

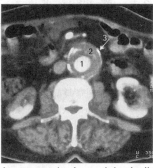

Aneurysma der Aorta abdominalis
CT nach KM-Injektion
1 Durchströmtes Lumen
2 Wandständiger Thrombus
3 Wandverkalkungen
[IMPP-Prüfungsabbildung]

■■□ 1.2.17   Arteriovenöse Fistel

Def   Pathologische, extrakardiale Kurzschlussverbindung (= Shunt) zwischen dem arteriellen und dem venösen Blutgefäßsystem

Ät
- Angeboren (häufig in Gehirn und Lunge)
- Traumatisch (z.B. nach perforierenden Verletzungen)
- Iatrogen (z.B. nach invasiven Eingriffen im Bereich von Arterien und Venen)

Kli
- Tastbarer, pulsierender Tumor
- Auskultation: Schwirren, „Maschinengeräusch" (verschwindet bei Kompression)
- Venöse Stauung
- Pulsierende Venen
- Nicoladoni-Branham-Zeichen: Verlangsamung der Pulsfrequenz bei Kompression

Ko   Nur bei größerem Shuntvolumen ⇒ chronische Volumenbelastung des Herzens ⇒ Herzinsuffizienz

Th   Operative Rekonstruktion der Strombahn oder Embolisation

Prg   Hohe Rezidivrate bei Rekonstruktion angeborener Fisteln

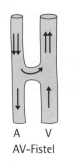

A   V
AV-Fistel

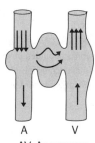

A   V
AV-Aneurysma

1.3 Venen

■■☐ **1.3.1 Varikosis**

Def Venenerweiterung, v.a. an der unteren Extremität (Krampfadern)

Ät • Venenwandschwäche
• Venenklappeninsuffizienz
• Intravasale Druckerhöhung

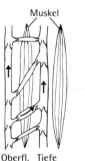

Muskel

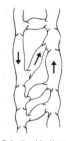

Form

Primär (idiopathisch)
Bindegewebsschwäche, Venenklappeninsuffizienz
Sekundär
Durch Abflussbehinderung oder Druckerhöhung als kompensatorischer Kollateralkreislauf

Oberfl. Tiefe Vene Vene

Primäre Varikosis

PPh Störung des physiologischen Blutrückflusses, der durch Venenklappen, Muskelpumpe und arterielle Pumpwirkung der Pulswelle sichergestellt wird.

Kli Spannungsgefühl, Schweregefühl, Stauungserscheinungen, Beinödem, Schmerzen bei längerem Stehen

Ko • **Chronisch venöse Insuffizienz:** rezidivierende Varikophlebitiden, Varizenblutung (nach Trauma), Fibrosierung der Haut, Hyperkeratose, Schuppung, braune Pigmentierung
• Ulcus cruris venosum im Spätstadium

Di

Perthes-Test
(Durchgängigkeitsprüfung der tiefen Beinvenen und Vv. perforantes)
Anlegen einer Staubinde proximal der Varizen und Umhergehen: Prall gefüllte Krampfadern entleeren sich ⇒ Vv. perforantes und tiefes Venensystem sind intakt (Perthes-Zeichen)
Trendelenburg-Test
(Prüfung der Vv. perforantes und der V. saphena magna)
Varizen werden am hochgelagerten Bein ausgestrichen, die V. saphena magna unterhalb der Leistenbeuge komprimiert, das Bein gesenkt: Venen füllen sich nicht oder nur langsam ⇒ Vv. perforantes sind intakt Venen füllen sich schnell ⇒ Vv. perforantes insuffizient (Trendelenburg 1) Varizen füllen sich nach Abnehmen der Staubinde ⇒ oberflächliches Venensystem insuffizient (Trendelenburg 2)
Pratt-Test
(Prüfung einzelner Vv. perforantes)
Mit Hilfe von elastischen Binden und eines Stauschlauches werden im Abstand von ca. 5-10 cm Gebiete vom Fuß bis zum Oberschenkel gestaut. Bei Füllung einer Varize zwischen den Binden ⇒ Insuffizienz einer V. perforans
Mahorner-Ochsner-Test
Patient steht, Anlegen von Staubinden in verschiedenen Höhen des Beins, Verschiebung von proximal nach distal; Füllung einer Varize ⇒ Insuffizienz der Vv. communicantes

Th

Kompressionsbehandlung
Nach Maß angepasste Kompressionsstrümpfe (Kompressionsklasse II), Bewegung
Sklerosierung
Vorbedingung: suffizientes tiefes Venensystem
Injektion von Verödungsmittel, dann Kompressionsverband; mehrere Behandlungszyklen notwendig
Stripping
Vorbedingung: durchgängiges tiefes Venensystem
Durchtrennung der V. saphena magna an der Einmündung in V. femoralis, Durchtrennung aller Vv. perforantes, Einführen einer Sonde in V. saphena magna auf Höhe des Innenknöchels, Herausziehen der V. saphena magna in toto (= Strippen), Kompressionsverband für ca. 3 Tage, dann Kompressionsstrumpf (Kl. II) für 3-4 Wochen
Weitere Therapieverfahren
Physikalische Maßnahmen: z.B. Abduschen der Beine mit kaltem Wasser
Antivarikosa (z.B. Aescin-Rosskastanienextrakt[1])
Wi: kapilläre Filtration in der Endstrombahn ↓

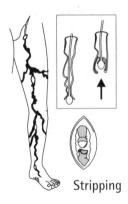

Stripping

■■□ 1.3.2   Thrombophlebitis

Def
- **„Thrombophlebitis"** = Entzündung einer oberflächlichen Vene („Thrombophlebitis superficialis")
- **„Phlebothrombose"** = Thrombose (auch Entzündung) einer tiefen Vene (→ S. 30)
- **Varikophlebitis** = Thrombophlebitis einer varikös erweiterten Vene

Ät
- Idiopathisch
- Bei Thrombophlebitis: oft in Klinik durch zu lange liegende Venenverweilkatheter (mechanische Reizung ↑, sekundäre Keimbesiedelung des Katheters ↑); Th: Katheter entfernen, Desinfektion, Verband
- Vor allem bei rezidivierend auftretenden Thrombophlebitiden: paraneoplastisch, bei Kollagenosen (z.B. SLE) und Thrombangiitis obliterans (→ S. 334)
- Bei Varikophlebitis: typische Komplikation einer Varikosis

Lok   Häufig an der unteren Extremität

Kli
- **Lokalisierte Schmerzen, Rötung** entlang der thrombosierten Vene
- Strangförmig verdickte, druckschmerzhafte, thrombosierte Vene
- Selten Fieber, BSG ↑

[1]Venostasin

Th   • **Mobilisation!**
• Lokal: Alkoholumschläge, Heparinsalbe, Kompressionsverband
• Ggf. Antiphlogistika, Analgetika, niedermolekulares Heparin[1] s.c.

■■□ **1.3.3   Phlebothrombose**

Def   (In-)kompletter thrombotischer Verschluss einer tiefen Vene (z.B. V. iliaca,
V. femoralis, V. poplitealis)

Ät   Immobilisation, chronisch venöse Insuffizienz, Abflusshindernis, paraneoplastisch,
Hyperviskosität (Polyglobulie, Exsikkose, Faktor-XII-Mangel), Hyperkoagulabilität bei
angeborener Blutgerinnungs-Störung (APC-Resistenz, AT-III-Mangel,
Protein-S-Mangel, Protein-C1-Mangel, Prothrombinmutation),
Venenwandschädigung, Hyperhomocysteinämie

Kli   Schweregefühl, seitendifferenter Umfang, Schwellung,
lokale Druckschmerzhaftigkeit, lokale Zyanose

Ko   Lungenembolie, **postthrombotisches Syndrom**
(= anhaltende chronisch venöse Insuffizienz)

Di   • Hohmanns-Test: Wadenschmerz bei Dorsalflexion des Sprunggelenkes
• Payr-Zeichen: Druckschmerz der Plantarmuskulatur
• Meyer-Druckpunkte: Druckschmerz entlang der Tibiakante
• Lowenberg-Test: Schmerzen bei Manschettendruck zwischen 60 und120mmHg
• Farbcodierte Duplex-Sonografie, Phlebografie
• B-Bild*-Kompressionssono: ↓ Komprimierbarkeit des quer angeschnittenen
Venenlumens

DD   Baker-Zyste (Zystenbildung an der Innenseite der Kniekehle durch ein mit der
Gelenkhöhle in Verbindung stehendes Hygrom), Erysipel (→ S. 340)

Th   • Unterschenkelvenenthrombose: niedermolekulares Heparin[1] s.c., Kompression,
orale Antikoagulation (3 Mo)
• V. poplitea-Befall: Heparin[1] i.v., Beine hochlagern, Mobilisation,
orale Antikoagulation (6 Mo)
• In ausgedehnten Fällen (Beckenvenenthrombose): Bettruhe, Fibrinolyse
(Streptokinase[3], rtPA[4]), operative Thrombektomie, Antikoagulation
(Phenprocoumon[2]) für 6-12 Mo
CAVE: bei Heparinisierung 2-3 x/Wo Thrombozytenkontrolle wegen Gefahr der
HIT (→ S. 146)

Pro   Kompressionsstrumpf zur Verhinderung eines postthrombotischen Syndroms

■■□ **1.3.4   Ulcus cruris**

Def   Substanzdefekt der Unterschenkelhaut (Unterschenkelgeschwür)

Ät   • Zu ca. 85% chronisch-venöse Insuffizienz (CVI)
• Arterielle Verschlusskrankheit (pAVK)
• Polyneuropathien (PNP)
• Selten trophische Störungen bei langjähriger Glucocorticoidtherapie,
Vaskulitis (→ S. 331)

---

[1]Fraxiparin, [2]Marcumar, [3]Sreptase, [4]Actilyse, *(B ="brightness"; Syn: 2-D-Bild-Kompr.-Sono)

Üs	CVI	pAVK	PNP
Lok	Medialer Knöchel oder Unterschenkel	Zehen, Druckstellen am Fuß	Fuß-, Zehenballen, Ferse (malperforans)
Kli	Z.n. Thrombose, trophische Veränderungen, sog. Stauungsdermatitis	Kühl, schmerzhaft; Fußpulse abgeschwächt bis fehlend; Dopplerdrücke ↓	Warm, rosig, Taubheitsgefühl, fehlendes Vibrationsempfinden
Th	• Therapie der Grunderkrankung • Abtragen von Nekrosen, Antiseptika, hydroaktive Wundauflagen • (Calcium-Alginat-Kompressen, Hydrokolloid-/Hydrogelverbände)		

■■□ 1.3.5   Phlegmasia coerulea dolens

Def Akuter thrombotischer Verschluss des gesamten venösen Querschnitts einer Extremität, mit Behinderung des arteriellen Einstroms

Kli • Extremität: kühl, geschwollen, schmerzhaft
• Haut: livide, zyanotisch, mit Petechien und Nekrosen

Ko Gangrän, Lungenembolie, hypovolämischer Schock, DIC, postthrombotisches Syndrom

Th Operative Thrombektomie, Volumenersatz

■■□ 1.3.6   Armvenenthrombose (Paget-v.-Schroetter-Syndrom)

Def Akuter thrombotischer Verschluss der V. axillaris und/oder V. subclavia

Ät Halsrippe, Tumoren (Lymphknoten), Überanstrengung (z.B. Holzhacken), Schultergürtelsyndrom, medikamentös (Ovulationshemmer), Subklaviakatheter, Strahlenschäden

Kli Armschwäche, livide Armschwellung, Kollateralvenen, akuter Schmerz

Di Duplex-Sono, Phlebografie, CT

Th Heparinisierung[1] (gute Spontanrekanalisation), kausale Th (z.B. Entfernen der Halsrippe), orale Antiphlogistika/Analgetika

1.4   Lymphgefäße

■□□ 1.4.1   Akute Lymphangiitis und Lymphadenitis

Def Oberflächliche lymphogene Ausbreitung einer akralen Infektion

Ät Lokale Infektionen durch Staphylococcus aureus (Furunkel, Abszess) oder β-hämolysierende Streptokokken (Phlegmone, Erysipel, Fasziitis → S. 340)

Kli Schmerzhafte, vergrößerte Lk; schmerzhafter, geröteter, subkutaner Strang

Ko Sekundäres Lymphödem (selten)

Th • Herdbeseitigung, Ruhigstellung, feuchte, kühlende Umschläge
• Antibiotika, Antiphlogistika, Antipyretika

---

[1] z.B. Fraxiparin, gewichtsadaptiert s.c. oder unfraktioniertes Heparin i.v., PTT wirksam

■□□ **1.4.2**   **Lymphödem**

	Primär	Sekundär
Form		
Urs	Angeboren (Nonne-Milroy-Form), Nicht-angeboren (Meige-Form, Auftreten in Pubertät, v.a. Frauen): Agenesie, A-/Hypoplasie von Lymphgefäßen	- Postinfektiös: Parasiten (Wucheria bancrofti), Bakterien (Erysipel), Mykosen - Postthrombotisches Syndrom (→ S. 30) - Akute, chronische Lymphangiitis (siehe oben) - Malignes Lymphödem (z.B. bei Prostatakarzinom) - Posttraumatisch, iatrogen (**Mammaablatio**, Radiatio)

Kli   Umfangsdifferenz, Schwere-, Spannungsgefühl, Bewegungseinschränkung, hartes, **indolentes Ödem**, Stadien: reversibel ⇒ irreversibel ⇒ Elephantiasis

Di   Kli (**CAVE:** Lymphografie, da dadurch verbleibende Lymphgefäße zerstört werden!)

Th   Lymphdrainage (Kompressionsmaßnahmen, Hochlagerung)

2. Kardiologie

2. Kardiologie

2.1 Allgemeines

■□□ 2.1.1 Anatomie des Herzens

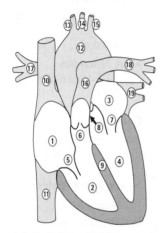

1 Rechter Vorhof	10 Vena cava superior
2 Rechter Ventrikel	11 Vena cava inferior
3 Linker Vorhof	12 Aorta
4 Linker Ventrikel	13 Truncus brachiocephalicus
5 Trikuspidalklappe	14 A. carotis communis sin.
6 Pulmonalklappe	15 A. subclavia sin.
7 Mitralklappe	16 Truncus pulmonalis
8 Aortenklappe	17 A. pulmonalis dextra
9 Ventrikelseptum	18 A. pulmonalis sinistra
	19 Venae pulmonales

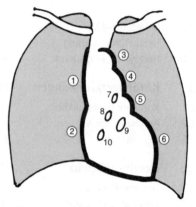

Herzsilhouette im p.a. Rö-Thorax mit Projektion der Herzklappen

1 V. cava superior	7 Pulmonalklappe
2 Rechter Vorhof	8 Aortenklappe
3 Aorta	9 Mitralklappe
4 Truncus pulmonalis	10 Trikuspidalklappe
5 Linker Vorhof (Herzohr)	
6 Linker Ventrikel	

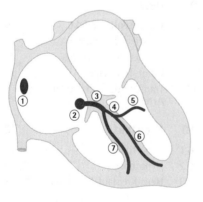

Erregungsbildungs- und -leitungssystem

1 Sinusknoten
2 AV-Knoten
3 His-Bündel
4 Linker Tawara-Schenkel
5 Linksposteriorer Schenkel
6 Linksanteriorer Schenkel
7 Rechter Tawara-Schenkel

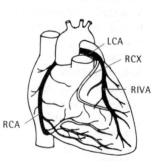

Koronare Herzgefäße (Normaltyp)

LCA   Left coronary artery
RCX   Ramus circumflexus (der LCA)
RIVA   Ramus interventricularis anterior (der LCA)
RCA   Right coronary artery

■□□ 2.1.2   Kardiologische Grundbegriffe

Dyspnoe	Erschwerte Atmung bei subjektiver Atemnot
Orthopnoe	Starke Atemnot, die nur durch Atmung in aufrechter Körperhaltung ausgeglichen werden kann
Asthma cardiale	Anfallsweise auftretende Atemnot durch Lungenstauung im Gefolge einer Linksherzinsuffizienz, vor allem nachts auftretend
Nykturie	Häufiges nächtliches Wasserlassen
Zyanose	Blaue Färbung von Haut + Schleimhäuten durch Abnahme des Blut-O_2-Gehalts
– Periphere Zyanose	Periphere O_2-Ausschöpfung ↑; normale O_2-Sättigung, aber erhöhte arteriovenöse Sauerstoffdifferenz Ät: verlangsamte Zirkulation oder erhöhter peripherer O_2-Verbrauch ⇒ venöses O_2 ↓
– Zentrale Zyanose	Verminderung der arterieller O_2-Sättigung, Desoxy-Hb > 5g/dl Ät: kardiale oder pulmonale Störung
Trommelschlegel-finger	Bei chronischer Hypoxie auftretende Auftreibung der Fingerendglieder, häufig mit Uhrglasnägeln kombiniert
Adams–Stokes–Anfall	Durch Herzrhythmusstörung bedingte zerebrale Hypoxämie (⇒ Schwindel, Bewusstlosigkeit)
Synkope	Kurzdauernde Bewusstlosigkeit unterschiedlicher Genese
Kollaps	Akut auftretende Kreislaufinsuffizienz mit RR-Abfall
Akuter Herztod	Mechanischer Herzstillstand v.a. durch Flimmern, totalen AV-Block
Extrasystole	Herzaktion außerhalb des normalen Grundrhythmus, einzeln oder gehäuft auftretend
Pulsdefizit	Differenz zwischen zentraler Herzfrequenz und peripherer Pulsfrequenz
Holosystolisch	Die ganze Systole andauernd (z.B. Herzgeräusche)
Kardioversion	Überführung einer supraventrikulären Tachykardie, v.a. Vorhofflimmern in normalen Sinusrhythmus (elektrisch: Defibrillator, medikamentös: Antiarrhythmika)

■□□ 2.1.3   Kardiologische Diagnostik

Röntgen-Thorax

= Posterior-anteriore und seitliche Rö-Darstellung (→ S. 34)
⇒ Beurteilung von:
Herzdurchmesser (vergrößert bei Herzinsuffizienz)
Hilusgefäße (z.B. vergrößerte Lungenarterie bei Linksherzinsuffizienz)
Lunge (z.B. Lungenödem bei Linksherzinsuffizienz)
Pleura (z.B. Pleuraerguss bei Herzinsuffizienz)
Oberes Mediastinum (z.B. Vergrößerung bei großer Struma)

Echokardiografie

= UKG, sonografische Darstellung:
Nachweis von Mitralklappen-, Trikuspidal- und Aortenklappenvitien, kongenitalen Herzvitien, Aortenaneurysmen, Kardiomyopathien, Myokardhypertrophien, Ventrikeldysfunktion, Prothesen, Vorhof-/Ventrikelthromben, Vorhoftumoren, Perikarderguss, pulmonaler Hypertonie
- TEE (transösophageale E.): Nachweis von Vorhofthromben, Klappenvegetationen (Endokarditis), Aortenaneurysmen, Vorhof-/Ventrikelseptumdefekten
- Stress-E.: Nachweis einer Ischämie

Radionuklidventrikulografie

= Szintigrafische Darstellung der Herzbinnenräume Herzmuskelbewegung:
Bestimmung des enddiastolischen Ventrikelvolumens und der Ejektionsfraktion;
Nachweis von Aneurysmen und Wandbewegungsstörungen

Myokardszintigrafie (PET, SPECT)

= Szintigrafische Darstellung durchbluteten Myokards:
Beurteilung der Myokarddurchblutung in Ruhe und Belastung ⇒ Nachweis reversibler
ischämischer und nekrotischer Myokardareale (Nichtanreicherung)

Herzkatheter

= Definitiver Nachweis von + Lokalisation von Stenosen der Koronarien
+ Funktionsdiagnostik des Myokards
Instabile AP, Verdacht auf KHK aufgrund nichtinvasiver Methoden, sowie vor invasiven
therapeutischen Eingriffen

Myokardbiopsie

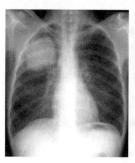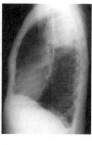

Röntgen-Thorax p.a. und lateral
(hier Tumor im rechten Oberlappen der Lunge)

■□□ **2.1.4 EKG**

Def Darstellung der Phasen der elektrischen Herzaktion durch Registrierung der vom
Herzen ausgehenden Aktionspotenziale an der Körperoberfläche
⇒ **Aussagen über**: Herzrhythmus, Frequenz, Lagetyp, Erregungsbildung,
Ausbreitung und Rückbildung

Üs

EKG-Anteil	Definition	Dauer (in s)	Amplitude
P-Welle	Vorhoferregungswelle	0,05 - 0,10	< 0,25 mV oder < 2,5 mm
PQ-Zeit	Erregungsüberleitungszeit	0,12 - 0,20	
Q-Zacke	Ventrikelseptumerregung	< 0,03	< 1/4 der R-Amplitude
S-Zacke		< 0,06	
QRS-Komplex	Erregungsausbreitung der Ventrikel	0,06 - 0,10	R-Zacke > 0,6 mV
ST-Strecke	Vollständige Erregung der Ventrikel		Isoelektrisch
T-Welle	Erregungsrückbildungswelle		1/6-2/3 der R-Zacke
QT-Strecke	Dauer der gesamten Erregungsausbreitung und -Rückbildung (bei Herzfrequenz 50-130/min)	0,27 - 0,43	

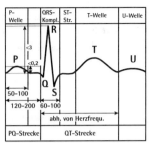

P-Welle	QRS-Kompl.	ST-Str.	T-Welle	U-Welle

EKG-Normwerte   Zeiten in ms, Amplituden in mV

Standardableitungen:

- **Vertikalebene (Extremitätenableitungen)**:
  bipolare Extremitätenableitungen I, II, III;
  unipolare Goldberger-Ableitungen
  aVL, aVF, aVR
- **Horizontalebene (Brustwandableitungen)**:
  unipolare Ableitung nach Wilson: V_1-V_6

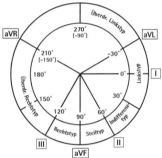

Cabrerakreis, Lagetyp

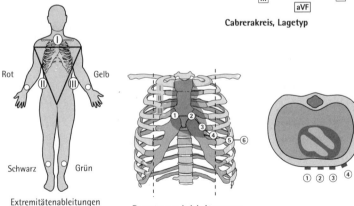

Extremitätenableitungen nach Einthoven

Brustwandableitungen

EKG-Auswertung

Patient
Initialen ☐ ☐ Geburtstag |Tag| |Monat| |Jahr| Geschlecht W M

klin. Hauptdiagnose: _____

Antiarrhythmika: _____ Digitalis ○

RR-Intervalle
regelmäßig J N

Frequenz
|___| / min Tachykardie (> 90/min) ○ Bradykardie (< 50/min) ○

P-Welle
positiv in I, II, III (Sinusrhythmus) J N
regelmäßig, gefolgt von QRS J N — absolute Arrhythmie (Vorhofflimmern) ○
"Sägezahn" (Vorhofflattern) ○

PQ-Zeit
0,12 - 0,20 s J N — kürzer, < 0,12 s ○ länger, >0,2 s (AV-Block) ○

Lagetyp
altersgerecht J N — S_IQ_{III}-Typ ○ Sagittaltyp ($S_IS_{II}S_{III}$) ○
überdr. Rechtstyp ○ Rechtstyp ○ überdr. Linkstyp ○
Steiltyp ○ Indifferenztyp ○ Linkstyp ○

QRS-Komplex
QRS-Dauer normal < 0,1 s J N — inkompletter Schenkelblock (0,10 - 0,12 s) ○
kompletter Schenkelblock (> 0,12 s) ○
OUP in V_1 verspätet (> 0,03 s) ⟶ RSB ○
OUP in V_6 verspätet (>0,05 s) ⟶ SB ○

R-Progression
in V_1 - V_6 normal J N — mangelnde R-Progression in ○ ○ ○ ○ ○ ○
V_1 V_2 V_3 V_4 V_5 V_6

Q-Zacke
signifikant pathologisch, in J N ○ ○ ○ ○ ○ ○ ○ ○ ○
V_1 V_2 V_3 V_4 V_5 V_6 II III aVF

Hypertrophie-zeichen
J N — S_{V2} + R_{V5} > 3,5 mV (Sokolow li.) ○ R_{V2} + S_{V5} > 1,05 mV (Sokolow re.) ○

ST-Strecke
isoelektrisch J N — ST-Hebung in ○ ○ ○ ○ ○ ○ ○ ○ ○ ○ ○ ○
V_1 V_2 V_3 V_4 V_5 V_6 I II III aVR aVL aVF
ST-Senkung in ○ ○ ○ ○ ○ ○ ○ ○ ○ ○ ○ ○
V_1 V_2 V_3 V_4 V_5 V_6 I II III aVR aVL aVF
aszend. ○ horizont. ○ deszend. ○ muldenförmig ○

T-Welle
positiv in I - III, V_1-V_4 J N — T-Negativierung gleichsch. ○ präterminal ○ terminal ○

QT-Dauer
QT_c normal (0,40-0,44) J N QT-Dauer: |_._| frequenzkorrigierte QT-Dauer (QT_c) |_._| nach Bazett: $\frac{QT (s)}{\sqrt{RR (s)}}$

Beurteilung (EKG-Diagnose)
_____
normal ○ fraglich pathologisch ○ pathologisch ○ n. ICD 10 |___|

Unterschrift _____ Datum |Tag| |Monat| |1|9| |Jahr|

© 1997 Börm Bruckmeier Verlag GmbH Grünwald

Entnommen aus **EKG Auswertung pocketcard**; Börm Bruckmeier Verlag 2001; Grünwald

■□□ 2.1.5 Belastungs-EKG

Def EKG-Aufzeichnung vor, während und nach reproduzierbarer körperlicher Belastung bis zur submaximalen Herzfrequenz (= (220 - Alter) x 0,85), v.a. in Form der standardisierten Fahrradergometrie (oder Laufband)

Ind
- Vor allem zur Diagnose der KHK
  (positiv bei deszendierenden oder horizontalen
  ST-Senkungen über 0,1mV in I, II, III
  bzw. über 0,2mV in V_4 - V_6), ST-Hebung > 0,1mV
- Belastungsabhängige Herzrhythmusstörungen
  und Hypertonie
- Th-Überwachung (z.B. nach PTCA) u. Prg-Beurteilung

Nichtpathologisches
Belastungs-EKG
(ST-Senkung < 0,1 mV,
aszendierende ST-Senkung)

CAVE
- Falsch positiv bei Digitalis-, Chinidin-, Clonidin-,
  tricyclischer Antidepressiva-Th (vorher absetzen)
- Durchführung nur bei Reanimationsbereitschaft!!
- Abbruch bei ST-Hebungen oder -Senkungen >0,2 mV,
  starker Angina pectoris, ventrikuläre Rhythmusstörungen,
  syst. RR↑> 240mmHg bzw. RR-Abfall, Erschöpfung

KI Instabile AP, frischer Herzinfarkt, kritische Aortenstenose, dekompensierte Hypertonie (syst. RR > 220 mmHg), akute Myo- oder Perikarditis, dekompensierte Herzinsuffizienz, bedrohliche Rhythmusstörungen, frische thrombembol. Prozesse

■□□ 2.1.6 Herzkatheterisierung

Def Sondierung zentraler Gefäß- und Herzabschnitte

Messung von:
- Blutdruck
- Pulmonalem Druck
- Pulmonalem Kapillardruck (PCP)
- Linkem Vorhofdruck (LAP)
- Linksventrikulärem enddiastolischem Druck (LVEDP)
- O_2-Partialdruck
- Schlagvolumen
- Herzzeitvolumen
- KM-Gefäßdarstellung

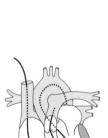

Anm Linksherzkatheter derzeit „Goldstandard" zur
KHK-Diagnostik

Rechts- und Linksherzkatheter
(über V. femoralis oder V. brachialis
und A. femoralis)

Ind
- Konsequenz nichtinvasiver Untersuchungsverfahren
- Feststellung des Schweregrads kardialer Erkrankungen,
  Op-Planung (Vitien: Druckgradient, Klappeninsuffizienzgrad, Shunts;
  Koronargefäße: Stenosen, PTCA, Op)
- Notfall (z.B. Koronarangiografie bei Herzinfarkt, Aortendissektion)
- Intensivmedizinische Überwachung (Rechtsherzkatheter)
- Therapiekontrolle nach Dilatation, PTCA

■□□ 2.1.7 Herzzyklus, Herzkurven

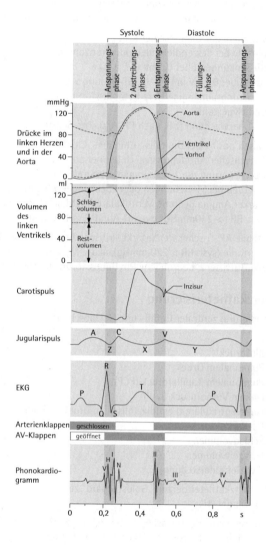

2.2   Koronarerkrankungen

■■□ 2.2.1   Koronare Herzkrankheit

Def   Klinische Manifestation einer unzureichenden Koronardurchblutung
(= ischämische Herzerkrankung)

Epi   m : w = 2,5 : 1; häufigste Todesursache in Industrieländern:
ca. 35% der Männer zwischen 35 und 50 Jahren

PPh   Koronarsklerose, Koronarspasmus oder Koronarthrombose (auf dem Boden einer
Koronarsklerose) ⇒ Einengung (Stenose) oder Verschluss eines Herzkranzgefäßes
⇒ Missverhältnis von O_2-Angebot und O_2-Bedarf (Koronarinsuffizienz)

Ät   Die Risikofaktoren der KHK entsprechen denen der Arteriosklerose (→ S. 18)

Kli

Manifestationsformen der KHK

- Stumme Ischämie (ca. 30%)
- Angina pectoris (AP, stabile/instabile Form → **S. 43**): retrosternale Schmerzen und
Druckgefühl, häufig Ausstrahlung in linken Arm und Hals,
Abnahme der Symptome bei Gabe von Nitroglyzerin(Nitrolingual®), kurze Dauer
- Herzinfarkt (→ **S. 44**): stärkere Symptome als bei AP, aber keine Besserung auf
Nitroglyzerin (Nitrolingual®)
- Linksventrikuläre Insuffizienz (→ **S. 48**)
- Herzrhythmusstörungen (→ **S. 51**)
- Plötzlicher Herztod

Di

Anamnese

- Typische AP-Anfälle
- Fehlen von AP-Anfällen schließt KHK nicht aus!

Belastungs-EKG

- Erfassung von Ischämien bei körperlicher Belastung: horizontale
oder deszendierende reversible ST-Senkungen, ST-Anhebungen
(selten, DD: Infarkt, Prinzmetal-Angina)
- Rhythmusstörungen

Langzeit-EKG

- Zur Erfassung von Ischämien bei alltäglicher Belastung:
ST-Senkungen (umstritten, Artefakte)
- Rhythmusstörungen

Ruhe-EKG (in ca. 50% unauffällig)

- Zeigt meist nur unspezifische Veränderungen
(T-Negativierung, T-Abflachung)
- Im AP-Anfall ST-Senkungen

Belastungsechokardiografie (= Stress-Echo)

- Nachweis systolischer Wandbewegungsstörungen (bei koronarer
Ischämie) unter Ergometer- oder pharmakologischer Belastung

Belastungs-EKG bei KHK:
horizontale ST-Senkung > 0,1 mV,
deszendierende ST-Senkung,
ST-Hebung

Koronare Versorgungstypen

Normaltyp (ca. 80%)
- **RIVA** (= Ramus interventricularis anterior der left coronary artery = LCA); versorgt Vorderwand des linken Ventrikels und vordere 2/3 des Septums
- **RCX** (= Ramus circumflexus der LCA); versorgt Hinter- und Seitenwand des linken Ventrikels
- **RCA** (right coronary artery); versorgt rechten Ventrikel und Hinterwand des linken Ventrikels und hinteres Drittel des Septums

Rechtstyp (10%)
RCA dominant

Linkstyp (10%)
RCX dominant

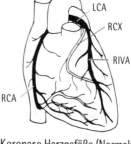

Koronare Herzgefäße (Normaltyp)

LCA   Left coronary artery
RCX   Ramus circumflexus (der LCA)
RIVA Ramus interventricularis anterior (der LCA)
RCA   Right coronary artery

Anm RIVA, RCX und RCA werden je als einzelne Gefäße betrachtet. Es wird dann entsprechend von Ein-, Zwei- oder Dreigefäßerkrankungen gesprochen.

Üs

Stenosegrad	Verschluss in %	Kli
Grad I	25 – 49%	
Grad II	50 – 74%	Abhängig von Kollateralen
Grad III	75 – 99%	Kritische Stenose, Belastungsangina!
Grad IV	100%	Kompletter Verschluss, Infarkt

Th   **Medikamentös:**
- Nitrate: Vasodilatation $\Rightarrow$ Vorlast ↓ (venöse Kapazitätszunahme = Pooling), Nachlast ↓ (periph. Widerstand ↓) $\Rightarrow$ enddiast. Ventrikeldruck ↓, Wandspannung ↓ $\Rightarrow$ Durchblutung des Herzmuskels ↑, myokardialer O_2-Bedarf ↓; Glyceryltrinitrat (Nitroglyzerin = Nitrolingual®) sublingual zur Anfallsbehandlung, Isosorbitdinitrat (ISDN = Isoket") zur Langzeitbehandlung (alternativ: Molsidomin)
- β-Blocker (z.B. Metoprolol = Beloc®, Prelis®): negativ chrono-, dromo-, inotrop $\Rightarrow$ HF ↓, RR ↓ $\Rightarrow$ myokardialer O_2-Bedarf ↓; KI: Asthma bronchiale (Bronchokonstriktion), AV-Block 1. Grades und höher (negativ dromotrop), dekompensierte Herzinsuffizienz, Bradykardie, Kombination mit Verapamil = Isoptin®, Veramex® (auch negativ dromotrop)
- Ca^{2+}-Kanalblocker (z.B. Verapamil, Nifedipin [= Adalat®], Diltiazem [= Dilzem®]):
- Nachlast ↓ (peripherer Widerstand ↓), Kontraktilität ↓ $\Rightarrow O_2$-Bedarf ↓; Koronartonus ↓
- Thrombozytenaggregationshemmer: ASS (Aspirin®, Colfarit®) 100mg/d oder Clopidogrel (Iscover®, Plavix®) 75mg/d
- **Allgemein**: Diät, körperliche Bewegung, RR- und Blutzuckereinstellung
- **Invasiv**:
- PTCA (perkutane transluminale koronare Angioplastie), Dilatation von Stenosen mittels Ballonkatheter, Implantation eines Stents (= Drahtgitter als Gefäßstütze)
- **Operativ**:
  Aortokoronarer Venenbypass (ACVB) oder A.-mammaria-interna-Bypass (IMA), A.-radialis-Bypass (wie Venenbypass)

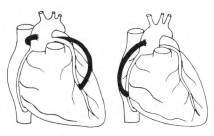

Aortokoronarer Bypass

■□□ 2.2.2   Angina pectoris

Syn	Stenokardie („Brustenge")
Def	Akute Koronarinsuffizienz mit plötzlich einsetzenden typischen Schmerzen
PPh	• Missverhältnis von Sauerstoffangebot und -bedarf bei KHK; unabhängig von KHK auch bei Aortenstenose, Herzrhythmusstörungen, Hypertonie
	• Kritische Durchblutungsstörung der Myokardinnenschicht
	• Verschlechterung der ventrikulären Pumpfunktion
	• Auslösung durch körperliche Anstrengung, schwere Mahlzeit (Roemheld-Syndrom), Kälte, Aufregung.

Kli
- **Leitsymptom**: Sek. bis max. ca. 20min anhaltende, meist retrosternale Schmerzen (Druckgefühl), Ausstrahlen in li Schulter-Arm-Region und/oder Hals-Unterkiefer-Region, Oberbauch
- Schmerzen verschwinden auf Nitrat-Gabe, nach max. 2-5min!

Angina pectoris

- Stabile Form: reproduzierbar unter körperl. Belastung, Schmerzen gleichbleibend
- Instabile Form (Präinfarktsyndrom): jede Ruheangina, jede Erstangina, bei Zunahme von Schmerzdauer-, -intensität, antianginösem Medikamentenbedarf (Infarktrisiko 20-25%)

CAVE: Immer akuten Herzinfarkt ausschließen!

Instabile AP gehört zum "akuten Koronarsyndrom"
(American College of Cardiology 2000):
- 1. Instabile AP ohne Anstieg von Troponin I + T
- 2. NSTEMI= non ST-segment-elevation myocardial infarction: Instabile AP/Infarkt mit Troponin I/T- Anstieg, aber ohne ST-Strecken-Hebung
- 3. STEMI= ST-segment-elevation myocardial infarction: Infarkt mit Enzym- und EKG-Veränderungen

Prinzmetal-Angina (vasospastische A.) durch Koronarspasmus, tritt ohne Provokation auf, mit reversibler ST-Hebung, ohne infarkttypische EKG-Veränderungen, ohne Enzymgleisung, kein koronarangiografischer pathologischer Befund im Intervall.

CCS-Klassifikation (Canadian Cardiovascular Society)	
Klasse I	Keine Anginga pectoris bei normaler körperlicher Belastung, geringe AP bei schwerer Belastung
Klasse II	AP bei normaler körperlicher Belastung (z.B. rasches Bergaufgehen)
Klasse III	AP bei geringer körperlicher Belastung (z.B. Treppensteigen)
Klasse IV	Ruhe-AP

DD   Relative Koronarinsuffizienz bei starker Anämie, Aortenklappenvitien (→ S. 65),
O_2-Verbrauch↑ (Hyperthyreose, → S. 213), Hypoxämie bei Höhenaufenthalt;
funktionelle Herzbeschwerden (Da-Costa-Syndrom, Ausschlussdiagnose);
Perikarditis (→ S. 63); Aneurysma dissecans (→ S. 26); Lungenembolie (→ S. 103),
Pleuritis (→ S. 110); Herpes zoster (→ S. 352); Refluxösophagitis (→ S. 154),
Hiatushernie (→ S. 156), Ulcus ventriculi, duodeni (→ S. 159), Gastritis (→ S. 158),
Pankreas-, Gallenwegsaffektion; Schulter-Arm-Syndrom

Th

Akute Therapie	Dauertherapie (einzeln oder bei Bedarf in Kombination)
Bettruhe, O_2-Gabe	Langzeitnitrate (z.B. **Isosorbiddinitrat**[5]: Herzlast↓; CAVE: Tachyphylaxie ⇒ nitratfreies Intervall)
Diazepam[1] **(Sedierung)**	Evtl. **Molsidomin**[6] (im nitratfreien Intervall)
ASS[2] (Analgesie, Thrombozytenaggregationshemmung)	β-Blocker (z.B. **Metoprolol**[7]: kardialer O_2-Verbrauch↓)
Nitroglyzerin[3] (Vor-/Nachlast↓)	Ca^{2+}-Antagonisten bei Kontraindikation gegen β-Blocker; dann bevorzugt Verapamil oder Diltiazem, nicht Nifedipin
β-Blocker	**ASS**[2] 100mg/d (obligat bei KHK)
Ca^{2+}-Kanalblocker (z.B. Amlodipin[4]: RR↓)	

■■□ 2.2.3   Herzinfarkt

Def   Ischämische Myokardnekrose, Form des akuten Koronarsyndroms (STEMI → S. 44)

Pg   • Ruptur einer arteriosklerotischen Plaque (KHK) oder Koronargefäßspasmus im
Bereich einer Koronarstenose (KHK)
⇒ akuter thrombotischer Verschluss eines Koronargefäßes
⇒ anhaltende kritische Mangeldurchblutung (Koronarinsuffizienz)
• Auslösende Faktoren: körperliche und psychische Belastungen
(Stress, plötzliche Kraftanstrengung, morgendliches Aufstehen),
auch frühmorgens in Ruhe (Gefäßtonus ↑, Spasmen)

Kli   • **Leitsymptom** (bei 2/3): schweres Druckgefühl und Schmerzen hinter Brustbein,
ähnlich der Angina pectoris, aber intensiver und länger andauernd,
nicht beeinflussbar durch Ruhe oder Nitrate!!
• Angst und Vernichtungsgefühl, Blässe, kalter Schweiß, Übelkeit
• RR ↓↓ (auch↑), kleiner frequenter Puls
• Herzrhythmusstörungen, evtl. Symptome einer Linksherzinsuffizienz (Dyspnoe, RG)
• Fieber (nach 1-2 Tagen, Resorptionsfieber)
• **Ausk:** evtl. Perikardreiben (Pericarditis epistenocardica; keine Antikoagulantien!),
evtl. Systolikum (Ventrikelseptumperforation), feuchte RG (Lungenödem)
• **CAVE:** bei ca. 20% stummer (schmerzloser) Infarkt (z.B. bei Diabetes mellitus)

Eint

Klasse	Kriterien	Häufigkeit	Letalität
1	Ø Pulmonale RG, Ø 3. HT	30 - 40%	8%
2	RG über < 50 % der Lunge oder 3. HT	30 - 50%	30%
3	RG über > 50 % der Lunge	5 - 10%	44%
4	Schockzeichen	10%	80 - 100%

Infarktprognose nach klinischen Kriterien nach Killip

---

[1]Valium, [2]Aspirin, Colfarit, [3]Nitrolingual, [4]Norvasc, [5]Isoket, [6]Corvaton, [7]Beloc, Prelis

Di   Kli, EKG-Veränderungen, Lab (Enzymanstieg im Serum → S. 44)

EKG-Befund:

Unterscheide zwischen frischem, akutem Herzinfarkt (Stadium 0, I, Zwischenstadium) und altem, chronischen Herzinfarkt (Stadium II, III), beachte jeweils Q, R, ST und T.

Stadium	Alter	EKG-Bild	Merkmal	
Früh-stadium	Wenige Minuten		Erstickungs-T	**Akut**
Stadium I	Bis 6 Std.		ST-Hebung R noch groß Q noch klein	
Zwischen-stadium	> 6 Std.		ST-Hebung mit T-Negativierung R-Verlust, Infarkt-Q	
Stadium II	Folge-stadium		Infarkt-Q T-Negativierung ST-Normalisierung	**Chronisch**
Stadium III	End-stadium		Persist. Q R-Verlust T-Normalisierung	

Lok

Infarktlokalisation (betroffener Gefäßverschluss)	I	II	III	aVL	aVF	rV4	V2	V3	V4	V5	V6
VW-Spitze (prox. RIVA)	+			+			+	+	+		
Anteroseptal (septale Äste RIVA)							+	+			
Anterolateral (R. diagonalis RIVA)	+			+						+	+
Posterolateral (R. marginalis sin.)			+		+					+	+
Hinterwand (RCA, RCX)		+	+		+						
Rechtsventrikulär			+		+	+	(+)				

LCA Left coronary artery
RIVA Ramus interventricularis anterior (der LCA)
RCX Ramus circumflexus (der LCA)
RCA Right coronary artery

Üs Enzymveränderungen beim Herzinfarkt

Enzym	Anstieg nach	Max. nach	Normalisierung nach
CK (alle Isoenzyme)	2 - 6 h	16 - 36 h	4 - 6 Tagen
CK-MB	2 - 6 h	12 - 18 h	4 - 6 Tagen
GOT (AST)	4 - 6 h	16 - 48 h	4 - 6 Tagen
LDH	6 - 12 h	24 - 60 h	10 - 15 Tagen
HBDH	6 - 12 h	30 - 72 h	10 - 20 Tagen
Myoglobin	1 - 2 h	4 - 6 h	12 - 24 h
Troponin I + T	2 - 6 h	8 - 16 h	10 - 15 Tagen

HBDH: Herzspezifische LDH; CK: > 150 U/l, 2-4 d

CK/GOT: < 10 bei Herzinfarkt; > 10 bei Skelettmuskelschaden

LDH/HBDH: < 1,3 bei Herzinfarkt, Hämolyse; 1,4-1,6 bei Infekt, Lungenembolie; Malignom, Skelettmuskelerkrankung; > 1,6 bei Lebererkrankung

CK-MB > 6% der Gesamt-CK bei Herzinfarkt, Myokarditis, Intoxikation, Abdominalerkrankung

Myoglobin: Früher Marker, sehr guter Reperfusionsmarker zur Kontrolle eines Lyseerfolgs

Troponin I + T: bereits 1h bis 10d nach Infarktbeginn bei 2/3 der Patienten erhöht (neben EKG wichtigster Messwert zum Infarktnachweis!)

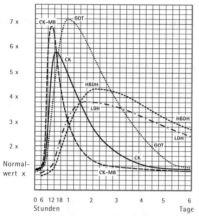

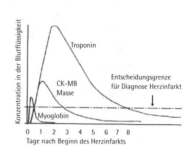

Enzymveränderungen beim Herzinfarkt

Ko **Frühkomplikationen** (die erste Stunde ist die gefährlichste!!):
- Herzrhythmusstörungen: ventrikuläre Extrasystolen, Bradykardie mit AV-Block, Kammertachykardie, Kammerflimmern
- Linksherzinsuffizienz: Nekrose > 20% des li Ventrikels ⇒ Insuffizienz; Nekrose > 40% ⇒ Letalität > 90% !! (→ S. 48)
- Kardiogener Schock: durch Herzinsuffizienz ausgelöster Schock
- Herzruptur mit Herzbeuteltamponade
- Septumperforation: auskultatorisch neues Systolikum
- Papillarmuskelabriss bei Papillarmuskelnekrose ⇒ akute Mitralinsuffizienz
- Perikarditis (→ S. 63)

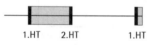

Papillarmuskelabriss

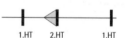

Akute Perikarditis: Perikardreiben

Spätkomplikationen
- Herzwandaneurysma (persistierende ST-Hebung !), mit der Gefahr von Embolie, Linksherzinsuffizienz, Rhythmusstörungen und Ruptur mit Herzbeuteltamponade
- Embolien
- Postmyokardinfarktsyndrom (Dressler-Syndrom, Autoimmunperikarditis)
- Infarktrezidiv, plötzlicher Herztod

Häufigste Todesursachen
- Kammerflimmern (→ S. 56, → S. 76)
- Herzinsuffizienz (Pumpversagen, → S. 48)!

Th

Soforttherapie

- Sitzende Lagerung, O_2-Gabe per Nasensonde, i.v. Zugang
- **Nitroglyzerin**[1] 2 Sprühstöße (0,8ml) subling.; Sedierung (**Diazepam**[2] 5-10mg langsam i.v.), wenn RR normal
- Analgesie (z.B. **Morphium**[3] 10mg langsam i.v.) ⇒ Hämodynamik verbessert (RR ↓)
- **CAVE**: Insuffizienz, andere KI!)
- **ASS**[5] i.v., evtl. Lyse i.v., **Heparin**[6] 5000 IE i.v. als Bolus, dann Perfusor
- EKG-Monitoring, Klinikeinweisung mit ärztlicher Begleitung
- ACE-Hemmer (z.B. **Captopril**[7])

Krankenhaustherapie

- **Fortführung der Sofortmaßnahmen**, ggf. sofort HK*: Nitroglyzerin[1] i.v. 1-4ml/h unter RR-Kontrolle, Sedierung, Analgesie, O_2-Gabe, β-Blocker, ACE-Hemmer, (keine Ca^{2+}-Antagonisten !)
- **Evtl. antiarrhythmisch**: Bradykardie ⇒ Atropin[8]; bei gehäuften VES ⇒ Lidocain[9]
- **Lyse**: innerhalb 4-6 h am besten; 1,5Mio IE Streptokinase[10] in 1h oder 70-100mg r-tPA[11] i.v. (oder 2Mio IE Urokinase in 10min); CAVE: KI, neuere Präparate: Reteplase[12], Lanetoplase
- **Antikoagulation**: Vollheparinisierung[13] (5000 IE als Bolus, dann 1000 IE/h: PTT auf das 2-fache!); bei Aneurysma, nachweisbaren Thromben oder Auswurffraktion <35%: Cumarine (48 h vor Ende der Heparin-Th beginnen; 3-6 Mo)
- **Bettruhe, leichte Kost, Stuhlregulierung, KG**
- Verlegung in ein Herzkatheter-Labor: sofortige Revaskularisierung durch PTCA
- Notfall-Bypass Op (eher selten)

Langzeittherapie

- β-Blocker, Nitro, ASS (100mg/d), bei eingeschränkter LV-Funktion ACE-Hemmer; Risikofaktoren ausschalten, Rehabilitation (Koronarsportgruppe)

Kontraindikationen der Lyse

Absolute Kontraindikationen
- Z.n. hämorrhagischem Hirninfarkt; andere Infarkte oder zerebrovaskuläre Ereignisse innerhalb eines Jahres
- Intrakranielle Neoplasie
- Aktive innere Blutung (nicht Menses)
- Verdacht auf Aortendissektion

Relative Kontraindikationen
- Schwere unkontrollierbare Hypertonie (RR >180/110mmHg)
- Zerebrovaskulärer Vorfall in der Vorgeschichte oder bekannte intrazerebrale Pathologie
- Antikoagulantieneinnahme; bekannte hämorrhagische Diathese
- Trauma in letzten 2-4 Wochen oder größere Op (<3 Wochen)
- Nicht komprimierbare Gefäßpunktionen
- Innere Blutungen in letzten 2-4 Wochen
- Für Streptokinase/Antistreptase: vorausgegangene Behandlung (besonders innerhalb von 5 Tagen bis 2 Jahren) oder vorangegangene allergische Reaktion
- Schwangerschaft
- Florides Magen-/Duodenumgeschwür
- Anamnestisch schwere chronische Hypertonie

*Herzkatheter, [1]Nitrolingual, [2]Valium, [3]Morphin, [4]Dociton, [5]Aspirin, Colfarit, [6]Fraxiparin, [7]Lopirin, [8]Atropinsulfat, [9]Xylocain, [10]Streptase, [11]Actilyse, [12]Rapilysin, [13]Fraxiparin

2.3   Herzinsuffizienz

■■■ 2.3.1   Herzinsuffizienz

Def   Unvermögen des Herzens, das vom Körper benötigte Blutvolumen zu fördern (Linksherz-, Rechtsherz-, Globalherzinsuffizienz)

Eint

Der Herzinsuffizienz (HI) nach NYHA (New York Heart Association)			
Stadium	**Beschwerden**	**HMV**	**LVEDP**
St. I	Beschwerdefrei	Normal	Bei Belastung ↑
St. II	Beschwerden bei starker Belastung	Normal	In Ruhe ↑
St. III	Beschwerden bei leichter Belastung	Bei Belastung ↓↓	In Ruhe ↑
St. IV	Ruhebeschwerden	In Ruhe ↓	In Ruhe ↑

Anmerkung:
ABCD- und NYHA-Stadien ergänzen sich: **A+B: NYHA I ; C: NYHA II+III; D: NYHA IV**

ABCD Stadien der Herzinsuffizienz (HI) der American Heart Association (AHA) 2001	
Gruppe A	Patienten ohne Symptome einer Herzinsuffizienz, aber mit Risikofaktoren für eine HI: HT, KHK, Einnahme potentiell kardiotoxischer Medikamente, Alkoholabusus, rheumatisches Fieber in der Anamnese
Gruppe B	Keine Symptome der HI, aber Zeichen einer strukturellen Herzschädigung: Infarktnarben, etc.
Gruppe C	Strukturelle Herzschäden in Verbindung mit Symptomen einer HI
Gruppe D	Terminale HI

PPh   **Pumpleistung des Herzens** abhängig von
- Kontraktilität des Herzens (= Inotropie, maximale Druckanstiegsgeschwindigkeit)
- Vorlast (enddiastolischer Ventrikeldruck; Frank-Starling-Mechanismus: Ventrikelfüllungsdruck ↑ ⇒ Schlagvolumen ↑)
- Nachlast (= peripherer Widerstand, arterieller RR)
- Herzfrequenz
- Beeinträchtigung einer oder mehrerer dieser Faktoren ⇒ Herzinsuffizienz

Kompensationsmechanismen
- Sympathikotonus ↑ ⇒ Noradrenalin ↑ (⇒ Downregulation der β_1-Rezeptoren), LVEDP ↑, Wandspannung ↑, Aktivierung des Renin-Angiotensin-Aldosteron-Systems, atriales natriuretisches Peptid ↑, Herzmuskelhypertrophie

Ät
- KHK (→ S. 41, häufigste Ursache), Herzinfarkt (→ S. 44), Myokarditis (→ S. 61), Herzwandaneurysma
- Arterielle Hypertonie (→ S. 73), Klappenstenose (→ S. 65), pulmonale Hypertonie (Nachlast ↑) (→ S. 104)
- Dilatative Kardiomyopathie (→ S. 61)
- Restriktive Kardiomyopathie ⇒ diastolische Herzinsuffizienz (→ S. 61)
- Klappeninsuffizienz (→ S. 69), Shuntvitien (Vorlast ↑)
- Perikardtamponade (→ S. 63), Pericarditis constrictiva (diast. Ventrikelfüllung ↓)
- Herzrhythmusstörungen (→ S. 51)
- Extrakardiale Ursachen: Hypertonie (→ S. 73), Anämie (→ S. 118), Hyperthyreose (→ S. 213), Schock, Hypovolämie (→ S. 300)

Kli   **Linksherzinsuffizienz:**
Dyspnoe, Orthopnoe, Asthma cardiale (Husten + Orthopnoe), Lungenödem, evtl. Pleuraerguss, Sputum mit „Herzfehlerzellen" (= bei Stauung im Lungenkreislauf ablösende Alveolardeckzellen mit phagozytiertem Hämosiderin aus zerfallenen Erythrozyten), Zyanose (→ S. 35), Tachykardie, Nykturie

Rechtsherzinsuffizienz:
Halsvenenstauung, periphere Ödeme, Gewicht ↑, Aszites, Pleuraerguss, Hepatomegalie, evtl. Dyspnoe, Tachykardie, Nykturie, Stauungsniere, Proteinurie, Stauungsgastritis

Ko Rhythmusstörungen; Thrombosen, Embolie; Lungenödem (Rückwärtsversagen); kardiogener Schock (Vorwärtsversagen)

Di • **Auskultation**: basal feuchte RG's, evtl. 3. und 4. Herzton (Galopprhythmus)
• **EKG**: Hypertrophiezeichen, Rhythmusstörungen, bei Schädigung ST-Senkung
• **Rö-Thorax**: Herzvergrößerung (Herz-Thorax-Quotient > 0,5), Lungenvenenstauung, Pleuraerguss
• **Echokardiografie**: Nachweis von Vitien, Herzvergrößerung, Beurteilung der Kontraktilität, Bestimmung von enddiastolischem Ventrikelvolumen, Ejektionsfraktion
• **Szintigrafie**: Bestimmung von enddiastolischem Ventrikelvolumen, Ejektionsfraktion, (auch unter Belastung möglich)
• **Herzkatheter** (HK): Quantifizierung von Pumpleistung, Vitien, KHK

Th **Chronische HI**: Th der Begleiterkrankungen, kochsalzarme Diät , Gewichtskontrolle, Trinkmenge ↓, Thrombose-Prophylaxe (Antikoagulation), Stop von Rauchen, Einschränkung des Alkoholkonsums

Therapie / Stadium	A	B	C	D
Allgemeine Maßnahmen + Medikamentöse Behandlung der HI + Behandlung von Begleiterkrankungen	- Aufgabe des Rauchens + regelmäßiges körperl. Training - Vermeidung von Alkohol- und Drogenkonsum - Behandlung der Hypertonie - Behandlung von Fettstoffwechsel-störungen - ACE-Hemmer bei geeigneten Patienten[a] - Behandlung von supraventrik. Tachyarrhythmien - Behandlung von Schilddrüsen-erkrankungen - Regelmäßige Kontrollen	Alle Maßnahmen des Stadiums A + - ACE-Hemmer bei geeigneten Patienten[b] - Beta-Blocker bei geeigneten Patienten[c] - Herzklappen-operation bei Patienten mit signifikanter Herklappen-stenose / -insuffizienz - Regelmäßige Kontrollen	Alle Maßnahmen des Stadiums A + - Einschränkung des Salzkonsums - Diuretika bei Patienten mit Wasserretention - ACE-Hemmer bei allen Patienten ohne entsprechende KI - Beta-Blocker bei allen stabilen Pat. oder entspr. KI - Digitalis zur Therapie des Herzversagens bei Pat. ohne entsprechende KI - Absetzen von Medikamenten mit ungünstiger Wi auf Herzversagen	Alle Maßnahmen der Stadien A, B und C + - Kontrolle des Flüssigkeitshaus-halts - Mechanische Kreislaufunter-stützungssysteme (assist devices) - Herztransplan-tation bei geeigneten Patienten - Kontinuierliche i.v.-Infusion inotroper Substanzen zur Linderung der Symptome - Betreuung in speziellen Herz-Kreislauf-Rehazentren

a) Pat. mit Atherosklerose, Diabetes mellitus oder Hypertonie und entsprechenden kardiovaskulären Risikofaktoren
b) Pat. mit einem kürzlichen oder früheren Myokardinfarkt unabhängig von der Ejektionsfraktion oder Patienten mit einer verringerten Ejektionsfraktion, unabhängig von einem durchgemachten Herzinfarkt
c) Pat. mit einem kürzlichen Myokardinfarkt unabhängig von der Ejektionsfraktion oder Patienten mit einer verringerten Ejektionsfraktion, unabhängig von einem durchgemachten Herzinfarkt

Th **Akute HI**: sitzende Lagerung, O_2, Sedierung, Vorlastsenkung:
Nitrat + Schleifendiuretikum, evtl. Dopamin/Dobutamin
Kausale Therapie: z.B. Hypertone Krise-RR-Senkung, Perikardtamponade-Drainage,
bradykarde Rhythmusstörungen-SM, etc.
Operativ: Herztransplantation (terminale hochgradige Globalherzinsuffizienz)

■□□ 2.3.2 Herztransplantation

Def Operativer Ersatz eines erkrankten Herzens durch ein Spenderherz

Ind Terminale hochgradige Herzinsuffizienz bei Kardiomyopathie, KHK und Vitien,
Z.n. Myokarditis; pulmonale Hypertonie (dann Herz-Lungen-Transplantation)

KI Infekte (z.B. HIV), geringe Patientencompliance, Alkohol-, Drogenkrankheit,
Karzinom

Vor Unter anderem ähnliches Gewicht und Größe von Spender und Empfänger,
AB0-Blutgruppengleichheit, große HLA-Übereinstimmung, Cross-match negativ
(keine zytotoxischen Ak)

Op Kardiopulmonaler Bypass ⇒ Anastomose der Spendervorhöfe mit den in situ
belassenen Empfängervorhofhinterwänden ⇒ End-zu-End-Anastomose der Aorta
und A. pulmonalis mit den Gefäßstümpfen des Spenderherzens

Ko Akute, chronische Abstoßung; spät: Transplantatvaskulopathie, Hypertonie,
Osteoporose, Infektionen, Malignome

Pro • **Postop.**: Corticosteroide, Cyclosporin A[1], Azathioprin[2], Anti-Lymphozyten-Serum
• **Langfristig**: Corticosteroide, Cyclosporin A
• **Nachsorge**: Myokardbiopsien, EKG, T-Lymphos, Koronarangiografie 1x/Jahr,
intravaskulärer Ultraschall, Stress-Echokardiografie

Prg Letalität: früh peri-/postoperativ 8-15%, danach 2-5%/Jahr; 1-JÜR 80%, 5-JÜR 70%

2.4 Rhythmusstörungen

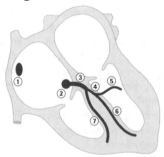

Erregungsbildungs- und -leitungssystem

1 Sinusknoten
2 AV-Knoten
3 His-Bündel
4 Linker Tawara-Schenkel
5 Linksposteriorer Schenkel
6 Linksanteriorer Schenkel
7 Rechter Tawara-Schenkel

---

[1]Sandimmun, [2]Imurek

■■□ **2.4.1   Herzrhythmusstörungen**

Eint

Orthotope Reizbildungsstörungen
Reizbildung im Sinusknoten: - Sinustachykardie (> 100/min), - Sinusbradykardie (< 50/min) - Sinusarrhythmie, Sick-Sinus-Syndrom
Heterotope Reizbildungsstörungen
Ausfall des Sinusknoten ⇒ Ersatz durch anderes Reizbildungszentrum, oder heterotoper Rhythmus schneller als Sinusknotenrhythmus): - Ersatzsystolen, Ersatzrhythmen (sekundäre = atriale Automatie, tertiäre = ventrikuläre Automatie) - Extrasystolen, Extrarhythmen (supraventrikuläre Extrasystolen und Tachykardien, Vorhofflattern, Vorhofflimmern, ventrikuläre Extrasystolen und Tachykardien, Kammerflattern, Kammerflimmern)
Reizleitungsstörungen
- Sinuatrialer Block (SA-Block) - Atrioventrikulärer Block (AV-Block) - Intraventrikulärer Block (Schenkelblock)
Präexzitationssyndrome
- Wolff-Parkinson-White-Syndrom (WPW) mit akzessorischer Bahn - Lown-Ganong-Levine-Syndrom (LGL-Syndrom) mit schnell leitenden Bahnen um den AV-Knoten

■□□ **2.4.2   Sinustachykardie**

Def Orthotope Reizbildungsstörung, Frequenz 100-220/min, auf jede P-Welle folgt ein QRS-Komplex

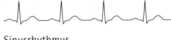

Sinusrhythmus

Ät
- Physiologisch: körperliche Belastung, Stress, bei Kleinkindern
- Medikamente: z.B. Atropin, Catecholamine, Koffein, Alkohol
- Pathologisch: Fieber, Blutung, Anämie (→ S. 118), Hyperthyreose (→ S. 213), Hypoxie, Lungenembolie (→ S. 103), Schock

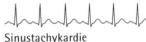

Sinustachykardie

Kli Angina pectoris (→ S. 43), Dyspnoe, Schwindel

Th Kausal, evtl. β-Blocker (z.B. Metoprolol[1]), Digitoxin[2]

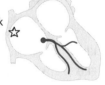

Sinustachykardie

■□□ **2.4.3   Sinusbradykardie**

Def Orthotope Reizbildungsstrg, Freq. <50/min, auf jede P-Welle folgt ein QRS-Komplex

Ät
- Physiologisch: Vagotonus ↑, Schlaf, körperliches Training
- Medikamente: Digitalis, Morphin, Antiarrhythmika (z.B. β-Blocker)
- Erbrechen, Anorexie, KHK (→ S. 41), Herzinfarkt (→ S. 44), Hypothyreose (→ S. 217), Hirndruck ↑, Sick Sinus

Kli Rasche Ermüdbarkeit, Schwindel, Synkopen

Th Therapie der Ursache; nur bei Kreislaufinstabilität: Parasympatholytika (z.B. Atropin[3]) oder β-Sympathomimetika (z.B. Orciprenalin[4]), evtl. Schrittmacher (DDD)

---

[1]Beloc, Prelis, [2]Digimerck, [3]Atropinsulfat, [4]Alupent

■□□ **2.4.4**   **Sinusknotensyndrom**

Syn   Sick-Sinus-Syndrom,
Bradykardie-Tachykardie-Syndrom

Def   Gruppe nichtventrikulärer Arrhythmien
durch Störung der Sinusknotenfunktion

Sinusarrhythmie

PPh
- Sinusknotenfunktion gestört ⇒ Sinusbradykardien,
  SA-Blockierungen (→ S. 56), Sinusstillstand
  ⇒ Ersatzsystolen, langsame Ersatzrhythmen,
  abwechselnd mit Vorhoftachykardien und
  -flimmern (Tachykardie-Bradykardie-Syndrom)
- Evtl. auch 2-Knoten-Erkrankung (= AV-Blöcke)

Sinusarrhythmie

Ät   Idiopathisch, KHK (→ S. 41), Hypertonie (→ S. 73),
Myokarditis (→ S. 61), Kardiomyopathien (→ S. 61)

Kli   **Bradykardien** ⇒ rezidivierende Schwindelanfälle, Herzinsuffizienz, Dyspnoe,
Synkopen (Adams-Stokes-Anfälle); Tachykardien ⇒ Herzklopfen, Dyspnoe, AP

Di
- EKG-Veränderungen entsprechend den o.g. Formen
- Karotisdruck-EKG, Belastungs-EKG (kein adäquater HF-Anstieg),
  Langzeit-EKG (intermittierende SA-Blöcke)
- Atropin-Test (kein adäquater HF-Anstieg auf Atropin-Gabe, HF < 80/min)

Th
- Symptomatische Bradykardie ⇒ Schrittmacher (DDD→ S. 59)
- Symptom. Tachykardie-Bradykardie⇒ SM (VVI→ S. 59) und Antiarrhythmika

■□□ **2.4.5**   **Supraventrikuläre Extrasystolen**

Def   Außerhalb des Grundrhythmus auftretende, vorzeitige
Kammeraktion, ausgehend von Zentren oberhalb des His-Bündels

Eint   Nach Erregungszentrum: Sinusknoten-ES, Vorhof-ES, AV-Knoten-ES

Ät   Häufig keine Ursache feststellbar, bei Erregung,
Übermüdung, Nikotinabusus, Digitalis-Th,
Myokarditis (→ S. 61), Pericarditis constrictiva (→ S. 63),
KHK (→ S. 41), Infarkt (→ S. 44), Vitien,
Herzinsuffizienz (→ S. 48), Hyperthyreose (→ S. 213),
Phäochromozytom (→ S. 231), Hypokaliämie (→ S. 305)

Supraventrikuläre Extrasystole

Kli   „Herzstolpern", Schwindel

EKG
- Normal formierter, frühzeitiger QRS-Komplex,
  kompensatorische Pausen
- Sinusknoten-ES: P normal, PQ normal
- Vorhof-ES: P deformiert, PQ verkürzt
- AV-Knoten-ES: negatives P vor, während o. nach
  QRS-Komplex (durch retrograde Vorhoferregung)

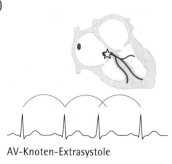

Th
- Keine Th bei einzelnen SVES des Gesunden
- Therapie der Grundkrankheit, Koffeinkarenz;   AV-Knoten-Extrasystole
  Digitalis (z.B. Digitoxin[1]) bei HI , K⁺ kontrollieren
- Bei supraventrikulären Tachykardien: β-Blocker (z.B. Metoprolol[2]), Verapamil[3] bei
  Vorhofflimmern
- Absetzen von Medikamenten mit proarrhythmischer Wirkung

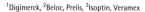

[1]Digimerck, [2]Beloc, Prelis, [3]Isoptin, Veramex

■□□ 2.4.6   Paroxysmale supraventrikuläre Tachykardie

Def Anfallsweise auftretende, Minuten bis Tage andauernde Tachykardie durch ektope Reizbildungszentren oder Reentry (Kreiserregung) im Vorhof- oder AV-Bereich, mit einer HF von 130-250/min.

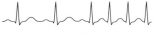

Paroxysmale atriale Tachykardie

Ät
- Vegetative Fehlregulation, körperliche Belastung
- Nikotin- und Koffeinabusus, Antiarrhythmika, Hyperthyreose (→ S. 213)
- Myokarditis (→ S. 61), KHK (→ S. 41), Infarkt (→ S. 44), Hypertonie (→ S. 73), Vitien (→ S. 65)
- Angeborener Kurzschluss: WPW-Syndrom (→ S. 58), LGL-Syndrom (→ S. 59), Kreiserregung

Kli Herzjagen, Schwindel, Synkopen, Angina pectoris, Dyspnoe

EKG Abnorme P-Wellen mit fester zeitlicher Beziehung zu den normal formierten QRS-Komplexen, regelmäßige Frequenz

Th
- Vagusreizung: Karotisdruck, Valsalva-Pressversuch, Trinken kalten Wassers
- Medikamentös (auch prophylaktisch): Ajmalin[3] (Mittel der Wahl bei breitem Kammerkomplex oder wenn exakte Differenzierung zwischen supraventrikulären und ventrikulären Tachykardien nicht möglich sowie bei WPW), Adenosin[4] (Mittel der Wahl bei schmalem Kammerkomplex und im Anfall), Verapamil[2] (nicht bei WPW-Syndrom), evtl. Digitoxin[1] (nicht bei WPW)
- Bei Kreislaufinstabilität elektrische Defibrillation (Kardioversion)
- Behandlung der Grundkrankheit

■■□ 2.4.7   Vorhofflattern, Vorhofflimmern

	Vorhofflattern	Vorhofflimmern
Üs		
Def	Seltene heterotope Reizbildungsstörung, mit einer Vorhoffrequenz von 220-350/min	Häufige Reizbildungsstörung, mit einer Vorhoffrequenz von 350-600/min
Ät	Idiopathisch, rheumatische Karditis mit Mitralvitium, KHK, Myo-, Perikarditis, Kardiomyopathie, Infarkt, Sick-Sinus-Syndrom, arterielle Hypertonie, Hyperthyreose, Lungenembolie, Alkoholabusus, Digitalis-Th	
PPh	Intraatriale Erregungskreisung (Makro-Reentry), oft Übergangsstadium von Sinusrhythmus zu Vorhofflimmern, durch konstantes Überleitungsverhältnis normale Kammerfrequenz	Intraatriale Erregungskreisung (Mikro-Reentry) ⇒ atriale Pumpfunktion ↓, unregelmäßige Ventrikelschlagfolge ⇒ HMV↓, wechselnde Schlagvolumina, Pulsdefizit
Kli	Hohe Pulsfrequenz bei 2:1-Überleitung, hämodynamische Auswirkung	Herzklopfen, Schwindel, Synkopen, Pulsdefizit, AP
Ko	Thrombembolien, Kammertachykardie bei 1:1-Überleitung	Thrombembolien, akute Herzinsuffizienz

---

[1]Digimerck, [2]Isoptin, Veramex, [3]Gilurytmal, [4]Adrekar

Üs
Di

Vorhofflattern	Vorhofflimmern
EKG: regelmäßige hochfrequente Vorhoferregungen, sägezahnförmige Flatterwellen, evtl. keine P-Wellen, partieller funktioneller AV-Block II°, konstantes Überleitungsverhältnis zum Ventrikel (2:1, 3:1, 4:1), Kammerfrequenz n - ↑	**EKG**: isoelektrische Linie als Flimmerwelle (v.a in V_1), keine P-Welle, unregelmäßiges Überleitungsverhältnis ⇒ absolute Kammerarrhythmie, unregelmäßige RR-Intervalle; normale und auch breite QRS-Komplexe

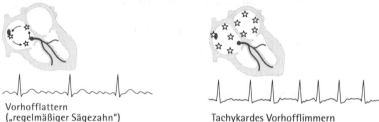

Vorhofflattern
(„regelmäßiger Sägezahn")

Tachykardes Vorhofflimmern

Th
- **Kammerfrequenz normalisieren:** Digitalis (z.B. Digitoxin[1] ⇒ Kammerfrequenz ↓; **CAVE**: K^+); Verapamil[2] (⇒ Kammerfrequenz ↓); bei Hyperthyreose β-Blocker[3]
- **Überführen in Sinusrhythmus:** Kardioversion elektrisch oder medikamentös Voraussetzungen: keine fortgeschrittene kardiale Grunderkrankung, linker Vorhof <50mm, Vorhofflimmern nicht länger als 12 Mo, therap. Ursachen beseitigt (Hyperthyreose)
- Wenn Vorhofflimmern länger als 48h besteht Antikoagulation (4 Wo vor bis 4 Wo nach Kardioversion), bzw. bei Vorliegen von Risikofaktoren als Dauertherapie
- **Medikamentöse Kardioversion:** Basis ist Digitalistherapie
Patienten ohne kardiale Grunderkrankung: Klasse-I-Antiarrhythmikum (z.B. Propafenon[5])
Patienten mit kardialer Grunderkrankung: Amiodaron, stationär (plötzliche Todesfälle)
- **EKG-getriggerte Kardioversion:** initial 100 J,
absolute Ind.: drohender kardiogener Schock, relat. Ind.: Versagen der med. Kardioversion

Prg
Rezidivrate nach 1 Jahr 40-80% (je länger vorher bestanden, desto höher)

■□□ 2.4.8   Ventrikuläre Extrasystolen (= VES)

Def
Außerhalb des Grundrhythmus auftretende, vorzeitige Kammeraktion, ausgehend von Zentren im Myokard (z.B. His-Bündel)

PPh
• Sinusrhythmus ungestört ⇒ VES nach Sinuserregung trifft auf refraktäres Kammermyokard ⇒ keine Kammeraktion (= postextrasystolische Pause)
• Bigeminus: jeder normalen Herzaktion folgt eine VES
• Trigeminus: jeder normalen Herzaktion folgen zwei VES

Klassifikation nach Lown

Klasse	Beschreibung
Kl. 0	Keine ventrikulären Extrasystolen (VES)
Kl. I	Isolierte unifokale VES < 30/h
Kl. II	Isolierte unifokale VES > 30/h
Kl. III	Multiforme VES (IIIb Bigeminus)
Kl. IVa	VES-Paare (Couplets)
Kl. IVb	VES-Salven oder Kammertachykardien
Kl. V	Früh einfallende VES (R-auf-T-Phänomen)

[1]Digimerck, [2]Isoptin, Veramex, [3]z.B. Metoprolol=Beloc, Prelis, [4]Cordarex, [5]Rytmonorm

CAVE Die Lown-Klassifikation hat eher eine historische Bedeutung, da mit aufsteigender Klasse nicht notwendigerweise das Risiko zunimmt.

Ät
- Idiopathisch; monomorphe VES bei Gesunden durch Vagotonus ↑, Genussmittel
- Herzinsuffizienz, KHK, Infarkt (v.a. frischer), Myokarditis, Kardiomyopathie, Vitien
- Hyperthyreose, Hypokaliämie, -magnesiämie, arterielle Hypertonie, Glykoside, Antiarrhythmika
  QT-Syndrom: patholologische Verlängerung der frequenzkorrigierten QT-Zeit; prädisponiert zu Rhythmusstörungen! (Torsaden)

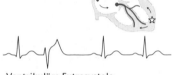
QT-Syndrom

Kli Herzstolpern", Schwindel, Adams-Stokes-Anfälle (bei Salven), Pulsdefizit

Ko Ventrikuläre Tachyarrhythmie, Kammerflattern, -flimmern (v.a. bei Warnarrhythmien Lown-Klasse IV und V; umstritten!), Herzinsuffizienz (bei erkranktem Myokard)

EKG
- Vorzeitiger QRS-Komplex ohne vorausgehende P-Welle
- Bei rechtsventrikulärer ES Bild des Linksschenkelblocks (breiter QRS-Komplex)
- Bei linksventrikulärer ES Bild des Rechtsschenkelblocks (breiter QRS-Komplex)
- Bei Bündelstamm-ES normal formierter QRS-Komplex
- Kompensatorische Pause

Ventrikuläre Extrasystole

Th
- Keine Th beim Gesunden mit gelegentlichen VES
- Th der Grunderkrankung; K⁺-, Mg⁺-Haushalt und Digitalis-Th kontrollieren

Ventrikuläre Extrasystole, Bigeminus

- Amiodaron
- β-Blocker (Ind: frischer Infarkt mit VES), u.a. (CAVE: keine Klasse-Ic-Antiarrhythmika, z.B. Flecainid[1], bei Z.n. Infarkt)

Ventrikuläre Extrasystole, R-auf-T-Phänomen

■□□ 2.4.9 Ventrikuläre Tachykardie

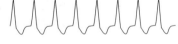

Def Kammertachykardie, ausgehend von ektopen Reizbildungszentren im Ventrikel mit einer HF von 100-220/min

Ventrikuläre Tachykardie

Ät
- Idiopathisch
- Schwere organische Herzerkrankungen (KHK, Infarkt)
- Hypokaliämie, Intoxikation mit Antiarrhythmika, Digitalis
- Selten: Brugada-Syndrom (Erkrankung des Na⁺-Kanals)

Kli Herzrasen, RR-Abfall, AP; Herzinsuffizienz, Dyspnoe, Lungenödem; Kreislaufschock

CAVE **Lebensgefahr!**

EKG
- Regelmäßige Tachykardie (100-220/min)
- QRS-Komplexe schenkelblockartig verbreitert (> 0,12 s)
- P-Wellen mit konstanter, normaler Frequenz unabhängig von QRS-Komplexen (meist in Brustwandableitungen nicht erkennbar ⇒ Ösophagus-EKG)
- Brugada-Syndrom: „atypischer RSB" mit sattelförmigen ST-Hebungen in V_1/V_2

---

[1]Tambocor

DD	Supraventrikuläre Tachykardie (SVT) mit Schenkelblock, SVT mit aberranter Überleitung
Th	• **Akut**: Lidocain[1], Ajmalin[2], Antidot bei Digitalis-Intoxikation, K^+ „hochnormal" (> 5 mmol/l) einstellen, evtl. Elektrokardioversion • **Langzeit-Th**: antitachykarder SM, ablative Entfernung des ektopen Zentrums, evtl. Implantation eines Defibrillators, evtl. Gabe von Antiarrhythmika; Brugada: ICD

■■□ 2.4.10 Kammerflattern, Kammerflimmern

	Kammerflattern	Kammerflimmern
Üs		
Def	**Kammer-Frequenz 220–350/min**	**Kammer-Frequenz 350–500/min**
Ät	**Herzmuskelerkrankungen**: KHK, Infarkt, Endzustand hochgradiger Vitien, Kardiomyopathie, LQT-S(yndrom): pathologisch verlängerte QT-Zeit, angeboren oder erworben (Medikamente, die die transmembr. Ka^+-Ströme hemmen, z.B. Antiarrhythmika (I + III), Antidepressiva, Neuroleptika, Antimykotika); **toxisch**: z.B. Digitalis, Chinidin (= Optochinidin®, u.a. Klasse-I-Antiarrhythmika); Hypokaliämie, Hypomagnesiämie, Trauma, Elektrounfall	
PPh	Synchr. Aktionen der Herzmuskelzellen, häufig Übergang in Kammerflimmern	Asynchrone Aktionen der Herzmuskelzellen ⇒ kein Schlagvolumen, hyperdyn. Kreislaufstillstand
Kli	Kreislaufstillstand, Atemstillstand	Kreislaufstillstand, Atemstillstand
Di	**EKG**: sinusförmige, hochfrequente Kurven (Haarnadelform), angeborene Form LQTS: Torsades-de- pointes (paroxysmales Kammerflimmern vom Spitzen-Umkehrtyp)	**EKG**: arrhythmische hochfrequente Flimmerwellen, Fehlen von eindeutigen QRS-Komplexen

Kammerflattern

Kammerflimmern

Th	Defibrillation mit 200–400 Ws, Reanimation, evtl. Rezidivprophylaxe mit Ajmalin (Gilurytmal®) oder Lidocain (Xylocain®) über Perfusor; evtl. Implantat. eines Defibrillators, Torsades-de-pointes: Mg^{2+}-Sulfat, siehe auch Therapie des **Herz-Kreislauf-Stillstands** (→ S. 76)

■□□ 2.4.11 Sinuatrialer Block

Def	Erregungsleitungsstörung zwischen Sinusknoten und Vorhof
Ät	• Überdosierung mit Antiarrhythmika, Digitalis • Sick-Sinus-Syndrom (→ S. 52), Myokarditis, KHK, Myokardinfarkt

Grad	Def	EKG
Üs		
1°	Verzögerte Reizleitung	Im EKG nicht erkennbar
2°	Intermittierende Leitungsunterbrechung	**Typ I, Wenckebach**: PP-Intervalle werden immer kürzer, dann Pause von geringerer Länge als dem Doppelten des vorangegangenen PP-Intervalls **Typ II, Mobitz**: konstante PP-Intervalle, Pause von doppelter oder mehrfacher Länge des vorangegangenen PP-Intervall
3°	Totale Leitungsunterbrg.	AV-Knoten- (oder Kammer-)Ersatzrhythmus

[1]Xylocain, [2]Gilurytmal

Kli	• **Bei längeren Pausen**: • Schwindel • Synkopen • Adams-Stokes-Anfälle • Herzinsuffizienz
Di	EKG, Langzeit-EKG
Th	• Toxisches Medikament absetzen • Versuch mit Atropin[1], Orciprenalin[2] • Bei Adams-Stokes-Anfällen: Herzschrittmacher (DDD → S. 59)

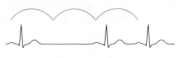

SA-Block II° (Typ Mobitz)

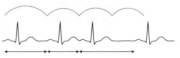

SA-Block II° (Typ Wenckebach)

■■□ 2.4.12 Atrioventrikulärer Block

Def	Erregungsleitungsstörung zwischen Vorhof und Kammer
Ät	• Erhöhter Vagotonus, Myokarditis, KHK, Myokardinfarkt, Trauma • Überdosierung von Antiarrhythmika, β-Blocker, Digitalis, Ca^{2+}-Kanalblocker (Verapamil)

Üs

Grad	Def	EKG
1°	Verzögerte Reizleitung	Verlängerung der PQ-Zeit über 0,20s
2°	Intermittierende Leitungsunterbrechung	**Typ Mobitz I** (Wenckebach): PQ-Zeit wird immer länger (Normwert ist frequenzabhängig), bis eine Kammeraktion vollständig ausfällt **Typ Mobitz II**: intermittierender totaler Block, Überleitung nur jeder x-ten Aktion
3°	Totaler AV-Block	Keine P-Wellen-Überleitung, AV-Knoten-, oder Kammer-Ersatzrhythmus

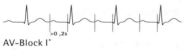

AV-Block I°   AV-Block II° (Typ Wenckebach)

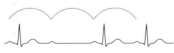

AV-Block II° (Typ Mobitz)   AV-Block III°

Kli	• Unregelmäßiger Puls, Schwindel, Synkopen, Adams-Stokes-Anfall • Bradykardie < 40/min ⇒ Herzinsuffizienz
Di	Anamnese, Kli, EKG, Langzeit-EKG
Th	Toxische Medikamente absetzen, bei 2° (Wenckebach) evtl. Atropin[1], bei 2° (Mobitz II) evtl. Schrittmacher, bei 3° Schrittmacher (DDD → S. 59)

■□□ 2.4.13 Intraventrikulärer Block

Def	Erregungsleitungsstörung einer oder mehrerer Tawara-Schenkel unterhalb des His-Bündels (zwei linke: li-anteriorer, li-posteriorer und ein rechter Schenkel)
Ät	KHK, Myokardinfarkt, Myokarditis, Kardiomyopathie
Grad	1°: inkompletter Block; 2°: intermittierender Block; 3°: totaler Block

[1]Atropinsulfat, [2]Alupent

Üs

Lok	EKG
Linksschenkelblock	Deformierung des QRS-Komplexes in I, II, aVL, $V_{5/6}$; inkomplett: QRS-Zeit < 0,11 s; komplett QRS-Zeit > 0,11 s
Linksant. Hemiblock	Überdrehter Linkstyp, S-Zacken in V_{2-6}
Linkspost. Hemiblock	(Überdrehter) Rechtstyp
Rechtsschenkelblock	Inkomplett: QRS-Zeit < 0,11s, doppelgipfliges R in V_1 + aVR komplett: QRS-Zeit > 0,11s, M-förmig. QRS-Kompl. in V_1 + aVR

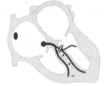

Linksschenkelblock

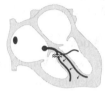

Rechtsschenkelblock

Bifaszikulärer Block
(hier Rechts- und Linksanteriorer Schenkelblock)

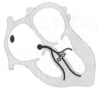

Linksanteriorer Hemiblock

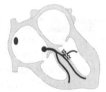

Linksposteriorer Hemiblock

Kli   Schwindel, Synkopen, Adams-Stokes-Anfälle, Herzinsuffizienz, häufig asymptomatisch

Th   Bifaszikulärer Block + Symptome, bzw. trifaszikulärer Block ⇒ Schrittmacher-Th

■□□ **2.4.14 Wolff-Parkinson-White-Syndrom (WPW)**

Def   Vorzeitige Erregung des Myokards durch anomale, kongenitale Kurzschlussleitung (Kent-Bündel) zwischen Vorhof und Kammer (Präexzitationssyndrom)

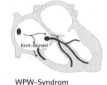

WPW-Syndrom
bei Sinusrhythmus

Kli   • Oft asymptomatisch
      • Paroxysmale (Reentry-)Tachykardien
      • Angst, AP, Synkopen

Ko   • Tachyarrhythmien
      • Vorhofflimmern
      • Kammerflimmern (v.a. bei Patienten mit kurzer Refraktärzeit des Kent-Bündels)

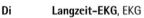

WPW-Syndrom bei Sinusrhythmus

Di   **Langzeit-EKG**, EKG
      PQ-Zeit < 0,12s, QRS-Komplex verbreitert (sog. Delta-Welle vor dem QRS-Komplex)
      • Bei Kurzschluss li Vorhof - li Ventrikel
        ⇒ rechtsschenkelblockartig
      • Bei Kurzschluss re Vorhof - re Ventrikel
        ⇒ linksschenkelblockartig

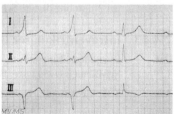

Wolff-Parkinson-White-Syndrom
[IMPP-Prüfungsabbildung]

Th	• Bei paroxysmaler Tachykardie Ajmalin (Gilurytmal®)
	• Wenn Schock-Gefahr Elektrokardioversion
	• Dauer-Th durch Elektrokoagulation (Ablation) des Kent-Bündels (oder Medikamente)
CAVE	Keine Gabe von Verapamil oder Digitalis!

■■□ 2.4.15 Lown-Ganong-Levine-Syndrom (LGL)

Def	Präexzitation durch James-Bündel zwischen Vorhof und His-Bündel (entspricht schnell-leitendem AV-Knoten)

LGL-Syndrom

Di	**EKG**: PQ-Zeit < 0,12s, QRS normal, keine Delta-Welle
Th	• Elektrokardioversion, Verapamil (= Isoptin®), Ajmalin (= Gilurytmal®, Tachmalin®)
	• Bevorzugt: Ablationstherapie

■■□ 2.4.16 Herzschrittmacher

Def	Künstlicher Impulsgenerator zur Elektrostimulation des Myokards

Terminologie

1. Buchstabe: Ort der Stimulation (Pacing):
V = Ventrikel, A = Atrium, D = dual (Atrium + Ventrikel

2. Buchstabe: Ort der Wahrnehmung (Sensing): wie pacing

3. Buchstabe: Arbeitsweise:
I = inhibiert (Impuls bei Spontanerregung des Herzens inhibiert)
T = getriggert (Impulsgabe fällt bei Spontanerregung in die Refraktärzeit)
D = demand (Schrittmacher gibt Impuls nur bei Ausfall der natürlichen Erregung ab)

Form	• **VVI**: häufigster, Nachteil: retrograde Vorhoferregung, 20% Schrittmachersyndrom (Verlust der Vorhofsystole mit reflektorischem Blutdruckabfall)
	• **AAI**: nur bei intakter AV-Überleitung, Vorteil: HZV >20% als VVI, kein Schrittmachersyndrom
	• **DDD**: physiologischer Zweikammer-Schrittmacher, v.a. bei AV-Block

Ind	Temporär	Permanent
	- Nach Herz-Op, Myokardinfarkt durch epikardiale Elektroden bzw. transvenös	- Asystolie
	- Anfallsprophylaxe nach Adams-Stokes-Anfällen bzw. bei Karotissinussyndrom	- Sinusknotensyndrom
		- Bradyarrhythmia absoluta
		- Höhergradiger SA- oder AV-Block
		- Trifaszikulärer Block
		- Bradykardiebedingte Herzinsuffizienz
		- Rez. supraventrikuläre Tachykardien ohne Kammerflimmern
		- AV-Block I. und II. Grades bei insuffizienter antiarrhythmischer Therapie

Ko	• Elektrodendislokation
	• Infektion
	• Elektrodenbruch
	• Technische Fehler

Automatischer implantierbarer kardioverter Defibrillator (AICD, ICD)

- Absolute Indikation: Supraventrikuläre/ventrikuläre Tachykardien mit drohendem kardiogenen Schock, Kammerflattern, Kammerflimmern
- Relative Indikation: Versagen einer medikametösen Regularisierung eines Vorhofflatterns/-flimmerns

■■■ 2.4.17 Antiarrhythmika

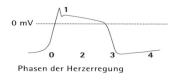

Phasen der Herzerregung

Phy

Phase		Elektrolytstrom
0	Schnelle Depolarisation	Na^+-Einstrom
1	Kurze Repolarisation	Kurzer Stopp des Na^+-Einstroms
2	Plateau	Na^+-Einstrom, Ca^{2+}-Einstrom
3	Repolarisation	K^+-Ausstrom, Ca^{2+}-Einstrom
4	Langsame Depolaristion	K^+-Ausstrom, Ca^{2+}-Einstrom

Eint der Antiarrhythmika nach Vaughan-William

Klasse	Ws		Wm	Wi auf kard. Aktions-potenzial	Ind	Atr. Fasern	AV-Knoten	Akz. Bündel	Ventr. Freq.	Li. Ventrikel (Fkt.)	Sinus-Freq.	PQ	QRS	QT
Natriumkanalblocker	Ia	Chinidin[1], Disopyramid[3], Ajmalin[9], Prajmalin[10]	Na^+-Einstrom ↓, K^+-Ausstrom ↓	Phase 0 verzögert, Phase 3 verzögert	Atriale und ventrikuläre Arrhythmien	+++ / ++ / +	+ / + / +	++ / ++ / +/++	+++ / +++ / ++	= / ØØ / Ø	(↑) / =/↓	Ø / =(↑) / =/↓	=/↑	=/↑
	Ib	Lidocain[4], Mexiletin[5], Phenytoin[6]	Na^+-Einstrom ↓, K^+-Ausstrom ↑	Phase 0 verzögert, Phase 3 beschleunigt	Ventrikuläre Arrhythmien	0 / 0 / 0	0 / 0 / 0	++ / 0 / 0	+++ / +++ / +	= / = / =	= / = / =	=	=/↓ / =/↓	Ø / Ø
	Ic	Flecainid[7], Propafenon[8],	Na^+-Einstrom ↓, K^+-unbeeinflusst	Phase 0 verzögert, Phase 3 unbeeinflusst	Ventrikuläre Arrhythmien	+++ / ++	+ / +	+++ / +++	+++ / +++	Ø / Ø	= / =	↑	↑	↑
	II	Betablocker, z.B. Propranolol[11], Atenolol[12]	Sympathikolyse	Depolarisation am Sinusknoten verzögert	Supraventr. Tachykardien	+	++	0	(+)	Ø	Ø	↑	=	=/↓
	III	Kaliumkanalblocker, Amiodaron[13], Sotalol[14]	K^+-Ausstrom ↓	Repolarisation an Purkinje-Fasern verzögert	Atriale und ventrikuläre Tachyarrhyth.	+++ / ++	++ / ++	+++ / ++	+++ / +++	Ø / Ø	Ø / Ø	↑	=/↑	=/↑
	IV	Calciumkanalblocker, Verapamil[15], Gallopamil[16]	Ca^{2+}-Einstrom ↓	Verkürztes Plateau, beschl. Repolarisation	Supraventr. Tachyarrhyth.	0	+++	0	0	Ø	Ø	↑	=	=

[1]Optochinidin, [2]Procainamid Duriles, [3]Disonorm, Rythmodul, [4]Lidocain Braun, [5]Mexitil, [6]Zentropil, [7]Tambocor, [8]Rytmonorm, [9]Gilurytmal, [10]Neo-Gilurytmal, [11]Dociton, [12]Tenormin, [13]Cordarex, [14]Sotalex, [15]Isoptin, [16]Procorum

2.5   Myokard

■■□ 2.5.1   Myokarditis

Def   Entzündliche Erkrankung des Herzmuskels

Ät
- Autoimmunerkrankung (→ S. 318), rheumatisches Fieber (Peri-, Myo-, Endokarditis = Pankarditis, → S. 328)
- Infektiös: Coxsackie-, Grippe-Virus-Infektion (→ S. 354), Lyme-Borreliose (→ S. 349), Scharlach (→ S. 340), Toxoplasmose (→ S. 367), Diphtherie (→ S. 341)
- Allergisch, Sarkoidose (→ S. 96)

Kli
- Unspezifisch!
- Allgemein: Müdigkeit, Schwäche, Tachykardie
- Rhythmusstörungen (Palpitationen)
- Herzinsuffizienz, Dyspnoe

Ko   Kardiogener Schock, dilatative Kardiomyopathie, Aneurysmen, Rhythmusstörungen

Di
- **Lab**: CK/CK-MB ↑, Entzündungszeichen (BSG ↑, Blutbild), CRP, Virusserologie, Kulturen, Auto-Ak
- **Ausk**: evtl. systolische Herzgeräusche, 3. HT, Galopprhythmus
- **Rö-Thorax**: Linksherzdilatation, später Gesamtdilatation, Lungenstauung
- **EKG**: Tachykardie, Rhythmusstörungen, Zeichen einer Innenschichtschädigung (ST ↓, T-Abflachung, T-Negativierung), Zeichen der Dilatation
- **Echo**: Herzdilatation, Wandbewegungsstörungen, Lungenstauung, Perikarderguss
- Myokardbiopsie

Th   Bettruhe, Therapie der Grunderkrankung, symptomatische Th (z.B. der Insuffizienz)

■□□ 2.5.2   Kardiomyopathie

Def   Alle Erkrankungen des Herzmuskels, die mit einer kardialen Funktionsstörung assoziiert sind.

Ät
- Idiopathisch (primär, Urs unbekannt)
- Entzündlich: z.B. Karditis bei Kollagenosen (→ S. 318)
- Infektiös: z.B. bakterielle, virale Myokarditis (→ S. 61), Chagas-Krankheit (Trypanosomiasis)
- Nutritiv-toxisch: z.B. bei Alkoholabusus (→ S. 263), Medikamenten (v.a. Zytostatika)
- Metabolisch: z.B. bei Amyloidose, Hyperthyreose (→ S. 213), Hypothyreose
- Infiltrativ: z.B. Leukämieinfiltration, Herzverfettung
- Traumatisch, nach Bestrahlung
- Ischämisch

Eint   **Primäre Kardiomyopathien**
- Kongestive (dilatative) Kardiomyopathie (CCM, DCM, häufigste Form)
- Hypertrophische Kardiomyopathie (HCM, selten):
  Hypertrophische, nichtobstruktive Kardiomyopathie (HNCM)
  Hypertrophische, obstruktive Kardiomyopathie (HOCM)
- Restriktive (obliterative) Kardiomyopathie (RCM, OCM, sehr selten):
  Def: Störung der diastolischen Ventrikelfüllung bei normaler systolischer Funktion,
  Formen: Endocarditis fibroplastica Löffler, Endomyokardfibrose, Endokardfibroelastose

■■■ 2.5.3 Dilatative Kardiomyopathie

Def Ventrikelvergrößerung, ohne Dickenzunahme der Muskulatur, mit Verminderung der systolischen Auswurffraktion (häufigste Form der primären Kardiomyopathie)

PPh HMV ↓ ⇒ Vorwärtsversagen und Rückwärtsversagen (Stauungen)

Kli
- Linksherzinsuffizienz mit Belastungsdyspnoe, später Globalinsuffizienz
- Rhythmusstörungen, Palpitationen

Ko Embolien, plötzlicher Herztod, kardiale Dekompensation

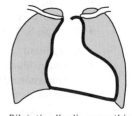

Dilatative Kardiomyopathie
(Herzsilhouette)

Di
- Verstärkter hebender Herzspitzenstoß
- **Ausk**: evtl. 3. Herzton, Galopprhythmus, Regurgitationsgeräusche an AV-Klappen
- **Rö-Thorax**: Herzdilatation, Lungenstauung
- **EKG**: Erregungsausbreitungsstörungen, Schenkelblöcke, Linkshypertrophie
- **Echo**: Herzdilatation, Wandbewegungsstörungen, Ejektionsfraktion ↓
- **HK**: Füllungsdruck ↑, HMV ↓, Ejektionsfraktion ↓
- **Myokardbiopsie**: Hypertrophie, interstitielle Fibrosen; Ausschluss einer Myokarditis, KHK und Systemerkrankung

Th Nach Ausschluss sekundärer Formen symptomatische Th der Herzinsuffizienz (ACE-Hemmer, β-Blocker) (→ s. 48), der Rhythmusstörungen, Antikoagulation, evtl. Herztransplantation

■■■ 2.5.4 Hypertrophe Kardiomyopathie

Def Zunehmende Herzmuskelhypertrophie, v.a. des li Ventrikels, mit verminderter diastolischer Ventrikelfüllung, ohne Veränderung der systolischen Ejektionsfraktion

Form
- Ohne Obstruktion der linksventrikulären Ausflussbahn: HNCM
- Mit Obstruktion der linksventrikulären Ausflussbahn: HOCM
  (Syn: idiopathische hypertrophe Subaortenstenose = IHSS)

Kli Dyspnoe, AP, Rhythmusstörungen, Palpitationen, Synkopen, arterielle Embolien, plötzlicher Herztod

Di
- Karotispulskurve doppelgipflig (bei Obstruktion)
- **Ausk**: spindelförmiges Intervall-Systolikum, evtl. 4. HT
- **EKG**: Linkshypertrophiezeichen, evtl. tiefe Q-Zacken (Pseudoinfarkt), evtl. Rhythmusstörungen, Linksschenkelblock
- **Echo:** Nachweis der Hypertrophie, systolische Einengung der Ausflussbahn (= SAM: systolic anterior motion)
- **Myokardbiopsie**: Hypertrophie der Herzmuskelzellen, Ausschluss sekundärer Urs

Th
- Ca^{2+}-Kanalblocker (z.B. Verapamil = Azupamil®) oder β-Blocker (z.B. Metoprolol = Beloc®, Prelis®), evtl. Disopyramid (Disonorm®, Klasse-Ia-Antiarrhythmikum); Antikoagulantien (da Emboliegefahr)
- Operative Entfernung der Hypertrophien, Schrittmacherstimulation
- Herzkatheter (HK) → ggf. Verödung

CAVE Verstärkung der systolischen Stenose durch Digitalis, Sympathomimetika (positiv inotrop) und Nitrate (Vor-, Nachlast↓)

2.6   Perikard

■■■ 2.6.1   Akute Perikarditis

Def   Entzündung des Perikards, oft mit Perikarderguss und subepikardialer Myokarditis

Ät
- Idiopathisch
- Infektiös: Bakterien (v.a Tbc), Viren, Pilze
- Herzinfarkt: Pericarditis epistenocardica
- Immunologisch: Serumkrankheit; rheumatisches Fieber (→ S. 328);
  Lupus erythematodes (→ S. 318); Postmyokardinfarkt-Syndrom (Dressler-Syndrom),
  ca. 2 Wochen nach Infarkt durch Herzmuskel-Auto-Ak, BSG ↑, Leukos ↑
  (Postkardiotomie-Syndrom nach Herzchirurgie)
- Andere: Urämie (→ S. 282), Diabetes mellitus (→ S. 242), M. Addison (→ S. 227),
  Neoplasien, posttraumatisch

Form
- P. sicca (fibrinosa): zottenartige Fibrinauflagerungen, kein Perikarderguss
- P. exsudativa: Perikarderguss (serofibrinös, hämorrhagisch, eitrig)

Kli
- Dyspnoe, Tachypnoe
- Retrosternaler Schmerz (oft atemunabhängig, im Liegen verstärkt)
- Fieber, Schwitzen
- Evtl. Einfluss-Stauung, Zyanose (→ S. 35)

Ko   **Herzbeuteltamponade** (Erguss > 400ml): obere Einfluss-Stauung
(pralle Jugularvenen), Kussmaul-Zeichen (inspiratorischer Druckanstieg in
Jugularvenen), Low-cardiac-output-Syndrom mit RR ↓, Tachykardie,
Pulsus paradoxus (inspiratorisch schwächerer Puls), evtl. kardiogener Schock

Di
- **Ausk**: Perikardreiben, syst.-(diast.), „schabend",
  nicht bei großem Erguss; leise HT

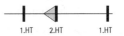

1.HT   2.HT   1.HT

Akute Perikarditis: Perikardreiben

- **EKG**: Bild des „Außenschichtschadens"
  (ST↑, o. typ. Infarktstadien), später T-Negativierung;
  bei großem Erguss Niedervoltage
- **Rö-Thorax**: Herzvergröß., Herztaille verstrichen,
  zeltförmiges Herz

Akute Perikarditis

- **Echo**: Nachweis des Ergusses, typ. RV-Bewegungsmuster
- Perikardpunktion

Th
- Therapie der Grunderkrankung: Antibiotika,
  Antiphlogistika (Steroide), Dialyse (bei Urämie)

Herzinfarkt (Stadium I)

- Symptomatisch: nichtsteroidale Antiphlogistika und Diuretika
  (bei Erguss), Analgetika, evtl. Perikardpunktion (bei Herzbeuteltamponade)

■■■ 2.6.2   Chronisch-konstriktive Perikarditis

Def   Narbige Perikardkonstriktion nach akuter Perikarditis mit diast. Füllungsbehinderung

Kli   Halsvenenstauung, Kussmaul-Zeichen, Low-cardiac-output-Syndrome, Dyspnoe,
Hepatomegalie, Stauungszirrhose, Ödeme

Di
- **Ausk**: leiser 1. + 2. HT, früher 3. HT; EKG: Niedervoltage, T-Negativierung
- **Echo**: Nachweis der Perikardschwiele, kl. Lumen, Bewegungsstörungen; **Doppler**
- **Rö-Thorax**: Verbreiterung der Vv. cavae, Kalkeinlagerungen (v.a. im Seitenbild); CT

Th   Operative Dekortikation, Perikardektomie (Ko: postoperative Dilatation);
bei akuter Stauung Diuretika (aber **CAVE**: oftmals HZV ↓)

2.7   Endokard

■■☐ 2.7.1   Infektiöse Endokarditis

Def   Bakterielle (oder mykotische) Infektion des Endokards, v.a. der Herzklappen

Pg   Vorgeschädigtes Herz (z.B. rheumatische Endokarditis, kongenitale Herzvitien; nicht obligatorisch) + Abwehrlage ↓ + Bakteriämie virulenter Erreger
⇒ Besiedelung der Herzklappen (Endocarditis ulcerosa oder Endocarditis polyposa)
⇒ Akute oder subakute (= E. lenta) Sepsis

Err   α-hämolysierende Streptokokken (70%, z.B. Str. viridans), Staphylokokken (20%), andere Bakterien, Pilze (10%)

Lok   Mitralklappe und Aortenklappe (am häufigsten), Trikuspidalklappe, Pulmonalklappe

Kli
- Fieber, Tachykardie, Nachtschweiß
- Embolien, Anämie, Splenomegalie, Trommelschlegelfinger
- Kutane Symptome: Petechien (vaskulitisch), Osler-Knötchen (embol., vaskulitisch), Splinter-Hämorrhagien (embolisch, subungual), Jayneway-Läsionen (embolisch)
- ZNS: evtl. Apoplex, Amaurosis fugax, Mikroembolien, Hirnabszess, Meningitis

Di   Auskultation (veränderte Herztöne, neues Herzgeräusch, v.a. Diastolikum), Lab (BSG ↑, CRP ↑, Leukozytose), Blutkultur, EKG (unspezifische Veränderungen); entscheidend: Echo/TEE (Nachweis von Klappenvegetationen)
Duke-Kriterien:
1. Hauptkriterien: positive Blutkultur, positiver Echobefund (oszill. Vegetat., Abszess, neue Insuffizienz)
2. Nebenkriterien: prädisponierende kardiale Erkrankung; Fieber über 38°C; vaskuläre Phänomene (Embolien, septische Infarkte; immunologische Phänomene (Osler Knötchen, Löhlein'sche Herdnephritis), ECHO-Befund (nicht wie 1.)

Th   Antibiotika (nach Antibiogramm), operativ

Prg   Unbehandelt häufig letal, später Herzklappenvitien

Pro   Amoxicillin + Clavulansäure (oder Clindamycin oder Clarithromycin) vor Zahnsanierung und operativen Eingriffen bei vorgeschädigten Herzklappen

■☐☐ 2.7.2   Rheumatische Endokarditis

Def   Manifestation des rheumatischen Fiebers, d.h. immunologische Mitbeteiligung der Herzklappen, 1-4 Wochen nach Infektion mit β-hämolysierenden Streptokokken der Gruppe A (z. B. bei Angina tonsillaris, → S. 340)

Kli

Des rheumatischen Fiebers (→ S. 328)
Symptome I. Ordnung (Hauptkriterien des rheumatischen Fiebers nach Jones)
S ubkutane Rheumaknötchen
P olyarthritis (symmetrischer Befall großer Gelenke)
E rythema anulare rheumatica (blau-rote Ringe)
C horea minor Sydenham (extrapyramidales Syndrom: Hyperkinesen und Hypotonie der Muskulatur)
K arditis
Symptome II. Ordnung (Nebenkriterien nach Jones)
Fieber, Gelenkschmerzen, BSG ↑, CRP ↑ ASL-Titer ↑, Leukozytose, EKG (PQ-Zeit-Verlängerung), β-hämolysierende Streptokokken im Rachenabstrich

Di Klinik des rheumatischen Fiebers (Jones-Kriterien);
Rö: evtl. Herzdilatation;
EKG: evtl. Repolarisationsstörungen, PQ-Zeit-Verlängerung;
Echo: strukturelle Veränderungen von Mitral-/Aortenklappe

Ko Perikarderguss; plötzlicher Herztod durch Kammerflimmern oder AV-Block;
später Herzklappenvitien

Th Bettruhe, Antiphlogistika (ASS[1]), Prednisolon[2], Penicillin[3]

2.8 Herzklappenfehler

■■■ 2.8.1 Herzklappenfehler

Def Angeborene oder erworbene Schlussunfähigkeit (Insuffizienz) oder
Verengung (Stenose) der Herzklappen (isoliert oder kombiniert)

Eint • Erworbene Vitien: Mitralstenose, Mitralinsuffizienz; auch Aortenstenose,
Aorteninsuffizienz, Trikuspidalinsuffizienz
• Angeborene Vitien: v.a. Stenosen (Aorten-, Mitralstenose), Vorhof-/Kammerdefekte

■■■ 2.8.2 Herzklappenersatz

Üs

Form	Vorteil	Nachteil
Bioprothese: v.a. Schweineklappe, Homograft	Bessere Flussverhältnisse, keine Antikoagulation notwendig	Geringe Haltbarkeit (ca. 10 Jahre)
Kunststoffprothese: Kippscheibenklappe, Doppelflügelklappe, Kugelklappe	Lange Haltbarkeit (20-30 Jahre)	Unphysiologische Flussverhältnisse, lebenslange Antikoagulation notwendig

Ko Mechanische Dysfunktion, Randleck (Nahtausriss), Klappenausriss,
chronische Hämolyse, Thrombose, Embolie, Infektion der Klappe

■■■ 2.8.3 Aortenklappenstenose

Ät • Angeboren
• Erworben: rheumatische Endokarditis,
Arteriosklerose (bakterielle Endokarditis
→ meist Aorteninsuffizienz)

PPh • Druckbelastung li Ventrikel
⇒ konzentrische Hypertrophie
• Koronarinsuffizienz, durch O_2-Bedarf ↑
(Druckbelastung), O_2-Diffusionsstrecke ↑
(Hypertrophie), Koronarperfusion ↓
(enddiastolischer Ventrikeldruck ↑,
Aortendruck ↓)

Kli Symptomatisch erst bei hochgradiger
Stenose: RR ↓, Synkopen, Schwindel,
Belastungsdyspnoe, AP,
Rhythmusstörungen, Herzinsuffizienz, plötzlicher Herztod; Stadien-Eint wie
Herzinsuffizienz (nach NYHA) und nach Druckgradient (UKG, HK)

1 Supravalvuläre Aortenstenose
2 Valvuläre Aortenstenose
3 Membranöse subvalvuläre Aortenstenose
4 Idiopathische hypertrophe Subaortenstenose (IHSS)
= hypertrophe obstruktive Kardiomyopathie (HOCM)

Einengungen der linksventrikulären Ausflussbahn

---

[1]Aspirin, [2]Solu-Decortin, [3]Penicillin G

Di
- **Puls**: parvus et tardus, „Hahnenkamm"-förmige Karotispulskurve
- **Ausk**: spindelförmiges, raues Systolikum
  mit Fortleitung in die Karotiden,
  Punctum max. im 2. ICR re. parasternal;
  ggf. Abschwächung des 2. HT

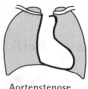

1.HT 2.HT 1.HT
Aortenstenose

- **EKG**: Linkstyp, Linksherzhypertrophie, ST-Senkung,
  T-Negativierung, Linksschenkelblock
- **Rö**: erst bei Dekompensation Herzdilatation,
  Aorta ascendens dilatiert
- **Echo**: Aortenklappe verdickt, Klappenbeweglichkeit ↓,
  Öffnungsfähigkeit ↓, Hypertrophie des linken Ventrikels,
  Aorta ascendens dilatiert
- **Doppler**: Bestimmung der Druckgradienten
  und Flussgeschwindigkeiten + Klappenöffnungsfläche

Aortenstenose
(Herzsilhouette)

Th
- **Medikamentös**: Endokarditis-Pro; medikamentöse Th bei manifester HI:
  Diuretika und Digitalis, allerdings ist der Wert umstritten
- **Op**: Klappenersatz bei **ersten Symptomen** einer höhergradigen Stenose
- **Valvuloplastie** (Ballondilatation): nur palliativ (wenn Op kontraindiziert),
  da schwere Komplikationen in 10%, Mortalität fast unverändert (ca. 60% nach
  18 Monaten) und nur 20% symptomfrei nach 2 Jahren)

Prg 70% der symptomatischen Patienten ohne Op versterben innerhalb von 3 Jahren!

■■■ **2.8.4 Aortenklappeninsuffizienz**

Def Schlussunfähigkeit der Aortenklappe

Ät Kongenital (selten), traumatisch, rheumatische und bakterielle Endokarditis,
Mesaortitis luica, Aneurysma dissecans

PPh Schlagvolumen↑ ⇒ Volumenbelastung li Ventrikel ⇒ exzentrische Hypertrophie

Kli Lange asymptomatisch, dann pulssynchrones Kopfnicken (Musset-Zeichen),
pulssynchrone Kopfschmerzen, Pulsation der Karotiden, sichtbarer Kapillarpuls
(Quincke-Zeichen), AP, Dyspnoe, Schwindel, Blutdruckamplitude ↑ ↑, Kollaps

Di
- **Puls**: celer et altus („Wasserhammer"),
  Karotispulskurve: Anstieg steil, Sattelgipfel
  (niedriger diast. RR = wichtiges Kriterium zur
  Schweregradabschätzung)

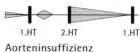

1.HT 2.HT 1.HT
Aorteninsuffizienz

- **Ausk**: hochfrequentes diast. Decrescendo,
  P. m. 3. ICR li., evtl. spindelförmiges Systolikum
  (relative Aortenstenose), leiser 2. HT und Spätdiastolikum
  (Austin-Flint, durch Beeinträchtigung der
  Mitralklappenöffnung), Spitzenstoß
- **EKG**: Linksherzhypertrophiezeichen (pos. Sokolow-Index:
  R in V_5 + S in V_1 > 3,5 mV), spät T-Negativierung

V_1

- **Echo**: Ventrikelkontraktion ↑, diastolische Oszillation
  der Mitralis, enddiastol. + syst. Volumen ↑
- **Doppler**: Insuffizienzjet
- **Rö.**: Linksverbreiterung, Aortenelongation, Herztaille
  (Aortenkonfiguration)
- **Herzkatheter**: Messung des Kontrastmittelrückflusses
  in LV, Messung Druckgradient zum Ausschluss einer
  zusätzliche Stenose, Ausschluss KHE

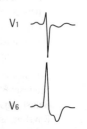

V_6

Linksventrikuläre Belastung

Th **Medikamentös**: Endokarditis-Pro; ACE-Hemmer
(Nachlast ↓ mit Vasodilatation bei
asymptomatischen Patienten);
Op: Klappenersatz vor Dekompensation
(Prg abhängig von präoperativer Funktion)

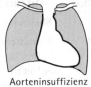

Aorteninsuffizienz
(Herzsilhouette)

■■■ 2.8.5 Aortenisthmusstenose

Üs

Präduktaler Typ	Postduktaler Typ
Def Angeborene Stenose der Aorta distal des Abgangs der li A. subclavia	
Lok Prox. des offenen D. Botalli	Distal des geschlossenen D. Botalli

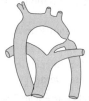
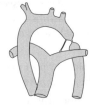
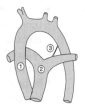

1 Aorta
2 Truncus pulmonalis
3 Ligamentum arteriosum
(Rest des Ductus arteriosus
Botalli)

	Präduktaler Typ	Postduktaler Typ
Epi	Ca. 25%; bei Säuglingen	Ca. 75%; bei Erwachsenen
PPh	Rechts-Links-Shunt ⇒ Rechtsherzbelastung, Rechtsherzinsuffizienz	Hypertonie der oberen Körperhälfte, Hypotonie der unteren (RR-Differenz)

Üs

	Präduktaler Typ	Postduktaler Typ
Kli	Zyanose (→ S. 35) der unteren Körperhälfte, Zeichen der Rechtsherzbelastung	Femoralispuls ↓↓, warme Hände, kalte Füße, Hypertoniekopfschmerz, tastbare Kollateralen, Nasenbluten
Ausk	Meso- bis Spätsystolikum über Aorta	Frühsystolisches Klick, Meso- oder Spätsystolikum über der Aorta

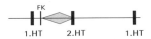

Aortenisthmusstenose

EKG	Rechtslagetyp, Rechtsherzhypertrophie	Linkslagetyp, Linkshypertrophiezeichen
Echo, MRT	Nachweis der Stenose	Nachweis der Stenose
Rö	Kardiomegalie, Lungenstauung	Einkerbung der Aorta, Rippenusuren (im Vorschulalter)
HK	Druckbestimmung	Bestimmung des Druckgradienten
Di	Kli, Echo	Kli, Echo, Herzkatheter
Ko	Frühe Dekompensation	Hypertonie ⇒ Infarkte; Dekompensation
Th	Operativ im frühen Säuglingsalter	Operativ vor Einschulung

■■■ **2.8.6** **Mitralklappenstenose**

Ät Rheumatische, selten infektiöse Endokarditis, funktionell bei Aorteninsuffizienz

PPh Mitralstenose
⇒ Druckbelastung li Vorhof
⇒ Lungenstauung, pulmonale Hypertonie
⇒ Druckbelastung re Ventrikel
⇒ Rechtsherzhypertrophie
⇒ Trikuspidalinsuffizienz
⇒ Rückstau in venösen Kreislauf

Epi Häufiges erworbenes Herzvitium, selten angeboren

Kli
- Evtl. Vorhofflimmern, absolute Arrhythmie, arterielle Embolie
- Lungenstauung, pulmonale Hypertonie ⇒ Dyspnoe, Husten (Asthma cardiale), Hämoptoe (Herzfehlerzellen), Heiserkeit
- Später Rechtsherzinsuffizienz ⇒ Halsvenenstauung, -pulsation, Stauungsleber, Stauungsniere, Stauungsgastritis, periphere Ödeme
- Periphere Zyanose (→ S. 35), Facies mitralis (rötlich zyanotische Wangen, Lippenzyanose)

Eint Der Schweregrade der Mitralklappenstenose = NYHA-Stadieneinteilung der Herzinsuffizienz (St. I beschwerdefrei - St. IV Ruhebeschwerden)

Ko Bei Vorhofflimmern ⇒ Thrombenbildung im li Vorhof ⇒ arterielle Embolie; bakterielle Endokarditis; Lungenödem

Di
- **Ausk**: lauter, paukender 1. HT, Systole frei, 2. HT normal, Mitralöffnungston kurz nach 2. HT, dann niederfrequentes, (proto-)diastolisches HG (v.a. über Herzspitze und in Linksseitenlage)

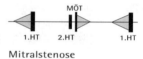
Mitralstenose

- **EKG**: P mitrale (Belastung des li Vorhofs), evtl. Vorhofflimmern, absolute Arrhythmie, Rechtsherzbelastungszeichen: Rechtslagetyp, Sokolow-Index (R in V_2 + S in V_5 >1,05mV), Rechtsschenkelblock
- **Rö-Thorax**: vergrößerter li Vorhof (re randbildend im a.-p.-Bild), betonte Pulmonalarterien, Rechtsherzhypertrophie; evtl. Lungenstauung (Kerley-Linien)

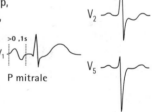
P mitrale
Rechtsventrikuläre Belastung

- **Echo**: verdickte Mitralsegel, unvollständige diastolische Öffnung der Mitralsegel, Aufhebung des sog. M-Musters des vorderen Segels, evtl. vergrößerter li Vorhof, Vorhofthromben; Bestimmung des Druckgradienten (Doppler) und der Klappenöffnungsfläche; TEE: Nachweis von Thromben im VH

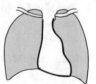
Mitralstenose
(Herzsilhouette)

Th
- **Medikamentös** (St. I+II): Diuretika (LA-Druck↓, z.B. Hydrochlorothiazid = Esidrix®), Therapie der absoluten Arrhythmie (z.B. Digitoxin = Digimerck®), β-Blocker (z.B. Metoprolol = Beloc®), Ca^{2+}-Antagonisten (Verapamil = Isoptin®); Antikoagulation, (da Gefahr der Vorhofthrombenbildung), Endokarditis-Pro

• **Invasiv**: Ballondilatation, nur wenn keine höhergradige MI oder schwere
Verkalkung der Klappe vorliegt;
operativ (St. III+IV): Kommissurotomie, Klappenersatz

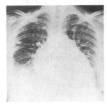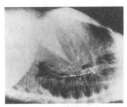

Dekompensierte Mitralklappenstenose
[IMPP-Prüfungsabbildung]

■■□ 2.8.7 Mitralinsuffizienz

Ät Endokarditis (rheum. + bakt.), Erweiterung des linken Ventrikels (relative MI),
Mitralklappenprolaps, Sehnenfadenabriss bei Herzinfarkt, hypertrophe obstruktive
Kardiomyopathie

PPh Mitralinsuffizienz ⇒ systolischer Reflux in linken Vorhof („Insuffizienzjet")
⇒ Volumenbelastung von li Vorhof, li Ventrikel ⇒ Dilatation li Vorhof,
Hypertrophie li Ventrikel ⇒ Linksherzinsuffizienz
(⇒ pulmonale Hypertonie ⇒ Rechtsherzinsuffizienz)

Kli Erst bei Linksherzinsuffizienz: Dyspnoe, Zyanose (→ S. 35), Stauungsbronchitis,
rostbrauner Auswurf, Asthma cardiale, Lungenödem;
Schweregrade wie Mitralstenose

Di • **Ausk**: mit leisem 1. HT beginnendes hochfrequentes,
bandförmiges Holosystolikum, Punctum max.
an der Herzspitze mit Fortleitung in die Axilla,
3. HT (protodiastolischer Galopp)

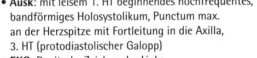

Mitralinsuffizienz

• **EKG**: P mitrale, Zeichen der Links-,
später evtl. Rechtsherzinsuffizienz
• **Rö**: Vergrößerung des li Herzens, später Betonung
Pulmonalarterien und rechter Ventrikel
• **Echo**: Hypertrophie und Dilatation li Ventrikel;
Doppler: Insuffizienzjet
• **Katheter**: Reflux von KM aus li Ventrikel in li Vorhof

P mitrale

Th • **Med.**: Th der absoluten Arrhythmie, Endokarditis-Prophylaxe, Herzinsuffizienz-Th
(→ S. 48), ACE-Hemmer, evtl. Vasodilatation (⇒ LVEDP↓, keine gesicherte Therapie)
• **Operativ**: klappenerhaltend (Anuloplastik bei Stad. II+III), Klappenersatz bei St. IV

■■■ 2.8.8 Mitralklappenprolaps-Syndrom

Syn M. Barlow, Klick-Syndrom

Def Systolische Vorwölbung von Mitralklappenanteilen in den li Vorhof

Ät Idiopathisch, Bindegewebserkrankungen (z.B. Marfan-Syndrom), KHK

Kli • Meist asymptomatisch
• Arrhythmien, Palpitationen, Synkopen,
Dyspnoe, AP

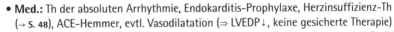

Di • **Ausk**: mesosystolischer Klick mit
spätsystolischem Herzgeräusch

Mitralklappenprolaps-Syndrom

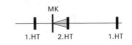

- **Echo**: systolische Posteriorbewegung des vorderen oder beider Mitralsegel (sog. Hängemattenform);
- **Doppler**: evtl. Insuffizienzjet

Prg Evtl. Entwicklung einer Mitralinsuffizienz; insgesamt gute Prognose

Th
- β-Blocker bei symptomatischen Patienten (z.B. Metoprolol[1])
- Endocarditisprophylaxe bei Mitralinsuffizienz
- Klappenersatz bei hämodynamisch wirksamer Insuffizienz
- Evtl. Klappenrekonstruktion

■■■ 2.8.9 Pulmonalstenose

Def Einengung der rechtsventrikulären Ausflussbahn

Eint Valvulär (auf Klappenebene), subvalvulär (infundibulär, hypertrophische Muskulatur unter Pulmonalklappe), supravalvulär (peripher)

Ät Angeboren, selten nach bakterieller Endokarditis (→ S. 64)

PPh
- Druckbelastung re Ventrikel ⇒ konzentrische Hypertrophie (⇒ Rechtsherzinsuffizienz)
- Herzzeitvolumen ↓
  ⇒ Dyspnoe, periphere Zyanose (→ S. 35)

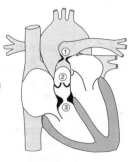

1 Supravalvulär
2 Valvulär
3 Subvalvulär

Kli
- Lange asymptomatisch, dann Belastungsdyspnoe, periphere Zyanose
- Zentrale Zyanose evtl. bei RL-Shunt, z.B. über offenes Foramen ovale

Di
- **Palpation**: Schwirren rechts parasternal, evtl. Herzbuckel
- **Ausk**: spindelförmiges Systolikum 2. ICR li parasternal, evtl. systol. Ejection click, evtl. fixierte Spaltung des 2. HT

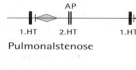

Pulmonalstenose

- **EKG**: Rechtsherzhypertrophie, inkompletter Rechtsschenkelblock
- **Rö**: Rechtsherzhypertrophie, prominente Pulmonalis, Lungengefäßzeichnung ↓
- **Echo, HK**: Nachweis der Stenose, Bestimmung des Druckgradienten

Th Op-Ind bei ΔP >50 mmHg: Ballondilatation (valvuläre P.), Resektion der hypertrophischen Muskulatur (subvalvuläre P.), Plastik (supravalvuläre P.)

2.9 Herzfehler

■■□ 2.9.1 Vorhofseptumdefekt (ASD)

Def Kongenitaler Herzfehler mit Links-Rechts-Shunt (LRS)

Epi Häufigstes angeborenes Vitium des Erw.alters

Eint 1) Ostium-primum-Defekt (tiefsitzend, selten),
2) Ostium-secundum-Defekt (häufig),
3) Sinus-venosus-Defekt (hochsitzend, selten)

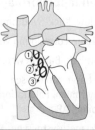

Vorhofseptumdefekte

1 Ostium-primum-Defekt
2 Ostium-secundum-Defekt
3 Sinus-venosus-Defekt

[1]Beloc, Prelis

PPh   Herzzeitvolumen im großen Kreislauf ↓; Volumenüberbelastung im pulmonalen
Kreislauf ⇒ Rechtsherzdilatation, reaktive pulmonale Hypertonie,
Fixierung der Hypertonie ⇒ Rechtsherzinsuffizienz, evtl. Shuntumkehr
(re ⇒ li; Eisenmenger-Reaktion), zentrale Zyanose (→ S. 35)

Kli   Häufig asymptomatisch; bei LRS > 30%: Blässe, graziler Körperbau,
Belastungsdyspnoe, Palpitationen, absolute Arrhythmie, Zyanose (Shuntumkehr),
pulmonale Infekte

Di   • **Ausk**: spindelförmiges Systolikum über 2. ICR li
parasternal (rel. Pulmonalstenose); fixierte
(atemunabhängige) Spaltung des 2. HT;
bei großem Shuntvolumen evtl. mesodiastolisches
Geräusch durch relative Trikuspidalstenose

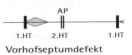

Vorhofseptumdefekt

• **EKG**: Rechtslagetyp, meist inkompletter RSB,
Rechtshypertrophiezeichen
• **Rö.**: Rechtshypertrophie, Lungenperfusion ↑
(„tanzende Hili" bei Durchleuchtung,
prominenter Pulmonalisbogen); Echo,
HK: Shunt-Nachweis

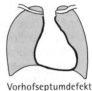

Vorhofseptumdefekt
(Herzsilhouette)

Th   Medikamentöse Th der Herzinsuffizienz (→ S. 48); operativer Verschluss
im Vorschulalter bei LRS > 30%; Verschluss mit Schirmchen durch HK möglich

■■■ 2.9.2   Ventrikelseptumdefekt (VSD)

Def   Häufigster kongenitaler Herzfehler, mit LRS

Eint   Membranöser VSD (häufig), muskulärer VSD,
infundibulärer VSD (nahe Aortenklappe),
Endokardkissendefekt (nahe AV-Klappe)

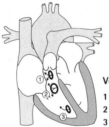

Ventrikelseptumdefekte
1 Infundibulärer VSD
2 Membranöser VSD
3 Muskulärer VSD

PPh   Erst Volumenbelastung des li Ventrikels,
dann pulmonale Hypertonie, Druck- und
Volumenbelastung re Ventrikels,
evtl. Shuntumkehr (Eisenmenger)

Kli   • Kleiner VSD (< 0,5 cm^2/m^2 KO): Herzgeräusch, aber
asymptomatisch („viel Lärm um nichts")
• Mittelgroßer VSD (0,5-1 cm^2/m^2 KO): pulmonaler RR↑, Belastungsdyspnoe
• Großer VSD (>1 cm^2/m^2 KO): pulmonaler RR ↑↑, Schwirren, Herzinsuffizienz,
Gedeihstörungen bei Säuglingen, häufige Infekte,
Trommelschlegelfinger, Uhrglasnägel

Di   • **Ausk**: kleiner VSD: bandförmiges, lautes
Holosystolikum, P. max. 3. ICR li parasternal,
gespaltener 2. HT; mittelgroßer VSD zusätzlich

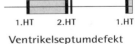

Ventrikelseptumdefekt

Diastolikum (rel. Mitralstenose); großer VSD:
Systolikum, frühdiastolisches Decrescendo (Pulmonalisinsuffizienz)
• **EKG**: erst Linkshypertrophie, dann Hypertrophiezeichen beider Herzhöhlen
• **Rö**: Lungengefäßzeichnung ↑, Pulmonalissegment betont, „tanzende Hili"
• **Echo**, HK: Defektnachweis

Th   Operativer Verschluss bei großem VSD bereits im 1. Lj.,
sonst Spontanverschluss bis Vorschulalter abwarten (bei ca. 45% der Patienten);
KI: Pulmonalsklerose, Shuntumkehr

■□□ 2.9.3 Ductus Botalli apertus

Def Persistierende fetale Verbindung zwischen Aorta und A. pulmonalis
(häufiger kongenitaler Herzfehler, LRS)

Phy Bei Geburt pO_2-Anstieg im Blut ⇒ Verschluss des Ductus, Obliteration

PPh Frühgeburt, Rötelnembryopathie ⇒ kein Verschluss ⇒ Shuntumkehr (RLS in LRS):
1.) Volumenbelastung li Herz, Linksherzinsuffizienz
2.) Reversible pulmonale Hypertonie, Druckbelastung re Herz ⇒ irreversible
Pulmonalsklerose ⇒ erneute Shuntumkehr, zentrale Zyanose (Eisenmenger)

Kli Oft asymptomatisch; bei großem LRS: Linksherzinsuffizienz, Belastungsdyspnoe,
Entwicklungsstörungen, Trinkschwäche, pulmonale Infekte

Di • **Ausk**: Maschinengeräusch (systol.-diast.), P.m. 2. ICR li parast. (oder am Rücken)
• **EKG**: Linksherzhypertrophiezeichen (→ S. 66), später Rechtsherzbelastungszeichen
• **Rö**: Linksherzvergrößerung, Lungengefäßzeichnung↑, prominente A. pulmonalis,
bei pulmonaler Hypertonie Kalibersprung peripherer Lungenarterien
• **Durchleuchtung**: "tanzende Hili"
• **Echo, HK**: Nachweis des Shunts

Th Medikamentös: Prostaglandininhibitoren (Indometacin[1]) ⇒ evtl. spontaner
Verschluss; frühzeitig operativ: doppelte Ligatur oder Durchtrennung;
Verschluss durch HK

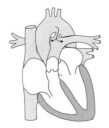

Ductus Botalli apertus

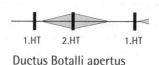

1.HT 2.HT 1.HT

Ductus Botalli apertus

■□□ 2.9.4 Fallot–Tetralogie

Def Kombinierter angeborener Herzfehler mit RLS, bestehend
aus Pulmonalstenose, Ventrikelseptumdefekt, reitender Aorta
Rechtsherzhypertrophie
(Anm: Fallot-Pentalogie: Tetralogie + Vorhofseptumdefekt)

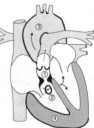

PPh Hochgradige Pulmonalstenose + druckangleichender VSD
⇒ Rechtsherzbelastung und -hypertrophie,
Lungenperfusion↓, RLS mit zentraler Zyanose (→ S. 35)

Kli • Früh zentrale Zyanose (Leitsymptom, „blue babies"),
Belastungsdyspnoe
• Hypoxämie ⇒ akut: hypoxämische Anfälle (evtl. letal),
Synkopen, Krämpfe; chronisch: Polyglobulie
(**CAVE**: Thrombembolien), Uhrglasnägel, Trommelschlegelfinger,
Herzbuckel, Entwicklungsstörungen
• Hockstellung ⇒ arterieller Widerstand↑, venöser Rückstrom ↓ ⇒ RLS↓, O_2-Sätt.↑
• Rechtsherzinsuffizienz, bakterielle Endokarditis

Fallot-Tetralogie
1 Pulmonalstenose
2 Ventrikelseptumdefekt
3 Reitende Aorta
4 Rechtsherzhypertrophie

[1]Amuno

Di
- **Ausk**: frühsystolisches Austreibungsgeräusch 2.+3. ICR li parasternal
- **Palp.**: Schwirren
- **EKG**: Zeichen der Rechtsherzhypertrophie, Rechtstyp
- **Rö**: „Holzschuhform" (hypertrophierter rechter Vorhof, Pulmonalishypoplasie), Lungenperfusion ↓
- **Echo**: Nachweis von VSD und Pulmonalstenose
- **Doppler**: Bestimmung von Shuntvolumen, Druckgradient

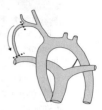

Th   **Medikamentös**: β-Blocker (bis zur Op); **Op**: Anastomose (n. Blalock-Taussig) zw. A. subclavia und A. pulmonalis (⇒ Lungenperfusion↑), nach dem 5. Lj. Korrektur der Pulmonalstenose, Verschluss des VSD

Anastomose nach Blalock-Taussig

■■■ 2.9.5   Transposition der großen Arterien

Def   Kombinierter kongenitaler Herzfehler (RLS), bei dem die Aorta aus re Ventrikel, die A. pulmonalis aus li Ventrikel entspringt.

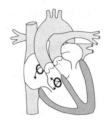

PPh   Trennung des gr. und kl. Kreislaufs ⇒ Überlebensfähigkeit nur bei zusätzlichen Shuntverbindungen: Vorhofseptumdefekt, VSD, offener Ductus Botalli (⇒ Vermischung des oxigenierten und desoxigenierten Bluts)

Transposition der großen Arterien (mit ASD und VSD)

Kli   Zunehmende Zyanose (→ **S. 35**) (v.a bei Verschluss des Ductus arteriosus), Dyspnoe, Herzinsuffizienz

Di
- **Ausk**: leise Herzgeräusche
- **EKG**: Zeichen der beidseitigen Herzhypertrophie
- **Rö**: großes eiförmiges Herz, schmales Gefäßband, Lungengefäßzeichnung↑
- **Echo/Katheter**: Nachweis der Transposition

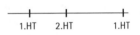

1.HT   2.HT   1.HT

Th
- **Medikamentös**: Prostaglandin E_1 (= Alprostadil[1], verhindert den Verschluss des Ductus arteriosus)
- **Ballon-Atrio-Septostomie**: Herstellung eines künstlichen Vorhofseptumdefekts während Katheteruntersuchung (nach Rashkind
- Später **operative Korrektur**: Rückversetzen der großen Arterien (Switch-OP)

2.10   Kreislauf

■■■ 2.10.1   Hypertonie

Üs

Hypertonieklassifikation	RR systolisch (mmHg)	RR diastolisch (mmHg)
Optimal	< 120	< 80
Normal	< 130	< 85
Hoch normal	130 - 139	85 - 89
Hypertonie Stadium I	140 - 159	90 - 99
Hypertonie Stadium II	160 - 179	100 - 109
Hypertonie Stadium III	≥ 180	≥ 110

Nach JNC 7 (USA) wird der RR- Bereich systolisch 120 - 139mmHg und diastolisch 80 - 89mmHg als prähypertensiv eingestuft, hier werden bereits Lifestyle-Modifikationen angeraten.

[1]Prostavasin

Ät

Primäre (essenzielle) Hypertonie (90%): Ursache unbekannt
Sekundäre Hypertonie (10%): Ursache bekannt
- Renal: renoparenchymatös oder renovaskulär (→ S. 292)   - Endokrin: Hyperaldosteronismus (→ S. 227), M. Cushing (→ S. 223),   Phäochromozytom (→ S. 231), Hyperthyreose (→ S. 213), Hyperparathyreoidismus (→ S. 235)   - Neurogen: z.B. Hirndruckerhöhung, Hirntumor   - Medikamentös.: z.B. Kontrazeptiva, Glucocorticoide, Psychopharmaka   - Vaskulär: z.B. Aorteninsuffizienz (→ S. 66), hyperkinetisches Herzsyndrom   - Sonstige: Fieber, Schwangerschaftshypertonie, M. Paget, Karotisglomustumor,   SAS (Schlafapnoesyndrom → S. 85)

Rif Rauchen, Diabetes mellitus (→ S. 242), Adipositas (→ S. 254), Mikroalbuminurie oder glomeruläre Filtrationsrate <60 ml/min, Alter (Männer >55 J., Frauen >65 J.), Familienanamnese für kardiovaskuläre Erkrankungen (Männer <55 Jahre , Frauen <65 J.), Fettstoffwechselstörungen (→ S. 256), Hyperurikämie (→ S. 259)

Kli
- Häufig asymptomatisch
- Kopfschmerz, Schwindel, Synkopen, TIA, Sehstörungen; Angina pectoris, Belastungsdyspnoe

Ko Arteriosklerose, arterielle Verschlusskrankheit (z.B. peripher, zerebral), zerebrale Blutung, Retinopathie, chronische Nierenerkrankung

Di
- **Anamnese**: familiärer Hochdruck, Apoplex, Herzinfarkt, Nierenkrankheiten, Komplikationen in Schwangerschaft, Herzerkrankungen, Medikamente / Ovulationshemmer, RR-Krisen, Rauchen, sekundäre Hypertonie ausschließen!
- **Mehrfache RR-Messungen**: im Liegen, Stehen, an beiden Armen, zu verschiedenen Tageszeiten, 24h-Messung
- **Befunde**: Übergewicht, Pulse (Arm/Leiste/Fuß), Herz-, Gefäßauskultation (Aa. renales/carotides/femorales)
- **Labor**: Elektrolyte, Kreatinin, Glucose
- **Urin**: Protein, Sediment, Glucose
- **Rö-Thorax, EKG** (Hypertrophiezeichen)
- **Abdomen-Sono** (Nieren)
- **Echo**
- **Fundoskopie**

Th **Algorithmus**

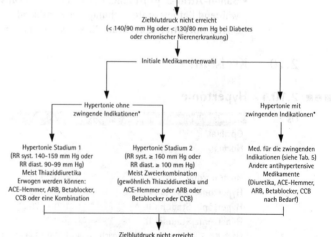

Th

RR-Klassifikation	RR syst. (mmHg)[1]	RR diast. (mmHg)	Lifestyle-Modifikation	Initiale medikamentöse Therapie	
				Ohne zwingende Indikation	Mit zwingender Indikation[2] (zwingende Ind. werden zusätzlich zur Hypertonie behandelt)
Normal	< 120	< 80	Bestärkung		
Prähypertensiv (hochnormal)	120 - 139	80 - 89	Ja	Keine antihypertensive Therapie indiziert	Spezifische Therapeutika der zwingenden Indikation[3]
St. I	140 - 159	90 - 99	Ja	Meist Thiaziddiuretikum als Basistherapeutikum (bei fehlenden KI), auch ACE-Hemmer, ARB, Beta-blocker, oder CCB möglich, sonst Kombination erwägen	Spezif. Therapeutika der zwingenden Indikation; nach Bedarf andere antihypertensive Medikation (Diuretika, ACE-Hemmer, ARB, Betablocker, CCB)
St. II	>/= 160	>/= 100	Ja	Meist Zweierkomb. (gewöhnlich immer Thiaziddiuretikum und ACE-Hemmer oder ARB oder Betablocker oder CCB)[4]	Spezif. Therapeutika der zwingenden Ind; nach Bedarf andere antihypertensive Medikation (Diuretika, ACE-Hemmer, ARB, Betablocker, CCB[5])

Def   ## Lifestyle-Modifikation bei Hypertonie

Modifikation	Empfehlung	Ungefähre Reduktion des syst. RR-Werts
Gewichtsreduktion	Erhalt eines normalen Gewichts (BMI 18,5 - 24,9)	5-20mmHg pro 10kg Gewichtsverlust
DASH Ernährungsplan (Dietary Approaches to Stop Hypertension)	Eine Diät reich an Früchten, Gemüse und fettarmen Milchprodukten, geringer Anteil an gesättigten Fettsäuren und Gesamtfett	8 - 14mmHg
Natrium-Reduktion	Redukt. d. Natriumaufnahme auf nicht mehr als 100 mEq/l (2,4g Natrium oder 6gNaCl/d)	2 - 8mmHg
Körperliche Aktivität	Regelmäßige aerobe körperliche Aktivität, z.B flottes Gehen (mind. 30 min/d an fast allen Wochentagen)	4 - 9mmHg
Moderater Alkoholkonsum	Konsum beschränken: nicht mehr als 2 Drinks/d für Männer und 1Drink/d für Frauen oder sehr leichte Personen	2 - 4mmHg

*Zwingende Indikationen sind: Herzinsuffizienz, Postmyokardinfarkt, hohes KHK-Risiko, Diabetes, chron. Nierenerkrankung, Prävention von Schlaganfallrezidiven; [1]Die Behandlung wird von der höchsten RR-Kategorie bestimmt; [2] → **S. 76**; [3]Bei chronischer Nierenerkrankung oder Diabetes: Zielblutdruck unter 130/80 mmHg; [4]Vorsicht bei orthostatischen Problemen; [5]ACE: Angiotensin Converting Enzym; ARB: Angiotensin-Rezeptorblocker; CCB = Calciumkanalblocker

Def Klinische Studien und Guidelines als Basis für zwingende Indikationen für bestimmte Medikamentenklassen

Hochrisikokonstellation mit zwingender Indikation	Diuretika	β-blocker	ACE-Hemmer	ARB	CCB	Aldosteronantagonist	Klinische Studienbasis
Herzinsuffizienz	x	x	x	x		x	ACC/AHA HI-Guideline
Post-Myokardinfarkt		x	x			x	SAVE, BHAT
Hohes KHK-Risiko	x	x	x		x		ALLHAT
Diabetes	x	x	x	x	x	x	ALLHAT
Chron. Nierenerkrankung			x	x			AASK
Prävention von Schlaganfallrezidiven	x		x				Progress

■■■ 2.10.2 Hypotonie

Def Abfall des systolischen Blutdrucks unter 100mmHg

Ät **Primäre** Hypotonie (essenzielle, harmlos)
Sekundäre Hypotonie:
- Kardiopulmonal: Herzinsuffizienz (→ S. 48), Rhythmusstörungen (→ S. 51), Lungenembolie (→ S. 103), Spannungspneumothorax (→ S. 112)
- Endokrin: M. Addison (→ S. 226), Hypothyreose (→ S. 217), Karzinome
- Hypovolämie: Exsikkose, Blutungen
- Neurovaskulär: Karotissinussyndrom, Polyneuropathie, Apoplex (→ S. 21), vasovagal, Immobilisation, Husten- und Miktionssynkope
- Medikamentös: Diuretika, Psychopharmaka, Vasodilatantien

Kli Müdigkeit, Blässe, Erbrechen, Schwäche, Sehstörungen, Schwindel, Kollapsneigung, Synkopen

Di
- Wiederholte RR-Messungen, Schellong-Test
- Ausschluss vital bedrohlicher Erkrankungen und sekundärer Ursachen

Th
- Akut: Beinhochlagerung, evtl. Sympathomimetika (Etilefrin[1])
- Sekundäre Hypotonie: Th der Grundkrankheit
- Primäre Hypotonie: regelmäßige körperliche Betätigung, Wechselduschen, klimatische Reize

■■■ 2.10.3 Herz-Kreislauf-Stillstand

Def Sistieren einer ausreichenden Herzfunktion und Blutzirkulation

Form
- Kammerflimmern
- Asystolie: Sinusarrest, Leitungsblock
- Elektromechanische Dissoziation (EMD): keine Pumpleistung trotz Herzaktion im EKG

---

[1]Effortil

Ät
- Kardial: Infarkt (→ S. 44), Herzrhythmusstörungen (→ S. 51), Perikardtamponade (→ S. 63)
- Zirkulatorisch: Schock, Lungenembolie (→ S. 103)
- Respiratorisch: Obstruktion, Atemlähmung, Atemdepression, O_2-Mangel in der Atemluft

Kli Hypoxie ⇒ Bewusstlosigkeit, Atemstillstand, Pulslosigkeit (Karotispulse), weite Pupillen, Hirntod

Th **Reanimation (ABC-Regel), frühe Defibrillation mit halbautomatischen Geräten auch durch Laien**

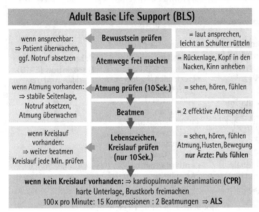

Adult Basic Life Support (BLS)

wenn ansprechbar: ⇒ Patient überwachen, ggf. Notruf absetzen	**Bewusstsein prüfen**	= laut ansprechen, leicht an Schulter rütteln
	Atemwege frei machen	= Rückenlage, Kopf in den Nacken, Kinn anheben
wenn Atmung vorhanden: ⇒ stabile Seitenlage, Notruf absetzen, Atmung überwachen	**Atmung prüfen (10 Sek.)**	= sehen, hören, fühlen
	Beatmen	= 2 effektive Atemspenden
wenn Kreislauf vorhanden: ⇒ weiter beatmen Kreislauf jede Min. prüfen	**Lebenszeichen, Kreislauf prüfen (nur 10 Sek.)**	= sehen, hören, fühlen Atmung, Husten, Bewegung nur Ärzte: Puls fühlen

wenn kein Kreislauf vorhanden: ⇒ kardiopulmonale Reanimation **(CPR)** harte Unterlage, Brustkorb freimachen
100 x pro Minute: 15 Kompressionen : 2 Beatmungen ⇒ **ALS**

International Guidelines 2000 for CPR and ECC - a Consensus on Science, Resuscitation 2000, 46 (1-3), 3-447
Reanimation - Empfehlungen für die Wiederbelebung; Bundesärztekammer, 2. Aufl. - Köln: Dtsch. Ärzteverlag, 2000

Entnommen aus: Reanimation pocketcard, BBV, 2001

Adult Advanced Life Support (ALS)

Kreislauf-Atem-Stillstand

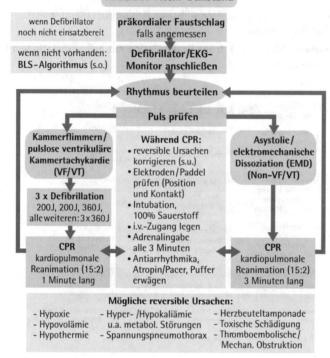

wenn Defibrillator noch nicht einsatzbereit	**präkordialer Faustschlag** falls angemessen
wenn nicht vorhanden: **BLS-Algorithmus** (s.o.)	**Defibrillator/EKG- Monitor anschließen**

Rhythmus beurteilen

Puls prüfen

Kammerflimmern/ pulslose ventrikuläre Kammertachykardie (VF/VT)	**Während CPR:** • reversible Ursachen korrigieren (s.u.) • Elektroden/Paddel prüfen (Position und Kontakt) • Intubation, 100% Sauerstoff • i.v.-Zugang legen • Adrenalingabe alle 3 Minuten • Antiarrhythmika, Atropin/Pacer, Puffer erwägen	**Asystolie/ elektromechanische Dissoziation (EMD) (Non-VF/VT)**
3 x Defibrillation 200J, 200J, 360J, alle weiteren:3x360J		
CPR kardiopulmonale Reanimation (15:2) 1 Minute lang		**CPR** kardiopulmonale Reanimation (15:2) 3 Minuten lang

Mögliche reversible Ursachen:

- Hypoxie
- Hypovolämie
- Hypothermie

- Hyper- /Hypokaliämie u.a. metabol. Störungen
- Spannungspneumothorax

- Herzbeuteltamponade
- Toxische Schädigung
- Thromboembolische/ Mechan. Obstruktion

International Guidelines 2000 for CPR and ECC - a Consensus on Science, Resuscitation 2000, 46 (1-3), 3-447
Reanimation - Empfehlungen für die Wiederbelebung; Bundesärztekammer, 2. Aufl. - Köln: Dtsch. Ärzteverlag, 2000

Entnommen aus: Reanimation pocketcard, BBV, 2001

3. Pneumologie

3. Pneumologie

3.1 Allgemeines

■■□ **3.1.1 Obere Luftwege, Lungenlappen**

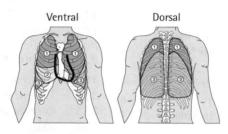

Ventral   Dorsal

Lungenlappen
1 Oberlappen
2 Mittellappen
3 Unterlappen

■■□ **3.1.2 Bronchialbaum, Lungensegmente**

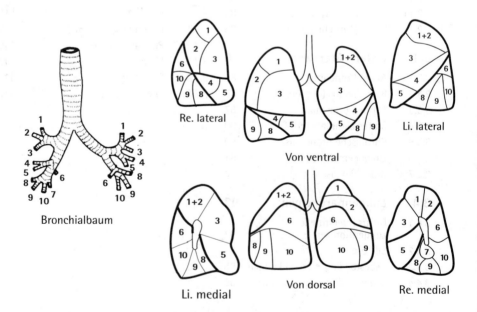

Bronchialbaum

Re. lateral

Von ventral

Li. lateral

Li. medial

Von dorsal

Re. medial

■■■ 3.1.3　Lungenvolumina, Spirogramm

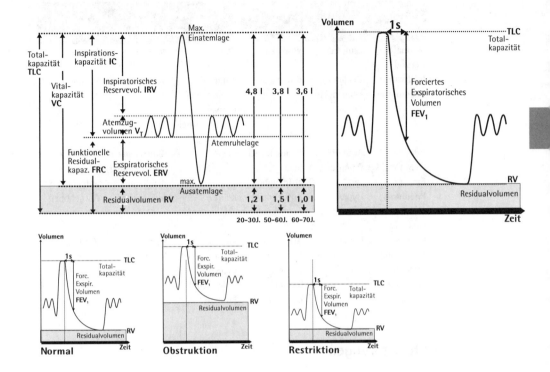

Normal　Obstruktion　Restriktion

■■■ 3.1.4　Atmungsformen, Schema der Atemfunktion

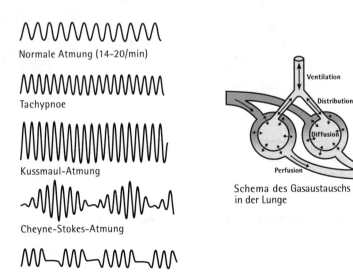

Normale Atmung (14-20/min)

Tachypnoe

Kussmaul-Atmung

Cheyne-Stokes-Atmung

Biot-Atmung

Schema des Gasaustauschs
in der Lunge

■■■ 3.1.5 Untersuchungsbefunde

Üs

	Perkussions-schall	Auskultation	Rassel-, Neben-geräusche	Broncho-phonie (hoch „66")	Stimm-fremitus (tief „99")
Normaler Befund	Laut, tief	Vesikulär	Keine	Normal	Normal
Infiltrate Pneumonie (→ S. 97)	Gedämpft, hoch, auch tympani-tisch	Bronchial	Klingend, hochfrequent, ohrnah; feucht: mittel-, feinblasig	Verstärkt	Verstärkt
Erguss (→ S. 111) **Empyem**	Absolute Dämpfung	Abgeschwächt oder aufgehoben	Keine	Abgeschwächt; verstärkt über dem Erguss	Abgeschwächt oder aufgehoben
Pneumo-thorax (→ S. 112)	Hypersonor, metallisch	Aufgehoben	Keine	Aufgehoben	Aufgehoben
Gr. Kaverne	Metallisch	Amphorisch	Klingend	Verstärkt	Verstärkt
Obstruktion, Asthma bronchiale (→ S. 87)	Hypersonor	Exspirato-rischer Stridor, polyphon	Meist trocken; Giemen, Brummen, Pfeifen	Normal bis verstärkt	Normal bis verstärkt

3.2 Atemstörungen

■■□ 3.2.1 Atemstörungen

Atemfunktionsstörungen		Siehe auch
Ventilationsstörung	Obstruktiv (90%)	→ S. 83
	Restriktiv	→ S. 83
Diffusionsstörung	Diffusionsstrecke ↑	→ S. 83
Perfusionsstörung	Störung im kleinen Kreislauf, Lungenkreislauf	→ S. 84
Verteilungsstörung	Ventilatorisch	→ S. 84
	Zirkulatorisch	

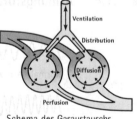

Schema des Gasaustauschs in der Lunge

Atemregulationsstörungen	
Hypoventilations-syndrome	Schlafapnoesyndrom (obstruktiv, zentral, gemischt → S. 85), Pickwick-Syndrom (→ S. 85), hohe zervikale Querschnittslähmung, Lähmung bzw. Zerstörung des Atemzentrums (Heroin, Enzephalitis) oder der Atemmuskulatur
Sonstige Störungen	Azidoseatmung (→ S. 85), Biot-Atmung (→ S. 85), Cheyne-Stokes-Atmung (→ S. 85), Hyperventilationssyndrom (→ S. 84)

■■■ 3.2.2   Obstruktive Ventilationsstörung

Ät
- **Endobronchial**: Asthma bronchiale (→ S. 87), chronische Bronchitis (→ S. 90) mit Obstruktion, Mukoviszidose (Schleim, Schwellung, Spasmus ⇒ endobronchialer Strömungswiderstand ↑)
- **Exobronchial**: Emphysem (→ S. 91) (Wandinstabilität ⇒ Bronchienkollaps bei forcierter Exspiration)
- **Extrathorakal**: Trachealstenose, Stenosen durch Tumoren, Rekurrensparese, Glottisödem, Fremdkörperaspiration (auch intrathorakal)

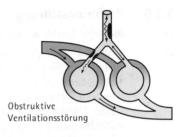

Obstruktive
Ventilationsstörung

Di
- Einsekundenkapazität ↓ (Tiffeneau-Atemstoßtest, FEV_1)
- FEV_1 / VC_{max} (Tiffeneau-Index ↓), normal ca. 75%, abhängig von Alter, Geschlecht, Mitarbeit bei Spirometrie
- Bronchospasmolysetest: FEV_1 bzw. FEV_1 / VC_{max} vor und nach Inhalation eines β_2-Sympathomimetikums
- Resistance-Messung
- Bei normaler Lungenfunktion unspezifische bronchiale Provokation

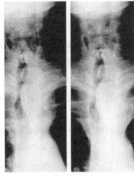

Trachealstenose
[IMPP-Prüfungsabbildung]

■■□ 3.2.3   Restriktive Ventilationsstörung

PPh   Ausdehnung von Lunge, Thorax, Zwerchfell ↓ ⇒ Dehnungsfähigkeit der Lunge ↓

Ät
- **Pulmonal**: Lungenfibrose (→ S. 93), Lungenstauung, Lungenresektion
- **Pleural**: Pleuraschwarte, Pleuraerguss (→ S. 111), Pneumothorax (→ S. 112)
- **Andere**: Adipositas (→ S. 254), Zwerchfellhochstand, Trichterbrust (Mitarbeit bei Spirometrie!)

Di   Lufu: VC ↓, FEV_1/VC normal, Residualvolumen ↓, Resistance normal, TLC ↓, stat. Compliance ↓

Verl   Blutgasveränderungen in Ruhe relativ spät

■■□ 3.2.4   Diffusionsstörung

Def   Alveoläre Gasaustauschstörung, alveolokapillärer Block

PPh   Strukturveränderung der Diffusionsstrecke ⇒ Hypoxämie, meist pCO_2 ↓ (wegen Hyperventilation) (Löslichkeit von CO_2 23 x größer als von O_2)

Urs   Lungenfibrose (→ S. 93), -Emphysem (→ S. 91), Lungenödem, ARDS (→ S. 105), pulmonale Manifestation der Sarkoidose (→ S. 96)

Di   Messung der CO-Diffusionskapazität

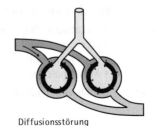

Diffusionsstörung

■□□ 3.2.5 Perfusionsstörung

Def Alveoläre Durchblutungsstörung

Urs
- Lungenembolie (Strg. der Blutzufuhr, → S. 103), Lungenfibrose (pathol. Mikrozirkulation → S. 93)
- Alveoläre Hypoventilation (reflektorische Minderdurchblutung, Euler-Liljestrand-Reflex)
- Mitralstenose (→ S. 68), Linksherzinsuffizienz (→ S. 48) (Störung des Blutabflusses)

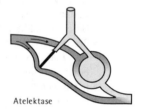

Perfusionsstörung

Di Perfusionsszintigrafie (^{99m}Tc-markierte Mikrosphären), DSA, Pulmonalisangiografie

■□□ 3.2.6 Verteilungsstörung

Def Missverhältnis der alveolären Ventilation zur Perfusion

Phy Ventilation (V) : Perfusion (P) = V : P
= 0,8 - 1,0 (z.B. 4l : 5l)

Ät
- Primär ventilatorisch: ⇒ Shunt; V/P < 0,8
- Primär zirkulatorisch: Embolie ⇒ Totraumbelüftung; V/P > 1,0

Di Inhalationsszintigrafie (^{133}Xe) und Perfusionsszintigrafie (^{99m}Tc)

Atelektase

■□□ 3.2.7 Hyperventilationssyndrom

PPh Hyperventilation ⇒ pCO_2 ↓, pH ↑, (HCO_3^- ↓) ⇒ Ca^{2+}-Eiweißbindung ↑ ⇒ freies Ca^{2+} ↓

Ät
- Meist psychogen: Angst, Panik, Aggression, Depression (w > m)
- Somatisch: hohes Fieber, Hypoxie, metab. Azidose (→ S. 313), Enzephalitis, Meningitis

Kli
- Akuter Anfall: Hyperventilation, Parästhesien, Pfötchenstellung, normocalcämische Tetanie
- Chronisch: Nervosität, Tachykardie, Schlafstörungen, Kopfschmerzen, Gähnen, Luftnot, Parästhesien, Hypästhesien (Akren, perioral)

Di
- Anamnese + Klinik
- Provokationstest
- Blutgasanalyse: pCO_2 ↓, pH normal bis ↑ (chronisch: HCO_3^- ↓), pO_2 n bis ↑

DD Parathyreoprive Hypocalcämie (postoperativer Hypoparathyreoidismus nach Strumaresektion, → S. 234), Herzinsuffizienz (→ S. 48), Lungenembolie (→ S. 103), KHK (→ S. 41), obstruktive Ventilationsstörung (→ S. 83)

Th
- Somatogen: Th der Grunderkrankung
- Psychogen: Beruhigung, Aufklärung
- Bei Hyperventilationstetanie evtl. Tütenatmung (Rückatmung)
- Atemschule, psychosomatische Therapie, autogenes Training

CAVE Ca^{2+}-Injektion obsolet

■□□ 3.2.8   Azidoseatmung

Def   Hyperventilation mit vermehrter CO_2-Abgabe
zum Ausgleich einer metabolischen Azidose

Azidoseatmung

Syn   Kussmaul-Atmung

Ät   Metabolische Azidose (→ S. 313) bei: **diabetischem Koma** (→ S. 250), Überforderung
der Säureausscheidungskapazität (Niereninsuffizienz → S. 285), Bicarbonatverlusten

Kli   Rhythmische, abnorm tiefe Atmung

Th   • Kausal: z.B. Behandlung des diabetischen Komas
• Symptomatisch bei Azidose: $Na^+HCO_3^-$ (Natriumhydrogencarbonat) bei pH < 7,1;
dabei nur 1/3 des berechneten Bedarfs geben (Hypokaliämiegefahr!):
also BE x 0,1 x KG = mmol Na^+-Bicarbonat (normal BE x 0,3 x KG)

■□□ 3.2.9   Biot-Atmung

Biot-Atmung

Ät   Störung des Atemzentrums bei direkter
Hirnverletzung oder Erhöhung des intrakraniellen
Drucks; auch bei Frühgeborenen

■□□ 3.2.10   Cheyne-Stokes-Atmung

Cheyne-Stokes-Atmung

Ät   Schädigung des bulbären Atemzentrums
bei Enzephalitis, zerebraler Ischämie (→ S. 20),
Herzinsuffizienz (→ S. 48)

■□□ 3.2.11   Schlafapnoesyndrom (SAS)

Def   Mehr als 10 Apnoe-Episoden/h von mehr als 10s Dauer während des Schlafs

Epi   10% der Männer > 40 J.; m : w = 10 : 1

Ät   • **Obstruktiv**: Tonus der Pharynxmuskulatur ↓ ⇒ Ventilationsausfall mit frustranen
Atemexkursionen ⇒ Hypoxämie bis zur sympathikotonen Weckreaktion;
begünstigt durch Rückenlage, Adipositas, Tonsillenhyperplasie, Makroglossie,
Alkohol, Sedativa
• **Zentral** (Undine-Syndrom): periodischer Atemstillstand bei Ausfall der zentralen
Chemorezeptoren
• Gemischte Störungen, Hypopnoen

Kli   • Lautes Schnarchen mit Pausen; Schlaffragmentation + Schlafdefizit
⇒ pathologische Müdigkeit, intellektuelle Leistung ↓, Depressivität,
Mundtrockenheit, Potenzstörungen
• Hypoxämische Vasokonstriktion
⇒ pulmonale Hypertonie, Tachyarrhythmien, Kopfschmerz

Di   Anamnese; HNO-Befund; Schlaf-Lab: EEG, EKG, Atemgeräusch, Thorax-,
Abdomenbewegung, Atemfluss, Lage (ambulantes Screening möglich)

DD   Schlafdefizit, Trypanosomiasis, Narkolepsie, Kleine-Levin-Syndrom (Schlafsucht),
Absence-Epilepsie; **Pickwick-Syndrom** (Extremform des SAS): Schlafsucht +
Adipositas + SAS + alveoläre Hypoventilation
⇒ Polyglobulie, pulmonale Hypertonie ⇒ Rechtsherzinsuffizienz

Th
- Kontinuierliche Überdruckbeatmung während des Schlafs mittels Nasenmaske meist erforderlich (nasaler CPAP = continuous positive airway pressure; BIPAP, REPAP)
- Evtl. schleimhautabschwellendes Nasenspray (Xylometazolin = Otriven®), bei milden Formen Theophyllin (Bronchoretard®, Euphylong®)
- Ggf. Meidung begünstigender Faktoren (z.B. Alkohol, Schlaftabletten)
- Gewichtsabnahme
- Uvulopalatopharyngoplastik, individuelle chirurgische Korrektur, Prothetik

■■■ 3.2.12 Respiratorische Insuffizienz

Def Störung der äußeren Atmung (pulmonal, extrapulmonal) mit Hypoxämie

PPh
- **Partialinsuffizienz**: meist rein pulmonale Störung
  $\Rightarrow$ ausreichende Abatmung von CO_2 $\Rightarrow$ Hypoxämie ohne Hyperkapnie
- **Globalinsuffizienz**: meist zusätzlich Atempumpenstörung
  $\Rightarrow$ CO_2 wird nicht mehr ausreichend abgeatmet
  $\Rightarrow$ Hypoxämie + Hyperkapnie; Partialinsuffizienz meist vorausgehend
  (nicht bei akuter Insuffizienz: Pneumonie, ARDS, akute Bronchiolitis obliterans)

Ät
- **Pulmonal** (Diffusion, Perfusion, Verteilung): unterschiedliche Lungenerkrankungen
- **Extrapulmonal** (Atemregulation, Ventilation): Glottisödem, Laryngospasmus, Fremdkörperaspiration, großer Pleuraerguss (→ S. 111), Spannungspneumothorax (→ S. 112), Rippenserienfraktur, Tetanus (→ S. 345), Botulismus (→ S. 345), Cholinesterasehemmer, Heroinintoxikation, muskuläre Erschöpfung, Apoplex (→ S. 21), Schädel-Hirn-Trauma (Atemzentrum in Höhe Formatio reticularis)

Kli
- **Partialinsuffizienz**: Zyanose (→ S. 35); ferner bei chronischer Hypoxämie Tachykardie, motorische Unruhe, Verwirrtheit, kompensatorische Polyglobulie, pO_2 < Sollwert
- **Globalinsuffizienz**: wie Partialinsuffizienz + Kopfschmerz, Schwitzen, Schwindel, pH < 7,3, falls nicht metabolisch kompensiert

Th
- Akut: Atemwege freimachen, O_2-Gabe
- Chronisch: O_2-Langzeit-Th, Heimbeatmung, evtl. Lungentransplantation

CAVE Bei chronischer Hyperkapnie entfällt CO_2-Atemantrieb,
bei unkontrollierter O_2-Gabe entfällt auch Atemantrieb durch Hypoxämie $\Rightarrow$ Apnoe

3.3 Untere Atemwege

■■□ 3.3.1 Akute Bronchitis

Ät
- (Para-)Influenza-, Rhinoviren, Mykoplasmen (v.a. bei Erwachsenen); RS-, Adeno-, Coxsackie-, ECHO-Viren (bei Kindern, mit bakt. Superinfektion durch Streptococcus pneumoniae, Haemophilus influenzae, Branhamella catarrhalis)
- Bronchitis initial bei Masern, Keuchhusten, Windpocken, Diphtherie, Scharlach
- Immunsuppression (Candida-Bronchitis), allergisch (Asthma bronchiale), chemisch-toxisch (SO_2, Nitrosegase, Ozon), akute Linksherzinsuffizienz (Stauung)

Kli
- Husten mit retrosternalen Schmerzen, Auswurf (zäh, zunächst weißlich, bei bakterieller Superinfektion später gelblich oder grünlich, bei Blutbeimengung bräunlich)
- Leichtes Fieber, Kopfschmerzen, Muskel-, Gliederschmerzen
- Trockene RG, bei starker Sekretion auch feuchte grob-feinblasige RG

Ko Bakteriell Superinfektion, Bronchopneumonie, Sepsis, Abszedierung, Bronchiolitis

DD	Bronchialkarzinom (→ **S.** 107), Tuberkulose (→ **S.** 99), Pneumonie (→ **S.** 97)
Th	• Flüssigkeitszufuhr, Expektoranzien (z.B. Acetylcystein[1]), Bronchospasmolytika (z.B. Theophyllin[2])

• Antitussiva bei quälendem Hustenreiz (z.B. Codein[3]; nicht mit Expektorantien kombinieren)
• Inhalationen
• Antibiotika bei bakterieller Infektion
• Fluconazol[4] bei Candida-Bronchitis (bei Immunkompetenz extrem selten)
• Prophylaktisch Corticoid-Spray (z.B. Beclometason[5]) bei Reizgasvergiftung (Lungenödem)

■■■ 3.3.2 Bronchiolitis (obliterans)

Def	Akute Entzündung der kleinsten Bronchien (Bronchioli terminales, respiratorii I, II, III)
Ät	• Idiopathisch: Autoimmunerkrankungen (selten)

• Infektiös: meist viral (v.a. RS-Virus) insbesondere bei Kleinkindern, Säuglingen
• Toxisch irritativ: nach Inhalation toxischer Dämpfe (z.B. Chlorgase)
• Bei Abstoßungsreaktionen nach Herz-Lungen-, Knochenmarkstransplantation (→ **S.** 131), im Rahmen von Vaskulitiden (→ **S.** 331), meist viral ausgelöst
• Medikamentös: Penicillamin

PPh	Entzündungsreaktion ⇒ Granulationsgewebe, submukosale Fibrosierung, Lumen ↓ ⇒ Bronchiolitis obliterans ⇒ obstr. Ventilationsstörung (Partial-, Globalinsuffizienz)
Kli	• Meist schweres, lebensbedrohliches Krankheitsbild:

• Rasch zunehmende Dyspnoe, Husten, Nasenflügeln, Fieber, Somnolenz, Zyanose (→ **S.** 35)
• Zum Teil Knisterrasseln, verschärftes Atemgeräusch, hypersonorer Klopfschall
• Rö-Thorax: retikuläre Verschattungen, v.a. in beiden Unterfeldern, Transparenz ↑
• CT: Konsolidierung und Milchglastrübung beidseits basal (typisch), keine Fibrose

Di	Klinik, CT, Rö-Thorax, serologischer RSV-Ak-Nachweis (in 30% positiv), BAL-Zytologie (bronchoalveoläre Lavage: akut entzündlich), Lufu (periphere Obstruktion), Hypoxie
Th	• O_2-Insufflation, bei respiratorischer Insuffizienz kontrollierte Beatmung (Respirator)

• Antibiotika, Glucocorticoide (z.B. Beclometason[5]), Bronchospasmolytika (z.B. Theophyllin[2])

■■■ 3.3.3 Asthma bronchiale

Def	Chron. Entzündung der Atemwege unter Beteiligung zahlreicher Zellen (Mastzellen, eosinophile Granulozyten), die zu bronchialer Überempfindlichkeit und Atemnot führt.
Epi	Inzidenz 5%; m : w = 2 : 1; im Alter > 45 J. v.a. Intrinsic-Asthma

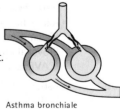

Asthma bronchiale

Ät	• **Extrinsic-Asthma :** Allergische IgE-vermittelte Sofortreaktion nach Inhalation von Pollen, Hausstaubmilben, Tierhaaren und -schuppen, Schimmelpilzsporen; berufsbedingt (z.B. Bäckerasthma)

• **Intrinsic-Asthma** (nichtallergisches Asthma): Infektion mit RS-, Influenza-, Rhinoviren etc.

---

[1]Bromuc, [2]Bronchoretard, Euphylong, [3]Tussoret, [4]Diflucan, [5]Bronchocort

- **Chemisch, physikalisch bedingtes Asthma**: Isozyanate, Chlorgase, Metallsalze (berufs-, z.T. allergisch bedingt); Ozon, Nitrosegase, Schwefeldioxid, kalte Luft (atmosphärisch-klimatisch bedingt)
- **Sonderformen: Exercise-induced-Asthma**: meist ca. 5min nach Ende einer körperlichen Belastung; **Pseudoallergie**: auf ASS und nichtsteroidale Antiphlogistika (Hemmung der Cyclooxygenase ⇒ Bildung von Prostaglandinen↓, Leukotriene↑), Auftreten nach Ersteinnahme

Pg Hyperreaktives Bronchialsystem + obengenannte Stimuli ⇒ Destabilisierung von Mastzellen, neutrophilen, eosinophilen Granulozyten, Monozyten und Makrophagen ⇒ Freisetzung von Histamin, Leukotrienen, Prostaglandin, plättchenaktivierenden, leukozytenaktivierenden und chemotakt. Faktoren und Acetylcholin, Neuropeptiden ⇒ Bronchokonstriktion (Sofortreaktion), dann Ödem, Dyskrinie (= Hypersekretion von zähem Schleim), Entzündung (Spätreaktion)

Pat Bronchospasmus, Muskelhypertrophie, Hypersekretion, Schleimhautödem ⇒ endobronchiale Obstruktion

Kli
- Dyspnoe: Exspiratorischer Stridor, verlängertes Exspirium mit Giemen, Brummen, trockenen RG, hypersonorem Klopfschall; bei extremer Bronchokonstriktion massive Überblähung (Volumen pulmonum auctum) mit „silent chest"
- Akzentuierte Atemhilfsmuskulatur, Schultern steigen und fallen
- Husten, zäh-glasiger Auswurf, Tachykardie
- Rö-Thorax: bei akuter Überblähung Strahlentransparenz ↑, Zwerchfelltiefstand
- EKG: Sinustachykardie (> 100/min), evtl. Zeichen der Rechtsherzbelastung
- Lab: Eosinophilie, IgE ↑ (Extrinsic-Asthma)
- Blutgasanalyse: pO_2 n/↓, pCO_2 ↓/n; pH ↑/n (Hyperventilation, respir. Partialinsuff.)

Broncho-konstriktion
Ödem
Dyskrinie

Asthma bronchiale

Ko Status asthmaticus: akuter, schwerer, lang anhaltender Asthmaanfall ⇒ respiratorische Insuffizienz

Di
- Klinik + Anamnese (Medikamentenanamnese, atopische Diathese)
- Lufu: FEV_1/VC_{max} ↓, Resistance ↑, Peak-Flow ↓, respiratorische Mittellage zur Inspiration verschoben
- Broncholysetest: Resistance-Messung vor und nach Gabe eines β_2-Sympathomimetikums (= Bronchospasmolytikums) ⇒ DD reversible, irreversible Obstruktion
- Unspezifischer Provokationstest mit Acetylcholin oder Metacholin positiv (bronchospastisch) ⇒ Verdopplung der Resistance, FEV_1 ↓ um 20% (im Intervall!)
- Allergendiagnostik (Anamnese, Prick-, Intrakutantest), immunologische Diagnostik (Gesamt-IgE, RAST, Histaminfreisetzungstest in vitro), Provokationstest der verdächtigen Substanzen an Schleimhäuten (**CAVE**: auch Spätreaktionen nach bis zu 6h möglich)

DD
- Asthma cardiale (Linksherzinsuffizienz ⇒ Lungenstauung, -ödem ⇒ Atemnot → S. 48), Angina pectoris (→ S. 43)
- Rezidivierende Lungenembolien (respiratorische Insuffizienz ⇒ Atemnot → S. 103)
- Glottisödem, Fremdkörperaspiration (extrathorakale Obstr. ⇒ inspirator. Stridor)
- Exspiratorischer Bronchiolenkollaps (exobronchiale Obstruktion) ⇒ obstruktives Lungenemphysem ⇒ pulmonale Hypertonie mit Cor pulmonale
- Pneumothorax (Vitalkapazität ↓⇒ Tachypnoe → S. 112), Pneumonie (→ S. 97)
- Hyperventilationssyndrom (→ S. 84), Stimmbanddysfunktion
- Aneurysma dissecans aortae (→ S. 26)

Üs

Asthmatherapie - Stufenplan			
Stufe	**Beschwerden**	**Bedarfsmedikation**	**Dauermedikation**
1	< 2x / Wo.		Keine
2	Leicht		- Inhalative Glucocorticoide (niedrige Dosis)
		↑	- Alternativ: Cromoglicinsäure o. Nedocromil
3	Mittelschwer	Kurzwirkende β_2-Sympathomimetika (Anticholinergika)	- Inhalative Glucocorticoide (mittlere Dosis) - Langwirkende β_2-Sympathomimetika - Theophyllin
4	Schwer	↓	Inhalative Glucocorticoide (hohe Dosis) + Orale Glucocorticoide Langwirkende $\beta2$-Sympathomimetika Theophyllin
Leukotrienantagonisten können bei den Stufen 2 bis 4 eingesetzt werden.			

Empfehlungen der Deutschen Atemwegsliga in der Deutschen Gesellschaft für Pneumologie, Med. Klinik 93 (1998), 639-650

Üs

Antiasthmatika

Inhalative Glucocorticoide (z.B. Beclometason): antiinflammatorisch, Empfindlichkeit der Betarezeptoren ↑, auch zur Pro

β_2**-Sympathomimetika** (Fenoterol[2], Salbutamol[3], Terbutalin[4]): inhalative Applikation ⇒ hohe Konzentration am Wirkort, geringe systemische UW

Theophylline (Theophyllin[5]): 3-5mg/kg KG/12h, Serumspiegel bei 8-20µg/ml)

Leukotrien-Antagonisten (Montelukast[6]): Bronchodilatation, bronchiale Hyperreagibilität ↓

Orale Glucocorticoide (z.B. Prednison[7], Erhaltungsdosis: 5-7,5mg/24 h): parenteral beim Asthmaanfall, volle Wi frühestens nach 2-4h)

Cromoglicinsäure[9], Nedocromil[10], Ketotifen[11](Mastzellprotektor): nur Pro, im Anfall ohne Wi

Ipratropiumbromid[8] (Parasympatholytikum): mit β_2-Mimetika

Sonstige Therapie

Ambroxol[12] (Sekretolytikum): Sekretion dünnflüssigen Schleims (nur bei Sekretproblemen)

N–Acetylcystein[13] (ACC, Mukolytikum) + viel Flüssigkeit: Aufbrechen von Disulfidbrücken ⇒ Viskosität bereits sezernierten Schleims ↓ (nur bei Sekretproblemen)

Ggf. **Antibiotika**

Unterstützend: Atemschule („Lippenbremse"); Klimabehandlung, Psychotheraphie

Pro   Allergenkarenz, Vermeidung pulmonaler Infekte, Infektsanierung, Hyposensibilisierung bei Pollen und Insektengiftallergie bei selektierten Patienten

---

[1]Bronchocort, [2]Berotec, [3]Bronchospray, [4]Bricanyl, [5]Bronchoretard, Euphylong, [6]Singulair, [7]Decortin, [8]Atrovent, [9]Cromopp, [10]Halamid, [11]Zaditen, [12]Mucosolvan, [13]Bromuc

■■■ 3.3.4 Status asthmaticus

Def Akuter, schwerer, lang anhaltender Asthmaanfall mit starker Bronchokonstriktion und/oder starker Verschleimung (Schleimpfropfen)

Th

β_2-Sympathomimetika	Wiederholte Gabe als Dosieraerosol (z.B. Salbutamol[1]), evtl. 0,25 mg Terbutalin[2] s.c. (CAVE: Rhythmusstörungen bei Tachykardie, KHK)
Theophyllin[3]	5mg/kg (2-3 mg/kg bei Vormedikation) über 30min i.v., danach 10mg/kg KG/24h über Perfusor (Spiegel-Bestimmungen!)
Glucocorticoide	100-250mg Prednison[4] alle 6h
O_2-Gabe	2-6 l/min (CAVE: bei respiratorischer Globalinsuffizienz ist Hypoxämie letzter Atemantrieb $\Rightarrow$ Gefahr der CO_2-Retention und Narkose)
Antibiose bei Infektazerbation: z.B. Cefuroxim[5] 3 x 750 mg/d	
Evtl. Intubation und künstliche Beatmung, therapeutische Bronchiallavage	
Keine Sedierung (Atemdepression) ohne Beatmungsmöglichkeit	

CAVE Wahl der Medikamente und der Dosierung ist von Vormedikation abhängig!

■■■ 3.3.5 Chronisch (obstruktive) Bronchitis

Def Husten und Auswurf an den meisten Tagen von je drei Monaten zweier aufeinander folgender Jahre (COPD = chronic obstructive pulmonary disease)

Epi Häufigste chronische Lungenerkrankung, m : w = 3 : 1, Prävalenz im Winter ↑

Ät
- **Primär:** Rauchen (jeder 2. Raucher > 40 J.), Schadstoffe, Stäube, feucht-kaltes Klima
- **Sekundär:** rezidivierende Infekte, chron. Sinusitis, Emphysem (→ S. 91), Lungenfibrosen (→ S. 93), chron. Herzinsuffizienz (→ S. 48)
- **Endogen:** α_1-Proteaseninhibitormangel, prim. ziliare Dyskinesie, zystische Fibrose

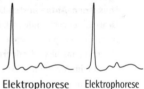

Elektrophorese normal   Elektrophorese bei α_1-Antitrypsinmangel

PPh
- Chronische Irritation des Bronchialepithels
  $\Rightarrow$ entzündliche Umbauprozesse mit Rarefizierung der Alveolarsepten
  ($\Rightarrow$ Emphysem), Lähmung der Kinozilien, Schleimsekretion↑, Bronchialwandödem
  $\Rightarrow$ Atrophie des Bronchialepithels $\Rightarrow$ Bronchienkollaps
  $\Rightarrow$ exobronchiale Obstruktion, Ventilationsstörung
  $\Rightarrow$ bronchiale Infekte (Lungenabszess)
- **Pink Puffer:** Emphysem dominiert, normale Blutgase bei kompensator. Tachypnoe
- **Blue Bloater:** Bronchitis dominiert, keine Dyspnoe
  $\Rightarrow$ Hyperkapnie, Hypoxie $\Rightarrow$ Polyglobulie und sekundäre Zyanose (→ S. 35)

Kli
- Husten, Auswurf (eitrig: Haemophilus influenzae, Pneumokokken, Viren, Mykoplasmen)
- Dyspnoe, verlängertes Exspirium, trockene RG

Ko Respiratorische Insuffizienz, Cor pulmonale, obstruktives Emphysem, Bronchopneumonien, Bronchiolitis

---

[1]Bronchospray, [2]Bricanyl, [3]Bronchoretard, Euphylong, [4]Decortin, [5]Zinacef

Di
- Anamnese + Klinik
- **Rö-Thorax**: z.T. tiefstehende Zwerchfelle; Fibrosezeichen: periphere Gefäßlinien ↑ mit irregulärem Kaliber („dirty chest"), geschlängelter Gefäßverlauf, Gefäßränder unscharf, grobnetzige Zeichnung; Mikroatelektasen oder schleimgefüllte Azini; Zeichen der pulmonalen Drucksteigerung: Arterien dicker als Venen; Emphysem; Bronchiektasen, bronchiale Wandverdickungen, oft auch normal
- **CT**: peripheres, subpleurales (zentrilobuläres) Emphysem und kleinzystische Fibrose, irreguläre Bronchuskonturen; Bronchiektasen
- **Sputum**: Kultur, Antibiogramm, Zytologie (⇒ Bronchoskopie)
- **Lab**: evtl. BSG ↑, Hb ↑, evtl. IgA- und IgG-Mangelsyndrom, α_1-Antitrypsinmangel
- **Lufu**: FEV_1/VC_{max} ↓, Resistance ↑ (Besserung auf Salbutamol[2] ⇒ reversible Obstruktion)
- **Blutgase**: pO_2 normal bzw. leicht ↓ (Pink Puffer); pO_2 ↓, pCO_2 ↑↑ (Blue Bloater); respiratorische Insuffizienz (partial, global)

DD
Bronchialkarzinom (→ S. 107), chronische Sinusitis (⇒ rezidivierende Bronchitiden), Asthma bronchiale (→ S. 87), Bronchiektasen (→ S. 92), Fremdkörper

Th
- Siehe auch Therapie des Lungenemphysems (→ S. 91)
  CAVE: unkontrollierte O_2-Gabe (→ S. 86)
- **Stufenplan**: inhalatives Anticholinergikum (z.B. Ipratropiumbromid[1]) + inhalatives β_2-Sympathomimetikum (z.B. Salbutamol[2]) + Theophyllin (retard[3]) + inhalative Glucocorticoide (z.B. Beclometason[4]); orale Glucocorticoide (z.B. Prednison[5]) nur in der Exazerbation

Prg
Bei nichtreversibler Obstruktion (FEV_1/VC_{max} < 25% der Norm und pCO_2 deutlich ↑, Blue Bloater): 5-JÜR < 35%

■■■ 3.3.6 Lungenemphysem

Def
Irreversible Vergrößerung des alveolären Luftraums distal der Bronchioli terminales

Ät
- **Obstruktives Emphysem** bei chron. Bronchitis, chron. Asthma bronchiale (Destruktion der Bronchioli respiratorii und Alveolarsepten)
- **Basales Emphysem** durch Andauung der Lunge (pulmonale Infekte ⇒ Proteasen aus neutrophilen Granulozyten ↑; Proteaseninhibitoren ↓, angeboren oder durch Rauchen)
- **Randemphysem** (kompensatorisches Emphysem) durch intrathorakale Volumendefekte (nach Lungenteilresektion, durch Narbenzug)
- **Alters-** oder **seniles Emphysem**: primär atrophisches E. (5% aller Obduzierten)
- **Unilobuläres, unilaterales Emphysem** (Swyer-James-McLeod-Syndrom): angeboren oder frühkindlich erworben

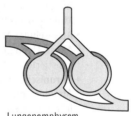

Lungenemphysem

PPh
- Imbalance des Oxidantien/Antioxidantien- und des Elastase/Antielastase-Systems ⇒ Elastizitätsverlust des fibroelastischen interstitiellen Netzwerkes ⇒ emphysematöse Aufweitung der Lufträume distal der Bronchioli terminales

Kli
- Dauerdyspnoe, "air trapping" bei Hyperventilation durch Bronchiolenkollaps ⇒ Thoraxdurchmesser ↑, Schlüsselbeingruben gebläht (Emphysemkissen)
- Fassförmiger Thorax, eingeschränkte Atemexkursionen
- Hypersonorer Klopfschall (Schachtelton), L.-Grenzen tiefstehend, gering verschiebl.
- Ausk: abgeschwächte Atemgeräusche, evtl. Giemen oder Brummen

---

[1]Atrovent, [2]Bronchospray, [3]Bronchoretard, Euphylong, [4]Bronchocort, [5]Decortin

Ko Cor pulmonale, respiratorische Insuffizienz, Pneumothorax
(Platzen bullöser Emphysemblasen → s. 112)

Di
- **Anamnese** (obstruktive Lungenerkrankungen,
Rauchen), Klinik
- **Rö-Thorax**: Transparenz↑, tiefstehendes,
abgeflachtes Zwerchfell; weite ICR; horizontal
verlaufende Rippen; distale Gefäßzeichnung↓;
BWS-Kyphose
- **HRCT**: Punchingball-Herz; weite zentrale
Pulmonalarterien; Dichte des Lungenparenchyms↓;
Bullae ohne eigene Wände, begrenzt von
Lungengewebe oder Pleurablättern
- **Perfusions-, Ventiations-Szintigrafie**: Perfusion ↓
in vermehrt ventilierten Arealen, Umverteilung der
Perfusion nach oben, insgesamt inhomogenes Muster
- **Lufu**: totale LC ↑, Residualvolumen ↑ ⇒ Atemmittellage zur Inspiration verschoben,
FEV_1 /VC_{max} ↓ (bei Bronchialkollaps)
- **Blutgase**: Hyperventilation ⇒ Partial-, Globalinsuffizienz

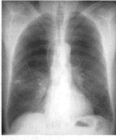

Lungenemphysem

Th
- Rauchen einstellen
- **Therapie von Infektionen**: Antibiotika nach Antibiogramm
(Cotrimoxazol = Bactrim®, Amoxicillin = Amoxypen®, Doxycyclin = Vibramycin®);
Infektions-Prophylaxe: Grippe-, Pneumokkokenimpfung
- **Bei Bronchokonstriktion**: Ipratropium, β_2-Mimetika
(Salbutamol = Broncho Spray, inhalativ, ggf. über Vernebler),
zusätzlich Theophyllin (Bronchoretard®, Euphylong®)
- **Bei Sekretproblem**: Sekretolytika (Ambroxol=Mucosolvan®),
Mukolytika (z.B. ACC=Bromuc®)
- Atemschule: Atmen mit „Lippenbremse" zur Vermeidung des Bronchialkollaps
- **Akute Hypoxie**: O_2-Th je nach pCO_2-Konzentration und erhaltenem Atemantrieb,
assistierte Beatmung über Maske (oder Intubation + kontrollierte Respirator-Th)
- **Chronische Hypoxie**: ambulante O_2-Langzeit-Th (kontinuierliche O_2 ↑ der
Atemluft, nur unter klinischer Beobachtung beginnen),
intermittierende Selbstbeatmung
- Substitution bei Proteaseninhibitorenmangel mit α_1-PI-Konzentrat
- Op (bei ausgewählten Patienten): Lungen-Volumen-Resektion („shaving")
bei > 30% Emphysemanteil; Lungentransplantation (5-JÜR bis 70%)

■■■ 3.3.7 Bronchiektasen

Def Irreversible zystische, variköse oder zylindrische
Erweiterungen der Bronchien

Lok Vor allem basal in Unterlappen

Ät
- Unvollständige fetale Differenzierung (selten)
- Erworben: nach nekrotisierenden Entzündungen bei
chronisch obstruktiven, bronchopneumonischen
Erkrankungen (v.a. in der Kindheit), Mukoviszidose,
Ziliendefekte (z.B. Kartagener-Syndrom),
Immunitätsdefekte, Bronchuszerstörung durch Tumoren oder durch
lokale Verätzung mit toxischen Dämpfen oder Magensaft

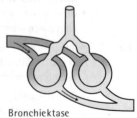

Bronchiektase

Kli	Maulvolle Expektoration (dreischichtiges Sputum), Foetor ex ore, rezidivierendes Fieber, Schwäche, Auskultation: feuchte RG
Ko	Rezidivierende Pneumonien, lebensbedrohliche Hämoptysen, respiratorische Insuffizienz, Cor pulmonale, Amyloidose
Di	• **Anamnese**, Klinik, Sputumdiagnostik • **Rö-Thorax**: lokalisierte Lungenstrukturzeichnung↑ (Sekretstau), Strukturzeichnung unscharf (peribronchiale Fibrose), Bündelung der Lungenzeichnung, „tramlines" (parallele verdickte Wände eines Bronchus), zystische Transparenz↑, evtl. mit Flüssigkeitsspiegeln • **CT**: Bronchuswandverdickung, "Siegelringe" (erweiterter Bronchus mit anliegendem Gefäß), peripheres Bronchuslumen erkennbar, Bündelung von bronchovaskulären Strukturen, Lungenvolumen ↓, Schienenzeichen (**CAVE**: Pulsationsartefakt), „Perlschnüre" (zystische Bronchiektasen) • Bestimmung der mukoziliären Clearance durch Lungenventilations-Szinti
Th	• Konservativ: „Bronchialtoilette" (morgendliches Abhusten in Knie-Ellbogen-Lage), Atemgymnastik, Vibrationsmassage, ggf. Antibiotika • Operativ: bei klar abgrenzbarer Lokalisation Segment-, Lobektomie

3.4   Lungenparenchym

■■□ 3.4.1   Diffus interstitielle Lungenfibrosen

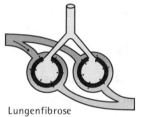

Lungenfibrose

Def	Diffuse, infiltrative Lungenerkrankungen, die durch bindegewebig-narbigen, irreversiblen Umbau zu einer restrikt. Ventilationsstörung und Cor pulmonale führen.
Ät	Inzwischen über 100 Ursachen bekannt: • Idiopathisch: kryptogene fibrosierende Alveolitis (Sonderform: Hamman-Rich-Syndrom) • Infektiöse Lungenerkrankungen (Pneumocystis carinii, Viren) • Inhalation von Mineralstäuben (= anorganische Pneumokoniosen) • Inhalation von organischen Stäuben (⇒ exogen allerg. Alveolitis → s. 95), Reizgasen • Radiatio (Strahlenpneumonitis, kritische Dosis: 40 Gy); eosinophile Pneumonie • Chronische Linksherzinsuffizienz (→ s. 48) • Chron. rezidiv. Aspiration bei Ösophaguserkrankungen, Schluckstörungen (→ s. 152) • Medikamente: z.B. Bleomycin, Busulfan, Sulfonamide • Systemerkrankungen: Sarkoidose (→ s. 96), Rheumatoide Arthritis (→ s. 329), Kollagenosen (→ s. 318), Vaskulitiden (→ s. 331)
Pg	Bindegewebig-narbiger Umbau der Alveolarsepten (als Alveolitis, Granulomatose oder Vaskulitis) mit Verdickung der alveolo-kapillären Membran ⇒ irreversible Lungenfibrose ⇒ 1.) Restriktive Ventilationsstörung (alle Lungenvolumina↓) ⇒ Diffusionsstörung ⇒ kompensatorische Hyperventilation mit Belastungs-, später Ruhedyspnoe 2.) Perfusionsstörung ⇒ pulmonale Hypertension, Rechtsherzbelastung ⇒ Zyanose (→ s. 35), Cor pulmonale, respiratorische Insuffizienz
Kli	• Dyspnoe: oberflächlich, rasch; Atemstopp bei tiefer Inspiration • Trockener Reizhusten, auskultatorisches Knisterrasseln, Quietschen, Korkenreiben • Evtl. perkutorisch hochstehende Lungengrenzen

Di
- **Anamnese** (Vorerkrankungen, Medikamente, Beruf, Familienanamnese), Klinik
- **Rö-Thorax**: Netzzeichnung: fein bei akutem Aufflammen, grob und strangförmig, bis zur Wabenlunge bei fibrotischen Endzuständen "destroyed lung"; Linien durch interstitielles Ödem; im akuten Stadium auch fleckige Infiltrate; Knötchen (im Gegensatz zu Alveolar-Rosetten scharf begrenzt) durch Granulome bei Sarkoidose, Asbestose, Silikose (grobknotig!), Transparenz diffus ↓
- **HRCT**: Milchglastrübung im Stadium der akuten Alveolitis; Knoten klein, unscharf, diffus (wattebauschartig) oder von unterschiedlicher Größe, zusammenfließend, aber Septen aussparend (Marskanal-ähnlich); Linien und Bänder durch: verdickte Gefäße bis an die Pleura reichend, Septenverdickung, Pleuraverdickung; häufig periphere Verteilung; Wabenlunge (Endstadium)
- **Lufu** (auch zur Verlaufsbeobachtung): restriktive Ventilationsstörung, Compliance ↓, Diffusionskapazität für CO ↓
- **Blutgase** unter Belastung
- **Lab**: BSG, CRP, ACE; allergologisch: Rf (Rheumafaktor), IgG-Präzipitine, antinukleäre Ak (ANA, 35% positiv), antizytoplasmatische Ak; BB: Eosinophile ↑
- **Bronchoalveoläre Lavage**: quantitative Bestimmung von Granulozyten (auch Eosinophile), Lymphozyten und der T_4/T_8- Ratio (normal: 1,7), Mikrobiologie
- **Lungenbiopsie**, Histo (Sarkoidose, Vaskulitis)

DD Lungenmykosen, Tbc (→ S. 99), Alveolarzellkarzinom (→ S. 106), Pneumonien (→ S. 97)

Th Expositions-Pro, ggf. Antibiotika, Glucocorticoide (Prednison=Decortin®), Immunsuppressiva

Prg Sehr unterschiedlich, abhängig von Ansprechen auf die Therapie

■■□ 3.4.2 Silikose

Def Anorganische Pneumokoniose (Staublungenerkrankung) durch lungengängigen kieselsäurehaltigen Staub (Quarzstaublunge)

Epi Arbeiter in Bergbau, Metallhütten, Steinmetzereien, Keramik- und Porzellanindustrie (meldepflichtige Berufserkrankung)

Pg Inhalierter Quarzstaub (= SiO_2, Korngröße < 5μm) ⇒ Granulome, kollagenes und retikuläres Bindegewebe ↑ ⇒ Symptome nach 10-15J. Latenz, selten akute Silikose

Kli
- Atemnot, Reizhusten, Auswurf, Brustschmerz
- Rechtsherzbelastung (Ko: Cor pulmonale)
- Rezidivierende Pneumonien, Lungentuberkulose („Siliko-Tbc"; in 10%)

Di
- Berufsanamnese, Klinik
- **Rö-Thorax**: maschenförmige Zeichnungsvermehrung (diffus retikuläre Fibrose) ⇒ kleine rundliche Fleckschatten (grobknotige Granulomatose) ⇒ „Eierschalensilikose" (Verkalkung vergrößerter Hilus-Lk), Schneegestöberlunge, Verschmelzung zu irregulären Konglomeraten von 1cm bis Lappengrenzen in Mittelfeldern ⇒ flächenhafte Verschattungen, Regenstraßen in den Unterfeldern, basales Emphysem; Schrumpfung und Verziehung von Hili und Lappengrenzen mit Schwielenbildung;
  Rö-Eint nach ILO: p=pinhead, q=mikronodulär, r=nodulär; A: 0-5cm, B: > 5cm, C: > re Lungenoberfeld
- Caplan-Syndrom (chron. Polyarthritis + Silikose): multiple runde Schwielenbildung

Th Bei Obstruktion, Infektion: siehe Th chronisch obstruktive Bronchitis (→ S. 90)

■■□ 3.4.3   Asbestbedingte pleuropulmonale Erkrankungen

Ät   Inhalation von Asbestfasern (Asbestzement, Isolationsmaterialien, Bremsbeläge)

Pg   Inhalation von Asbestfasern $\Rightarrow$ inadäquate Elimination, da keine mukoziliäre Klärung und keine Phagozytose von Asbestfasern >15µm erfolgt
$\Rightarrow$ chronische Reizung $\Rightarrow$ fibrosierende Alveolitis, Fibrose (= Asbestose), Pleuraplaques (Pleurafibrose), Pleuramesotheliom, Bronchial- und Larynxkarzinom

Üs

Asbestose	Pleuraplaques (Fibrose)	Pleuramesotheliom
Kli Atemnot, trockener Husten, spärlicher Auswurf	Meist asymptomatisch (Ko: Pleuritis, rez. Ergüsse)	Thoraxschmerzen, inspir. Stopp (Prg infaust)
Di Berufsanamnese; **Ausk**: Knistern; **Rö-Thorax**: streifige bis fleckig-konfluierende Zeichnung der UF (Eint nach ILO: A, B, C, s, t, u); **HRCT**: mikronoduläre Verdichtungen, senkrecht zur Pleura oder arkadenförmig auf der Pleura stehende Bänder ; **Lufu**: restriktive Ventilationsstörung; ggf. Nachweis von Asbestkörpern	**Rö-Thorax, CT**: meist verkalkte Schwielen der lateralen, diaphragmalen Pleura; (tafelbergartig mit steilen Kanten und plateauartiger Oberfläche); **HRCT**: Parenchymbänder, die zu einem Punkt auf der Pleura zulaufen (Krähenfüße) **Thorakoskopie + Biopsie**: Asbestkristalle	**Rö-Thorax**: hämorrhagische Pleuraergüsse, wellige, „girlandenförmige" Verdickung der Pleura; **Thorakoskopie + Biopsie**
ILO Silikose **Rö-Eint** Asbestose	**Punktförmig**: p - q - r **Streifenförmig**: s - t - u	**Größere Schatten**: A (0-5cm) - B (> 5cm) - C (> re Lungenoberfeld)

Th   Siehe Therapie der diffus interstitiellen Lungenfibrose (→ **S. 93**)

Prg
- Zweifaches Risiko für Mesotheliom nach 1 Faserjahr (= 1 Mio Fasern/m^3 pro Jahr)
- Zweifaches Risiko für Bronchial-Ca nach 20 Faserjahren

■■□ 3.4.4   Exogen allergische Alveolitis

Def   Allergische Reaktion der Alveolen bei Inhalation organischer Allergene (v.a. Typ III = Immunkomplexreaktion und Typ IV = Spätreaktion)

Syn   Hypersensitivitätspneumonitis (u.U. meldepflichtige Berufserkrankung)

Ät   Antigenität tierischer Proteine (Haare, Federn, Bakterien), pflanzlicher Proteine (Säge-, Getreidemehl, Pilzsporen) und vieler Chemikalien (Isozyanate, Kosmetika, Epoxydharze)

Kli
- Akut (6-8h nach Exposition): Vaskulitis, interstitielle Alveolitis; grippeähnlich mit Fieber, Schüttelfrost, Gliederschmerzen, trockenem Husten, (Belastungs-)Dyspnoe
- Subakut über mehrere Wochen schleichender Verlauf mit Leukozytose, BSG ↑
- Chronisch: Übergang in Lungenfibrose, Uhrglasnägel

Di
- Anamnese (Beruf, Umwelt) + Klinik + Lufu (restr. Ventilationsstrg., Diffusionsstrg.)
- Ausk: feuchte feinblasige RG; Rö-Thorax: diffuse kleinfleckige Verschattungen
- CT: Mikroknötchen, klein, unscharf und diffus, wattebauschähnlich; Mosaikmuster; im chronischen Stadium Milchglastrübung mit Fibrose
- BAL: Granulozytose; Lymphozytose, T4 : T8 < 1,3
- Transbronchiale Lungenbiopsie; Lab: IgG↑, IgA↑, präzipit. IgG-AK↑ (nicht spezif.)

DD   Allergisches Asthma bronchiale (→ **S. 87**), unklare Pneumonien (→ **S. 97**), Lungenfibrose (→ **S. 93**), Sarkoidose (→ **S. 96**)

Th
- Allergenkarenz (Berufswechsel), Masken, Filter (evtl. Spontanheilung)
- **Akut**: Prednisolon (z.B. Solu-Decortin) 1mg/kg KG für 1 Mo., dann langs. reduzieren

■■■ **3.4.5   Sarkoidose**

Syn   M. Besnier-Boeck-Schaumann (sprich: Buhk), Lymphogranulomatosis benigna

Epi   Inzidenz 0,5%; w > m (v.a. bei akutem Verlauf), Gipfel 15.-40. Lj.

PPh   Immundysregulation: gestörte T-Zellfunktion nach Antigenkontakt mit
B-Zellproliferation und massiver Ak-Produktion (genetische Disposition)

Pat   Nichtverkäsende Epitheloidzellgranulome, Makrophagen, Langerhans-Zellen,
T-Lymphozyten

Kli
- Akut (Löfgren-Syndrom, selten): Fieber (BSG ↑), Husten, Erythema nodosum,
  Arthritis beider oberer Sprunggelenke, bihiläre Lymphadenopathie
- Chronisch pulmonal: asymptomatisch, später Reizhusten, Belastungsdyspnoe,
  schwere Lungenfunktionsstörung (⇒ Cor pulmonale, Stadium IV)
- Chronisch extrapulmonal: Befall von Leber, Milz, Niere, Herz, Hirn, Darm, Knochen,
  Lk, Tonsillen, Tränen-, Speicheldrüsen; Lupus pernio, Erythema nodosum,
  Iridozyklitis, Uveitis
- Heerfordt-Syndrom: Fieber, Parotitis, Uveitis anterior, Fazialislähmung

Eint

Rö-Stadien der chronischen pulmonalen Sarkoidose	
St. 0	Isolierte extrapulmonale Organmanifestation
St. I	Perihiläre Lk beidseits, Hilusvergrößerung (= bihiläre Lymphadenopathie)
St. II	Zusätzlich Lungenbefall mit retikulo-nodulärer Zeichnung
St. III	Lungenbefall ohne Lymphadenopathie
St. IV	Lungenfibrose (irreversibel, therapieresistent; Ko: Cor pulmonale)

DD
- Rheumatisches Fieber (→ S. 328), Arthritiden (→ S. 329), allerg. Alveolitis, M. Hodgkin
  (→ S. 135), Hilus-Lk-Tbc (→ S. 99), Miliar-Tbc, Bronchial-Ca (St. I → S. 107),
  Lymphangiosis carcinomatosa (St. II), Lungenfibrosen anderer Genese (→ S. 93)

Di
- Klinik, Rö-Thorax, CT (vergrößerte Lk), Aktivitätsbestimmung mittels MR (T_1-Bild)
- Bronchoskopie, Zytologie (BAL, Lymphozyten ↑, $T_4/T_8 > 5$),
  Histo (transbronchiale Biopsie)
- Lufu: VK↓, Compliance↓, Diffusions-Kapazität↓ (Restriktion↑, Diffusions-Strg.)
- Lab: IgG ↑; Vit. D_3 ↑ ⇒ Hypercalcämie, ACE ↑ (Verlaufskontrolle,
  beeinflusst durch ACE-Hemmer); Blutgase; Tuberkulintest meist negativ (Anergie)
- Di extrapulm. Lokalisation: Ekg, Abdomen-Sono, -CT, CCT, ophthalmolog. Konsil

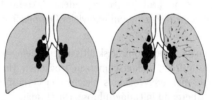

Sarkoidose Rö-Stadium I   Sarkoidose Rö-Stadium II

Th   Glucocorticoide[1] p.o. 40-60mg/d (Reduktion bei klinischer Besserung)
Ind: akuter Verlauf mit Verschlechterung der Lufu, bei vitaler extrapulmonaler
Beteiligung (z.B. Myokard, Augen, ZNS) und bei Hypercalcämie.
2. Wahl: Antirheumatika, Chloroquinderivate und Immunsuppressiva

Prg
- Akute Sarkoidose: Spontanheilung innerhalb weniger Monate in 95%
- Chronische Sarkoidose: Stadium I Spontanheilung 70%,
  chronische Verminderung der Lufu (20%), Letalität 5%

---

[1] z.B. Prednisolon = Solu-Decortin

■■□ 3.4.6 Pneumonie

Def Akute oder chronische Entzündung
des Lungenparenchyms

Epi Häufigste Todesursache aller Infektionskrankheiten;
Ursache für mehr als 2/3 der Todesfälle älterer
Menschen in stationärer Behandlung
(meist sekundäre Pneumonie)

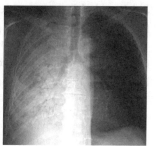

Pneumonie des rechten Lungenflügels mit
positiven Bronchopneumogrammen
[Prof. Hans-Holger Jend
www.mevis.uni-bremen.de/~jend/]

Err
- Bakteriell: v.a. Pneumokokken
  (alveoläre Lobärpneumonie,
  häufigste ambulant erworbene Pneumonie)
- Viral: Influenza A und B, Parainfluenza,
  Adenovirus (meist interstitielle P.)
- Primär nicht pneumotrope Erreger bei
  Immunsuppression: Pneumocystis carinii, CMV, HSV, VZV, Aspergillus fumigatus,
  Cryptococcus neoformans
- Bei Kindern/Säuglingen häufig: Haemophilus influenzae, RS-Viren,
  Mykoplasmen, Chlamydien
- Nosokomial und bei älteren Patienten: v.a. gramnegative Enterokokken,
  Staphylococcus aureus, Pseudomonas, Legionellen

Ät
- Meist aerogene Infektion
- Aspiration (meist Anaerobier; Mendelson-Syndrom), Reizgase,
  Radiatio (Pneumonitis)
- Sekundär: bei Lungenembolie (→ S. 103), Linksherzinsuffizienz
  (Stauungspneumonie → S. 97), Bronchusstenose, Bronchiektasen (→ S. 92),
  Mukoviszidose, Lungenemphysem (→ S. 91), Bettlägerigkeit (hypostatische P.),
  Immunsuppression (oft chronische P., Infiltrationen > 6-8 Wochen nachweisbar)

Pat **Lobärpneumonie** (Befall eines Lungenlappens; meist Pneumokokkenpneumonie):
- Anschoppung (1.Tag): seröse Exsudation in Alveolen (Ausk: Crepitatio indux)
- Rote Hepatisation (2./3. Tag): Abscheidung von Fibrin, Erthrozyten-Übertritt
- Graue Hepatisation (4.-8. Tag): Leukozyteneinwanderung
- Gelbe Hepatisation (Lysis): proteolytische Verflüssigung des Exsudats
  ⇒ Abhusten des eitrigen Exsudats oder Karnifikation (Ausk: Crepitatio redux)

Bronchopneumonie (Herdpneumonie, lobuläre P.):
- Von den Bronchien über die Bronchiolen auf Alveolen übergreifend
- „Buntes Bild", d.h. Stadien (siehe Lobärpneumonie) nebeneinander
- Kli: wie Lobärpneumonie
- Rö-Thorax: fleckige Verschattung

Interstitielle P. (atypische P.; Viren, Rickettsien, Chlamydien, Mykoplasmen):
- Interstitielle Entzündung mit geringer Beteiligung des Alveolarraums
- Verstreute Herde: Rö-Thorax fleckige, wolkige, retikuläre Verschattungen
- Zentrale Pneumonie: kein Auskultationsbefund, aber massiver Rö-Thorax-Befund
  (perihiläre Verschattung), d.h. Diskrepanz Kli, Rö

DD
- Lungen-Tbc (→ S. 99)
- Bronchial-Ca (→ S. 107)
- Sarkoidose (→ S. 96)
- Infarktpneumonie nach Lungenembolie (→ S. 103)
- Exogen-allergische Alveolitis (→ S. 95)

■■■ 3.4.7 Lobärpneumonie

Err Meist Streptococcus pneumoniae bei ambulant erworbener Pneumonie
(sog. typische Pneumonie), Streptokokken oder Klebsiellen

Epi m > w; im Alter Inzidenz ↑

Kli
- Meist akuter Beginn, Tachypnoe, „Nasenflügeln",
Tachykardie, Temperatur↑ ↑, Schüttelfrost,
Febris continua (1 Woche bei 39-40°C)
- Thoraxschmerzen (durch Begleitpleuritis)
- Husten, anfangs spärlicher Auswurf,
rostbraunes Sputum ab 2. Tag
- Mittelblasige RG, Bronchophonie,
pos. Stimmfremitus, klingende RG an Tag 1+8
- Nach 1 Woche kritischer Abfall des Fiebers, Schweißausbruch, Bradykardie
- Lab: BSG ↑, BB (Leukoz.↑, Eosinoph.↓, Lymphoz.↓, Linksversch., tox. Granul.), Kultur

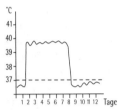

Lobärpneumonie, Fieberkurve

Di
- Klinik, Rö-Thorax (großflächige, rel. scharf begrenzte, deutliche Verschattung,
pos. Bronchopneumogramm), CT (schaum- oder schwammartige Verdichtung)
- Erreger-Nachweis (eitriges Sputum, Blutkultur, bronchoalveoläre Lavage,
perkutane transthorakale Nadelbiopsie), Pneumokokken-Ag-Nachweis
(Contercurrent Immunelektrophorese), Ak-Nachweis

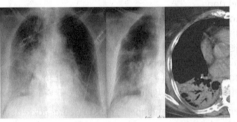

Lobärpneumonie rechter Unterlappen
[Prof. Hans-Holger Jend, www.mevis.uni-bremen.de/~jend/]

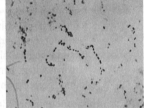

Lobärpneumonie, grampositive Kokken
Sputumusstrich [IMPP-Prüfungsabbildung]

Th
- Körperliche Schonung, Klopfmassagen, Luftbefeuchtung, O_2-Therapie,
reichlich Flüssigkeit
- Aminopenicilline[1], Cephalosporine (Gruppe 2 oder 3)[2], Fluorchinolone
(Gruppe 3 oder 4)[3], Makrolide[4]; Embolieprophylaxe
- Alternativ Erythromycin[5], bei Resistenzen ggf. Vancomycin[6]

Pro Aktive Immunisierung gegen Pneumokokken bei Risikopatienten

■□□ 3.4.8 Viruspneumonie

Err Influenzavirus Typ A, B, Parainfluenzavirus, Coxsackie-Virus, RS-Virus,
Masernvirus, Adenovirus, Herpesviren (Varizella zoster, Herpes simplex, CMV)

Pg Zerstörung der resp. Schleimhautzellen, Eintritt viraler Toxine, bakt. Superinfektion

Kli
- Evtl. akuter Beginn mit Schüttelfrost, Fieber, trockener Husten
- Kopf-, Gliederschmerzen, Erbrechen, Durchfälle
- Nasenbluten, Hypotonie, Bradykardie

Ko
- Sekundärinfektion: bakterielle Bronchitis, Pneumonie, Sinusitis, Otitis media
- Toxisch: Myokarditis (Kreislaufinsuffizienz), Neuritiden, Meningitis

---

[1]Amoxypen, [2]Cefuroxim, [3]Ciprofloxacin, [4]Clarithromycin, [5]Eryhexal, [6]Vanco Cell

Di
- Kli, BB (Leukopenie, Linksverschiebung, rel. Lymphozytose, Eosinopenie), BSG ↑
- Direkter Virusnachweis im Rachenabstrich, BAL, serologischer Ak-Nachweis (in Komplementbindungsreaktion = KBR, Hämagglutination-Hemmtest = HAH)
- Rö-Thorax: diffus pulmonale Infiltrate, meist beidseitig

Th
- Fiebersenkung (Antipyretika, Wadenwickel), Flüssigkeitsersatz, O_2-Th, Beatmung
- Neuroaminidasehemmer: Zanamivir[1], Oseltamivir[2]; Amantadin[3]; Antibiotika bei Sekundärinfektion, Hyperimmunglobulin

Pro   Schutzimpfung mit Influenza, gereinigtes Antigen[4]

Anm   Siehe Pneumocystis-carinii- (→ S. 363), Mykoplasmenpneumonie (→ S. 341), Legionärskrankheit (→ S. 341), Ornithose (→ S. 101), Q-Fieber (→ S. 342), Aspergillose, Kryptokokkose (→ S. 363)

■■□ 3.4.9   Tuberkulose

Syn   Tbc, Tb, Tbk., Schwindsucht

Err
- Mycobacterium tuberculosis, selten M. bovis, M. africanum (Aktinomyzeten, obligat aerobe Stäbchenbakterien, säurefest ⇒ sehr widerstandsfähig)
- Zunehmend auch Mykobakteriosen durch atypische Mykobakterien

Epi
- Inzidenz 15/100 000, abhängig von Hygiene (seit Mitte der 80er Jahre Inzidenz↓)
- Inhalative oder orale Tröpfcheninfektion, Ink 4-6 Wochen
- Erkrankung v.a. des Immungeschwächten (AIDS), des älteren Menschen und Kindes

Rif   Risikofaktoren (resistenzmindernde Faktoren)
- Mangelernährung, Diabetes mellitus, Alkoholkrankheit
- Stress, Alter, Z.n. Magenresektion
- Immunsuppressive Therapie (Glucocorticoide)
- Infektionskrankheit (AIDS, Masern, Keuchhusten)
- Silikose, Lymphome, Leukämie

Pat
- Exsudative Form: Exsudation und Nekrose (= Verkäsung)
- Produktive Form: Tuberkelbildung, Zentrum nekrotisch, darum herum Epitheloidzellen, Langhans-Riesenzellen, außen Bindegewebe mit Lymphozyten; in Abheilung Vernarbung und Verkalkung (Tuberkel enthält über Jahre Tbc-Bakterien)
- Ausbreitung: hämatogen, lymphogen, kanalikulär

Üs

Form	Merkmale
Primär-Tbc	Erstinfektion
Postprimär-Tbc	Reaktivierung nach Abheilen der Primär-Tbc (Früh-, Spätformen)

Üs

Status	Beschreibungsmerkmale der Tbc
Pathogenese	Primär, postprimär
Aktivitätsgrad	Aktiv, unbestimmt, inaktiv (= 6 Monate ohne Veränderung)
Entwicklungs-Tendenz	Fortschreitend, stationär, in Rückbildung
Immunsituation	Tuberkulinreaktion positiv, negativ
Bakteriologischer Status	Offen, geschlossen
Rö-Status	Infiltrat, Kaverne, Erguss

---

[1]Relenza, [2]Tamiflu, [3]Aman, [4]MUTAGRIP

Di
- **Kli**: Husten, Gewichtsverlust, Leistungsminderung, häufig asymptomatisch
- **Anamnese** (Tbc-Fälle in näherer Umgebung, Risikofaktoren); Lab: evtl. BSG ↑
- **Rö-Thorax** (alte Kontrollaufnahmen!), Rö-Durchleuchtung, Tomografie, CT
- **Mikroskop. Err-Nachw**eis (Sputum, Bronchialsekret, Magensaft, Urin; Fluoreszenz, Ziehl-Neelsen-Färbung), Kultur, PCR („polymerase chain reaction"); Histo (Tuberkel)
- **Tuberkulintest** (nach Mendel-Mantoux):
  Tuberkulin-intrakutan-Injektion (= Ag-Material von M. tuberculosis),
  Ablesung nach 3 Tagen, positiv bei Induration >6mm (Rötung unspezifisch!),
  wenn Patient spezifische T-Lymphozyten gegen M. tuberculosis besitzt durch
  zurückliegende oder akute Infektion oder nach aktiver Schutzimpfung (mit BCG);
  manchmal falsch negativ (Suchtest; Kontrolle mit Candida-, Mumps-Ag);
  keine Aussage über Aktivitätsgrad möglich.

Th
Kombinationstherapie über 6 Monate, Dosis 1x/d
- Initialphase (2 Monate): Isoniazid[1] (INH) + Rifampicin[2] + Pyrazinamid[3]
  (+ evtl. Ethambutol[4] oder Streptomycin[5]; Reserve: Protionamid[6])
- Stabilisierungsphase (4 Mon): INH[1] + Rifampicin[2]
Bei ausgedehnter Tbc, Kavernen, Rezidiv
(Kombinationstherapie über 9-12 Monate, Dosis 1x/d):
- Initialphase (3 Mon): INH[1] + Rifampicin[2] + Ethambutol[4] + Pyrazinamid[3]
- Stabilisierungsphase (6-9 Mon): INH[1] + Rifampicin[2]
Vorteile der Kombinationstherapie:
- Resistenz gegen drei verschiedene Präparate unwahrscheinlich
- Keine sekundäre Resistenzentwicklung

CAVE
- Vor Therapiebeginn unbedingt Typenbestimmung und Resistenztestung!
- Wegen starker UW regelmäßige Kontrolluntersuchungen:
  BB, Leber-, Nierenwerte, Neurostatus, Augenstatus, Audiogramm (je nach Ws)
- Erfolgskontrolle: bakterieller Sputumtest

Pro
Expositionsprophylaxe, BCG-Impfung (bei Risikopersonen)

■■□ 3.4.10 Primärtuberkulose

Pat
- Meist Lungen-Tbc (90%), selten Darm-Tbc, Haut-Tbc
- Primärkomplex = **Primärherd** + Lymphbahn + region. Lk
- Einschmelzen des Primärherds zur **Primärkaverne**
  (Streuung der Bakterien nach Anschluss an das
  Bronchialsystem)

Kli
- Oft asymptomatisch
- Evtl. subfebrile Temperaturen, Husten,
  Nachtschweiß, Gewichtsabnahme, Appetitlosigkeit
- Erythema nodosum: symmetrische, rote, druckschmerzhafte Knoten,
  v.a. an Unterschenkelstreckseiten

Tuberkulöser Primärkomplex
(re: Primärherd; li: Primärkaverne)

Ko
- **Hilus-Lymphknoten-Tbc**:
  Atelektase durch Druck auf Bronchus
- **Minimal Lesions**: diskrete Organherde
  durch hämatogene Streuung
- **Käsige Pneumonie**:
  „galoppierende Schwindsucht"
- **Sepsis Landouzy**: bei Immunschwäche,
  tödlich innerhalb von Tagen

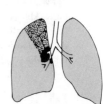

Hilus-Lymphknoten-Tbc
Atelektasen des re. Oberlappens

---

[1]Isozid, [2]Rifa, [3]Pyrafat, [4]Myambutol, [5]Streptomycin Grünenthal, [6]Ektebin

■■□ **3.4.11** **Postprimärtuberkulose**

Frühformen (Sog. subprimäre Tbc)
* **Miliartuberkulose**: hämatogene Generalisation ⇒ multiple Herde im ganzen Organismus, z.B. miliare Lungen-Tbc, Meningitis tuberculosa, typhoide Miliar-Tbc (typhusähnlich, Somnolenz); im Augenhintergrund Choroideatuberkel
* **Meningitis tuberculosa** (Entwicklung aus Miliar-Tbc, meist basal): Fieber ↑↑, Übelkeit, Meningismus, Hirnnervenausfälle; Lumbalpunktat: Eiweiß ↑, Spinnwebsgerinnsel, Zellzahl ↑, Glucose ↓
* **Pleuritis tuberculosa** (Entwicklung per continuitatem aus pleuranahem Herd): Fieber ↑↑, Schmerzen, Reizhusten, Nachschleppen der betroffenen Thoraxhälfte beim Atmen; Stimmfremitus ↓, perkutorisch absolute Dämpfung, auskultatorisch Atemgeräusch ↓ (Reiben ⇒ Pleuritis sicca); Di: Sono, Rö-Thorax, Pleurapunktion
* **Peritonitis tuberculosa** (Durchwanderungsperitonitis): Fieber, Bauchschmerzen, Aszites; Di: Aszitespunktion

Spätformen
* **Knochen-Tbc**: Kli: Auftreibung, Schmerzen; Di: Rö, Punktion
* **Gelenk-Tbc** (Arthritis tuberculosa): Lok: Wirbelsäule, Hüftgelenk, Kniegelenk; Kli: Schwellung, Schmerzen, Bewegungseinschränkung
* **Urogenital-Tbc**: Kli: symptomarm, Flankenschmerz, Hämaturie, Dysurie, Pollakisurie, sterile Leukozyturie; Ko: Pyelonephritis, Hydronephrose, Vernarbungen des Urogenitaltrakts, Stenosierungen, Niereninsuffizienz
* **Lungen-Tbc** („Reaktivierung")

■■□ **3.4.12** **Atypische Mykobakteriose**

Epi
* AIDS-Patienten (Multi-drug-resistant-Erregerstämme)
* Bei vorbestehenden Lungenkrankheiten (COPD, Bronchialkarzinom, Bronchiektasen)

Form
* MAI (Mycobacterium-avium-intracellulare-Infektion)
* MAC (Mycobacterium-avium-Complex)

Pg
Infektion über Staub, Erde, Nahrungsmittel (Milch, Eier, Fleisch in ungekochtem Zustand); Übertragung von Mensch zu Mensch nicht bekannt; Infektion vor allem bei Personen mit geschwächtem Immunsystem

Kli
Abhängig vom Immunstatus und der Mykobakterienspezies sind ganz verschiedene Krankheitsbilder möglich:
* Tuberkuloseähnliche Lungenerkrankungen (M.avium/intracellulare, M. kansasii), oft ohne Fieber und nur sehr schwacher bzw. fehlender Tuberkulinreaktion, kein Ansprechen auf Antituberkulotika
* Zervikale Lymphadenitis im Kindesalter: durch M. avium/intracellulare und M. scrofulaceum, meist einseitig schmerzlose Lymphknotenvergrößerung, die zu Fistelung neigen.
* Hautinfektionen:
  - M. marinum: Granulome, bevorzugt an Händen, Ellbogen, Knien
  - M. ulcerans: Buruli-Geschwür
* Disseminierte Infektion bei AIDS-Patienten: meist Mycobacterium avium Komplex
* Keimreservoir ist der Gastrointestinaltrakt, oft schwierige Abgrenzung zu Symptomen im Rahmen der Grunderkrankung, es kommt zur Erregerdissemination in Leber, Milz, Dünndarm, Lunge, LK, KM, etc.; Symptome sind Fieber, Nachtschweiß, chronische Diarrhö, Gewichtsverlust.

Di
- Falsch negativer Tuberkulintest
- Biopsie, Sputum, Urin, Stuhl
- **Rö-Thorax**: Kavernenbildung selten, bronchopleurale Fisteln, Bronchiektasen, knötchenförmige Infiltrate mit Blütenzweigaussehen (tree in budd)
- **CT**: unscharfe weiche Knötchen
- Im Labor: bei AIDS: Infektanämie mit erhöhtem Ferritin i.S.

Th
- Verbesserung des Immunstatus
- Bei Lymphadenitis: lokale Exzision
- Polychemotherapie nach Antibiogramm, zB. Rifabutin + Clarithromycin + Ethambutol
  CAVE: Viele Antituberkulotika sind unwirksam!

Pro Bei AIDS-Patienten mit T-Helferzellen < 100/µl ev. Rifabutin Prophylaxe

3.5 Kleiner Kreislauf

■■□ 3.5.1 Lungenödem

Def Massive Ansammlung von Transsudat im Interstitium bzw. in den Alveolen (Diffusionsstörung)

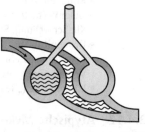

PPh
- Transsudat im Interstitium (Prälungenödem)
  ⇒ moderate Hypoxie bei Hyperventilation, pCO_2 ↓
- Transsudat in den Alveolen (manifestes Lungenödem) ⇒ schwere Hypoxie + pCO_2 ↑; im Extremfall > 2 l Ödemflüssigkeit

Lungenödem (intraalveolär, interstitiell)

Ät
- Meist Linksherzinsuffizienz (→ S. 48)
  ⇒ pulmonalvenöser Druck ↑ (kardiales Lungenödem)
- Akute Niereninsuffizienz (→ S. 282), nephrotisches Syndrom (→ S. 275), exzessive Infusions-Th ⇒ Hyperhydratation, onkotischer Druck ↓
- ARDS (→ S. 105), Bestrahlungs-, Hypersensitivitätspneumonitis, Leberzirrhose (→ S. 180), toxische Gase, Verbrennungen, Urämie (endogen toxisch), Aspiration von Magensaft ⇒ Schädigung der alveolokapillären Schranke (Permeabilitätsödem)
- Punktion von > 1,5 l Pleuraexsudat ⇒ interstitieller Druck ↓ (Reexpansionsödem)
- Meningoenzephalitis, Schädel-Hirn-Trauma
  ⇒ reflektorische Konstriktion der Pulmonalvenolen (neurogenes Lungenödem)
- Höhenlungenödem (Aufstieg in große Höhe ⇒ Hypoxie, Alveolardruck ↓ ⇒ Ödem)
- Revaskularisation nach Embolie („Reperfusion-injury")

Kli
- Prälungenödem: Husten, Dyspnoe, Knisterrasseln
- Manifestes Lungenödem:
  Orthopnoe, Zyanose (→ S. 35), schaumiges Sputum mit Herzfehlerzellen; Bronchophonie, feuchte RG („Kochen" über der Brust)

Rö
- Interstitielles (Prä-) Lungenödem: symmetrische, perihiläre Zeichnung ↑, Kerley-A-Linien (hilifugal, bis 5cm), Kerley-B-Linien (horizontal, lateral, bis 1cm), Kerley-C-Linien (retikulär, diffus), „Manschettenphänomen" (verdickte Wand orthograd getroffener Bronchien), Dichte in Lungenunterfeldern ↑, Winkelergüsse
- Alveoläres (manifestes) Lungenödem:
  Azinös-nodöse, diffuse Verschattung, Kerley-B-Linien: Verplumpung und Unschärfe der Hili, von der Hilusregion sich nach peripher ausbreitende Trübung

Di Klinik, Rö-Thorax

Th
- Sitzende Lagerung
- Nitroglyzerin[1] (sublingual), Furosemid[2] i.v. (KI: Polyglobulie, dann Aderlass-Th)
- Sedierung (Diazepam[3] i. v. 5-10mg); Morphin[4] 5mg i.v.
- Atemwege absaugen, O_2 über Maske, evtl. Überdruckbeatmung (PEEP+100% O_2); unblutiger Aderlass (= venöse Stauung an den Extremitäten über max. 30min ⇒ zirkulierendes Blutvolumen ↓ ⇒ ZVD ↓⇒ Entlastung des kleinen Kreislaufs; durch Diuretika weitgehend verdrängt)
- Therapie der Grunderkrankung

■■■ **3.5.2   Lungenembolie**

Def   Verschluss der arteriellen Lungenstrombahn

Ät   Thrombembolie, selten Luft (iatrogen), Fett, Fremdkörper, Fruchtwasser; prädisp.: Immobilisation, Exsikkose, Rauchen, orale Kontrazeptiva, Neoplasma

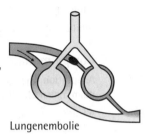
Lungenembolie

PPh   Thrombembolie in 90% aus tiefen Bein- und Beckenvenen (→ **s. 17**), oft bei Defäkation, morgendlichem Aufstehen, Heben schwerer Gegenstände ⇒ Verschluss der A. pulmonalis (oder deren Äste; Lokalisation: v.a. rechte Lunge, Unterfelder) ⇒
1.) „afterload" ↑ ⇒ sekundäre Trikuspidalinsuffizienz   ⇒ ZVD ↑, HZV ↓, RR ↓
2.) Blutpassage weicht auf pulmonalen AV-Shunt aus ⇒ Hypoxämie
3.) Freisetzung vasokonstriktorischer Mediatoren aus dem Thrombus

Kli
- **Grad I** (Verschluss peripherer Äste): oft klinisch stumm, evtl. Thoraxschmerz, mäßige Dyspnoe
- **Grad II, III** (Verschluss von Segmentarterien, Pulmonalarterienästen): Plötzlich einsetzende Dyspnoe, Tachypnoe, Husten, Tachykardie, Zyanose (→ **s. 35**), Brustschmerz (atemabhängig), Fieber, Angst, arterielle Hypotonie, Schock
- **Grad IV** (Verschluss des Pulmonalarterienstamms): Schweißausbruch, Synkope, Galopprhythmus, Zyanose, Schock, bis Exitus letalis

Ko
- Zirkulatorischer Schock, Myokard-, Lungeninfarkt, Rechtsherzversagen
- Nach > 12h Infiltrationen, Atelektasen, Pleuritis mit Pleuraerguss, Hämoptysen

Di
- **Anamnese**: Z.n. Op, Gipsbehandlung, lange Zwangshaltung, orale Kontrazeptiva, Gravidität, Adipositas, Nikotin
- **Klinik** (ZVD ↑), Auskultation: gespaltener 2. HT, Pulmonaliston verstärkt
- **Blutgase**: pO_2 ↓ + pCO_2 ↓ (wegen reaktiver Hyperventilation)
- **EKG**: Sinustachykardie; Rechtsherzbelastung (20%), $S_I Q_{III}$-Typ
- **Rö-Thorax**: gestaute Hili, Zwerchfellhochstand, Pleuraerguss, Gefäßzeichnung ↓
- **Spiral-CT** mit Kontrastmittel, Thrombusdarstellung bis in Segmentarterien der 4. Ordnung
- **Durchleuchtung**: sichtbarer Abbruch eines größeren Gefäßes (DSA: Verschlussbeweis)
- **Echo**: Dilatation von A. pulmonalis + RV, Trikuspidalinsuffizienz
- **Perfusions-/Ventilationsszinti**: Inkongruenz von Perfusion und Ventilation

DD   Herzinfarkt (→ **s. 44**), Spontanpneumothorax (→ **s. 112**), Aortendissektion (→ **s. 26**)

---

[1]Nitrolingual, [2]Lasix, [3]Valium, [4]Morphin

Th
- Halbsitzende Lagerung, Sedierung, O_2-Nasensonde, evtl. Beatmung
- Zentralvenöser Zugang ⇒ ZVD + Pulmonalisdruck messen; keine i.m. Injektionen
- Heparin[1] 10 000 IE i.v. + 500 IE/kg KG/24 h für 7 d (PTT auf 75 s), später orale Antikoagulation[2]
- Schmerzbekämpfung (10mg Morphin[3] i.v.)
- Evtl. Schock-Th, kardiopulmonale Reanimation
- Lyse: Streptokinase[4] 250 000 IE/20min + 100 000 IE/h für 24h (rtPA[5], Urokinase[6])
- Evtl. lokale Maßnahmen (Lyse), Ultraschall-Thrombolyse, operative Embolektomie („Trendelenburg-OP"; innerhalb 1. Std. bei erfolgloser medikamentöser Th, hohe Mortalität)

Prg   Letalität 10%, Rezidivquote 30%

■■■ 3.5.3   Cor pulmonale chronicum

Def   Adaptation (Hypertrophie, Dilatation) des rechten Ventrikels bei Erhöhung des pulmonalen Blutdrucks (systolisch > 30mmHg)

PPh
- Folge einer chronisch parenchymatösen oder vaskulären Lungenerkrankung
- Cor pulmonale acutum: pulmonaler Druck ↑, z.B. bei fulminanter Lungenembolie, Status asthmaticus, evtl. mit letalem Rechtsherzversagen

Ät
- Lungenfibrose (→ S. 93), chronisch-obstruktive Bronchitis (→ S. 90), Asthma bronchiale (→ S. 87), Lungenemphysem (→ S. 91)
- Vaskulitis (→ S. 331), rezidivierende Lungenembolie, Höhenaufenthalt (O_2 ↓ ⇒ Euler-Liljestrand-Reflex ⇒ Druck ↑)
- Idiopathische (primäre) pulmonale Hypertonie (selten)
- Progredienz ↑ bei Adipositas, Thoraxdeformität, rezidivierende Infektionen

Kli
- Allgemein: Belastungsdyspnoe, Brustschmerz, geringe Zyanose (→ S. 35)
- Auskultation: akzentuierter 2. Pulmonalton, Trikuspidalinsuffizienzgeräusch, 3. Herzton
- Dekompensierte Rechtsherzinsuffizienz: Ödeme, Leber-, Halsvenenstauung, Tachykardie

Di
- **EKG:** Sagittaltyp (S_I-Q_{III}-Typ, S_I-S_{II}-S_{III}-Typ), Sokolow-Index R_{V1} + S_{V5} ≥1,05mV, P-dextroatriale (Rechtshypertrophie), negatives T in V_{1-3} (Repolarisationsstörung, Quantifizierung mittels Echokardiografie)

> 0,2 mV

Normales EKG   P pulmonale (P dextroatriale)

- **Rö:** prominente Pulmonalarterie, „amputierte" Hilusgefäße (Kalibersprung), schmales hinteres Mediastinum
- **Rechtsherzkatheter:** Druck ↑ in RA/PA in Ruhe (manifest), unter Belastung (latent)

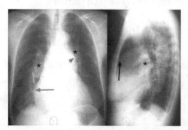

Rechtsherzvergrößerung bei pulmonaler Hypertonie: Im pa-Bild lädt der rechte Ventrikel weit nach rechts aus. Im Seitenbild bedeckt er mehr als 2/3 der Sternumhinterwand. Durch Aufweitung des Pulmonalishauptstammes sehr prominentes Pulmonalissegment (Pfeilkopf). Massive Aufweitung der linken und rechten Pulmonalarterie (Sternchen) Rechts sehr markanter Kalibersprung zur Peripherie erkennbar. [Prof. Hans-Holger Jend, www.mevis.uni-bremen.de/~jend/]

---

[1]Fraxiparin, [2]z.B. Phenprocoumon=Marcumar, [3]Morphin, [4]Streptase, [5]Actilyse, [6]Urokinase HS medac

Th	• Th der Grunderkrankung

Th • Th der Grunderkrankung
• O_2-Langzeit-Th (falls alveoläre Hypoxie)
• Evtl. blutiger Aderlass bei ausgeprägter Polyglobulie
• Diuretika (z.B. Furosemid[2])

Prg Letalität: 50% innerhalb von 2J. (abh. von Grundkrankheit, Hypoxämie, Dekompens.)

■■□ ## 3.5.4   ARDS

Syn „Adult respiratory distress syndrome" (Schocklunge)

Def Syndrom der akuten respiratorischen Insuffizienz, mit 1. alveolärer Hypoxämie
($p_aO_2 < 75mmHg$ bei $FiO_2 > 50\%$), 2. röntgenol. diffusen pulmonalen Infiltraten,
3. normalem pulmonalkapill. Druck (pcW < 18mmHg) und 4. ohne sonstige Ursache

Ät Schädigung der Lungenkapillaren + Alveolarepithel (Surfactant-Faktor ↓) durch:
• Kreislaufschock: Polytrauma (Frakturen, Leber-, Milzruptur), DIC, Sepsis,
  Verbrennung
• Medikamente: z.B. ASS, Colchicin, Narkotika, Hydrochlorothiazid
• Hypertransfusion
• Inhalationsintoxikation: Reizgase, O_2 in hoher Konzentration
• Aspiration: Magensaft, Ertrinken
• Infektion: Viren, Pneumocystis carinii

PPh Schädigung der alveolokapillären Membran ⇒ Bildung hyaliner Membranen
⇒ Permeabilitätsstörung, interstitielles, intraalveoläres Lungenödem,
Mikroatelektasen (akut-exsudative Phase ⇒ Einwandern von Makrophagen und
mononukleären Zellen, Ersatz der Pneumozyten Typ I durch Typ II mit insuffizienter
Surfactant-Synthese, Kapillarproliferation (subakut-proliferative Phase)
⇒ Mikrozirkulationsstörung ⇒ pulmonaler Strömungswiderstand ↑,
alveolärer Totraum ↑ ⇒ Rechts-Links-Shunt ↑ (chronisch-irreversible Phase)

Üs

Stadium	Klinik
Stadium I	Schnelle und tiefe Atmung, subjektiv zunehmende Dyspnoe
Latenzphase	Hypoxie ⇒ kompens. Hyperventilation mit respiratorischer Alkalose
Stadium II	Starke Dyspnoe, Nasenflügelatmen, Orthopnoe, Zyanose, Tachykardie,
	zunehmende Gasaustauschstörung mit Hypokapnie
Stadium III	Therapieresistente respiratorische Globalinsuffizienz
Terminalphase	(Hypoxie, Hyperkapnie)

Rö • Anfangs perivaskuläres Ödem (Schmetterlingsfigur)
• Später **diffuse, milchige Transparenzminderung, konfluierende Infiltrationen**
• Bei Rückbildung netzige Verschattungen

DD Kardiales Lungenödem (→ S. 103), Pneumonie (→ S. 97), Niereninsuffizienz mit Urämie,
Lungenembolie (→ S. 103)

Th • Therapie der Grunderkrankung, Ausschalten der Noxe
• Frühzeitige Respiratorbehandlung mit PEEP (positiv endexspiratorischer Druck)
• ECMO (extracorporal membrane oxygenation): CO_2-Elimination + Oxygenierung
• IVCO (intravaskulärer Oxygenator), transbronchiale Surfactant-Gabe
• Heparinisierung[1] zur Prophylaxe und Behandlung einer DIC
• Flüssigkeitsrestriktion, Diuretika (Furosemid[2])
• Positiv inotrop wirkende Medikamente (Dopamin[3] 1-5 µg/kg/min i.v.)

Prg Letalität abh. von Ursache, Organbeteiligungen und frühz. aggressiver Th: 30-80%

---

[1]Heparin = Fraxiparin, [2]Lasix, [3]Dopamin

3.6 Neoplasien

■□□ 3.6.1 Thoraxtumoren

Eint

Benigne (mesenchymal)
Fibrome, Hamartome, Lipome, Chondrome, Osteome, Neurinome (v.a. im hinteren Mediastinum), Dermoide, Teratome (überwiegend im vorderen Mediastinum), inflammatorische Pseudotumoren
Niedrigmaligne (epithelial)
Karzinoid, Mukoepidermoidkarzinom, adenoidzystisches Karzinom
Maligne
Primärtumoren: epithelial: Lungenkarzinom, mesenchymal: Pleuramesotheliom
Metastasen: Lymphangiosis carcinomatosa, Pleurakarzinose, hämatogene Fernmetastasen anderer Karzinome (Mamma-, Prostata-, Magen-Ca, Hypernephrom, maligne Hodentumoren, malignes Chorionepitheliom, malignes Melanom) und Sarkome
Fortgeleitete Tumoren (per continuitatem): Tumoren von Pleura, Ösophagus, Mediastinum, Mamma

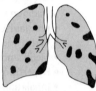

Pulmonale Metastasen

Anm Außerdem finden sich im Mediastinalraum Thymustumoren und Lymphome unterschiedlicher Malignität.

■□□ 3.6.2 Bronchialtumoren mit niedriger Malignität

Def Von der Wand der großen Bronchien ausgehende Tumoren mit sehr langsamem Wachstum

Lok Vor allem in Trachea und zentralem Bronchialbaum

Form
- Bronchuskarzinoide: leicht blutend, Metastasen in lokale Lk (zu APUD-TU)
- Mukoepidermoidkarzinome: lokal destruierend
- Adenoidzystisches Karzinom
- Papillome: extrem selten, familiäre Präkanzerose, 50% entarten karzinomatös

Di
- Bronchoskopie mit Biopsie (Eisberg-Phänomen: endobronchial meist nur ein Teil der gesamten Tumormasse sichtbar)
- Rö-Thorax: Verschattung mit/ohne Atelektase, Emphysem und Bronchiektasien (da zentral, oft nicht erkennbar)
- Präoperativ Lok-Diagnostik: CT

Kli
- Husten über mehr als 2-3 Monate, Bronchialstenose mit Stridor, Hämoptyse, rezidivierende Pneumonien

Th
- Resektion, falls operabel
- Strahlentherapie
- Endobronchiale Therapie

■■□ 3.6.3 Alveolarzellkarzinom

Syn Bronchioalveoläres Ca, primäres Gallert-Ca der Lunge (maligne Lungenadenomatose)

Epi
- Ca. 3% der primär malignen Lungentumoren
- Bei Nichtrauchern

Pat Auskleidung der Alveolen mit atypischem, hohem Zylinderepithel

Kli	• Unter Umständen jahrelang asymptomatisch • Dann zunehmend Husten, schleimig-wässriger Auswurf • Terminal erhebliche Dyspnoe und Kachexie
Di	**Rö-Thorax:** ein oder multiple periphere Rundherde (miliare Form, häufiger); bei lokaler Ausbreitung Infiltration eines ganzen Lungenlappens; bei bronchogener Ausbreitung diffus-noduläres Bild (pneumonisch-diffuse Form)
Th	Tumorresektion, Chemo-Th (palliativ, vgl. Bronchial-Ca)
Prg	Evtl. Heilung in der Frühphase

■■□ 3.6.4 Lungenkarzinom

Syn	Bronchogenes Karzinom, Lungenkarzinom
Epi	25% aller Karzinome; m : w = 7 : 1, Gipfel ca. 55. Lj.; häufigstes Karzinom beim Mann, dritthäufigstes Karzinom der Frau; Inzidenz ↑, v.a. Adenokarzinom
Ät	• Zigarettenrauchinhalation (85% der Bronchial-Ca, v.a. Plattenephitel-Ca) • Berufsbedingte Kanzerogene: z.B. Asbeststaub, Uran (8%) • Umweltbedingte Kanzerogene (Luftverschmutzung) (5%) • Andere: Lungennarben (Narben-Ca), kavernöse Lungen-Tbc (Kavernen-Ca) (2%) • Genetische Disposition
Pg	Disposition + Karzinogene + Promotoreffekte nach jahrelanger Latenz ⇒ Karzinommanifestation

His

Kleinzelliges Bronchial-Ca (SCLC, 25%)
Zellen sehen oft wie Haferkörner aus („Oat-Cell-Karzinom"), (ektope Hormonproduktion möglich), vorwiegend zentral lokalisiert, schlechteste Prognose, Tumorverdopplungszeit 50 Tage!!
Nichtkleinzelliges Bronchial-Ca (NSCLC)
Plattenepithelkarzinom (40%): vorwiegend zentral lokalisiert
Adenokarzinom (25%): Sonderform: bronchoalveoläres Karzinom
Großzelliges Bronchialkarzinom (10%): Riesenzell-Ca, klarzelliges Ca (undifferenziert Ca nach WHO)
Andere (5%): adenosquamöses Ca, Karzinoide, Bronchialdrüsen-Ca (adenoidzystisches Ca, mukoepidermoides Ca), bronchoalveoläres Ca

Stad	**Kleinzelliges Bronchial-Ca:** • **Very Limited Disease:** T_1 oder T_2 ohne ipsilaterale hiläre Lk-Metastasen (Stadium I) • **Limited Disease** (St. I - III nach TNM): TU begrenzt auf initialen Hemithorax, evtl. Beteiligung von Mediastinum und gleichseitigen supraklavikulären Lk, aber ohne malignen Pleuraerguss, Einflussstauung oder Rekurrensparese • **Extensive Disease** (> 90%): alle darüber hinausgehenden Stadien (St. IIIB - IV nach TNM)
Lok	• Zentrales, hilusnahes Ca (70%): meist kleinzelliges oder Plattenepithel-Ca • Peripheres Ca (25%): z.B. Pancoast-TU (in Lungenspitze), mit frühzeitiger Tendenz zur pleuraüberschreitenden Infiltration (sog. Ausbrecher-TU, Horner-Syndrom) • Diffus wachsendes Ca (3%)

TNM

T_X	TU nicht beurteilbar (maligne Zellen im Sputum oder bei BL, kein radiologischer /bronchoskopischer Nachweis)
T_0	Kein Anhalt für Primärtumor
T_{is}	Carcinoma in situ
T_1	< 3cm, kein Hinweis auf Befall proximal eines Lappenbronchus
T_2	> 3cm bzw. Tumor mit partieller Atelektase oder obstr. Entzündung bis zum Hilus
T_3	Jede Größe, Infiltration benachbarter Strukturen, TU weniger als 2cm distal der Carina, totale Atelektase, TU mit obstr. Pneumonie einer ganzen Lunge
T_4	Infiltration von Mediastinum, großen Gefäßen, Herz, Trachea, Ösophagus; maligner Erguss
N_1	Peribronchiale, ipsilaterale hiläre Lk
N_2	Ipsilaterale mediastinale Lk
N_3	Kontralaterale mediastinale, Skalenus- oder supraklavikuläre Lk
M_0	Keine Fernmetastasen
M_1	Fernmetastasen, auch Lk kontralateral hilär, an Hals und M. scalenus
G_X	Differenzierung: G1 gut, G2 mäßig, G3 schlecht differenziert, G4 undifferenziert

Meta
- Frühzeitig **lymphogen**: tracheobronchial und mediastinal (70%), abdominal (20%), zervikal (17%), retroperitoneal (8%), axillär (6,5%), parapankreatisch (6,5%)
- **Hämatogen**: v.a. in Leber (45%), Nebennieren (40%), Skelett (35%, v.a. WS), ZNS (30%), Nieren (20%)

Kli
- **Anfangs** symptomarm, dann Reizhusten, Dyspnoe, später Hämoptyse, Pneumonien, Thoraxschmerzen
- Gewichtsverlust, Nachtschweiß, Fieber, Leistungsknick
- **Spätsymptome** (Zeichen der Inoperabilität): Rekurrensparese (Heiserkeit, Phonationsschwäche), Phrenikuslähmung (paradoxe Zwerchfellbewegung), Pleuraexsudat (Dyspnoe), Obstruktion der V. cava superior (obere Einfluss-Stauung)
- **Pancoast-Syndrom**: Schädigung des Halssympathikus ($\Rightarrow$ Horner-Syndrom: Miosis, Ptosis, Enophthalmus) und zervikalen Nervenwurzeln ($\Rightarrow$ Plexus-Neuralgie), Knochendestruktion der 1. Rippe + BWK I ($\Rightarrow$ Interkostalneuralgie), Lymph- und Venenstauung ($\Rightarrow$ Armschwellung, Thrombophlebitis migrans)
- **Paraneoplastische Syndrome** (Sekretion von Polypeptidhormonen bei 50% der kleinzelligen Lungen-Ca): Cushing-Syndrom (ACTH), maligne Hypercalcämie (parathormonverwandte Peptide PTHrP), Hyperthyreose (TSH, meist kardiovaskuläre Symptome: Tachykardie), Schwartz-Bartter-Syndrom (= SIADH, Syndrom der inadäquaten ADH-Sekretion, mit Verdünnungshyponatriämie, H_2O-Intoxikation), Lambert-Eaton-Syndrom (Schwäche und schnelle Ermüdbarkeit der proximalen Extremitätenmuskulatur = Pseudomyastheniesyndrom)

Di
- **Lab**: TU-Ag CEA + CYFRA21-1 (bei NSCLC), TU-Enzym NSE, Pro-GPR (bei Kleinzeller); NCAM; Hormon-Di bei V.a. endokrine Paraneoplasie
- **Rö-Thorax**, Durchleuchtung, Thorax-CT, Oberbauch-Sono, CCT, Skelett-Szinti, UKG, PET (Tumor-Staging)
- **Bronchoskopie, BAL** (Biopsie mit Histologie, Zytologie), transthorakale Feinnadelbiopsie, parasternale Minithorakotomie, Pleurapunktion, Mediastinoskopie, Thorakoskopie
- **Präoperativ**: Lufu (FEV$_1$ muss > 2,5l sein, sonst je nach Ausmaß der Resektion quantifiziertes Perfusionsszintigramm und weitere Lungenfunktionsuntersuchungen erforderlich $\Rightarrow$ Errechnung der postoperativen FEV$_1$ > 1l), Blutgasanalyse

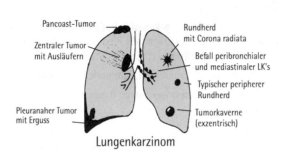

Lungenkarzinom

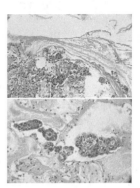

Plattenepithelkarzinom
[IMPP-Prüfungsabbildung]

Th
- Operativ bei NSCLC bis Stadium IIIa:
Resektion mit kurativer Zielsetzung, d.h. Lobektomie oder Bilobektomie, Pneumektomie, Lymphknotendissektion (adjuvant Radiatio)
- Polychemo-Th bei Kleinzeller, z.B. ACO-Schema: Adriamycin (Doxorubicin®) + Cyclophosphamid (Endoxan®) + Oncovin (Vincristin®)
- Radiatio: TU-Vernichtungsdosis 50Gy (hyperfraktioniert), meist nur palliativ; bei kleinzelligem Bronchial-Ca + Vollremission: prophylaktische Bestrahlung des Schädels (30Gy in 15 Fraktionen)
- Sonstige: bronchoskopische Laser-Th, Einsetzen von Stents, Analgetika bei TU-Schmerz, Pancoast-Ca: endoluminale Kleinraumbestrahlung (Brachytherapie)

Pro Nachsorge, Elimination der Noxe (Rauchen, Asbest)

Prg
- Das am häufigsten zum Tode führende Ca, 5-JÜR aller Patienten nur 5%
- Bei unbehandeltem kleinzelligem Bronchial-Ca Tod in wenigen Wo bis Monaten
- Beim Plattenepithel-Ca am günstigsten: bei $T_1 N_0 M_0$ 5-JÜR 60%
- Faktoren: Histologie, TNM-Stadium, AZ des Patienten (Alter, Geschlecht [w: 5-JÜR↑], Differenzierungsgrad (Plattenepithel-Ca), Kapillardichte, Ploidie, Blutgruppen-Ag A)

■■□ 3.6.5 Lymphangiosis carcinomatosa

Def Kontinuierliche Ausbreitung eines Karzinoms in den Lymphgefäßen

Vork Häufig bei Magen-, Mamma-Ca

Di **Thorax**: fein-netzige, hilifugale streifige Verschattung, auch einseitig oder segmental; Pleuraerguss (in 50%);
Dünnschicht-CT: Vieleck-Figuren (Polygone) in Größe der Lobuli (1-2cm), knotige bronchovaskuläre Zeichnung, irregulär verdickte Fissuren

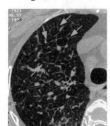

Lymphangiosis carcinomatosa:
Im Dünnschicht-CT stellen sich polygonale Figuren dar. Sie entsprechen den infiltrierten interlobulären Septen. Oft sind die broncho-vaskulären Strukturen knotig verändert (DD Sarkoidose).
[Prof. Hans-Holger Jend, www.mevis.uni-bremen.de/~jend/]

3.7 Pleura

■■□ 3.7.1 Pleuramesotheliom

Pat TU des Pleuramesothels (epitheloider, sarkomatöser, desmoplastischer und biphasischer Typ); Wachstum kontinuierlich, auf Pleura visceralis beschränkt oder Wachstum multilokulär, diffus, infiltrativ (Prg schlechter)

Epi m : w = 2 : 1 (Hochrisikogruppen: Bauarbeiter, Zimmerleute, Elektriker), Gipfel 50. Lj.

Ät 90% durch Asbest, 5-10% aller Asbestosekranken (Latenzzeit: 20-30 J.), Rauchen überadditiver Faktor

Meta In regionäre Lk und hämatogen

Kli Thoraxschmerzen, Dyspnoe, Husten, Pleuraerguss, Gewichtsabnahme, Fieber

Di Rö-Thorax (DD: dicker Plaque, Adenokarzinom), CT, Pleurapunktion + Zytologie/(Immun-)Histologie, Thorakoskopie

Th Chemo-Th (Zytostatika-Instillation), evtl. Pleuropneumektomie, Radiatio, oft keine spezifische Th möglich

Prg MÜZ (mittlere Überlebenszeit) 18-28 Monate nach Symptombeginn

■■□ 3.7.2 Pleurakarzinose

Def Metastatische Absiedelungen verschiedener Primärtumoren (z. B. Bronchial-, Mamma-Ca, NN-Ca, Prostata-Ca), meist mit hämorrhagischem Pleuraerguss

Di Pleurapunktion, -biopsie mit Zytologie und Histologie

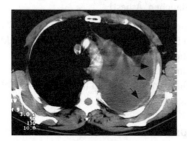

CT bei Pleurakarzinose:
Meist ist die metastatische Besiedelung auch im CT nicht erkennbar.
Hier werden die Herde wegen ihrer Größe vom Erguss kontrastiert.
[Prof. Hans-Holger Jend, www.mevis.uni-bremen.de/~jend/]

■■■ 3.7.3 Pleuritis

Ät Meist sekundär: Pneumonie (→ S. 97), Lungenembolie (→ S. 103), Pleuramesotheliom (→ S. 110), Tuberkulose (Tbc häufigste Ät der Pleuritis bei Pat. < 30J., → S. 99), Pankreatitis (→ S. 190), subphrenischer Abszess, SLE, Postmyokardinfarktsyndrom

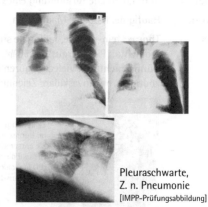

Pleuraschwarte,
Z. n. Pneumonie
[IMPP-Prüfungsabbildung]

Üs

Form	Pat	Kli
P. sicca, P. fibrinosa	Fibrinöser Belag zwischen Pleurablättern, geht der P. exsudativa meist voraus	Bei forcierter Atmung Pleurareibeschmerz, Reizhusten ohne Auswurf, meist kein Fieber, Auskultation: atemabhängiges Reibegeräusch (Lederknarren)
P. exsudativa	Mit Erguss einhergehend	Atemnot, thorakales Druckgefühl, Schulterschmerz (Phrenikusreizung), subfebrile Temp. bis hohe Kontinua
P. carcinomatosa	Bei Lungen- und Pleuratumoren	
P. tuberculosa	Bei Postprimär-Tbc	
P. adhaesiva	Ausheilungsphase mit Bildung einer Pleuraschwarte	Ko: totale Mantelschwarte, „gefesselte Lunge" ⇒ Dekortikation

Nach Lokalisation: P. interlobaris, „hängender Erguss", P. diaphragmatica, P. mediastinalis

Di Klinik, Sono, Rö-Thorax (Interlobär-P. oft wie Rundherd!), CT, Thorakoskopie

Th Siehe Th Pleuraerguss (→ **S. 111**)

■■■ 3.7.4 **Pleuraerguss**

	Exsudat	Transsudat	Chylothorax	Empyem	Hämato-thorax
Protein	> 30g/l	< 30 g/l			Def:
Spez. Gewicht	> 1016	< 1016			Hk des Ergusses
LDH	> 200 U/l	< 200 U/l			mind. 50%
Glucose	< Serumkonz.	= Serumkonz.			des
Leuko-zyten	> 1000/µl	< 1000/µl		Neutro. Granulozyt.	Vollblut-Hk
Farbe	Bersteinfarben	Serös	Weißlich	Weiß-grünlich	Blutig
Ät	Lokale Entzündung, Tbc (→ **S. 99**), metastas. Mamma-Ca, Bronchial-Ca (→ **S. 107**), Mesotheliom, Trauma	Kardiale Stauung (→ **S. 48**), Leberzirrhose (→ **S. 180**), Meigs-Syndrom (bei benignem Ovarial-TU), Nephritis, Myxödem)	Traumatische oder neoplas-tische Läsion des Ductus thoracicus (Lymph-übertritt)	Durchschmelzen eines Abszesses (subphrenisch, Lungenabszess), parapneumo-nisch, iatrogen	Immer tumor-verdächtig (→ **S. 110**), Trauma

Kli
- Ausgedehnter Erguss: Dyspnoe, Nachschleppen der betroffenen Seite
- **Ausk**: aufgehobene Atemgeräusche; **Perk**: absolute Dämpfung entlang Ellis-Damoiseau-Linie (> 300ml); Stimmfremitus über dem Erguss aufgehoben

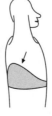

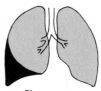

Ellis-Damoiseau-Linie   Pleuraerguss

Di	Perkussion, Sono (> 50ml), Rö-Thorax (basal homogene Verschattung, die lateral ansteigt [ab 300ml], im Liegen ab 100ml) ⇒ Punktion + Zytologie, Bakteriologie
Th	• Punktion (2 l/24 h) am oberen Rippenrand des 5.-8. ICR in hinterer Axillarlinie • Saug-Spül-Drainage (Hämatothorax, Empyem) • Pleurodese: Instillation von Talkum, Tetracyclin (Supramycin®), Bleomycin (Bleomycin Mack®), Fibrinkleber ⇒ narbige Verklebung der Pleurablätter (bei schnell nachlaufendem malignem Erguss)

■■■ **3.7.5 Pleumothorax**

Üs

Form	At, PPh	Kli
Idiopathischer Spontan-P.	**Ruptur randständiger, meist apikaler, kleiner Emphysembläschen** oft nach tiefer Inspiration ⇒ Verkleben des Lecks ⇒ konstantes Volumen (geschlossener Pneumothorax, häufigste Form; v.a. junge Männer, Gipfel: 25 Lj.)	Geringgradige bis schwere Dyspnoe, plötzliche Thoraxschmerzen
Symptomatischer Spontan-P.	**Bullöses Emphysem**, schwerer Asthmaanfall, ARDS, Pleuranarben, Tumoren, Sarkoidose, zystische Fibrose, extragenitale Endometriose ⇒ Destruktion der Pleura visceralis (innerer Pneumothorax, Gipfel: 60. Lj.)	Plötzliche Thoraxschmerzen, Dyspnoe, Reizhusten; aufgehobener Stimmfremitus
Traumatischer P.	Trauma ⇒ Verletzung der Pleura parietalis (äußerer P.)	Kardiopulmonale Insuffizienz, Pendelluft, Mediastinalflattern (⇒ offener P.)
Spannungs-P., Ventil-P.	Ventilmechanismus ⇒ Luft strömt ein, aber nicht aus ⇒ totaler Lungenflügelkollaps, zunehmender Überdruck ⇒ Mediastinalverlagerung zur gesunden Seite, Zwerchfelltiefstand, Stau der großen thorakalen Venen	Systolischer RR↓, schwerste Dyspnoe, Zyanose (→ S. 35), Einfluss-Stauung, Schock

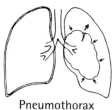

Pneumothorax

Spannungspneumothorax bei Inspiration

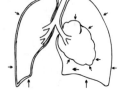

Spannungspneumothorax bei Exspiration

DD Emphysem (→ s. 91), Bullae, respiratorische Insuffizienz, Pleuritis (→ s. 110), Angina pectoris (→ s. 43), Mediastinalemphysem, Refluxösophagitis (→ s. 154), Tietze-Syndrom (schmerzhafte Rippenknorpelverdickung)

Th
- Spannungs-Pneumothorax: sofortige Punktion mit großkalibriger Kanüle (nach Monaldi: 3. ICR in MCL oder nach Bülau: 5.-7. ICR in der vorderen Axillarlinie)
- Geringe Symptomatik und geschlossener Pneumothorax: keine Therapie (Luft wird resorbiert)

Sonst Pleuradrainage, Pleurodese (Instillation von Tetracyclin, Talkum oder Fibrinkleber), Thorakotomie mit Aufrauhen oder Entfernen der Pleura parietalis

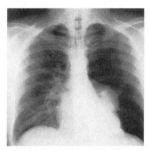

Pneumothorax links
[IMMP-Prüfungsabbildung]

4. Hämatologie

4. Hämatologie

4.1 Allgemeines

■□□ **4.1.1 Begriffe der Hämatologie**

	(Howell-)Jolly-Körperchen
Def	Kernreste im Erythrozyten, Zeichen übersteigerter Erythropoese
Vork	Nach Splenektomie

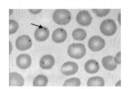

Jolly-Körperchen
(basophile Granula in
Pappenheim-Färbung)

	Heinz-Innenkörperchen
Def	Membranständige Zelleinschlüsse in Erythrozyten; entsprechen instabilem, denaturiertem Hb; sichtbar nur in Supravitalfärbung
Vork	Selten, z.B. bei G-6-PDH-Mangel (Favismus, → S. 124)

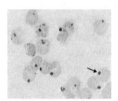

Heinz-Innenkörperchen
(Brillantkresylblau-Färbung)

	Gumprecht-Kernschatten
Def	Im Ausstrich zerdrückte Lymphozyten
Vork	Hinweis auf pathologisch veränderte Zellen, gehäuft bei CLL (→ S. 140)

	Auer-Stäbchen
Def	Dünne, stabförmige Zytoplasmaeinschlüsse (Fehlformation der Granula) in den Leukozyten
Vork	Pathognomonisch für die akute myeloische Leukämie (→ S. 141)

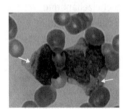

Auer-Stäbchen

	Fragmentozyten (= Schistozyten)
Def	Fragmentierte Erythrozyten
Vork	- Mikroangiopathie (Veränderung der Kapillarstrombahn): - Hämolytisch-urämisches Syndrom (→ S. 128), - M. Moschcowitz (→ S. 128, thrombotische Mikroangiopathie mit hämolytischer Anämie), - HELLP-Syndrom = „hemolysis, elevated liver enzymes, low platelets" (während Gravidität bei EPH-Gestose) - DIC: disseminierte intravasale Gerinnung (Coagulation → S. 146) - Künstliche Herzklappen (mechanisch)

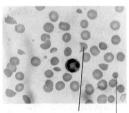

Fragmentozyten
Sphärozyten

Target-Zellen (=Zielscheibenzellen)

Def Dünne, hypochrome Erythrozyten; Zentrum und Rand gefärbt, dazwischen blasser Ring

Vork - Vor allem bei Thalassämie (→ S. 125)
- Auch bei anderen hämolytischen Anämien und ausgeprägter Eisenmangelanämie (→ S. 119)

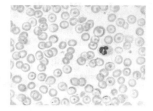

Target-Zellen
(Schießscheiben)

■□□ 4.1.2 Normalwerte Hämatologie

Üs

Hämatokrit (Hk)	Ø: 45%	m: 40-50%	w: 37-48%
Hämoglobin (Hb)	Ø: 15g/dl	m: 13-18g/dl	w: 12-16g/dl
Erythrozyten	Ø: 5 Mio/mm³ = 5/f	m: 4,4-5,9 x10^6/ml	w: 3,8-5,2 x10^6/ml
MCV (mittleres korpuskuläres Volumen)		m: 80,5-100 fl	w: 80,5-100 fl
MCH (mittleres korpuskuläres Hb)		m: 26,4-34 pg	w: 26,4-34 pg
MCHC (mittlere korpuskuläre Hb-Konzentration)		m: 31,4-36,3 g/dl	w: 31,4-36,3 g/dl
Retikulozyten [vB]	5-17 /1000 Erys		
Leukozyten	4300-10.000/mm³ (Erwachsene)	100%	
Neutrophile	1,8-7,7 (x10^3/µl)	- 59%	
Stabkernige	0-0,7 (x10^3/µl)	3%	
Segmentkernige	1,8-7,0 (x10^3/µl)	56%	
Eosinophile	0-0,45 (x10^3/µl)	- 2,7%	
Basophile	0-0,2 (x10^3/µl)	- 0,5%	
Lymphozyten	1,0-4,8 (x10^3/µl)	- 34%	
B-Lymphozyten	70-210	5-15%	
T-Lymphozyten	750-1350	68-82%	
Monozyten	0-0,8 (x10^3/µl)	- 4%	
Thrombozyten [vB]	140 000-440 000/mm³ = 40-440/nl		

Aus Normalwerte pocketcard, © BBV, Grünwald, 1998

Retikulozyten sind kernlose, aber noch Ribosomen enthaltende **Vorläufer der Erythrozyten**; Bestimmung durch spezielle Färbung des Blutausstrichs: Supravitalfärbung (= Färbung der lebendigen Zelle) mit Brillantkresylblau

Anm Bei Frauen Hk, Hb, Erythrozyten niedriger, aufgrund des Blutverlusts durch Menstruation

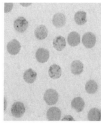

Retikulozyten
(Brillantkresylblau-Färbung)

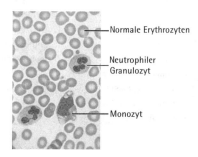

Normale Erythrozyten

— Normale Erythrozyten

— Neutrophiler Granulozyt

— Monozyt

4.2 Rote Blutzellen

■■□ 4.2.1 Anämien

Def Verminderung von Hämoglobinkonzentration, Hämatokrit oder Erythrozytenzahl

Üs

Prinzip	Pg		Form	
Bildungsstörung	Störung der hämatopoetischen Stammzelle		Aplastische Anämie (Panmyelopathie)	→ S. 133
			Myelodysplasie	→ S. 132
	Vit.-B12- oder Folsäuremangel ⇒ DNA-Synthese ↓		Megaloblastäre Anämie,	→ S. 121
			perniziöse Anämie	→ S. 122
	Eisenmangel ⇒ Hb-Synthese ↓		Eisenmangelanämie	→ S. 119
	Störung des Eiseneinbaus in Häm-Gerüst		Sideroachrestische Anämie	→ S. 120
	Erythropoetinmangel		Renale Anämie	→ S. 128
Hämolyse (→ S. 123)	Korpuskulär (Störung im Erythrozyten)	Membrandefekte	Sphärozytose, Elliptozytose	→ S. 123
		Enzymdefekte	G-6-PDH-Mangel	→ S. 124
			Pyruvatkinasemangel	→ S. 124
		Hämoglobindefekte	Sichelzellanämie	→ S. 124
			Thalassämie	→ S. 125
		Stammzellstörung	Paroxysmale nächtliche Hämoglobinurie	→ S. 126
	Extrakorpuskulär	Durch Ak (z.B. Wärme-Ak)	Autoimmunhämolytische Anämien, Transfusionszwischenfall	→ S. 126 / → S. 127
		Chemisch, physikalisch	Medikamentös, Alkoholismus	→ S. 263
		Mikroangiopathie	Hämolytisch-urämisches Syndrom	→ S. 128
		Infektionen	Zum Beispiel Malaria	→ S. 363
Ery-Verlust	Blutung		Blutungsanämie	→ S. 119
Verteilungsstrg.	Pooling in Milz		Hypersplenismus	→ S. 148

■■□ 4.2.2 Anämien: Laborwerte

Eint	Form	Retik.	Erythrozyten	Hb	HbE	MCV	MCH	Eisen	Transf.	Ferr.
Bildungsstörung	Aplastische Anämie	↓↓	↓	↓	–	–	–	–	–	–
	Myelodysplasie	↓	Mono-, Bi-, Panzytopenie				↓	- / ↑	- / ↓	- / ↑
	Megaloblastäre Anämie, perniziöse Anämie	↓	Erythrozyten ↓↓ (Granulozyten ↓; Thrombozyten ↓)	↓	↑	↑	↑ MCHC: –	–	–	–
	Eisenmangelanämie	↓	↓	↓	↓↓	↓	↓	↓	↑	↓
	Sideroachrestische Anämie	- / ↑	Ringsideroblasten	↓	↓		↓	↑	↓	↑
	Renale Anämie	↓					–	–		

Eint		Form	Retik.	Erythrozyten	Hb	HbE	MCV	MCH	Eisen	Transf.	Ferr.
Hämolyse	(Ery-Defekt)	Sphärozytose, Elliptozytose	↑↑	↓; Kugelzellen mit erniedrigter osmotischer Resistenz	↓	–	MCHC ↑	–	↑	↓	↑
		G-6-PDH-Mangel		Heinz' Innenkörperchen		–	–	↑	↓	↑	
		Pyruvatkinase-mangel		Akanthozyten (Stechapfel)		–		↑	↓	↑	
	Hämolysezeichen	Sichelzellanämie	–/↑	↓; Sichelzellen	↓	–	–	↑	↓	↑	
		Thalassämie	(↑)	↓; Targetzellen	↓	↓	↓	↓	–/↑	–/↓	–/↑
		Paroxysmale nächtliche Hämoglobinurie		Evtl. Panzytopenie		–	–/↓	–/↓	–/↑	–/↓	
	Andere Defekte	Autoimmun-hämolytische Anämie, Transfusions-zwischenfall		Hämolysezeichen; Ak							
		Medikamentös, Alkoholismus									
		Hämolyt.-uräm. Syndrom									
		Infektionen z.B. Malaria									
Andere		Blutungsanämie	↓	↓, Evtl. kernhaltige Erythrozyten, Mikrozyten	↓ (↓)	↓	–/↓	–/↓			
		Hypersplenismus									

■■□ 4.2.3   Eisenmangelanämie

Def   **Erniedrigung des Hämoglobingehalts** hervorgerufen durch einen **Mangel an Eisen** und damit einhergehende mangelnde Hb-Synthese (hypochrome [MCH↓], mikrozytäre [MCV↓], nichthämolytische Anämie)

Ät
- Verluste durch chronische Blutungen (häufigste Ät): Ulcus ventriculi et duodeni (→ S. 159), erosive Gastritis (→ S. 158), Harnwegsblutungen, bei Frauen Genitalblutungen
- Mangelnde Zufuhr (v.a. bei Säuglingen und Kleinkindern)
- Ungenügende Resorption (bei Anazidität, nach Magenresektion, da Säure zur Aufspaltung von Eisenkomplexen nötig ist)
- Bedarfssteigerung: Wachstum, Stillperiode, Gravidität

Kli   **Unspezifische Anämiesymptome:**
- Blässe von Haut und Schleimhäuten (Konjunktiven)
- Schwächegefühl
- Belastungsdyspnoe, Tachykardie
- Schwindelgefühl
- Evtl. Systolikum (Viskosität ↓ ⇒ Turbulenzen; DD: Endokarditis mit Infektanämie)

Spezifische Symptome:
- Mundwinkelrhagaden (Hauteinrisse), evtl. blasse, brennende, atrophische Zunge
- Brüchigkeit von Haaren und Nägeln, trockene Haut
- Hohlnägel
- Evtl. **Plummer-Vinson-Syndrom**: schmerzhafte Schluckstörung bei „trockenem" Hals, Zungenbrennen, Ösophagus- und Kardiaspasmen (Urs: Schleimhautatrophie im oberen Verdauungstrakt); DD: Karzinom!

Lab
- **Hb** ↓, **Hk** ↓, **Erythrozyten** ↓
- **Diff-BB**: Anulozytose (zentral sehr blasse Erythrozyten), Poikilozytose (unterschiedlich geformte Erythrozyten), Anisozytose (unterschiedlich große Erythrozyten), Mikrozytose (MCV ↓ = mittleres korpuskuläres Volumen), hypochrome = blasse Erys (MCH ↓ = mittleres Hb/Ery) ⇒ Eisenmangelanämie = hypochrome, mikrozytäre, nichthämolytische Anämie

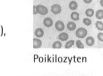

Poikilozyten

- **Transferrin** ↑ (= Eisentransportprotein = totale Eisenbindungskapazität), kompensatorisch
- **Ferritin** ↓ (= Eisenspeicherprotein); korreliert mit Eisenvorräten
- Nach Eisengabe: Retikulozyten ↑, entsprechend Neubildung

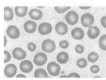

Anisozyten

Di Suche nach Ursache, v.a. chronische Blutungen: Hämokkult, Kolo- und Gastroskopie, gynäkologische Untersuchung, Urin

Th
- Oral Fe^{2+} (bessere Resorption als Fe3+, UW: gastrointestinale Beschwerden), nach den Mahlzeiten (UW ↓), für 3 Monate. Keine gleichzeitige Einnahme von Eisen(II)-Tabletten mit Antibiotika (Tetracycline), Penicillamin, Antazida, Colestyramin, Kaffee
- Parenteral Fe^{3+} ([2]), nur wenn orale Gabe nicht möglich (z.B. Malabsorption) UW (Intoxikationsgefahr!): Kopfschmerzen, Erbrechen, Hitzegefühl, Herzschmerzen, Eisengeschmack, Kollaps, anaphylaktischer Schock, Venenschädigung (⇒ Thrombophlebitis), Gefahr der Überdosierung!

■■□ **4.2.4   Sideroachrestische Anämie**

Def Hypochrome Anämie mit Störung des Eiseneinbaus in das Häm-Gerüst

Ät
- Toxisch: z.B. Blei, Tuberkulostatika
- Bei systemischer Grunderkrankung: z.B. Prostatakarzinom
- Idiopathisch (= Myelodysplasie-Syndrom → S. 132)

Kli Unspezifische Anämiesymptome, später evtl. Splenomegalie

Di
- Serumeisen und Ferritin normal bis ↑
- Ausstrich: hypochrome und normochrome Erythrozyten, starke Anisozytose und Poikilozytose
- KM: Ringsideroblasten (Normoblasten mit Eisenablagerung ringförmig um den Kern; Normoblasten sind Vorläufer der Erythrozyten; Eisenfärbung: Berliner Blau)

DD Andere hypochrome Anämien wie Eisenmangelanämie (→ S. 119), Infekt- und Tumoranämien (→ S. 121), Thalassämie (→ S. 125)

Th Erythrozytenkonzentrate erst bei Hb < 7g/dl, da Gefahr der Hämosiderose (= Eisenablagerungen im Gewebe)

---

[1]Lösferron, [2]Ferrlecit

■□□ 4.2.5   Anämie bei Entzündungen, Infekten und Tumoren

Pg   Gestörte Eisenabgabe aus dem RHS (= retikulo-histiozytäres System)

Lab
- Hb ↓
- Serum-Fe ↓
- Transferrin ↓ (= Eisentransportprotein)
- Ferritin ↑ (= Eisenspeicherprotein, entspricht den Körpereisenvorräten; bei Leberschaden immer ↑)
- Differenzial-BB: Erythrozyten hypochrom (MCH ↓), mikrozytär (MCV ↓)

DD
- Andere hypochrome Anämien, Eisenmangelanämie (Ferritin ↓, Transferrin ↑ → S. 119)
- β-Thalassämie (Hb-Elektrophorese, Hämolyseparameter, → S. 125)
- Myelodysplasie (Serumeisen ↑, Panzytopenie, KM; → S. 132)

Kli Klinik der Grunderkrankung

Th
- Therapie der Grunderkrankung
- Eisengaben kontraindiziert, da Eisenspeicher voll!

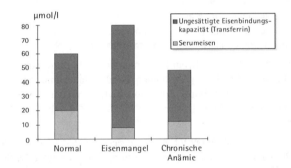

■■□ 4.2.6   Megaloblastäre Anämie

Def Anämie mit vergrößerten Erythrozyten, verursacht durch **Mangel an Vitamin B_{12}** (Cobalamin) und/oder **Folsäure**

PPh Folsäure und Vitamin B_{12} (Cobalamin) werden zur DNS-Synthese benötigt, v.a. in proliferativen Geweben (z.B. Knochenmark = KM). Bei Mangel an Vitamin B_{12} oder Folsäure synthetisiert das KM weniger, dafür aber größere Zellen.

Ät
- **Mangel- oder Fehlernährung** (Alkoholiker, strenge Vegetarier, Veganer)
- **Malabsorptionssyndrom** bei intestinalen Erkrankungen (→ S. 165)
- **Erhöhter Bedarf** (Hämolyse, Schwangerschaft)
- **Bakterielle Überwucherung des Dünndarms**, z.B. beim Blind-Loop-Syndrom (bakterielle Fehlbesiedlung einer operativ aus der Nahrungspassage ausgeschaltete Dünndarmschlinge, z.B. nach Billroth-II-Operation, d.h. 2/3 Magenresektion mit Gastrojejunostomie; Kli: Durchfall, Steatorrhö (= Fettstuhl), Völlegefühl; Vit. B12- Mangel)
- **Mangel an Intrinsic-Factor**: Z.n. Magenresektion, Autoimmungastritis bei perniziöser Anämie (→ S. 122)
- **Medikamente**: Methotrexat (Folsäureantagonist) hemmt Folsäurestoffwechsel; Phenytoin (= Diphenylhydantoin) stört Folsäuredekonjugation im Darm
- **Fischbandwurm** (verbraucht Vitamine)

Kli
- **Allg. Anämiesymptome**: Blässe, Abgeschlagenheit, Leistungsfähigkeit ↓
- **Neurologische Symptome** (bei Cobalaminmangel):
  funikuläre Myelose (= Erkrankung des Rückenmarks) mit Missempfindungen an Beinen (Dysästhesien), Gehstörungen (Ermüdbarkeit, später Spastik, Ataxie), Störungen der Tiefensensibilität und abgeschwächten Muskeleigenreflexen
- **Hunter-Glossitis**: glatte, rote, brennende Zunge
- Symptome der ursächlichen Erkrankung

Lab
- **Diff-BB**: MCV ↑ (megalozytär), MCH ↑ (hyperchrom), MCHC aber normal, häufig Leukopenie und Thrombopenie (DD: Myelodysplasie)
- **KM**: Reifungsstörung aller 3 Zellreihen, Verhältnis von Granulopoese zu Erythropoese zugunsten der Erythropoese verschoben; Vorkommen von Megaloblasten (große, im normalen KM nicht vorkommende Ery-Vorläufer, keine malignen Zellen!), übersegmentierten, d.h. 6 und mehr Kernsegmente und riesenstabkernigen Granulozyten, hypersegmentierte Megakaryozyten

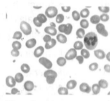
Megalozyten

- Folsäure bzw. Cobalamin ↓ im Plasma; Serumeisen eher erhöht (ineffektive Erythropoese); LDH infolge der intramedullärer Hämolyse stark erhöht

Th
- Th der Ursache: bei Blind-Loop-Syndrom Tetracycline, evtl. Umwandlung eines Billroth II in Billroth I; Ernährungsumstellung; Bandwurmbehandlung
- Substitution: Folsäure oral (Folsan®), Cobalamin (Cytobion®) hochdosiert oral oder i.m., evtl. K^+ (Kalinor®) und Fe^{2+} (Lösferron®), (da Bedarf↑ durch die gesteigerte Hämatopoese)

Anm
Im Verlauf der i.m. Substitution mit Vit. B_{12} kann sich nach 5-12 Tagen in der sogenannten Retikulozytenkrise (gesteigerte Erythropoese ⇒ gesteigerter Bedarf an Eisen) sogar ein Eisenmangel einstellen.

■□□ **4.2.7 Perniziöse Anämie (Morbus Biermer)**

Def
Autoimmunerkrankung und spezielle Form einer durch Cobalaminmangel hervorgerufenen megalozytären Anämie

Phy
Intrinsic-Factor wird in den Belegzellen des Magens gebildet und bindet Cobalamin (Extrinsic-Factor) zu einem relativ stabilen Komplex, welcher hochspezifisch im Ileum aufgenommen wird.

PPh
Autoimmungastritis ⇒ Intrinsic-Factor ↓ ⇒ Aufnahme von Cobalamin ↓

Di
- **Schilling-Test**
  - **1. Teil**: orale Gabe von radioaktiv markiertem Vit. B_{12}; nach 2h i.m. Gabe von nichtradioaktivem Vit. B_{12} in hoher Dosis (Ausschwemmdosis); Urin sammeln und die ausgeschiedene Menge an radioaktivem Vit. B_{12} bestimmen; bei weniger als 2% des zuerst gegebenen Vit. B_{12} im Urin ⇒ mangelhafte Resorption
  - **2. Teil**: Durchführung wie Teil 1, nur zusätzlich Gabe von Intrinsic-Factor, bei Mangel an Intrinsic-Factor
    ⇒ Aufnahme und Urinausscheidung von Vit. B_{12} jetzt normal
- Nachweis von Auto-Ak gegen Parietalzellen (= Belegzellen), gegen Intrinsic-Factor und z.T. auch gegen Schilddrüsengewebe
- Gastroskopie mit Biopsie: chronisch-atrophische Gastritis
- Magensaftanalyse: Anazidität auch nach Gastringabe

■■□ 4.2.8   Hämolyse

Def   Verkürzte Erythrozytenlebenszeit

Ät

Korpuskuläre Hämolyse (Störung im Erythrozyten)	
- Erythrozytenmembrandefekte: Sphärozytose	→ S. 123
- Enzymdefekte: G-6-PDH-Mangel (Favismus), Pyruvatkinasemangel	→ S. 124
	→ S. 124
- Hämoglobin-Störung: Sichelzellanämie, Thalassämie	→ S. 124
	→ S. 125
- Stammzellstörung: paroxysmale nächtliche Hämoglobinurie	→ S. 126
Extrakorpuskuläre Hämolyse	
- Durch Ak: durch Iso-Ak (gegen Ag genetisch verschiedener Individuen, z.B. bei Transfusionszwischenfall); oder durch Auto-Ak (z.B. Wärme-Ak = IgG)	→ S. 126
- Medikamente	
- Infektionskrankheiten: z.B. Malaria (Parasiten in Erythrozyten)	→ S. 363
- Chemisch, physikalisch (Verbrennung, künstl. Herzklappe, toxisch, Medikamente)	
- Mikroangiopathie: z.B. hämolytisch-urämisches Syndrom	→ S. 128
- Alkoholismus: Zieve-Syndrom (hämolytische Anämie, Hyperlipidämie, Ikterus)	→ S. 263

Kli   • **Anämiesymptome**: Müdigkeit, Konzentrationsstörungen, Blässe, Systolikum
    • **Hämolysesymptome**: evtl. Ikterus, brauner Urin (Urobilinogen),
       gehäuft Bilirubingallensteine, Splenomegalie

Lab   Retikulozyten ↑, LDH ↑ (unspezifisch), Haptoglobin ↓↓ (= Hb-Transportprotein im
    Plasma, wird bei Hämolyse mit Hb beladen und in Zellen des RHS aufgenommen),
    indirektes Bilirubin ↑ (nichtkonjug. Hb-Abbauprodukt, v.a. an Albumin gebunden)

■■□ 4.2.9   Kugelzellanämie

Def   Autosomal dominant erbliche **hämolytische Anämie**

Syn   Hereditäre Sphärozytose

PPh   **Membrandefekt der Erythrozyten** ⇒ Wassereinstrom in Erythrozyten
    ⇒ die kugeligen, schlecht verformbaren Erythrozyten (Sphärozyten) bleiben in den
    Milzsinus hängen und werden durch das RHS vorzeitig abgebaut.

Kli   • Unspezifische Anämiesymptome wie Abgeschlagenheit,
       Blässe, Konzentrationsschwäche
    • Splenomegalie (→ S. 148), Ikterus, evtl. Bilirubingallensteine
    • Hämolytische Krisen mit Ikterus, Fieber, Oberbauchschmerz
    • Bei Virusinfekten Gefahr einer lebensbedrohlichen,
       aplastischen Krise (Sistieren der Erythropoese im KM)

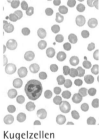

Di   • Hämolyseparameter: LDH ↑, Haptoglobin ↓,
       Retikulozyten ↑, indirektes Bilirubin ↑
    • Normochrome Anämie: MCH und MCV normal

Kugelzellen
(Sphärozyten)

    • Diff-BB (= Ausstrich): Sphärozyten
    • Osmotische Resistenz der Erythrozyten vermindert (normale Erys platzen erst in
       einer Na^+Cl^--Lösung < 0,46%, Kugelzellen schon bei einer Na^+Cl^--Lösung > 0,46%)

Th   Splenektomie (Ausschluss von Nebenmilzen) ⇒ Stopp des vorzeitigen
    Erythrozytenabbaus; möglichst erst nach dem 5. Lj., da Sepsis-Gefahr,
    OPSI-Syndrom (overwhelming postsplenectomy infection)
    ⇒ Pneumokokken-/Meningokokkenimpfung!

■■□ **4.2.10   Hereditäre Elliptozytose**

Def   Seltene, autosomal-dominant erbliche Anomalie der Erythrozyten, die wegen eines Membrandefekts eine ovale bis elliptische Form annehmen.

Di   Blutausstrich: Elliptozyten (= Ovalozyten)

Kli   Meist asymptomatisch, evtl. Hämolyse

Th   In seltenen Fällen Splenektomie

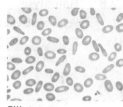
Elliptozyten

■■□ **4.2.11   Pyruvatkinasemangel**

Def   Autosomal-rezessiv erblicher **Defekt der Glykolyse**

Pg   Pyruvatkinasemangel $\Rightarrow$ ATP-Mangel $\Rightarrow$ Funktionsbeeinträchtigung der Na^+/K^+-ATPase $\Rightarrow$ Störung der transmembranalen Ionenverteilung $\Rightarrow$ **Hämolyse**

Kli   Unspezifische Anämiesymptome, Splenomegalie

Di   • Blutausstrich: Akanthozyten (Erythrozyten mit dornenartigen Zytoplasmaausläufern)
• Pyruvatkinaseaktivität in Erythrozyten ↓

Th   Splenektomie, wenn Milz Hauptabbauort der Erythrozyten ist (dies wird szintigrafisch mit radioaktiv markierten Erythrozyten festgestellt)

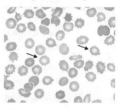
Akanthozyten

■□□ **4.2.12   Glucose-6-Phosphat-Dehydrogenase-Mangel**

Def   **Hämolytische Anämie** durch X-chromosomal erblichen **Enzymdefekt** der Glucose-6-Phosphat-Dehydrogenase (G-6-PDH, Syn: Favismus)

Phy   G-6-PDH stellt $NADPH_2$ bereit, welches zur Rückgewinnung (Reduktion) von Gluthation benötigt wird. Gluthation schützt u.a. das Hb vor Oxidation.

PPh   G-6-PDH ↓ $\Rightarrow$ $NADPH_2$ ↓ $\Rightarrow$ funktionstüchtiges (= reduziertes) Gluthation ↓ $\Rightarrow$ Hb-Oxidation ↑ $\Rightarrow$ Met-Hb ↑ $\Rightarrow$ Hb-Abbau (Met-Hb-Abbau) ↑

Epi   Vor allem im Mittelmeerraum, endemische Malariagebiete (erhöhte Malariaresistenz)

Kli   Ein bis zwei Tage nach Aufnahme best. Nahrungsmittel (z.B. Favabohnen), Medikamente (z.B. Sulfonamide, Phenacetin, Acetylsalicylsäure, Malariamittel), bei Infektionen hämolytische Krisen
$\Rightarrow$ Bauchschmerzen, Ikterus, brauner Urin, Müdigkeit, evtl. Schock

Di   • Blutausstrich: Heinz-Innenkörper (= präzipitiertes Hb) in den Erythrozyten
• Erythrozyten: Aktivität der G-6-PDH ↓

Th   Meidung auslösender Noxen

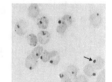
Heinz-Innenkörperchen (Brillantkresylblau-Färbung)

■□□ **4.2.13   Sichelzellanämie**

Def   **Hämolytische Anämie** mit qualitativer Hb-Veränderung (Aminosäure vertauscht)

Epi   Autosomal rezessive Vererbung, v.a. bei Schwarzen verbreitet
$\Rightarrow$ (erhöhte Malariaresistenz)

PPh **Sichelzellhämoglobin HbS** präzipitiert in desoxygeniertem Zustand (in venösem Blut oder O_2-armer Luft und bei Azidose) in Form von langen Fibrillen, durch die die Erythrozyten verformt werden und die Endstrombahn verschließen ⇒ vasookklusive Krisen mit Organinfarkten

Kli
- **Krisenhafte Organinfarkte**: akute Bauchschmerzattacken (DD: u.a. Appendizitis), Knocheninfarkte mit Neigung zu Salmonellenosteomyelitis, Netzhautinfarkte mit Sehstörungen, evtl. Hirninfarkte mit Krämpfen und psychomotorischer Retardierung
- Bei Kleinkindern Hand-Fuß-Syndrom: schmerzhafte Schwellung und Hyperämie von Fingern, Händen und Füßen durch Gefäßverschluss
- Milz zunächst vergrößert, dann narbig geschrumpft

Di
- **Hb-Elektrophorese**: Nachweis von HbS
- Sichelzellen im Diff-BB

Th
- Krise: Sauerstoffsonde, parenterale Flüssigkeitszufuhr, Schmerzmittel
- Infekt : intensive Antibiotikatherapie
- Anämie nur selten transfusionsbedürftig
- Vor Op evtl. Austauschtransfusionen
- Evtl. Knochenmarkstransplantation

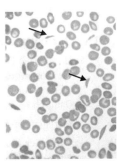

Sichelzellen

■□□ 4.2.14 Beta-Thalassämie

Def Quantitative, autosomal-rezessiv erbliche **β-Globin-Synthesestörung** mit verminderter HbA_1-Synthese ($\alpha_2\beta_2$-Globinketten) und kompensatorisch erhöhter Synthese von HbF ($\alpha_2\gamma_2$) und HbA_2 ($\alpha_2\delta_2$) (d.h. verminderte β-Ketten-Synthese oder keine β-Ketten-Synthese)

Vork Vor allem im Mittelmeerraum

PPh
- Freie α-Ketten, HbF und HbA_2 präzipitieren leicht ⇒ Hämolyse
- Bei Homozygotie Thalassaemia major (= Cooley-Anämie): Pat. mit Majorform ohne Eisenchelation leben selten länger als 25 Jahre. Mit Eisenchelation Verbesserung der Prognose. Heilung ist nur durch KM-Transplantation möglich.
- Bei Heterozygotie Thalassaemia minor: kaum Symptome

Kli
- **Thalassaemia minor**: Splenomegalie + leichte Anämie
- **Thalassaemia major** (manifest schon im Säuglingsalter):
- Hepatosplenomegalie
- Rö: „Bürstenschädel" (erweiterte Markräume durch KM-Hyperplasie)
- Schwere hämolytische Anämie (bei gleichzeitig ineffektiver Hämatopoese)

Lab
- Hämolyseparameter: Haptoglobin ↓, Retikulozyten ↑, LDH ↑, Bilirubin ↑
- MCV ↓ (mikrozytär; DD: Eisenmangelanämie), MCH ↓ (hypochrom)
- Eisen und Ferritin normal oder ↑
- Osmotische Resistenz der Erythrozyten ↑
- Blutausstrich bei Th. minor: Heinz-Innenkörper in Erythrozyten, hypochrome, z.T. basophil getüpfelte Erythrozyten, Retikulozyten ↑, Target-Zellen (= dünne, hämoglobinarme Erythrozyten; Zentrum und Rand gefärbt, dazwischen blasser Ring, „Zielscheibe")

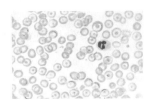

Target-Zellen
(Schießscheiben)

Di   Hb-Elektrophorese: HbF ↑↑, HbA$_2$ ↑ (Th. major);
HbF ↑, HbA$_2$ ↑ (Th. minor)

DD   Andere mikrozytäre Anämien, wie Eisenmangelanämie (→ S. 119), Begleitanämien
bei Entzündungen und Tumoren (→ S. 121), evtl. auch Anämie beim
Myelodysplasiesyndrom (→ S. 132)

Th   • **Minor-Form**: keine Therapie erforderlich
• **Major-Form**: regelmäßige Bluttransfusionen bei Hb < 10g/dl (Gefahr der
Eisenüberladung!); Deferoxamin[1] (Komplexbildner, Eisenausscheidung↑);
evtl. Splenektomie; einzige kurative Therapie: KM-Transplantation

■■□ 4.2.15   Paroxysmale nächtliche Hämoglobinurie (PNH)

Def   Ursache der Erkrankung ist eine Mutation des PIG-A-Gens, das verantwortlich ist für
die Biosynthese des PIG-Ankerproteins. Die Folgen sind eine fehlerhafte Bindung
(Verankerung) komplementregulierender Membranfaktoren auf der Zellmembran.
Dadurch kommt es zu verstärkter komplementvermittelter Hämolyse.

Syn   Marchiafava-Anämie

Kli   • **Dunkler Morgenurin** durch nächtliche Hämolyse (Atmung ↓ ⇒ pH ↓)
• Unspezifische Anämie- und Hämolysesymptome
• Evtl. hämolytische Krisen bei Infekten: Fieber, Kopf- und Bauchschmerzen

Ko   • Thrombosen (v.a. der Lebervenen, Pfortader, zerebralen Venen)
• Leukopenie mit Infektanfälligkeit, Thrombopenie

Di   Säureserumtest: Ansäuerung einer Blutprobe ⇒ Hämolyse

Th   • Antikoagulantien zur Thromboseprophylaxe mit Cumarinen,
z.B. Phenprocoumon[2], da Heparine Komplement aktivieren können
• Bei Bedarf gewaschene Erythrozyten
• Knochenmarkstransplantation (kurativ, selten nötig)

Prg   • Mittlere Lebenserwartung liegt bei 10 Jahren, Verlauf aber sehr variabel
• Häufigste Todesursache sind die venösen Thrombosen
• Übergang in aplastische Anämie oder akute Leukämie möglich

■■□ 4.2.16   Autoimmunhämolytische Anämie durch Wärmeantikörper

Def   Hämolyse durch Autoantikörper vom **IgG-Typ**

PPh   **Bei Körpertemperatur** binden IgG-Antikörper an Erythrozytenmembranen
⇒ Abbau dieser Erythrozyten im RHS

Ät   **Unbekannt** (idiopathisch)
Sekundär:
• Medikamente (z.B. β-Lactam-Antibiotika)
• Non-Hodgkin-Lymphome (z.B. chronische lymphatische Leukämie → S. 140)
• Systemischer Lupus erythematodes (→ S. 318)

Kli   • Unspezifische Anämiesymptome: Müdigkeit, Konzentrationsschwäche
• Evtl. hämolytische Krisen mit Kopfschmerz, Fieber, Bauchschmerzen

---

[1]Desferal, [2]Marcumar

Di
- BSG ↑ ↑, Hämolyseparameter (LDH ↑, Haptoglobin ↓, indirektes Bilirubin ↑, Retikulozyten ↑)
- Direkter Coombs-Test positiv (Nachweis von Ak-beladenen Erythrozyten): Coombs-Serum (Ak gegen Ak-beladene Erythrozyten) agglutiniert IgG-beladene Erythrozyten.
- Indirekter Coombs-Test nur bei hohen Ak-Titern positiv (Nachweis von freien IgG-Ak im zu untersuchenden Serum): zunächst Binden der freien Ak an Testerythrozyten, dann Agglutination der jetzt Ak-beladenen Erythrozyten mit Coombs-Serum (Ak gegen Ak-beladene Erythrozyten)

CAVE
Bei sekundärer Form kann Hämolyse der Grundkrankheit vorausgehen
⇒ erneute Diagnostik bei Erstdiagnose „idiopath. autoimmunhämolytische Anämie"

Th
- **Steroide** (nur bei 1/3 der Patienten erfolgreich, z.B. Prednison[1])
- Evtl. Immunsuppressiva (Azathioprin[2], Cyclophosphamid[3], Ciclosporin A[4])
- Evtl. Immunglobuline hochdosiert i.v. (blockieren vorübergehend das RES)
- Splenektomie, wenn Verlauf chronisch und Milz Hauptabbauort der Erys
- Bluttransfusionen möglichst vermeiden (da Hämolyse, Eisenüberladung)

■□□ 4.2.17 Autoimmunhämolytische Anämie durch bithermische Ak

Def
Hämolyse durch Autoantikörper vom IgG-Typ (selten)

PPh
Temperatur ↓ ⇒ Bindung von IgG-Ak
⇒ Bindung von Komplement + Hämolyse bei Wiedererwärmung

Ät
- Idiopathisch
- Postinfektiös (z.B. Lues → S. 346, virale Infekte)

■■■ 4.2.18 Autoimmunhämolytische Anämie durch Kälteantikörper

Def
Hämolyse durch Antikörper vom IgM-Typ

PPh
Bei erniedrigten Temperaturen binden die IgM-Ak an Erythrozyten ⇒ **Hämolyse**

Ät
- Idiopathisch (= Kälteagglutininkrankheit): monoklonale IgM-Vermehrung
- Sekundär (= Kälteagglutininsyndrom) durch IgM-Vermehrung: polyklonal nach Infekten (v.a. Mykoplasmenpneumonie → S. 341; Mononukleose → S. 353); monoklonal bei Morbus Waldenström (= IgM-produzierendes Lymphom → S. 139)

Kli
- Blaue, schmerzende Akren bei Kälteexposition (DD: Raynaud-Syndrom: schmerzende, zunächst blasse, dann blau-rote, später rote Akren → S. 321)
- Unspezifische Hämolyse- und Anämiesymptome
- Erschwerte Blutentnahme durch Erythrozyten-Agglutination in der Kanüle, Verklumpung des Blutausstrichs, u.ä.

Lab
BSG ↑ ↑ (bei 37°C normal); Nachweis der **Kälteagglutinine** (Agglutination von Erythrozyten der Blutgruppe 0 durch Patientenserum; Blutabnahme bei 37°C, Transport in Wärmflasche)

Th
- Schutz vor Kälte; Steroide und Splenektomie sind unwirksam, evtl. Immunsuppressiva bei ausgeprägter hämolytischer Anämie (Cyclophosphamid)
- In schweren Fällen Plasmapherese (Plasmaentfernung): Blut wird ausgeleitet, Plasma entfernt, die zellulären Elemente mit Elektrolytlösung retransfundiert.

---

[1]Decortin, [2]Imurek, [3]Endoxan, [4]Sandimmun

■■■ 4.2.19 Hämolytisch-urämisches Syndrom

Def Mikroangiopathie mit akuter, **postinfektiös auftretender intravasaler hämolytischer Anämie** mit **Niereninsuffizienz und Thrombopenie**

Syn Gasser-Syndrom

Vork Meist im Säuglings- und Kleinkindalter

Pg Schädigung des Gefäßendothels, v.a. der Niere ⇒ lokale intravasale Gerinnung mit Einengung der Strombahn ⇒ mechanische Schädigung der Erythrozyten

Kli
- 5-10 Tage nach unspezifischer, meist gastrointestinaler Infektion (häufig durch meist EHEC: enterohämorrhagische E. coli)
- Dramatischer Beginn mit Bewusstseinsstörung, Blässe, Krampfanfällen
- Akutes Nierenversagen: Oligurie bis Anurie, Hämoglobinurie ⇒ RR ↑, Ödeme, Herzinsuffizienz
- **Gastrointestinale Blutungen: oft wichtigstes Leitsymptom!**

Di
- Lab: Hb ↓, Hämolyseparameter (indirektes Bili ↑, Haptoglobin ↓, LDH ↑) Verbrauch (Thrombozyten ↓, Gerinnungsfaktoren ↓, Fibrinspaltprodukte ↑) Ausstrich: Fragmentozyten (= Schistozyten = fragmentierte Erythrozyten)
- Sono: Nieren vergrößert, echoreich

Th
- Symptomatische Intensivtherapie (⇒ Senkung der Mortalität von 80% auf 5%)
- Dialyse
- Fresh Frozen Plasma

■■□ 4.2.20 **Moschcowitz–Syndrom**

Syn Thrombotisch-thrombozytopenische Purpura, hämolytisch-urämisches Syndrom des Erwachsenen, Morbus Moschcowitz (selten)

Pg Schädigung des Gefäßendothels ⇒ lokale Einengung der Strombahn durch thrombozytenreiche Mikrogerinnsel und Fibrinfäden ⇒ mechanische Schädigung der Erythrozyten und thrombozytopenische Blutung

Kli
- Fieber
- Neurologische Störungen
- Kompensierte Niereninsuffizienz (**CAVE**: akutes Nierenversagen!)
- Hämorrhagische Diathese mit symmetrischen Hautblutungen
- Symptome der hämolytischen Anämie

Lab
- Hb ↓
- Fragmentozyten im Blutausstrich, Retikulozyten ↑
- Hämolyseparameter (Haptoglobin ↓, LDH ↑, indirektes Bilirubin ↑)
- Thrombozytopenie (Thrombozytenverbrauch ↑)
- Leukozytose

Th
- Plasmapherese (= Plasmaentfernung)
- Glucocorticoide, Dialyse
- Fresh Frozen Plasma
- Symptomatisch

■■□ 4.2.21 **Renale Anämie**

Def Anämie bei chronischer Nierenerkrankung

Pg
- Synthese von **Erythropoetin** ↓ (= renales Hormon) ⇒ Erythropoese ↓
- Urämiegifte ⇒ Stoffwechselstörungen und Hämolyse der Erythrozyten

Kli
- Symptome der Nierenerkrankung
- Gelb-braune Haut (sog. Café-au-lait-Farbe) durch anämische Blässe und Ablagerung von Urochromen

Lab
- Retikulozyten ↓
- MCH normal (normochrom)
- Erythropoetin niedrig bis normal (bei anderen Anämien kompensatorisch erhöht)

DD
- Eisenmangelanämie (mikrozytär, Eisen ↓, Ferritin ↓)
- Folsäuremangel (makrozytär, MCV ↑, Folsäurespiegel ↓)

Th
- Erythropoetin[1] s.c. oder i.v., bei Hb < 8mg/dl (UW: Hypertonie)
- Transfusionen (wenn symptomatisch)
- Nierentransplantation

4.3 Knochenmark

■□□ 4.3.1 Myeloproliferative Erkrankungen

Def
Gruppe von Erkrankungen, die durch autonome **Proliferation bestimmter KM- Zellen** gekennzeichnet ist (bei relativ guter Ausdifferenzierung im Gegensatz zu akuten Leukämien).

Form
- Erythropoese: Polycythaemia vera (→ S. 129)
- Granulozytopoese: chronische myeloische Leukämie (CM, → S. 130)
- Thrombopoese: essenzielle Thrombozythämie (→ S. 132)

Kli
- Initial können alle 3 Zellreihen vermehrt sein
- Splenomegalie
- Tendenz zur KM-Fibrosierung (Osteomyelosklerose → S. 132)
- Extramedulläre Blutbildung möglich, v.a. bei Osteomyelosklerose, auch bei CML
- Terminaler Blastenschub möglich, d.h. Entdifferenzierung mit Ausschwemmung von unreifen, entarteten Vorstufen wie bei akuter Leukämie, regelhaft bei CML

Di
- Knochenmark und Histologie
- Blutbild
- Klinik (z.B. Splenomegalie)
- Bei CML: alkalische Leukozytenphosphatase ↓, Philadelphia-Chromosom positiv

■□□ 4.3.2 Polycythaemia vera

Def
Myeloproliferative Erkrankung mit **Vermehrung u.a. der Erythropoese, aber auch der Thrombo- und Granulozytopoese** (hyperplastisches KM mit normaler relativer Zusammensetzung)

Kli
- Rötung von Gesicht und Extremitäten, evtl. Zyanose (→ S. 35)
- Hepatosplenomegalie, Pruritus
- Kopfschmerzen, Schwindel, Ohrensausen, Schlaflosigkeit, Mattigkeit

Ko
- Thrombembolie, Herzinfarkt (Hkt ↑, Viskosität ↑), Herzinsuffizienz (da Volumen ↑)
- Hämorrhagische Diathese, GI-Ulzera (Thrombozytenfunktionsstörung)
- Übergang in trilineares myeloproliferatives Syndrom oder Osteomyelofibrose

Di
Hkt ↑ (> 60%), Hb ↑↑, Erythrozyten ↑, Thrombozyten ↑, Leukozyten ↑, BSG ↓↓; KM: Erythropoese ↑, keine atypischen Zellen

[1] Erypo

DD	Polyglobulie (= Vermehrung der Erythrozyten durch Erythropoetin ↑) bei O_2-Mangel (Höhenaufenthalt, Herz- und Lungenerkrankungen, Raucher), Nierenerkrankungen (z.B. Zystennieren → S. 291), paraneoplastisch (M. Cushing → S. 223, Nierenzellkarzinom → S. 290)
Th	• Regelmäßige Aderlässe (Ziel: Hkt ca. 45%) • ASS 100mg/d (Aspirin, Colfarit® ⇒ Thrombozytenaggregationshemmung) • Myelosuppression (bei Thromboserisiko): Hydroxyharnstoff

■□□ ### 4.3.3 Chronische myeloische Leukämie (= chronische Myelose)

Def	**Myeloproliferative**, maligne Erkrankung der Granulopoese, mit Vermehrung der granulopoetischen Zellen im Blut und KM (Anm: die Granulozyten sind funktionsfähig ⇒ keine Abwehrschwäche)
Epi	Erkrankungsgipfel im mittleren und höheren Lebensalter
Pg	Balancierte reziproke Translokation eines Teils von Chr. 9 auf Chr. 22 (Philadelphia-Chr.) und vice versa ⇒ Entstehung des bcr/abl Fusionsgens auf Chr. 22 (kodiert für eine überaktive Tyrosinkinase ⇒ proliferationsfördernde Wirkung)
Ät	Ionisierende Strahlen und chemische Mutagene
Kli	• Allgemeinsymptome: Blässe, Müdigkeit, Nachtschweiß, Fieber • Splenomegalie, Völlegefühl (Milz drückt auf Magen), Hepatomegalie • Fortgeschrittenes Stadium: Riesenmilz, Kachexie, KM-Fibrosierung spontan und durch Strahlen-/Chemotherapie (⇒ Anämie, Thrombopenie mit Blutungsneigung) • Verlauf: chronisch (über Jahre) ⇒ Akzelerationsphase ⇒ Blastenkrise
Ko	• Thrombembolie (durch anfängliche Thrombozytose), Milzinfarkte • KM-Fibrose, thrombopenische Blutungen durch KM-Insuffizienz • Terminaler Blastenschub: KM-Insuffizienz mit Anämie, Neutropenie (⇒ bakt. Infekte) und thrombopenischen Blutungen, rasches Milzwachstum, Fieber (nichtinfektiös), Allgemeinzustand (AZ) ↓; BB: Blasten und Hiatus leucaemicus wie bei akuter Leukämie, meist letal innerhalb weniger Monate

Di
• Diff-BB: Leukos ↑ ↑ (100 000-300 000), Ausschwemmung aller granulopoetischen Vorstufen, Basophile ↑ (normal: - 2%; Frühmanifestation; Kontrolle nach Strahlenexposition), Eosinophile ↑ (normal: - 6%)

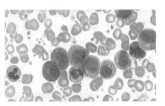

Basophiler Granulozyt

• Alkalische Leukozytenphosphatase ↓ ↓ (bei anderen myeloproliferativen Erkr. ↑)

Blutausstrich: Chronisch-myeloische Leukämie

• Philadelphia-Chromosom, Nachweis: zytogenetisch im KM; mit PCR oder FISH im KM oder Blut
• KM: Granulopoese ↑, Verdrängung der roten Blutbildung

DD
• Leukämoide Reaktion (= reaktive Leukozytose bei schweren bakteriellen Infekten) mit starker Linksverschiebung, Leukoz. ↑ (aber meist < 100 000), aLP ↑
• Osteomyelosklerose (→ S. 132): aLP ↑

CML „Linksverschiebung" (Z.B. bei Infektion) Normales Blutbild

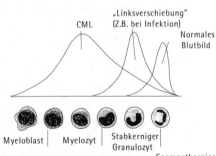

Myeloblast | Myelozyt | Stabkerniger Granulozyt

Promyelozyt | Metamyelozyt | Segmentkerniger Granulozyt

Th
- Therapie-Ziel: Verbesserung des AZ, Imatinib (Hemmstoff der Tyrosinkinase)
- Chemo-Th: Hydroxyharnstoff, α-Interferon (IntronA®)
- Allopurinol (Allo®), Harnalkalisierung, Wässerung
  (Pro von Gicht und Uratnephropathie)
- KM-Transplantation (→ s. 131) (einzige Heilungschance)

Prg MÜZ 4-5 J.; Tod im terminalen Blastenschub (80%)

■■■ 4.3.4 Knochenmarkstransplantation

Def Therapeutisches Verfahren, bei dem zuerst das Empfängerknochenmark mit hochdosierter Chemotherapie und Ganzkörperbestrahlung zerstört wird (= Konditionierung ⇒ Abwehr gegen allogenes KM ↓) und danach **Spender-KM-Zellen i.v.** transfundiert werden, die sich im Knochen ansiedeln.

Form

Autologe Transplantation	Spender und Empfänger identisch
Syngene Transplantation	Spender und Empfänger genetisch identisch, d.h. eineiige Zwillinge
Allogene Transplantation	Spender und Empfänger genetisch unterschiedlich (bei KM-Transplantation HLA-identische Geschwister oder histokompatible Fremdspender)

Ind
- Schwere aplastische Anämie: Konditionierung nur mit Cyclophosphamid (Endoxan®)
- Akute Leukämien (→ s. 141)
- Rezidiv eines Morbus Hodgkin (→ s. 135) oder hochmalignen NHL (→ s. 136)
- Plasmozytom (→ s. 138)
- Chronische myeloische Leukämie (CML → s. 130)
- Thalassaemia major (→ s. 125)

Ko
- **Abwehrschwäche durch Agranulozytose** ⇒ opportunistische Infektionen (z.B. Sepsis); Pro: keimarme Räume, steriler Umgang mit Patienten, vorher selektive Darmdekontamination (z.B. Cotrimoxazol, Colistin, Amphotericin B), Antibiose, G-CSF (Granulozyten-Kolonie-stimulierender Faktor, bei Granulozytopenie)
- **Transplantatabstoßung** („graft failure"):
  begünstigt durch Sensibilisierung des Empfängers durch Bluttransfusionen
- **Graft-versus-Host-Reaktion** (siehe unten)
- **UW der hochdosierten Chemotherapie und Ganzkörperbestrahlung**

■■■ 4.3.5 Graft-versus-Host-Reaktion (GvHR)

Def Immunkompetente Spenderzellen greifen Empfängergewebe an

Kli
- Akute GvHR (innerhalb der ersten 3 Mon): Dermatitis, Hepatitis, Enteritis, Diarrhö
- Chronische GvHR (Beginn > 3 Monate nach Transplantation): Cholestase, Lupus-erythematodes-ähnliche Hautveränderungen, Keratokonjunctivitis sicca

Th Glucocorticoid (z.B. Prednison[1]), Antilymphozytenserum, monokl. Ak gegen T-Zellen

Pro
- Immunsuppression: Methotrexat[2], Cyclosporin A[3], Tacrolimus[4], Azathioprin[5], Cyclophosphamid[6]
- T-Zell-Depletion: Entfernung der T-Zellen aus Spender-KM durch monoklonale Ak

---

[1]Decortin, [2]Farmitrexat, [3]Sandimmun, [4]Prograf, [5]Imurek, [6]Endoxan

■■■ 4.3.6 Essenzielle Thrombozythämie

Def Myeloproliferative Erkrankung, bei der eine Vermehrung der Thrombopoese im Vordergrund steht.

Syn Megakaryozytäre Myelose

PPh Thrombozyten evtl. nicht funktionsfähig

Kli
- Mikrozirkulationsstörungen (40%)
- Thrombembolische Komplikationen (25%)
- Blutungen (15%)
- Asymptomatisch (25%)

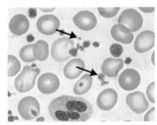

Thrombozytose
(Vermehrung der Thrombozyten)

Di
- BB: Thrombozyten dauerhaft ↑ (> 1 Mio/µl), Leukozyten ↑, meist Erythrozyten ↓
- KM: hyperplastisch, Megakaryozyten ↑ (= Mutterzellen der Thrombos)

Th Chemotherapie: Hydroxyharnstoff, α-Interferon[1]; Anagrelid: Hemmstoff der Thrombozytenbildung

■■■ 4.3.7 Osteomyelofibrose

Def Myeloproliferative Erkrankung mit maligner Potenz mit Vermehrung der Megakaryozyten, Fibrose und Sklerose des KM und extramedullärer Blutbildung

Syn Osteomyelosklerose

Kli
- Schleichender Beginn, über Jahre asymptomatisch (Patienten meist > 40 Jahre)
- Splenomegalie, Hepatomegalie (Ort der extramedullären Blutbildung)
- Thrombembolie durch anfängliche Thrombozytose, hämorrhagische Diathese durch Thrombozytopenie
- Allgemeinsymptome: Abgeschlagenheit, Blässe

Di
- Diff-BB: unreife Vorstufen der weißen und roten Reihe durch Wegfall der KM-Blutschranke bei extramedullärer Blutbildung
- KM: „Punctio sicca", d.h. kein Blut im Aspirat; Histologie: Faservermehrung
- Sono: Hepato-, Splenomegalie (evtl. sehr ausgeprägt)

Th
- Milde Chemotherapie, Milzbestrahlung bei Riesenmilz, Transfusionen
- So spät und schonend wie möglich (Spontanverlauf meist günstiger)!
- Evtl. Thalidomid
- Evtl. Anagrelid bei Thrombozytose

Prg Mittlere Überlebenszeit 4-5 Jahre; bei 5-10% Entwicklung einer akuten Leukämie

■□□ 4.3.8 Myelodysplasie

Def Erkrankung des Knochenmarks mit Differenzierungsstörung der Erythro-, Thrombo- und/oder Granulopoese, auch Präleukämie genannt, wegen möglichen Übergangs in eine Leukose (= Leukämie).

Syn Myelodysplastisches Syndrom

Kli
- Zu Beginn asymptomatisch, später unspezifische Anämiesymptome
- Infektionen durch Leukopenie
- Blutungen bei starker Thrombopenie

Ko Übergang in AML (Def: Blastenanteil im KM > 30%)

---

[1] Intron A, Roferon

Di   Typisch sind periphere Zytopenie bei fehldifferenziertem, oft zellreichem KM
- BB: Erythrozytopenie, Bizytopenie (Erniedrigung zweier Zelltypen, z.B. Erythrozyten und Granulozyten ↓) oder **Panzytopenie** (Erythrozyten ↓, Granulozyten ↓ und Thrombozyten ↓)
- KM (gestörte Differenzierung der drei Zellreihen): Dyserythropoese (Makrozytose, Ringsideroblasten, Aniso- und Poikilozytose), Reifungsstörung der Granulopoese (keine Granula), Riesenthrombozyten

Stad
- Refraktäre Anämie (RA), Blastenanteil (= unreife, atypische Zellen) im KM < 5%
- Refraktäre Anämie mit Ringsideroblasten (RARS, sideroachrestische Anämie)
- Refraktäre Anämie mit Blastenexzess (RAEB), Blastenanteil 5-20%
- Chronisch myelomonozytäre Leukämie (CMML), im KM Monozyten-Vorstufen ↑
- RAEB in Transformation (RAEB-T), Blasten im KM 20-30%; wenn > 30%: AML

Th   **Supportiv:**
- Antibiotika bei bakteriellen Infektionen
- Thrombozytenkonzentrate bei Blutungen,
- Erythrozyten-Konzentrate bei starker Anämie
- Evtl. G-CSF (Granulozyten-Kolonie-stimulierender Faktor)
- Evtl. Chemotherapie mit Zytostatika (nur geringe Erfolgsrate)

Kurativ:
- Evtl. KM-Transplantation bei jungen Patienten

Prg

Stadium	MÜZ	Übergang in AML
RA und RARS	4 Jahre (Remissionen möglich)	10%
RAEB und CMML	11 Monate	40%
RAEB-T	5 Monate	60%

Prg   Todesursache meist interkurrente Infekte oder Blutungen

■□□ 4.3.9   Panmyelopathie (aplastische Anämie)

Def   **Panzytopenie** (Erythrozyten ↓, Granulozyten ↓ und Thrombozyten ↓) durch Schädigung der hämatopoetischen Stammzellen des KM

Syn   Panmyelophthise, aplastische Anämie)

Ät
- Angeboren: Fanconi-Anämie
- Erworben: autoimmunologischer Stammzellschaden. Ursache meist unbekannt. In wenigen Fällen ionis. Strahlen oder toxisch (Zytostatika, Gold, Chloramphenicol; Benzol), allergisch-medikamentös (z.B. Metamizol), nach Hepatitis-Virus-Infektion

Kli   Anämie (Blässe, Dyspnoe, Müdigkeit, Schwäche), Granulozytopenie (Infekte, v.a. bakteriell, mykotisch), Thrombopenie (Blutungen, Petechien)

Di
- BB (Panzytopenie, Retikulozyten ↓)
- KM-Zytologie (zellarm, mit Lymphoz. und Retikulumzellen = KM-Stroma-Zellen)
- KM-Histo (Fettmark, Mangel an hämatopoetischen Zellen)

DD   Systemischer Lupus erythematodes (Mono-, Bi- oder Trizytopenie durch Auto-Ak) (→ S. 318), akute Leukose (Blasten im KM) (→ S. 141), Hypersplenismus (hyperplastisches KM) (→ S. 148), Myelodysplasie (→ S. 132)

Th
- Substitution von Erys und Thrombos; Infektionsbekämpfung und -prophylaxe
- Immunsuppressive Therapie mit ATG (Anti-Thymozyten-Globulin), Cyclosporin A[1] und Methylprednison[2], evtl. zusätzlich G-CSF
- KM-Transplantation

---

[1]Sandimmun, [2]Urbason

4.4 Weiße Blutzellen

■■□ 4.4.1 Leukozytose

Def **Erhöhung der Leukozytenzahl** über die Norm (normal Erwachsene: 3800-10500/µl)

Ät Bakterielle Infekte, Herzinfarkt (→ S. 44), Coma diabeticum (→ S. 250), hepaticum und uraemicum, akuter Gichtanfall (→ S. 259), Morbus Cushing (→ S. 223), Glucocorticoidtherapie, Neoplasien, myeloproliferative Syndrome (→ S. 129), Hämolysen (→ S. 123), akute Blutung, Schock, Transfusionsreaktion, Gravidität, rheumatisches Fieber (→ S. 328), Kollagenosen (→ S. 318)

Segmentkerniger
neutrophiler
Granulozyt

■■□ 4.4.2 Agranulozytose

Def Vollständiges **Fehlen der Granulozyten** im peripheren Blut (bedrohlich!)

Ät Allergie auf Medikamente (z.B. Thyreostatika, Sulfonamide, orale Antidiabetika, nichtsteroidale Antiphlogistika wie Metamizol und Phenylbutazon)

Di Diff-BB, Medikamentenanamnese

Stabkerniger
neutrophiler
Granulozyt

Kli Hohes Fieber mit Schüttelfrost, Ulzerationen an Tonsillen und Schleimhäuten (Angina necroticans agranulocytotica), schwere Infekte bis zur Sepsis

Th • Medikamente absetzen, keimarme Räume
• Gabe von Antibiotika, evtl. G-CSF

■■□ 4.4.3 Eosinophilie

Def **Eosinophile Granulozytenzahl** ↑ (normal: 2-4% der Leukozyten oder 0,2-0,4/nl)

Ät • **Allergien, Asthma bronchiale** (→ S. 87)
• Parasitosen (z.B. Trichinose, auch eosinophiles Lungeninfiltrat bei Lungenpassage der Askaridenlarven)
• Hypocortisolismus (Morbus Addison → S. 226)
• Scharlach (in der Rekonvaleszenz → S. 340)
• Bakterielle Infektionen (in der sog. lymphozytär-eosinophilen Heilphase)
• Malignome, v.a. Morbus Hodgkin (→ S. 135)
• Purpura Schoenlein-Henoch
• Seltene Ursachen wie Panarteriitis nodosa (→ S. 331), Löffler-Endokarditis

Eosinophiler
Granulozyt

■■□ 4.4.4 Eosinopenie

Def • **Eosinophile Granulozytenzahl** ↓ (unter die Norm)
• Relative Eosinopenie: Eosinophilenanteil an Gesamtleukozytenzahl ↓ (normal 2-4%)
• Absolute Eosinopenie: Erniedrigung der Eosinophilenzahl (normal 0,2-0,4/nl)

Ät Typhus (→ S. 336), Morbus Cushing (→ S. 223), Steroidtherapie, Masern (→ S. 355), Sepsis

■■□ 4.4.5 **Morbus Hodgkin**

Def **Malignes Lymphom**, charakterisiert durch Auftreten einkerniger **Hodgkin-Zellen** und mehrkerniger **Sternberg-Reed-Riesenzellen**

 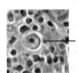 Hodgkin-Zelle  Sternbergsche Riesenzelle

Lymphozyt   Hodgkin-Zelle   Sternbergsche Riesenzelle

Syn Hodgkin-Lymphom, **Lymphogranulomatose**, M. Hodgkin-Sternberg-Paltauf

His
- Hodgkin-Zellen: große, einkernige Zellen mit großen Nucleoli
- Sternbergsche Riesenzellen: pathognomonisch; mehrkernig, deutliche Nucleoli, basophiles Zytoplasma; aus Verschmelzung von Hodgkin-Zellen hervorgegangen

Üs

His	Epi	Kennzeichen
Lymphozytenreich	6%, Alter < 35 J.	Meist lokal begrenzt
Nodulär-sklerosierend	52%, w > m	Häufig großer Mediastinal-TU
Mischtyp	38%, höheres Alter	
Lymphozytenarm	4%	

Epi m : w = 10 : 6; Gipfel bei 25 und 60 Jahren; auch Kinder können erkranken

Kli
- **Subkutane Lk-Schwellung** (schmerzfrei und verbacken), v.a. im Kopf-Hals-Gebiet, auch im Mediastinum und Abdomen (DD: Lymphome anderer Ursache)
- **Allgemein** (nicht obligat): Leistung ↓, Müdigkeit, Pruritus
- B-Symptome: Fieber, Nachtschweiß, Gewichtsverlust (>10% in 6 Monaten)

Di LK-Histologie, Lok-Di: Sono, Rö-Thorax, CT, evtl. Szinti und PET

Üs

Stadium	Befall (Staging)
St. I	Befall einer Lk-Region (IN) oder einer extralymphatischen Region (IE)
St. II	Befall auf einer Seite des Zwerchfells: zusätzlich weitere LK-Station(en) betroffen (II N) und/oder lokalisierter Befall in einem extralymphat. Organ (II E)
St. III	Befall auf beiden Seiten des Zwerchfells: Lk-Befall (IIIN) und ein lokalisierter Befall eines extralymphatischen Organs (IIIE), Milzbefall (IIIS); III$_1$: subphrenisch oberhalb Truncus coeliacus; Milz-, zöliakale, portale Lk; III$_2$: subphrenisch unterhalb Tr. coeliacus; paraaortaler, iliakaler, mesenterialer oder inguinaler Lk-Befall
St. IV	Disseminierter Befall eines oder mehrerer nichtlymphatischer Organe (Lunge, Leber, Knochenmark, etc.)
Zusätze	A = ohne Allgemeinsymptome, B = mit Fieber und/oder Nachtschweiß und/oder Gewichtsverlust >10% in 6 Monaten, D = Hautbefall, E = extralymphatischer Befall, H = Heparbefall, L = Lungenbefall, M = Knochenmarksbefall, N = Lymphknotenbefall, O = Skelettbefall, P = Pleurabefall, S = Milzbefall

DD Reaktive Lymphadenitis (bakterielle Lymphadenitis, Toxoplasmose → S. 367, HIV-Infektion → S. 359, EBV-Infektion→ S. 353, Katzenkratzkrankheit, Tuberkulose → S. 99, Sarkoidose → S. 96), Metastasen anderer Tumoren, Non-Hodgkin-Lymphome (→ S. 136)

Prg Abhängig von Stadium und zusätzlichen, unabhängige Risikofaktoren: großer Mediastinaltumor, E-Befall, B-Symptome, hohe BKS (A-Stadium >50mm/h, B-Stadium >30mm/h), massiver Milzbefall, Befall von >3 Lk-Regionen; Gesamtheilungsrate ca. 70%

Th Nach Möglichkeit im Rahmen von Therapieoptimierungsstudien:
- **Strahlentherapie** (Ind: St. I A und II A ohne zusätzliche Risikofaktoren (RiF));
  obere Körperhälfte: Mantelfeldbestrahlung (Lunge wird mantelförmig abgedeckt,
  da Gefahr der Strahlenfibrose); „extended field": zusätzl. paraaortale Lk und Milz;
  untere Körperhälfte: „umgekehrtes Y" (paraaortale Lk und Becken);
- **UW der Strahlen-Th**: akut: Erbrechen, Diarrhö, KM-Depression (Leukozyten ↓);
  chronisch: Strahlenpneumonitis (Reizhusten, Dyspnoe, Gefahr der Lungenfibrose);
  Zweitneoplasien nach Jahren, meist AML, v.a. wenn Radio- + Chemotherapie
- **Kombinierte Chemo- und Strahlentherapie**: Ind St. I und II + Rif und St. IIIA RiF
- **Intensive Polychemotherapie**: Ind St. IIIB und St. IV; mind. 8 Zyklen BEACOPP
  (**Bleomycin**[1], **Etoposid**[2], **Adriamycin**[3], **Cyclophosphamid**[4], **Vincristin** [Oncovin],
  Procarbazin[5], **Prednison**[6])
- **Bei rezidivierendem M. Hodgkin** in Abhängigkeit von Vor-Th und Dauer der
  vorausgegangenen Remission evtl. hochdosierte Chemo-Th u. KM-Transplantation

Anm **Op** immer nur diagnostisch, da ohne therapeutischen Erfolg

■■□ 4.4.6 Non-Hodgkin-Lymphome (Klassifikationen)

Def Heterogene Gruppe maligner Neoplasien des lymphatischen Gewebes; 30%
manifestieren sich leukämisch (= mit Einschwemmung maligner Zellen ins Blut)

Einteilung

B-Zellen-Lymphome		T- und NK-Zellen-Lymphome (NK = nichtklassifizierbar)	
Updated Kiel-Klassifikation 1988	Neue WHO-Lymphom-Klassifikation (Feb. 1999)	Updated Kiel-Klassifikation 1988	Neue WHO-Lymphom-Klassifikation (Feb. 1999)
Precursor-Zellen-Neoplasien			
B-lympho-blastisch	Precursor-B-lymphoblast. Leukämie (B-ALL)/ Lymphom (B-LBL)	T-lympho-blastisch	Precursor-T-lymphoblast. Leukämie/Lymphom
Neoplasien reifer (peripherer) Zellen			
B-lympho-zytisch, B-CLL, B-prolymphozyt.	Chronische lymphatische Leukämie (B-CLL)/ kleinzellig lymphozytisches Lymphom	T-prolympho-zytisch, T-lympho-zytisch, CLL,	T-Zell-Prolymphozytenleukämie (T-PLL), großzellige granuläre T-lympho-zytische Leukämie Y (LGL), aggressive NK-Zell-Leukämie
Lymphoplasmo-zytoides Immunozytom, B-prolymphozyt. Leukämie	B-CLL-Variante mit monoklonaler Gammopathie/plasmozytoider Differenzierung B-Zell-prolymphozytische Leukämie		
Lymphoplasmo-zytisches Lymphom, Immunozytom	Lymphoplasmozytisches Lymphom (LPL)	Kleinzellig kribriforme (Mycosis fungoides/ Sézary-Syndrom	Mycosis fungoides / Sézary-Syndrom

Fortsetzung → S. 137

---

[1]Bleomycinum Mack, [2]Vepesid, [3]Adriblastin, Doxorubicin Hexal, [4]Endoxan, [5]Natulan, [6]Decortin

Zentrozytisch	**Mantelzell-Lymphom**	Pleomorph-kleinzellig, pleomorph-mittel-/ bis großzellig; T-immuno-blastisch, T-Zonen-lympho-epitheloid	**Periphere T-Zell-Lymphome, unspezifiziert** - Subkutanes pannikulitisches T-Zell-Lymphom, - Hepatosplenomegales Gamma-Delta-T-Zellen-Lymphom
Zentroblastisch-zentrozytisch (follikulär/diffus)	Follikuläres Lymphom (Varianten: Grad 1, 2)		
Zentroblastisch, follikulär	Follikuläres Lymphom, Variante Grad 3 Kutanes Keimzentrumslymphom **Marginalzonen-B-Zell-Lymphom (MZL) vom MALT-Typ**	Angioimmuno-blastisch (AILD. LgX)	**Angioimmunoblastisches T-Zell-Lymphom,** Extranodales NK-/T-Zell-Lymphom (nasal/Nasaltyp); intestinales T-Zell-Lymphom vom Enteropathietyp
Monozytotisch (einschließlich Marginalzone)	Marginalzonen-Lymphom des Lymphknotens Marginalzonen-Lymphom der Milz (SLVL)	Pleomorph kleinzelliges T-Zell HTLV1+, pleomorph-mittel-/ bis großzelliges T-Zell HTLV1+, T-immuno-blastisches HTLV1+	**Adulte T-Zell-Leukämie/-Lymphom (HTLV1)**
Haarzellen-leukämie	Haarzellenleukämie (HCL)		
Plasmozytisch	**Plasmozytom/Plasmazellmyelom**		
Zentroblastisch, B-immuno-blastisch, großzellig-anaplastisch	**Diffuses großzelliges B-Zell-Lymphom**	Großzellig anaplastisches T-Zell-Lymphom	**Anaplastisches großzelliges Lymphom** - **Primär systemisch** - Primär kutane lymphoproliferative Erkrankung mit CD30-positiven T-Zellen
Burkitt	**Burkitt-Lymphom** Atypisches (pleomorphes) Burkitt-Lymphom		

(Häufigste Lymphome fettgedruckt)

Deutsches Ärzteblatt 96, Heft 49, Dez. 1999 (35) B-2555

Vollremission: Subjektiv Heilung, Tumor diagnostisch nicht mehr nachweisbar

Teilremission: Subjektiv Besserung, ohne vollständige Normalisierung

Kli
- Frühzeitige Ausbreitung in nichtlymphatisches Gewebe, häufig KM-Befall mit leukämischer Ausschwemmung der Lymphomzellen ins Blut
- Lk-Schwellung
- Sog. B-Symptome: Fieber, Nachtschweiß, Gewichtsverlust ($\Rightarrow$ schlechte Prognose)
- Bei KM-Befall: Anämie (Schwäche, Mattigkeit), Leukopenie (Infektanfälligkeit), Thrombopenie (Blutungsneigung)
- Evtl. Hautbefall: Ekzeme, Knoten (v.a. bei T-Zell-Lymphomen)
- Multipler Organbefall möglich: z.B. GI-Trakt, ZNS

Di
- Histologie von Lk, KM oder anderen betroffenen Organen
- Sono, Rö, CT, PET
- Stadieneinteilung nach Lk-Status und Organbefall (bildgebende Verfahren)

Th

	Lokalisiert	Generalisiert
Niedrig maligne	Bestrahlung	Solange wie mögl. abwarten, Chemo-Th bringt keine Heilung
Hoch maligne	Polychemo-Th (CHOP) plus Bestrahlung, evtl. plus AK-Therapie (anti CD 20 AK)[5]	Polychemo (CHOP = Cyclophosphamid[1], Adriamycin[2], Vincristin[3], Prednison[4]), evtl. plus AK-Therapie (anti CD 20 AK)[5]

Prg
- Niedrig maligne: MÜZ 2-10 Jahre, therapeutische Beeinflussbarkeit gut, jedoch hohe Rezidivrate, i.d.R nicht heilbar
- Hoch maligne: unbehandelt schnell letal, bei Therapie in Abhängigkeit von RF (Alter, LDH, Stadium, Allgemeinzustand, extranodale Manifestationen über 50% Heilungen)

■■■ 4.4.7 Plasmozytom

Def B-Zell-Neoplasie von niedrigem Malignitätsgrad, mit pathologischer Produktion von monoklonalen Immunglobulinen und sekundärem Antikörpermangel

Syn Plasmozytisches NHL, multiples Myelom, M. Kahler

Epi Ab 40. Lj., Gipfel um 60. Lj.; m > w

Kli
- Allgemein: Abgeschlagenheit, Gewichtsverlust, Fieber, Nachtschweiß
- Knocheninfiltration mit lytischen Läsionen ⇒ Knochenschmerzen (Fehldiagnose Rheuma), Spontanfrakturen, pathologische Frakturen (= Frakturen eines pathologisch veränderten Knochens) mit zunehmender Immobilisierung; bei Wirbelfrakturen evtl. Querschnittslähmung
- Hypercalcämische Krise (→ S. 308): Ca^{2+} i.S. ↑ durch osteoklastenaktivierenden Faktor (= OAF) mit Muskelschwäche, Polyurie, Exsikkose, Bewusstseinsstörung
- Myelomniere: Ablagerung der Paraproteine in den Tubuli ⇒ nephrotisches Syndrom bis zur Niereninsuffizienz
- Amyloidose: Herzinsuffizienz, Polyneuropathie, Nierenschaden, Durchfälle
- Sekundärer Ak-Mangel ⇒ Infektanfälligkeit
- Blut: Hyperviskositätssyndrom mit Durchblutungsstörungen
- KM-Insuffizienz mit thrombozytopenischer Purpura, Anämie (Müdigkeit, Blässe), Granulozytopenie (⇒ Infektanfälligkeit)

Di
- BSG ↑↑-Serumelektrophorese: monoklonale Gammopathie durch Paraproteine
- Immunelektrophorese: Differenzierung der Paraproteine: **meistens IgG, auch IgA oder nur L-Ketten (= Bence-Jones-Proteine)**
- Rö: osteolytische Herde (z.B. sog. Schrotschuss-Schädel), Osteoporose
- Urin: Nachweis von Bence-Jones-Proteinen (= Immunglobulin-Leichtketten des Typs Kappa und Lambda)
- Histologie (im KM: Plasmazellnester)

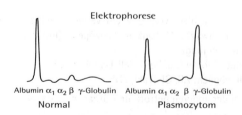

Elektrophorese

Albumin α₁ α₂ β γ-Globulin — Normal

Albumin α₁ α₂ β γ-Globulin — Plasmozytom

Schrotschuss-Schädel
[IMPP-Prüfungsabbildung]

---

*Th nach Möglichkeit im Rahmen von Therapieoptimierungsstudien; [1]Endoxan, [2]Adriablastin, [3]Oncovin, [4]Decortin, [5]Rituximab

Üs

Stadium	Kennzeichen
Stadium I	Hb > 10 g/dl **und** Ca^{2+} normal **und** im Rö höchstens eine lokalisierte Knochenläsion **und** nur geringe Paraproteinämie
Stadium II	Nicht mehr St. I, noch nicht St. III
Stadium III	Hb < 8,5g/dl oder Ca^{2+} ↑ oder fortgeschrittene Osteolysen oder hohe Paraproteinkonzentration i.S. oder Urin
Stadium III A	Serum-Kreatinin <2,0
StadiumIII B	Serum-Kreatinin ≥2,0

DD
- Degenerative Wirbelsäulenleiden (häufige Fehldiagnose)
- Begleitparaproteinämie: Infektionen, Lebererkrankungen, andere Tumoren
- Benigne monoklonale Gammopathie: keine Osteolysen, keine KM-Insuffizienz, keine Bence-Jones-Proteinurie, normales Ca^{2+}

Th
- Bei Pat. <70J.: myeloablative Therapie plus autologe Blutstammzelltransplantation (möglichst i.R. von Therapieoptimierungsstudien)
  ⇒ Remissionsrate, progressionsfreies Überleben und Gesamtüberleben besser als nach konventioneller Chemotherapie
- Bei Pat. <60J. und HLA-identischem Geschwister ist eine allogene KM-Transplantation möglich
- Bei Pat. >70J.: konventionelle Chemotherapie, evtl. auch myeloablative Therapie

Palliativ:
- Ca^{2+}-Werte normalisieren: reichlich Flüssigkeit, Corticosteroide, Bisphosphonate
- Plasmapherese bei Hyperviskositätssyndrom
- IgG i.v. , Antibiotika bei Antikörpermangel und Infekten
- Bei Knochenherden mit starken Schmerzen oder Frakturgefahr: Bestrahlung
- Schmerztherapie (Stufentherapie)
- Orthopädische Th: Stützkorsett, Krankengymnastik, physikalische Th

Prg
MÜZ (nach konvent. Chemo-Th.): St. I 6 J., St. II 2,5 J., St. III 0,5-1 J. (ohne Th 7 Mo); Heilung i.d.R. nicht möglich; Tod durch Infekte oder Niereninsuffizienz

■■■ 4.4.8   Morbus Waldenström

Def
B-Zell-NHL von niedrigem Malignitätsgrad mit Bildung von monoklonalen IgM-Globulinen

Syn
Immunozytisches NHL, lymphoplasmozytisches Immunozytom, primäre Makroglobulinämie

Epi
Höheres Lebensalter

Kli
- LKS, Hepatosplenomegalie
- Hämorrhagische Diathese durch IgM: Bindung von Gerinnungsfaktoren, Behinderung der Thrombozytenaggregation
- Durchblutungsstörung durch Hyperviskosität
- Kryoglobulineigenschaften der IgM: Raynaud-artige Beschwerden (→ S. 321), autoimmunhämolytische Anämie (→ S. 127)

Di
- Monoklonale IgM ↑
- KM: lymphoplasmozytische Zellinfiltration

Th
Chlorambucil[1], Fludarabin[7] und Kombinationschemo wie $C^2H^3O^4P^5$ oder COP evtl. plus Rituximab[6], Plasmapherese (bei Hyperviskosität)

Prg
Längere Überlebenszeiten als beim Plasmozytom

---

[1]Leukeran, [2]Cyclophosphamid = Endoxan, [3]Doxorubicin, [4]Oncovin, [5]Prednison, [6]Mabthera,[7]Fludara

■■□ **4.4.9 Chronische lymphatische Leukämie (CLL)**

Def **Lymphozytisches Non-Hodgkin-Lymphom von niedrigem Malignitätsgrad** mit autonomer Proliferation von nicht funktionstüchtigen, oft chromosomal veränderten, aber mikroskopisch reifzelligen B-Lymphos (= chron. Lymphadenose)

Vork Höheres Lebensalter

Pat
- **Vergrößerte Lymphknoten** (~ Lymphom)
- **Blut: Ausschwemmung von malignen Zellen** (~ Leukämie)

Kli
- Oft asymptomatisch
- Lk-Schwellung initial nur bei 50%, später obligat
- Evtl. Hepato-, Splenomegalie
- Evtl. Parotis- und Tränendrüsenbefall, -Vergrößerung (Mikulicz-Syndrom, selten)
- Zunehmende KM-Insuffizienz ⇒ Ak-Mangel ⇒ Infekte
- Spätstadium: Kachexie, Anämie, Thrombopenie (⇒ Blutungen)

Di
- Diff-BB: Leukozyten ↑ (bis 100 000/mm³), Lymphozytenanteil ↑, Gumprecht-Kernschatten (= im Ausstrich lädierte Zellkerne)
- KM: massenhaft Lymphozyten, immunzytologisch B-Lymphozyten
- Evtl. Lk-Histologie

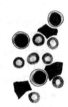

CLL: Gumprecht-Kernschatten

Üs

Stadien (nach Binet)	Kennzeichen	MÜZ
A	Hb >1 g/dl, Thrombozyten > 1.00.000/mm³, <3 Lk-Regionen betroffen	10 Jahre
B	Hb >10g/dl, Thrombozyten >1.00.000/mm³, ≥3 Lk-Regionen betroffen	6 Jahre
C	Hb <10g/dl und/oder Thrombozyten <100 000/mm³ (Verdrängung des normalen KM ⇒ Hb ↓ ⇒ Prg ↓)	2 Jahre

Ko
- Infekte durch Mangel an Ak und funktionsfähigen B-Lymphozyten sind die Todesursache bei 50% der Patienten
- Coombs-positive autoimmunhämolytische Anämie (AIHA) durch Wärme-Ak

Th
- Prinzip: so wenig und schonend wie möglich, erst bei Symptomen, Anämie oder Thrombopenie
- **Chemotherapie** erst ab Stadium C oder symptom. Stadium B*: Chlorambucil[1], bei Alkylanzienresistenz Fludarabin[2] evtl. plus Cyclophosphamid[3] +/- Rituximab[4], bei AIHA mit Steroiden
- **Radiatio** in niedriger Dosis bei großer Milz oder großen, verdrängenden Lymphomen
- **Splenektomie** bei Hypersplenismus, therapierefraktärer AIHA
- IgG-Präparate i.v. und Antibiotika bei Infekten

Prg „Gutartigste" Leukose, da lange Überlebenszeiten; Heilung nur durch KM- bzw. Stammzelltransplantation; Tod durch Infekte, Blutungen, Kachexie

---

[1]Leukeran, [2]Fludara, [3]Endoxan, [4]Mabthera; *nach Möglichkeit i. R. von Therapieoptimierungsstudien

■■■ 4.4.10   Akute Leukämie (= akute Leukose)

Def   Maligne Erkrankung der Leukozyten mit Bildung unreifzelliger Blasten

Form

AML	Akute myeloische Leukämie (= akute Myelose), kann aus Myelodysplasie hervorgehen; Auer-Stäbchen
ALL	Akute lymphatische Leukämie, häufigstes Malignom im Kindesalter

Ät
- **Neoplastische Transformation eines Stammzellklons durch**:
- Unbekannte Faktoren (Mehrzahl der Fälle)
- Chemische oder physikalische KM-Schädigung (z.B. Benzol, Zytostatika, Radiatio)
- Viren (z.B. HTLV1, durch sog. virale Onkogene)
- Genetische Faktorn (z.B. gehäuft bei Trisomie 21)

Kli
- **Allgemeinsymptome**: Fieber, Nachtschweiß, Leistungsschwäche
- Verdrängung des KM ⇒ Anämie (Blässe, Atemnot, Müdigkeit), Granulozytopenie (bakt. Infekte), Thrombozytopenie (Haut-, Schleimhaut-, zerebrale Blutungen)
- **Knochen- und Gelenkschmerzen** (DD: Rheumatisches Fieber → S. 328)
- **Lk-Schwellung** (1/3), Spleno- und/oder Hepatomegalie (bei Kindern häufig)
- Gingivahyperplasie bei AML (v.a. wenn monozytäre Reihe beteiligt)
- Evtl. Kopfschmerzen oder neurologische Herdsymptome durch zerebrale Blutungen oder Infiltration der Meningen (= Meningeosis leucaemica)
- Im fortgeschrittenem Stadium Infiltration vieler Organe (z.B. Lunge, Niere)

Di   **Blutausstrich**: Leukozytenzahl ↑ oder normal oder ↓ (sog. subleukämische Leukämie); Hiatus leucaemicus: unreifzellige Blasten (normalerweise nicht im Blut) neben „übriggebliebenen" reifen Zellen, vollständiges Fehlen der Zwischenstufen (DD: bei CML alle Vorstufen im Blut; bei aleukämischer L. Blasten nur im KM)

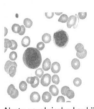

Akute myeloische Leukämie

Knochenmark: Diagnose und Zelldifferenzierung (⇒ Th)
- Morphologie: viele, evtl. massenhaft atyp. unreife Zellen (Blasten); Blastenanteil >30% = Myelodysplasie
- Zytochemie (spezielle enzymat. Färbemethoden): Peroxidase (granulozytäre Reihe), Esterase (monozytäre Reihe), PAS, saure Phosphatase (lymphatische Reihe)
- Immunzytologie: Nachweis myeloischer und lymphatischer Differenzierungsantigene mit Hilfe monoklonaler AK

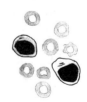

Akute myeloische Leukämie (Auer-Stäbchen)

Anm   Kein Glucocorticoid vor endgültiger Diagnose, normalisiert die Befunde!

DD
- Mononukleose (→ S. 353): lymphozytäre Reizformen im BB, die Leukämiezellen ähnlich sein können; Di: Ak-Titer, KM
- Bei Panzytopenie: aplastische Anämie (→ S. 133), Myelodysplasie (→ S. 132); Di: KM-Punktion

Th   **Polychemotherapie**
- Ziel: anhaltende komplette Remission (= Normalisierung von BB und KM)
- Mehrere Phasen: Remissionsinduktion - Konsolidierung - Remissionserhaltung
- ALL im Kindesalter: z.B. Vincristin[1]+ Prednison[2] + L-Asparaginase[3] + Daunorubicin[4]
- AML des Erwachsenen: z.B. Cytarabin[5] (ARA-C) u. Daunorubicin[4] oder Doxorubicin[6]
- UW: Uratnephropathie; Pro: Flüssigkeit und Allopurinol

---

[1]Vincristin, [2]Decortin, [3]Asparaginase, [4]Daunoblastin, [5]Udicil, [6]Adriblastin, [7]Methotrexat

Unterstützende Behandlung
- Infektprophylaxe (Hygiene, selektive Darmdekontamination)
- Bekämpfung interkurrenter Infekte mit bakteriziden Antibiotika
- Bei Bedarf Thrombozyten- bzw. Erykonzentrate

Prophylaxe der Meningeosis leucaemica bei ALL:
- Schädel-Radiatio und Methotrexat[7] intrathekal (da schlecht liquorgängig)

KM-Transplantation (→ S. 131) Voraussetzung: KM-Spender HLA-identisch; nach Konditionierung (= vollständige Zerstörung des KM) durch intensive Zytostase (gleichzeitig Leukämie-Therapie) und Ganzkörperradiatio; i.v. Infusion des Spender-KM in Remission (Risiko: Infekte, Abstoßung)

Prg
- Bei Kindern Heilung in ca. 80%, Rezidivgefahr auch nach >5 Jahren
- Erwachsene: Remission bei ca. 60-65% der Patienten, trotzdem 5-JÜR nur 25%

■□□ 4.4.11   Meningeosis leucaemica

Def   Befall der Meningen mit Leukämiezellen

Vork   Typischerweise im Spontanverlauf **akuter lymphatischer Leukämien**

Kli
- **Meningeales Syndrom**: Nackensteifigkeit, Lichtscheu, Übelkeit, Kopfschmerz Nüchternerbrechen, allgemeine Reizempfindlichkeit
- Brudzinski positiv: passive Kopfbeugung ⇒ Beugung beider Beine im Knie
- Kernig positiv: Anheben des gestreckten Beins ⇒ aktive Beugung im Kniegelenk
- Lasègue positiv: Anheben des gestreckten Beins ⇒ ischialgiforme Schmerzen
- Kniekussphänomen positiv: Unvermögen, bei angewinkelten Beinen Knie zu küssen (v.a. bei Kindern)

Di   **Lumbalpunktion** mit Liquorausstrich: Blasten im Liquor

Pro   Methotrexat intrathekal, da schlecht liquorgängig (MTX=Farmitrexat®, Routine bei ALL-Th von Kindern), Schädelbestrahlung

Th   MTX (Farmitrexat®) intrathekal, erneute Schädelbestrahlung (bei Kindern noch Heilungschancen)

■□□ 4.4.12   DD Leukämien

	ALL (→ S. 141)	AML (→ S. 141)	CLL (→ S. 140)	CML (→ S. 130)
Ät	Unbekannt, chemisch (Alkylanzien, Benzol), physikalisch (ionisierende Strahlen), genetisch (Trisomie 21)		Unbekannt, genetisch	Unbekannt, ionisierende Strahlen und chemische Mutagene
Epi	Kinder ca. 85%, Erw. ca. 15%; Inzidenz 2-3/100 000		m > w; Alter > 50 J.	Alter 25 - 45 J.
Leukos	Lymphoblasten, Hiatus leucaemicus	Myeloblasten, Hiatus leucaemicus	Lymphozyten ↑↑	Alle Reifestufen ↑↑
Thromb	↓↓	↓↓	Normal - ↓	Normal - ↑
BB/Lab	Anämie	Anämie, Auer-Stäbchen	Anämie, Gumprecht-Kernschatten	Anämie, ALP↓, Philadelphia-Chromosom

4.5   Gerinnung

■■□ ### 4.5.1   Gerinnungssystem

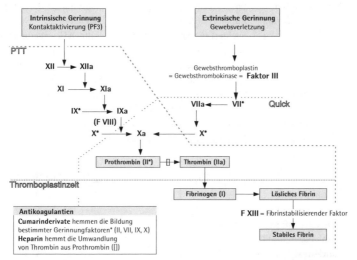

Intrinsische Gerinnung	Extrinsische Gerinnung
Läuft **langsam** ab;	Läuft **schnell** ab; bei Blut-Gewebekontakt;
aktiviert durch Plättchenfaktor 3 (PF3);	aktiviert durch Gewebsthromboplastin;
Test: PTT (partielle Thromboplastinzeit);	Test: Quick (Thromboplastinzeit);
Hemmung v.a. durch Heparin	Hemmung durch Cumarinderivate

■■■ ### 4.5.2   Blutungskrankheiten

Üs

Koagulopathien	
Vererbt	**Erworben**
- Hämophilie A + B → **S. 144**	- Antikoagulations-Therapie
- von Willebrand-Jürgens-Syndrom → **S. 145**	- Lebererkrankungen
	- Disseminierte intravasale Gerinnung → **S. 146**

Thrombozyten-Störungen	
Verminderte Plättchenzahl	**Gestörte Plättchenfunktion** → **S. 147**
- **Produktion** ↓ : z.B. bei Leukämien → **S. 141**, alkoholinduziert	- Henetische Syndrome
- **Milzvergrößerung + vermehrte Sequestration:** z.B. bei Leberzirrhose	- Urämie → **S. 282**
- **Abbau** ↑ : z.B. bei idiopathischer thrombozytopenischer Purpura (ITP → **S. 147**), medikamenteninduziert	- Medikamente

Vaskuläre Störungen	
Vererbt	**Erworben**
- Hereditäre hämorrhagische Teleangieektasie (selten)	- **Schwere Infektionen:** z.B. Meningokokken-Erkrankungen, Typhus → **S. 336**
- Marfan-, Ehler-Danlos-Syndrom	- **Medikamente:** Steroide
	- **Allergisch:** Purpura Schönlein-Henoch → **S. 149**, → **S. 332**
	- **Andere:** z.B. senile Purpura

■■■ **4.5.3** **Blutgerinnungstests und gerinnungsanalytische DD**

Def

Blutungszeit	Allgemeine Auskunft über körpereigene Blutstillung
Gerinnungszeit	Zeit zwischen Blutentnahme und Fibrinbildung
Kapillarresistenz	Widerstansfähigkeit der Kapillaren; Messung z.B. durch Stauung
Thrombozytenzahl	Auskunft über Anzahl der Thrombozyten
Quick-Test	Suchtest für die Faktoren, die an der durch Gewebethromboplastin aktivierten Gerinnung beteiligt sind
PTT	Suchtest für die Faktoren, die bei der durch Oberflächenkontakt aktivierten Gerinnung beteiligt sind
Thrombinzeit	Suchtest für den letzten Gerinnungsschritt (Thrombin-Fibrinogen-Reaktion)
Thrombozyten-aggregation	Testet die Thrombozytenfunktion durch Messung der Lichttransmission (wird durch Thrombozytenaggregation verändert)

Üs

Test / Erkrankung	Koagulopathie	Thrombozytopenie	Vasopathie
Blutungszeit	-	↑	↑
Gerinnungszeit	↑	-	-
Kapillarresistenz	↓	-	↓
Thrombozytenzahl	-	↓	-
Quick-Test	-	-	-
PTT	↑	-	-
Thrombozytenaggregation	-	-	-

■■■ **4.5.4** **Hämophilie**

Def
- Erkrankung des intrinsischen Gerinnungssystems
- **Hämophilie A: Mangel an Faktor VIII** (85%)
- **Hämophilie B: Mangel an Faktor IX** (= Christmas-Faktor, 15%)

Ät
- **Sporadische Neumutationen (selten), X-chromosomal rezessiv erblich** ⇒
- Ein männlicher Bluter hat ein krankes X ⇒ seine Söhne sind gesund, seine Töchter sind Konduktorinnen.
- Ein Mann, der kein Bluter ist, ist genetisch gesund.
- Frauen sind sehr selten Bluterinnen (Tochter einer Konduktorin und eines Bluters mit 2 kranken X-Chr.; oder chromosomal männlich bei testikulärer Feminisierung
- Konduktorinnen (X*X) haben eine Faktorenaktivität von ca. 50% und i.a. keine oder nur geringe Blutungsneigung (z.B. Hypermenorrhoe)

Kli
- Bei Geburt Blutung aus der Nabelschnur
- Großflächige Hautblutungen (= Suffusionen, Sugillationen)
- Hämophile Arthropathie v.a. im Knie: Einblutungen, Ankylosierung (Versteifung)
- Mundbodenblutung ⇒ Erstickungsgefahr
- Muskelblutungen; bei Psoasblutung Appendizitis-ähnliche Symptome
- Nachblutung postoperativ oder nach Verletzungen; die primäre Blutstillung (Blutungszeit ~ Thrombozytenfunktion) ist normal, aber es kommt zur Nachblutung wegen schlechter Gerinnbarkeit (Gerinnungszeit verlängert!)

Ko
HIV- und HVC-Infektion durch verunreinigte, nicht getestete Faktorenkonzentrate

Lab
- PTT und Gerinnungszeit verlängert
- Quick und Blutungszeit normal (die Blutungszeit hängt von den Thrombos ab)
- Faktorenkonzentration ↓: bei schwerer Hämophilie < 1%, bei leichter H. 5-15%

Th	• Keine Thrombozytenaggregationshemmer, keine i.m. Injektion

Th
- Keine Thrombozytenaggregationshemmer, keine i.m. Injektion
- Sorgfältige Blutstillung
- Bei leichter Hämophilie A: **DDAVP**[1] = Desmopressin = Vasopressinanalogon
  ⇒ Freisetzung von in Endothelien gespeichertem Faktor VIII ⇒ Wi begrenzt
- Substitution von Gerinnungsfaktoren:
- **Hämophilie A** : Faktor VIII ($t_{1/2}$ = 10-15h)
  Ziel: bei Blutungen Erhöhung der Faktorenkonzentration auf 30% der Norm,
  bei großen Operationen auf 80-100%
  Faustregel: 1 IE/kg KG erhöht Faktor-VIII-Konzentration um ca. 2%.
- **Hämophilie B**: Faktor IX ($t_{1/2}$ = 20-24h)

UW
- „Hemmkörperhämophilie": Bildung inaktivierender IgG-Ak gegen Faktor VIII
  Th   - Dosiserhöhung, spezielle Faktor-VIII-Präparate
       - Plasmapherese (Plasmaentfernung): Entfernung der Ak
       - Immunsuppression: Prednison[2], Azathioprin[3], Cyclophosphamid[4]
- Virale Infektionen, z.B. mit HIV, Hepatitisviren, CMV (Zytomegalie),
  HSV (Herpes simplex), EBV (Epstein-Barr), treten bei virusinaktivierten Präparaten
  nicht auf

■■■ 4.5.5   Von-Willebrand-Jürgens-Syndrom

Def
Autosomal-dominant erblich Erkrankung des Gerinnungssystems durch einen
Mangel an Gerinnungsfaktor VIII vWF

Epi
Häufigste Störung der Blutgerinnung

PPh
Mangel an Faktor VIII vWF (= von-Willebrand-Faktor = Untereinheit von Faktor VIII)
⇒ Thrombozytenadhäsion ↓ (d.h. Kombination von Thrombozyten- und
Gerinnungsstörung)

Kli
- Meist nur geringe Blutungsneigung
- **Schleimhautblutungen** (GI-Blutungen, Epistaxis = Nasenbluten, Hypermenorrhoe)
- **Großflächige Hautblutungen** (Suffusionen, Sugillationen)

Lab
- Quick normal
- PTT ↑
- Blutungszeit ↑
- vWF ↓ (oder defekt), Ristocetin-Cofaktor ↓ (= Bestandteil von vWF)

Th
- Leichte Blutung: DDAVP[1] ⇒ Freisetzung von Faktor VIII und Faktor VIII vWF aus
  endothelialen Speichern
- Schwere Blutung: Substitution von Faktor VIII vWF durch nichthochgereinigte
  Faktor-VIII-Konzentrate

■□□ 4.5.6   Faktor-XIII-Mangel

Def
Seltene angeborene Erkrankung des Gerinnungssytems mit Mangel an
fibrinstabilisierendem Faktor (= Faktor XIII)

PPh
Unzureichende Vernetzung der Fibrinmonomere; lösliches Fibrin wird nicht in stabiles
Fibrin umgewandelt.

Kli
- Hämarthros (Gelenkblutungen)
- Hämaturie
- Nachblutung bei zunächst regelgerechter Blutstillung
- Wundheilungsstörungen

---

[1]Minirin, [2]Decortin, [3]Imurek, [4]Endoxan

Ko	Zerebrale Blutungen

Lab
- Quick und PTT normal
- Blutungszeit normal, weil Thrombozytenadhäsion und -agglutination ungestört
- Thrombozyten normal
- Faktor XIII ↓

Th Ggf. Substitution von Faktor XIII

■■□ 4.5.7 Disseminierte intravasale Gerinnung

Def Aktivierung der intravasalen Gerinnung mit disseminierten Mikrothromben in der Endstrombahn, vermehrter Fibrinolyse und Verbrauch von Gerinnungsfaktoren (= Verbrauchskoagulopathie, DIG, „disseminated intravascular coagulation", DIC)

Ät **Direkte Prothrombinaktivierung** durch
- Geburtshilfliche Komplikationen (z.B. Fruchtwasserembolie)
- Zerfallende Tumoren
- Op thrombokinasereicher Organe (Lunge, Prostata, Pankreas)

Indirekte Aktivierung der Gerinnung über Mediatoren
- Septikämie v.a. mit gramnegativen Erregern (z.B. Waterhouse-Friderichsen-Syndrom = Meningokokkensepsis mit NNR-Nekrose)
- Purpura fulminans: postinfektiöse, großflächige Hautblutungen mit zentraler Nekrose

Kontaktaktivierung
- Körperfremde Oberflächen (z.B. extrakorporaler Kreislauf)
- Mikrozirkulationsstörung beim Schock
  (CAVE: jeder Schock kann zur DIC führen, aber durch Mediatorenwirkung kann auch jede DIC zum Schock führen!)

Verl
- Meist akut unter Lebensgefahr
- Auch chronischer Verlauf möglich mit Blutungen und Thrombosen (z.B. bei Tumoren; Fibrinogen dann oft normal)

Üs

Phase	Lab, Kli
Aktivierungsphase	Thrombozyten ↓ (empfindlichster Parameter)
Früher Verbrauch	Thrombozyten ↓, Gerinnungsfaktoren ↓, Antithrombin (AT) III ↓ Auftreten von Fibrinmonomeren u. Fibrinspaltprodukten (z.B. D-Dimere), Quick ↓, PTT ↑ (Gerinnbarkeit des Blutes ↓, u.a. durch Faktorenmangel), Fragmentozyten (Schistozyten = fragmentierte Erythrozyten) im Differenzial-BB
Später Verbrauch	Starkes Absinken der o.g. Faktoren, manifeste Blutungen, Schock, akutes Nierenversagen

Th
- Th der Grunderkrankung (z.B. Antibiotika-Th bei Sepsis, Schock-Th)
- Aktivierungsphase: Low-dose-Heparin[1]
- Früher Verbrauch: Prinzip: nachliefern, was fehlt, z.B. Thrombozytenkonzentrate, AT-III-Konzentrat, "fresh frozen plasma" (FFP); Heparin in dieser Phase umstritten
- Später Verbrauch: Heparin kontraindiziert, sonst wie bei frühem Verbrauch
- Nach Überstehen einer DIC entsteht eine reaktive Hyperkoagulabilität
  ⇒ Heparingabe, da Gefahr von Thrombembolien

Pro Low-dose-Heparin[1] bei Erkrankungen mit DIC-Risiko

---

[1] Fraxiparin

■■□ 4.5.8 Thrombozytopathien

Def Erkrankungen mit gestörter Thrombozytenfunktion bei normaler Thrombozytenzahl (= Thrombozytenfunktionsstörungen).

Ät
- Genetische Syndrome (z.B. Thrombasthenie Glanzmann-Naegli)
- Urämie (→ S. 282)
- Medikamente: Cyclooxygenaseinhibitoren wie ASS und NSAP, Dipyridamol (Vasodilatator), Sulfinpyrazon (Urikosurikum) und Prostacycline

Kli Blutungen vom thrombozytopenischen Typ:
- Epistaxis (= Nasenbluten)
- Petechien (kleinfleckige Hautblutungen)
- Postoperative Nachblutungen

Lab
- Quick, PTT normal
- Thrombozytenzahl normal
- Blutungszeit ↑/n

Th Ggf. Thrombozytenkonzentrate

■■□ 4.5.9 Morbus Werlhof

Def **Akut postinfektiös oder chronisch verlaufende Thrombozytopenie** durch einen gesteigerten Thrombozytenabbau (= idiopathisch-thrombozytopenische Purpura = ITP)

Ät Zirkulierende Immunkomplexe oder Autoantikörper

Kli
- Blutungen meist erst bei Thrombozyten <10 - 20 000/mm^3
- Schleimhautblutungen: Epistaxis (Nasenbluten), Menorrhagien (verlängerte Regelblutung), gastrointestinale Blutungen
- Hautblutungen: Petechien, Purpura, Sugillationen (flächenhafte Hautblutungen)

Ko Zerebrale Blutungen, v.a. bei akuter ITP

Verl
- Akute ITP: v.a. im Kindes- und Jugendalter, meistens Spontanremission
- Chronische ITP (> 6 Monate): v.a. im Erwachsenenalter, allmählicher Beginn, Spontanremission in ca. 15%

Di
- Isolierte Thrombozytopenie (normal 140 000-345 000/mm^3)
- Im KM Megakaryozyten (= Thrombozytenstammzelle) normal oder reaktiv ↑ (d.h. die Ursache der Thrombopenie liegt nicht in einer Bildungsstörung)
- Nachweis von freien oder plättchenassoziierten IgG-Ak in 80%
- Quick und PTT normal, Blutungszeit verlängert
- Ausschluss eines systemischen Lupus erythematodes (ANA negativ)
- Evtl. Plättchenüberlebenszeit ↓ (Nachweis mit ^{51}Cr-markierten Thrombozyten)

DD
- Medikamentös induzierte Thrombopenie (z.B. Heparin)
- Sekundär: Immunthrombozytopenien (z.B. beim SLE = systemischer Lupus erythematodes → S. 318 oder bei malignen Lymphomen → S. 136)
- Thrombozytenbildungsstörungen (z.B. aplastische Anämie → S. 133, Zytostatika-Th, Radiatio, Infiltration des KM durch Malignome, hereditäre Fanconi-Anämie)

Th
- **Keine Therapie erforderlich bei Thrombozyten > 30 000**
- **Glucocorticoide** (z.B. Prednison[1], Wirksamkeit bei akuter ITP umstritten!)
- **7 S-Immunglobuline** (⇒ Blockade des RHS ⇒ vorübergehender Thrombozytenanstieg)

---

[1]Decortin

- Nur bei bedrohlichen Blutungen: **Thrombozytenkonzentrat**
  (= TK; Problem: Sensibilisierung gegen Spenderthrombozyten,
  kurze Überlebenszeit auch der verabreichten Thrombozyten im Empfänger)
  Bei chronischer, therapierefraktärer ITP:
- Splenektomie
- Vinca-Alkaloid oder Immunsuppressiva: Cyclophosphamid[1], Azathioprin[2]
  (bei heparininduzierter Thrombozyzopenie (= HIT) vom Typ II meist extreme
  Thrombozytopenie, d.b. bei Verdacht Heparin sofort absetzen und Therapie mit
  Hirudin[3] oder Heparinoid[4]; Dosierung Kreatinin- und Gewichts-bezogen

■□□ 4.5.10 Thrombophilie

Def	Neigung zu Thrombosen und Embolien
Ät	Erworbener Mangel an Inhibitoren der Gerinnung
	• Verminderte Synthese: Leberkrankheiten
	• Verbrauch: schwere Infektionen
	• Verlust: exsudative Enteropathie, Nephrose
	• Angeborener Mangel, z.B. AT III-Mangel, Protein-C-Mangel, Protein-S-Mangel
KI	Thrombosen und Embolien, z.B. Herzinfarkt in jüngeren Jahren
Th	Cumarine, Heparin oder ASS

4.6 Milz

■□□ 4.6.1 Splenomegalie und Hypersplenismus

Def	• **Splenomegalie**: Vergrößerung der Milz (normal ca. 4 x 7 x 1cm)
	• **Hypersplenismus**: vermehrter Abbau (Pooling) von Blutzellen in einer vergrößerten Milz, gekennzeichnet durch die Trias:
	- Panzytopenie (auch isolierte Granulozytopenie und/oder Thrombopenie)
	- Hyperplastisches KM
	- Splenomegalie
Di	• Palpation
	• Sonografie
Ät	**Einer Splenomegalie**
	• Milzvenendruck ↑: portale Hypertension, Milzvenen-, Pfortaderthrombose
	• Leukosen (= Leukämien) und Lymphome (v.a. CML → s. 130, auch CLL → s. 140)
	• Osteomyelofibrose (→ s. 132): KM insuffizient ⇒ riesige Milz wird Ersatzblutbildungsort
	• Infekte: z.B. Mononukleose (→ s. 353), Toxoplasmose (→ s. 367), Röteln (→ s. 356), Sepsis lenta
	• Entzündungen: chronische Polyarthritis (→ s. 324) + Hypersplenismus = Felty-Syndrom; systemischer Lupus erythematodes (→ s. 318), Sarkoidose (→ s. 96)
	• Hämolytische Anämien: v.a. hereditäre Sphärozytose (→ s. 123)
	• Speicherkrankheiten
Th	Therapie der Grunderkrankung

---

[1]Endoxan, [2]Imurek, [3]Refludan, [4]Danaparoid

4.7 Gefäße

■□□ **4.7.1 Purpura Schoenlein–Henoch**

Syn	Vasculitis allergica, anaphylaktoide Purpura
Def	Hämorrhagische Vaskulitis (Typ-III-Reaktion nach Coombs/Gell) v.a. des Kleinkindalters, mit Hautblutungen, Beteiligung des Gastrointestinaltrakts, der Niere und der Gelenke (→ S. 332)

Kli   Tage nach viraler Infektion meist der Atemwege:
- Haut: Petechien und Ekchymosen (Hautblutungen >3mm) an Gesäß und Streckseiten der Beine
- Gelenke: Purpura rheumatica: Schwellung, Bewegungseinschränkung, periarthrikuläres Ödem, Arthralgien (Schmerzen), aber kein Hämarthros (Blut im Gelenk)
- GI-Trakt: „Purpura abdominalis": GI-Blutung, kolikartige Bauchschmerzen
- Nieren: Schoenlein-Henoch-Nephritis: fokale mesangioproliferative GN mit Mikro- oder Makrohämaturie, Proteinurie

Di	Lab: Leukozytose, Eosinophilie, Thrombozytose, BSG ↑
Th	• Antigen ausschalten, Th der Grundkrankheit, Bettruhe, Analgetika • Nur bei Nierenbeteiligung evtl. Corticosteroide
Prg	Meist Spontanheilung, Entwicklung einer Niereninsuffizienz auch nach Jahren möglich

5. Gastroenterologie

5. Gastroenterologie

5.1 Ösophagus

■■□ 5.1.1 Achalasie

Def Seltene Motilitätsstörung des Ösophagus mit Verlust der koordinierten Erschlaffung des Ösophagussphinkters

Ät Vermutlich Degeneration des Plexus myentericus (Auerbach)

PPh Mangelnde Erschlaffung und meist erhöhter Ruhedruck im distalen Ösophagussphinkter; propulsive Peristaltik mit Hypo-/Akontraktilität im tubulären Ösophagus (hypomotile und amotile Form), selten Hyperkontraktilität (hypermotile Form)

Kli
- Krampfartige retrosternale Schmerzen, Globusgefühl, Sodbrennen
- Dysphagie auch bei flüssiger Nahrung (paradoxe Dysphagie), Odynophagie
- Regurgitation (Ko: nächtliches Husten, Aspirationspneumonie); Gewichtsabnahme

Di
- Rö: Ösophagus-Breischluck; Kinematografie (funktioneller Nachweis der mangelnden Sphinktererschlaffung)
- Endoskopie: dilatierter Ösophagus (Biopsie obligat, da DD Karzinom)
- Manometrie: keine Erschlaffung beim Schluckakt (oft früh erkennbar), oft Sphinkterruhedruck ↑ (physiologisch: 18-24mmHg)

DD
- Karzinom (kurze Anamnese! → S. 156), Narbenstriktur (Ösophagitis, Verätzungen)
- Andere Motilitätsstörungen (diffuser Ösophagospasmus mit nichtperistaltischen, hyperkontraktiler Ösophagus mit peristaltischen Kontraktionen)
- Selten: Dysphagia lusoria (= doppelter Aortenbogen oder atypischer Abgang der A. subclavia dextra), Chagas-Krankheit, Sklerodermie (→ S. 321), Endobrachyösophagus, neurologische Störungen (Multiinfarktdemenz, Bulbärparalyse, Myasthenie), KHK

Stad

Stadium I	Keine Weitstellung vor der Kardia
Stadium II	Megaösophagus, Trichterform der Kardia
Stadium III	Prästenotische Aufweitung und S-förmige Elongation

Ko Nächtliche Aspiration mit chronischer Bronchitis, Aspirationspneumonie

CAVE Karzinomrisiko ↑ (ca. 5-10%) ⇒ lebenslange endoskopische Nachkontrollen

Th
- **Endoskopische Ballondilatation** der Kardia (Methode der Wahl); Erfolg 70%; langfristige Remission <40%; oft Wdh. nötig; Ko: Perforation 1%)
- **Medikamentös** allenfalls bei geringer Ausprägung: Ca^{2+}-Kanalblocker (z.B. Nifedipin = Adalat®), Nitrate (z.B. ISDN = Isoket®), lokale Injektion von Botulinum-Toxin (Wdh. ca. alle 6-36 Monate nötig, nebenwirkungsarm)

Achalasie: pneumatische Dilatation

- **Operativ** bei Versagen der konservativen Th (in 20%):
  Extramuköse Kardiomyotomie nach Gottstein/Heller, evtl. kombiniert mit
  Antirefluxoperation (z. B. Fundoplicatio nach Nissen, evtl. modifiziert zur
  Hemiplicatio), da nach Spaltung der Sphinktermuskulatur in ca. 20% d.F.
  Verschlussinsuffizienz mit Refluxösophagitis

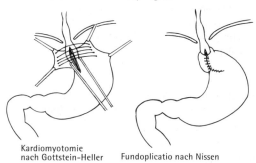

Kardiomyotomie
nach Gottstein-Heller   Fundoplicatio nach Nissen

■■□ 5.1.2   Öspohagusatresie

Def   Kongenitaler Verschluss des Ösophagus; in über 90% in Kombination mit einer
Ösophagotrachealfistel durch eine gestörte tracheoösophageale Septumbildung

Eint

Formen nach Vogt		
Typ I	Nur oberer Blindsack vorhanden	1%
Typ II	Atresie ohne Fistelbildung	3%
Typ IIIa	Obere ösophagotracheale Fistel, unterer Ösophagusblindsack	1%
Typ IIIb	Untere ösophageale Fistel, oberer Ösophagusblindsack	94%
Typ IIIc	Ösophagotracheale Fistel ohne Atresie	1%

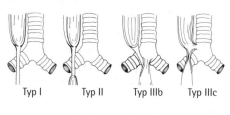

Typ I   Typ II   Typ IIIb   Typ IIIc

Einteilung nach Vogt

Kli
- Verwandte Fehlbildung: Ösophagotracheale Fistel ohne Blindsack
- Hydramnion (pränataler Ultraschall)
- Schaumiges Fruchtwasser im Nasen-Rachen-Raum
- Aspirationen mit Zyanoseanfällen, rasselnder Atem, Husten

Di
- Sondierung des Magens beim Neugeborenen
- Rö: Ösophagus nach Luftinsufflisation, ggf. mit wasserlöslichem KM
- Suche nach weiteren Missbildungen (häufig kombiniert)

Th   Fistelverschluss und End-zu-End-Anastomosierung in den ersten Lebensstunden
(Aspirationsgefahr!)

■■■ 5.1.3   Ösophagusdivertikel

Def   Wandausbuchtung der Speiseröhre

Form
- Echtes Divertikel: Ausbuchtung der gesamten Wand
- Falsches Divertikel (Pseudodivertikel): Ausstülpung der Lamina mucosa und
  Submukosa durch anatomische Muskellücken

Eint
- **Pharyngoösophageales Divertikel**
  (Zenker-D., Pulsions-D., d.h. durch Druck,
  70%, häufig ältere Männer): dorsale Herniation
  von Hypopharynxmukosa und Submukosa
  durch Muskellücke (sog. Killian-Dreieck
  zwischen Pars obliqua und P. fundiformis der
  Pars cricopharyngea des
  M. constrictor pharyngis inferior[= OÖS])
- **Parabronchiales D.** (ca. 20%): Traktionsdivertikel
  (durch Zug) mit Ausstülpung aller Wandschichten
  an der Trachealbifurkation
- **Epiphrenisches D.** (ca. 10%): hiatusnahes Pseudodivertikel
  (= oberh. des unteren Ösophagussphinkters [= uÖS])

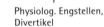

Physiolog. Engstellen, Divertikel

Kli
Dysphagie, Mundgeruch, Regurgitation,
Hustenreiz während des Essens und nachts,
Fremdkörpergefühl, gelegentlich Schmerzen

Di
Ösophagusbreischluck (bei Perforationsgefahr
oder bestehender Trachealfistel mit
H_2O -löslichem Kontrastmittel);
Endoskopie (CAVE: Perforationsgefahr)

DD
Karzinom (→ S. 156), Achalasie (→ S. 152),
Narbenstriktur (DD Dysphagie)

Th
- **Zenker-D.**: operative oder endoskopische
  Divertikulotomie meistens indiziert
- **Parabronchiale D.**: meist keine Ind zur Op
- **Epiphrenische D.**: bei Beschwerden
  operative Divertikelresektion

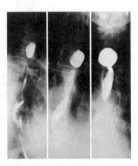

Zenker-Divertikel (Rö-Breischluck)
[IMPP-Prüfungsabbildung]

■■■ 5.1.4 Ösophagitis

Def
Schleimhautentzündung v.a. des distalen Ösophagus

Ät
- Gastroösophagealer Reflux (meist sauer, selten alkalisch):
  Insuffizienz des unteren Ösophagussphinkters (inadäquate Erschlaffung oder
  reduzierter Ruhedruck) oft mit Hiatushernie (→ S. 156), postoperativ,
  bei Sklerodermie (→ S. 321), Gravidität, Adipositas
- Chemisch: Verätzung durch Säure (⇒ Koagulation), Lauge (⇒ Kolliquation); Alkohol
- Physikalisch: Radiatio, Magensonden
- Infektiös (v.a. bei Immunschwäche, z.B. AIDS → S. 359, Th mit Zytostatika/
  Antibiotika/Glucocorticoiden), viral (Herpes simplex → S. 350, Zytomegalie → S. 352),
  mykotisch (Candida albicans → S. 362)

Kli
- Retrosternales Brennen (v.a. beim Schlucken), Druckgefühl, evtl. Dysphagie
- Reflux-Ösophagitis: Sodbrennen v.a. in Rückenlage, beim Bücken, Pressen;
  Regurgitation, Nausea, Luftaufstoßen, epigastrische Schmerzen, Reizhusten,
  Heiserkeit, gel. kardiale Symptome
- Soorösophagitis: oft asymptomatisch
  (CAVE: selten systemische Infektion mit Sepsis, Endokarditis)

Ko	• Endobrachyösophagus (Barrett-Syndrom): Ersatz des Plattenepithels im distalen Ösophagus durch spezialisiertes intestinales Epithel (10%, erhöhtes Karzinomrisiko, Unterteilung in long (>3cm), short (<3cm) Barrett ⇒ regelmäßige Kontrollendoskopie mit Biopsie • Strikturen-, Stenosen- und Narbenbildung (Stadium IV) • Ulcera, Blutung, Aspiration • Erkrankungen der Atemwege, z.B. Laryngitis, Asthma bronchiale, COPD, Sinusitis, Schlafapnoe u.a.
Di	• Anamnese und Klinik, Therapieversuch mit Protonenpumpenhemmern • Endoskopie (zur Stadieneinteilung und evtl. Biopsie bei Karzinomverdacht) • Langzeit-Ösophagus-pH-Metrie (funkt. Nachweis der Kardiainsuffizienz), Manometrie • Bei Infektion Erreger-Nachweis (Biopsie, Kultur)
Stad	• **Savary-Miller:** St. 0: symptomatisch, ohne makroskopischen Befund (Refluxerkrankung, keine Ösophagitis); St. I: fleckige Erosionen; St. II: longitudinal konfluierende Erosionen; St. III: zirkulär, konfluierende Erosionen; St. IV: narbige Stenosen, peptische Ulzera, Barrett • **Los Angeles Klassifikation:** St. A.: Erosionen <5mm; St. B: wie A nur >5mm, nicht zwei Schleimhautkuppen verbindend; St. C: konfluierende Überschreitung von mind. 2 Schleimhautkuppen, <75% der Zirkumferenz; Stad. D: wie C nur >75% • **Muse-Klassifikation**: Metaplasie, Ulkus, Striktur, Erosion
Th	• Kleine häufige Mahlzeiten, Verzicht auf Alkohol, Nikotin + Kaffee, Schlafen mit erhöhtem Oberkörper, Gewichtsnormalisierung, Auslöser meiden • Säuresuppression (1. Wahl: Protonenpumpenblocker, 2. Wahl: H_2-Antagonisten, „step down") • Prokinetika (z.B. Metoclopramid[1]) sehr selten indiziert • Antiinfektiös: Antimykotika bei Candida (primär lokal: Amphotericin B[2], Nystatin[3], sekundär systemisch: Ketoconazol[4], Fluconazol[5]), Aciclovir[6] bei Herpes, Ganciclovir[7] bei Zytomegalie • Bougierung bei Stenosierung; operativ: laparoskopische oder offene Kardiaverlagerung nach intraabdominell und Nahtfixation, bei Versagen der konserv. Th • Endoskopisch-interventionelle Techniken (z.B. Naht) noch experimentell

■■■ 5.1.5   Mallory-Weiss-Syndrom

Def	Gastrointestinale Blutung bei Schleimhauteinriss des distalen Ösophagus oder der Kardia
Pg	Druckerhöhung durch Erbrechen, v.a. bei Alkoholkrankheit
Kli/Di/Th	Hämatemesis; Di: Endoskopie, Th: Unterspritzung, Koagulation, Clip, ggf. Übernähung

■■■ 5.1.6   Boerhaave-Syndrom

Def	Spontane Ösophagusruptur nach Erbrechen, intraabdomineller Druckerhöhung
Di	Klinik (Thoraxschmerz, evtl. Dyspnoe, SchockHaut-, Mediastinalemphysem), Rö-Thorax, Endoskopie
Th	Operativ, zusätzlich: Antibiose

---

[1]Paspertin, [2]Ampho-Moronal, [3]Biofanal, [4]Nizoral, [5]Diflucan, [6]Zovirax, [7]Zymeven

∎∎∎ 5.1.7 Hiatushernie

Def Verlagerung von Magenanteilen in den Thorax

Epi Ab 50. Lj. > 40% in Deutschland

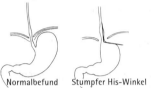

Normalbefund Stumpfer His-Winkel Axiale Gleithernie Paraösophagiale Hernie

Üs

Form	PPh
Hiatusgleithernie (axiale Hernie, 90%)	Verlagerung von Kardia und Fundusanteilen in den Thoraxraum, Kardia in axialer Lage zum Ösophagus (axiale Hernie) ⇒ Aufhebung des spitzen His-Winkels (Vorstufe: kardiofundale Fehlanlage, stumpfer His-Winkel), Ø echter Bruchsack
Paraösophageale H. (echte Hernie, 10%)	Abnorm weiter Hiatus ⇒ Magenanteile werden neben dem Ösophagus in den Thoraxraum verlagert, Kardia in regelrechter Position (⇒ funktionierender Sphinkterschluss, aber Ko); Extrementwicklung: „Upside-down-stomach"

Kli
- 80% asymptomatisch, bei Gleithernie evtl. Kli der Refluxösophagitis (10%)
- Paraösophageale Hernie: Roemheld-Syndrom (gastrokardial-reflektorisch ausgelöste funktionelle Herzbeschwerden), Dysphagie (Ösophaguskompression), retrosternale Schmerzen

Ko Paraösophageale Hernie: Inkarzeration, Ulzera am Schnürring mit chronischem Blutverlust ⇒ Anämie

Di Endoskopie (meist Zufallsbefund); Rö-Thorax, Rö-Abdomen, Rö-Breischluck (Kopftieflage, Bauchpresse ⇒ „upside-down stomach")

Th
- Gleithernie: meist keine, evtl. Th wie bei Refluxösophagitis
- Paraösophageale Hernie: operativer Zwerchfelllückenverschluss, Op-Ind wegen Ko

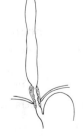

Paraösophageale Hernie
[IMPP-Prüfungsabbildung]

∎∎∎ 5.1.8 Ösophaguskarzinom

Epi Ca. 5% aller gastrointestinalen Tumoren, m : w = 5 : 1, Gipfel 50.-60. Lj.

Rif Alkohol- und Nikotinabusus, Endobrachyösophagus (Barrett-Syndrom), Achalasie, Kanzerogene in Nahrung, Laugenverätzungen, Vitaminmangel, Fe^{2+}-Mangel (Plummer-Vinson), heiße Getränke

Lok
- Vor allem an physiologischen Engen: Speiseröhreneingang, Trachealbifurkation, Hiatus
- > 50% im mittleren Drittel

Histo
- Plattenepithelkarzinome (ca. 85%) im mittleren und oberen Ösophagusdrittel
- Adenokarzinome (ca. 15%) im terminalen Ösophagus (bei Barrett-Syndrom)

Ösophaguskarzinom

Meta Frühzeitig lymphogen (50% sind bei Diagnosestellung inoperabel), später hämatogen

Kli • Frühstadium: häufig asymptomatisch, geringe Schluckbeschwerden
(häufig schmerzlos), v.a. bei fester Nahrung
(Biopsien zu diesem Zeitpunkt in ca. 80% positiv)
• Spät-St.: Dysphagie, retrosternale Schmerzen,
Gewicht ↓, Anämie; Heiserkeit,
Husten bei mediastinaler Ausbreitung

Di • Endoskopie mit multiplen Biopsien
• Endosonografie, Thorax-CT, Bronchoskopie,
Lebersono/-CT (Operabilität, Staging),
ggf. Skelettszintigrafie
• Rö-Breischluck (Vorwölbung, Faltenabbruch,
Wandstarre, prästenotische Dilatation,
Abschätzung der Längenausdehnung)

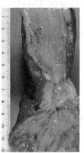

Distales Ösophaguskarzinom
[IMPP-Prüfungsabbildung]

Anm Ösophagus-Ca ist häufigste Ursache für Dysphagie
bei > 45jährigen Patienten

Üs

TNM	Kennzeichen
$T_{1/2}$	Auf Ösophagus begrenzt (T_1 bis Submucosa / T_2 bis Muscularis)
$T_{3/4}$	Befall von Adventitia (T_3), Nachbarorgane (Trachea, BWS, Perikard; T_4)
N_0/N_1	Keine Lk/regionäre Lk

Th

Op (kurativer Ansatz)
Primäre Op nur bei $T_{1-3}N_0M_0$, sonst erst Chemo/Radiatio (M_0)
Op: meist abdominorechtsthorakale Ösophagusresektion mit Lymphadenektomie (abdominell, mediastinal, bei suprabifurkalem TU auch zervikal), seltener transhiatale Resektion (Passagewiederherstellung durch Magenhochzug/ Koloninterponat; ca. 30-40% operabel, Op-Letalität von 2-10%)
Endoskopische Mukosektomie: bei kleinem Tu ($T_1N_0M_0$), ebenso bei Inoperabiliät und $T_2N_0M_0$
Selten indiziert: Radiatio
Lokal (sog. after-loading) oder extern; KI: Infiltration von Bronchien, Fistelbildung; Prg: 5-JÜR 2-10%
Kombinierte Radiochemotherapie
Weitere palliative Verfahren:
Laserkoagulation, Stent (Endoprothese), PEG (perkutane endoskopische Gastrostomie) oder Witzel-Fistel (operativ angelegte äußere Magenfistel, bei undurchgängigem Ösophagus)

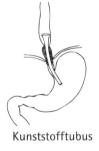

Kunststofftubus

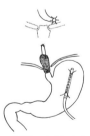

Witzel-Fistel

Prg 5-JÜR insgesamt ca. 5%;
bei Inoperabilität
mittlere ÜZ ca. 9 Mon.)

Magen-Hochzug bei
Ösophagus-Ca,
Pyloroplastik

5.2 Magen

■■□ 5.2.1 Akute Gastritis

Def Akute nichterosive oder erosive Entzündung der Magenschleimhaut

Pat Erosion = Defekt der Mucosa, **nicht** aber der Muscularis mucosae (vgl. Ulcus → S. 159)

Ät
- **Chemisch**: Alkohol, Säure, Lauge
- **Medikamentös**: NSAR, ASS, Zytostatika
- **Infektiös**: Helicobacter pylori (HP), CMV, Salmonellen, Lebensmittelvergiftung (z.B. Staphylokokken)
- **Körperlicher Stress**: z.B. Verbrennungen, Sepsis, Schock, Polytrauma

Kli
- Oft asymptomatisch
- Epigastrischer Druck
- Übelkeit, Aufstoßen, Erbrechen

Ko Magenbluten bei erosiver Gastritis, Hämatemesis (Bluterbrechen)

Di Endoskopie (ÖGD), Histologie, HP-Nachweis (→ S. 158)

Th
- Ausschaltung der Noxen (z.B. NSAR, Nikotin, Alkohol)
- Schonende Kost
- **Medikamentös**: meist nicht nötig, Protonenpumpenhemmer, z.B. Omeprazol[1], evtl. HP-Eradikation (→ S. 159), Sucralfat[2], Antazida (z.B. Mg^+/Al^+-Hydroxid[3])
- Bei starken Schmerzen und Erosionen: Th wie bei Ulkus

Magen: Anatomie

■■■ 5.2.2 Chronische Gastritis

Def Häufige, mit dem Alter zunehmende, chronische Entzündung der Magenschleimhaut

Üs

Typ	PPh
Typ-A-Gastritis (5%)	Atrophische Korpusgastritis durch Auto-Ak-Bildung gegen Belegzellen (Protonenpumpe ⇒ Achlorhydrie ⇒ Gastrin ↑) und Intrinsic Factor (⇒ Vit.-B_{12}-Mangelanämie = perniziöse Anämie → S. 122, deszendierende Ausbreitung)
Typ-B-Gastritis	Antrumgastritis durch Helicobacter-pylori-Infektion (HP-Gastritis), aszendierende Ausbreitung, keine Gastrinerhöhung, da auch Befall der gastrinproduzierenden Antrumzellen, v.a. im Alter zunehmend
Typ-C-Gastritis (10%)	Chemisch induziert: Schädigung durch Gallereflux oder Einnahme von NSAR, ASS

Sonderformen: eosinophile G., lymphozytäre G., Crohn-G., granulomatöse G.

Kli Meist symptomarm, unspezifische Oberbauchbeschwerden, epigastrischer Schmerz

Ko Ulcus; Typ-A-Gastritis = Präkanzerose; Typ-B-Gastritis prädispon. für Magen-Ca, MALT-Lymphom, chronische Urtikaria, in 20% Magen-Auto-AK-Bildung

Di
- Gastroskopie (mit Biopsie), **Histologie**
- HP-Nachweis: Histo, Urease-Schnelltest, Harnstoff-Atemtest (Gabe von C_{13}-markiertem Harnstoff ⇒ Spaltung durch HP-Urease ⇒ Messung des ^{13}C in der Atemluft), Stuhlantigentest, Kultur (nur zur Resistenzbestimmung)
- Bei Typ A: Auto-Ak gegen Belegzellen, Schilling-Test, Vit. B_{12}-Bestimmung i.S.

---

[1]Antra, [2]Ulcogant, [3]Maalox

Th
- Typ A: parenterale Vit.-B_{12}-Substitution bei Vit.-B_{12}-Mangel (z.B. Cytobion®)
- Typ B: bei Atrophie, erhöht. Ca-Risiko und evtl. auch bei nur Beschwerden HP-Eradikation wie bei Ulkus (→ S. 159)
- Typ C: Noxe meiden, bei Beschwerden z.B. Protonenpumpenhemmer

■■■ 5.2.3 Peptisches Ulkus

Def
Lamina-muscularis-mucosae-überschreitender Defekt der Magen- oder Duodenalwand

Pat
Ulcus = Defekt überschreitet Mucosa, d.h. mind. auch Defekt der Muscularis mucosae

Epi
5% der Bevölkerung erkranken im Laufe ihres Lebens

Inz
Ulcus duodeni : Ulcus ventriculi 3:1
Ulcus duodeni: vorwiegend im Bulbus, m : w = 2-3 : 1
Ulcus ventriculi: vorwiegend Antrum, Angulusfalte, m: w 1:1

Pg
Störung des Gleichgewichts von Schleimhautprotektion und -aggression:
- **Schleimhautprotektion**: Prostaglandine, Mikrozirkulation, Epithelregeneration
- **Schleimhautaggression**: Helicobacter-pylori-Inf; H^+Cl^- („ohne Säure kein Ulkus"), ASS, NSAR, Pepsin, Galle, Nikotin, Alkohol, Zytostatika, Glucocorticoide bei Kombination mit NSAR/ASS

Sonderformen
- Stressulzera bei Verbrennungen, Sepsis, Schock, Polytrauma, Bestrahlung
- Sekundäre Ulzera" bei gastrinproduzierenden Tumoren (Zollinger-Ellison-Syndrom, Gastrinom, → S. 197), Hyperparathyreoidismus (→ S. 235), M. Cushing (→ S. 223), M. Crohn
- Kissing ulcer": sich gegenüberliegende Ulzera (z.B. Bulbusvorder- und -hinterwand)
- Ulcus Dieulafoy: Ulkusgrund auf einer submukös gelegenen Arterie (Fehlanlage)

Kli
- Uncharakteristische Symptome: Völlegefühl, Inappetenz, Übelkeit
- **Ulcus ventriculi**: epigastrischer Sofortschmerz nach Nahrungsaufnahme und nahrungsunabhängig
- **Ulcus duodeni**: punktförmiger Nüchternschmerz, oft nachts, Besserung durch Nahrungsaufnahme, empirische Häufung im Frühjahr und Herbst (klinische Trennung zwischen Duodenal- und Magenulkus nicht sicher!)
- **Ulcus bei NSAR**: symptomlos bis zur Blutung

Ko
- Gastrointestinale Blutung (→ S. 199) ⇒ Hämatemesis, Meläna
- Perforation ⇒ akutes Abdomen (→ S. 198)
- Penetration, z.B. in Pankreas ⇒ Schmerzen, Amylase ↑, Lipase ↑
- Magenausgangsstenose (Rö: „Sanduhrmagen") ⇒ Erbrechen, Gewichtsverlust

Di
Gastroduodenoskopie, beim Magenulkus multiple Biopsien obligat; („Jedes Magenulkus bedarf der endoskopisch-bioptischen Kontrolle zum Karzinomausschluss")

Üb

Stadium	Endoskopischer Befund (Forrest-Klassifikation gastrointestinaler Blutungsaktivität)
Forrest I	Aktive Blutung
	Ia = spritzende arterielle Blutung; Ib = Sickerblutung
Forrest II	Nicht mehr aktive Blutung
	IIa = sichtbarer Gefäßstumpf;
	IIb = mit adhärentem Koagel;
	IIc = Hämatin am Ulkusgrund
Forrest III	Keine Blutung, Läsion ohne Blutungsstigmata

- Helicobacter-Nachweis (→ S. 158) (90% bei Ulcus duodeni, 80% bei Ulcus ventriculi)
- Evtl. Röntgen von Magen/Duodenum mit KM, v.a. bei endoskopisch unzureichender Beurteilbarkeit oder nicht passierbarer Stenose;
  Rö-Zeichen: KM-Depotnische, radiäre Schleimhautfalten, Ulkuskragen, Ulkusfinger (= Einziehung an der gegenüberliegenden Seite)
- Ausschluss anderer Ursachen bei H.p. und NSAR negativen Ulcera

Th

Allgemein		
Schleimhaut-Aggressiva meiden: Nikotin, Alkohol, Stress, Koffein, ulzerogene Medikamente		
Medikamentös		
Mit HP-Nachweis	**HP-Eradikation** Triple-Therapie mit PPI 2×d in Standarddosierung und zwei Antibiotika (Clarithromycin, Metronidazol, Amoxicillin), z.B. Omeprazol[1] (2 x 20mg/d p.o.), Clarithromycin[2] (2 x 500mg/d p.o.), Metronidazol[3] (2 x 1000mg/d p.o.) für 7 Tage	
Ohne HP-Nachweis	**1. Wahl**: Protonenpumpenhemmer (z.B. Omeprazol[1]) für 4 Wochen ⇒ Hemmung der H^+-K^+-ATPase **2. Wahl:** H_2-Blocker (z.B. Ranitidin[4]) ⇒ histaminvermitt. Magensäuresekretion ↓, evtl. Schleimhautprotektiva (Sucralfat[5])	
Endoskopisch bei Blutung (Unterspritzung/Koagulation/Clipping)		
Operativ		
(seltene Ind: Versagen der konservativen Th, kons. nicht beherschbare Ko, Karzinomverdacht)		
- Ulkusexzision (Histologie!) und Übernähung bei Perforation		
- Umstechung/extraluminale Gefäßligatur bei nicht stillbarer Blutung		
- Teilresektion bei größeren Zerstörungen, ggf. mit selektiver proximaler Vagotomie (SPV)		
- "Historisch": 2/3-Resektion nach Billroth I/II; selektiv proximale Vagotomie (SPV) als Alleinmaßnahme (bis 40% Rezidive)		

CAVE Florides Ulkus ist KI für Cumarin-Th ⇒ Blutung!

Pro **Primär**: PPI bei Glucocorticoiden-NSAR; Eradikation vor Langzeit-NSAR-Th bei Helicobacter pylori positiv
Sekundär: H.p.-Eradikation (Kontrolle des Erfolgs!); Meiden von Noxen; falls NSAR weiter nötig, Wechsel von nicht-selektiven-NSAR auf COX-2-selektive- oder Gabe von PPI (2. Wahl Misoprostol[6]); bei H.p.-neg. kompliziertem Ulcus: PPI

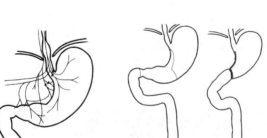

Selektive proximale Vagotomie   **Billroth I:** Schnittführung, Naht

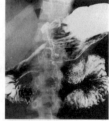

Billroth I
[IMPP-Prüfungsabbildung]

---

[1]Antra , [2]Klacid, [3]Amoxipen, [4]Sostril, Zantic, [5]Ulcogant, [6]Cytotec

■□□ **5.2.4 Benigne Magentumoren**

Epi 0,5-1% bei Sektionen

Üs

Typ	Tumor
Epitheliale Tumoren	Zum Beispiel Adenom, neuroendokriner Tumor (Zwischenstellung: auch maligne Formen möglich); keine Neoplasie: hyperplastischer Polyp, Peutz-Jeghers-Polyp, Korpusdrüsenzyste
Mesenchymale Tumoren	Zum Beispiel Neurinom, Neurofibrom, Leiomyom, Lipom
Heterotypien	Zum Beispiel heterotopes Pankreas

Kli
- Meist asymptomatisch
- Anämie bei Sickerblutung
- Bei zunehmender Größe Stenosebeschwerden

Di Endoskopie, Röntgen-Doppelkontrast, ggf. Endosonografie

Kom Maligne Entartung bei Adenomen bei Adenomen und Polypen i.R. von Polypose-Syndromen

Th
- Endoskopische Abtragung kleiner Polypen (< 3cm; s. Abb.)
- Operative Entfernung von großen präkanzerösen Polypen (> 3cm)

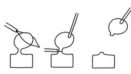

Endoskopische Abtragung

■■□ **5.2.5 Magenkarzinom**

Epi Vorkommen in Japan, China; Inzidenz (↓) in Europa 20/100 000/Jahr, m : w = 2 : 1, Altersgipfel 60.-70. Lj., zwischen 30.-40 Lj. 10% d.F.

Rif HP-Gastritis (> 90% mit Magen-Ca hatten HP), genet. Faktoren (z.B. Blutgruppe A, E-Cadherin-Mutationen), Nitrosamine in geräucherten, gesalzenen Speisen, Typ A-Gastritis, Z.n. Magenteilresektion, M. Ménétrier (Ca-Inzidenz 10%), adenomatöse Polypen

TNM

TNM		UICC	
T_0	Kein Anhalt für Primärtumor	0	$T_{is}N_0M_0$
T_x	Primärtumor nicht beurteilbar	IA	$T_1N_0M_0$
T_{is}	Ca in situ, beschränkt auf Lamina epithelialis (überschreitet die Basalmembran nicht)	IB	$T_2N_0M_0$; $T_1N_1M_0$
T_1	Mukosa, Submukosa (nicht Muscularis propria), lymphogene Metastasierung möglich! = Magenfrühkarzinom	II	$T_3N_0M_0$, $T_2N_1M_0$, $T_1N_2M_0$
T_2	Muscularis propria, Subserosa	IIIA	$T_1N_1M_0$, $T_3N_2M_0$, $T_2N_2M_0$
T_3	Serosa	IIIB	$T_4N_1M_0$, $T_3N_2M_0$
T_4	Nachbarstrukturen	IV	$T_1N_2M_0$, $T_{1-4}N_{1-3}M_1$

N_0: keine, N_1: bis 6, N_2: 7-15, N_3: >15 reg. LK; M_0 keine Fernmetastasen, M_1: Fernmetastasen

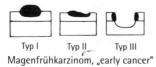

Typ I   Typ II   Typ III
Magenfrühkarzinom, „early cancer"

 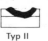

Typ I   Typ II   Typ III   Typ IV
Fortgeschrittenes Magenkarzinom, Einteilung nach Borrmann

Histo

Einteilung nach Laurén	
Intestinaler (distaler) Typ	60%; tubuläres, papilläres, muzinöses Adeno-Ca
Diffuser (proximaler) Typ	25%; Siegelring-, undifferenziertes Adeno-Ca; Sonderform: Linitis plastica
Mischtyp	Ca. 15%, nicht differenzierbar

Therapeutische Konsequenz:
Chirurugischer Sicherheitsabstand intestinaler Typ 5cm, diffuser Typ > 10cm ab oral

Grading G_1= hohe, G_2 = mittlere, G_3 = geringe, G_4 = fehlende Differenzierung

Meta Hämatogen: in Leber (über Pfortader)
- $\Rightarrow$ Lunge $\Rightarrow$ Knochen
- Lymphogen (früh): perigastrisch am Truncus coeliacus, paraaortal (Ductus thoracicus $\Rightarrow$ Virchow-Drüse = links supraklavikulär tastbarer Lk)
- Per continuitatem: Kolon, Pankreas; Duodenum; per contiguitatem, Bauchfellkarzinose mit Aszites, Abtropfmetastasen (am Ovar = Krukenberg-TU)

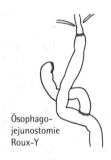

—Siegelring-zellen

Siegelringzellkarzinom
[IMPP-Prüfungsabbildung]

Kli Diskrete und unspezifische Frühsymptome (z.B. subfebrile Temperaturen); Spätsymptome sind Speisenunverträglichkeit (Fleisch), Gewichtsverlust, Appetitlosigkeit, Übelkeit, Erbrechen, Oberbauchdruckgefühl oder -schmerz $\Rightarrow$ schlechte Prognose, evtl. Anämie, Meläna (Mikroblutung)

Ko Stenosierung (Erbrechen), akute Blutung ($\Rightarrow$ Schock)

Di
- Gastroskopie mit multiplen Biopsien obligat
- Staging: Abdomen-Sonografie, evtl. Abdomen-CT, Rö-Thorax, Endosonografie
- Lab: Eisenmangelanämie, TU-Marker (CA 72-4, CA 19-9, CEA), Blut im Stuhl

DD Malignes Lymphom (→ S. 135), Ulkuskrankheit (→ S. 159), Reizmagensyndrom

Th

Operativ kurativ
Komplette TU-Entfernung (R_0) mit ausreichendem Sicherheitsabstand (totale Gastrektomie, subtotale Gastrektomie, Kardiaresektion je nach Lokalisation) und Lk-Dissektion (D_2: pergastral, coeliacal, hepatoduodenal), ggf. Resektion von Milz, Omentum majus + minus, Querkolon, Pankreasteilen); Passagewiederherstellung z.B. durch Ösophago-/Gastrojejunostomie (Roux-Y)
Endoskopisch kurativ
Mukosaresektion bei inoperablen Patienten und Frühkarzinom
Operativ palliativ
Passage erhaltend bzw. wieder herstellend durch Gastroenterostomie (GE) bzw. Gastrektomie
Endoskopisch palliativ
Stents, ggf. Tumorabtragung durch Laser, perkutane endoskopische Gastrostomie (PEG-) oder Jejunostomie (PEJ)-Anlage bei Magenausgangsstenose
Chemotherapie
Evtl. neoadjuvant oder adjuvant (+/-Radiatio), palliativ bei inoperablem TU oder Rezidiv

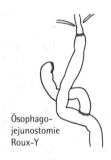

Ösophago-jejunostomie
Roux-Y

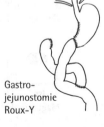

Gastro-jejunostomie
Roux-Y

Prg 5-Jahres-Überlebensrate: insgesamt 10%, Frühkarzinom 90%
⇒ frühe Di durch endoskopische Überwachung bei Risikofaktoren;
nur zeitlich begrenzter Therapieversuch bei epigastrischen Beschwerden ohne
endoskopische Abklärung in jungem Alter ohne Alarmsymptome

■■□ 5.2.6 Dumpingsyndrom

Def Postprandiale Beschwerden bei Z.n. Magenteilresektion

Epi 15% nach Billroth-II-Resektion, 5% nach Billroth-I-Resektion

PPh
- Frühdumping (15min):
durch rel. Hyperosmolarität der Nahrung
Flüssigkeitseinstrom in Darmlumen
⇒ Relative Hypovolämie
⇒ Überdehnung der Darmwand
⇒ Vasomotorische und
vegetative Störungen
- Spätdumping (1-4h):
durch rasche Kohlenhydratresorption
⇒ Insulinausschüttung ↑ ↑
⇒ reaktive Hypoglykämie

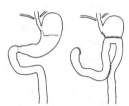

Billroth II: Schnittführung, Naht

Kli
- Postprandial Übelkeit, epigastrische Schmerzen, evtl. Diarrhö
- Tachykardie, Hypotonie (Kollapsneigung, Schwächegefühl), Schwitzen
- Zeichen der Hypoglykämie bei Spätdumping

Di Anamnese, bei Spätdumping evtl. oraler Glucosetoleranztest,
evtl. Rö (Magen-Darm-Passage, MDP)

Th
- Häufige, kleine, kohlenhydratarme, proteinreiche Mahlzeiten mit wenig Flüssigkeit,
langsam essen; evtl. Zugabe von Quellstoffen (z.B. Guar[1]) oder Acarbose[2]
(Glucosidaseinhibitor → S. 247) zur Resorptionsverzögerung, ggf. Octreotid[3] vor den
Mahlzeiten; bei Spätdumping kleine Kohlenhydratmahlzeit 2 Stunden nach
Nahrungsaufnahme
- In schweren Fällen Umwandlung von Billroth II in Billroth I.
Weitere Postgastrektomiekomplikationen: Vit. B_{12}-, Eisenmangel, Maldigestion,
Osteopathie, Diarrhö, Syndrome der abführenden und zuführenden Schlinge,
Anastomosenstenose, Magenstumpfkarzinom

5.3 Dünndarm

■■□ 5.3.1 Akute Enteritis (Enterokolitis), infektiös

Ät
- **Bakterien, enteroinvasiv**: Salmonellen (→ S. 337), Shigellen (→ S. 338),
Campylobacter jejuni (→ S. 339), Yersinien (→ S. 339), Erreger der TPER-Gruppe:
Typhus, Paratyphus, Enteritis (→ S. 336), enteroinvasive E.coli (EIEC)
- **Bakterien, enterotoxisch**: diverse E. coli, u.a. enterotoxisch (ETEC, häufigster
Erreger der sog. „Reisediarrhö"), enteropathogen (EPEC) und -hämorraghisch
(EHEC ⇒ CAVE: hämolytisch-urämisches Syndrom → S. 128), Staphylokokken/
Bacillus cereus/Clostridium perfringens)(„Lebensmittelvergiftung"),
Vibrio cholerae (Cholera → S. 338), Clostridium difficile
(„pseudomembranöse Kolitis" → S. 174)

---

[1]Glucotard, [2]Glucobay, [3]Sandostatin

- **Viren**: Norwalk-Virus, Rotaviren (Kinder), CMV (bei Immunsuppression)
- **Parasiten**: Amöben (→ S. 366), Giardia lamblia,
  Kryptosporidien (→ S. 363, v.a. bei Immunschwäche, AIDS)

Kli Abdominalkrämpfe, Diarrhö
(evtl. mit Blut, Schleim, Eiter),
Übelkeit, Erbrechen, Flüssigkeits-
und Elektrolytverlust
⇒ orthostat. Fehlregulation, Fieber

Ko Dehydratation, prärenales Nierenversagen, Sepsis, tox. Megakolon

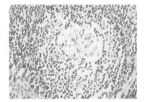

Beläge aus Fibrin, Leuko's, Zelldetritus

(darunter oft nekrotische, ulzerierte Areale)

Pseudomembranöse Kolitis
[IMPP-Prüfungsabbildung]

Di Anamnese (Exposition), Kli,
Erreger-Nachweis: Stuhl-Kultur oder
mikroskopisch (z.B. bei Amöben „warmes Nativpräparat"), Blutkultur (Typhus!);
serologischer Ak-Nachweis

Th
- Orale (evtl. parenterale) Elektrolyt-Glucose-Substitution
- Evtl. Spasmolytika bei Abdominalkrämpfen (z.B. Butylscopolamin[1])
- Evtl. Antidiarrhoika (z.B. Loperamid[2]), evtl. Antibiotika (v.a. bei Typhus, Paratyphus, Cholera, Lamblien, pseudomembranöser Kolitis, bakterieller und Amöbenruhr)

■■■ 5.3.2   Morbus Crohn

Def Diskontinuierlich-segmentale, chronisch-entzündliche Erkrankung des
Verdauungstrakts unbekannter Ätiologie

Syn Enterocolitis regionalis, Ileocolitis regionalis; früher Ileitis terminalis

Ät Unbekannt; genetische Prädisposition (z.B. Mutationen im $NOD_2/Card_{15}$-Gen);
evtl. aberrierende Immunreaktion auf endoluminale intestinale Ag (z.B. Bakterien)

Epi Prävalenz ca. 50/100 000, Gipfel 20.-40. Lj., m : w = 1 : 1

Pat
- Transmurale Entzündung
  (alle Wandschichten) mit Verdickung der
  segmental betroffenen Wandabschnitte,
  Epitheloidzellgranulomen, Aphthen,
  Ulzera, Fissuren, „Pflastersteinrelief"
- Fortgeschrittenes Stadium: Abszesse,
  Konglomerattumoren, Fisteln, Stenosen
- Lok: **alle** Abschnitte des GI-Trakts,
  v.a. terminales Ileum, Kolon
  (Merke 3x -al: segmental, transmural, überall)

Granulom mit Epitheloidzellen bei M. Crohn
[IMPP-Prüfungsabbildung]

Kli
- Verlaufsformen: akuter Schub, chron. rezidiv. Schübe, chronisch aktive Erkrankung
- Diarrhö (meist ohne Blut), Bauchschmerzen, Malabsorption, Gewicht↓, Fieber
- Bei Kolonbefall: Tenesmen
- Evtl. tastbarer Konglomerattumor im re Unterbauch (**CAVE**: Fehl-Di Appendizitis)
- Extraintestinale Manifestationen: Gelenke (z.B. Arthritis, Sakroileitis → S. 329),
  Haut (z.B. Erythema nodosum), Augen (z.B. Iridozyklitis), Mund, Leber (PSC),
  Niere (interstitielle Nephritis)

Ko Abszess, Stenosen, mechanischer Ileus, Fisteln (Darm-Darm, Darm-Harnblase,
Darm-Vagina, Darm-Haut, perianal), Malabsorptionssyndrom (→ S. 165),
Wachstumsstörungen im Kindesalter, Osteoporose

---

[1]Buscopan, [2]Imodium

Lab BSG ↑, CRP ↑, Leukozytose, Thrombozytose, Anämie, ggf. Vit. B_{12}, Vit. D, Ferritin ↓, gel. Antikörper gegen Saccharomyces cerevisiae oder exokrines Pankreas (damit jedoch keine absolut sichere Abgrenzung gegen Colitis ulcerosa), ggf. Stuhlkultur

Prg Normale Lebenserwartung

Di
- Sono: Darmwandveränderung, Fistel, Stenose, Konglomerattumoren, Abszess
- Ileokoloskopie mit Biopsien: Aphthen, Ulzera, Pflastersteinrelief, Stenosen, Fistelabgang
- Dünndarmdarstellung (NMR Sellink oder Röntgen Sellink): diskontinuierlicher Befall (skip lesions), Stenosen, Fisteln, Pflastersteinrelief, Wandverdickung
- Stuhl-Bakteriologie zum Ausschluss einer infektiösen Darmerkrankung
- Histo: Epitheloidzell-Granulome, mehrkernige Riesenzellen, chronisches Entzündungsinfiltrat

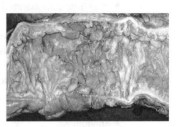

Morbus Crohn (Teilresektat)
[IMPP-Prüfungsabbildung]

Th

Allgemein
Ggf. Behandlung von Eisen-/Vitaminmangel, psychosoziale Betreuung

Medikamentös
Bei leichtem Schub: 5-Aminosalicylsäurepräparate (z.B. Mesalazin[1], Salazosulfapyridin[2] 3-4g/d)
Bei stärkerem Schub / Aktivität: orale Glucocorticoide: Budesonid[3] (bei vorwiegend ileozoekalem Befall, z.B. 9mg/d), Prednisolon[4] (z.B. 60mg/d ggf. auch i.v.), langsame Dosisreduktion nach Beschwerden
Bei fehlendem Ansprechen Kombination mit Immunsuppressiva, Infliximab[5] (anti-TNFα-Ak CAVE: z.T. schwere NW), Antibiotika (bei Fieber, z.B. Metronidazol[6], Ciprofloxacin[7])
Bei schwerem oder steroidabhängigem Verlauf Rezidivprophylaxe bzw. Steroideinsparung mit Immunsuppressiva (Azathioprin[8] [2-2,5 mg/kg KG], 6-Mercaptopurin[9], Methotrexat); zusätzlich zur Remissionserhaltung bei allen Pat. Nikotinkarenz
Symptomatisch: z.B. Antidiarrhoika (z.B. Loperamid[10])
Unterstützend: Selbsthilfegruppen, psychosomatische Th u.a.

Operativ
Sparsame Resektion, u.U. Strikturoplastik; Ind: nur bei Ko, nicht kurativ ⇒ Rezidiv im gesamten GIT möglich!

Endoskopisch
Dilatation von kurzstreckigen Stenosen

■■■ 5.3.3 Malassimilationssyndrom

Def Polyätiologische Störung der enzymatischen Nährstoffaufspaltung (Maldigestion) und/oder Störung der resorptiven Verdauungsvorgänge (Malabsorption)

Ät **Maldigestion**
- Primärer oder sekundärer Lactasemangel (Lactoseintoleranz, häufig)
- Z.n. Magenresektion
- Exokrine Pankreasinsuffizienz (Enzymmangel: Lipase, Proteasen, Amylase; Ät: chronische Pankreatitis, Mukoviszidose u.a.)
- Gallensäuremangel (Cholestase, Gallensäureverlustsyndrom bei M. Crohn, Z.n. Ileumresektion ⇒ fehlende Emulsion der Nahrungsfette)

---

[1]Claversal, [2]Azulfidine, [3]Budenofalk, [4]Decortin, [5]Remicade, [6]Clont, [7]Ciprobay, [8]Imurek, [9]Puri-Nethol, [10]Imodium

www.**media4u**.com

Malabsorption

- Chronisch entzündliche Dünndarmerkrankungen (v.a. M. Crohn → S. 164, Strahlenenteritis)
- Infektiöse Dünndarmerkrankungen (Lamblien, Tbc, M. Whipple)
- Tropische Sprue
- Zöliakie = glutensensitive Enteropathie = nichttropische Sprue (→ S. 167)
- Z.n. Resektion oder Ausschaltung von Dünndarmanteilen (Extremform: Kurzdarmsyndrom)
- Bakterielle Dünndarmbesiedlung durch Kolonbakterien bei anatomischen (z.B. Fisteln, Blind loops) oder motorischen Abweichungen (z.B. Sklerodermie, Diabetes mellitus)
- Amyloidose
- Enterale Durchblutungsstörungen (Angina intestinalis, schwere Rechtsherzinsuffizienz)
- Hormonelle Störungen: neuroendokrine Tumoren (VIPom = Verner-Morrison-Syndrom → S. 240, Gastrinom (→ S. 197), Karzinoid)
- Immunmangelsyndrome (z.B. Agammaglobulinämie)
- Lymphdrainagestörungen (z.B. maligne Lymphome, Lymphangiodysplasie)

Kli

Enterale Symptomatik

- Chronische voluminöse Diarrhö (> 3 Stühle/d, > 300g/d)
- Evtl. Gährungsstühle, Flatulenz, Tenesmen (KH-Verdauung gestört, v.a. Laktasemangel)
- Evtl. Steatorrhoe (= grau glänzende Fettstühle; bei Fettassimilation)
- Vermehrte Darmgeräusche
- Postprandiale Schmerzen (z.B. bei chronischer Pankreatitis, Angina visceralis)

Mangelsymptomatik

- Gewichtsverlust durch verminderte Nährstoffausnutzung
- Vitaminmangel (insbesondere fettlösliche Vitamine E D K A)
- Vit. A ⇒ Nachtblindheit, trockene Haut
- Vit. D ⇒ Rachitis (Kinder), Osteomalazie (Erwachsene → S. 237)
- Vit. K ⇒ Gerinnungsfaktorenmangel (II, VII, IX, X) ↓ ⇒ Blutungsneigung (→ S. 143)
- Elektrolytmangel (Ca^{2+} ⇒ hypokalzämische Tetanie, K^+ ⇒ hypokaliämische Alkalose, Schwächegefühl)
- Fe^{2+}, Vit. B_{12}, Folsäure ⇒ Anämie
- Eiweißmangel mit Ödemen

Begleitsymptome der ursächlichen Erkrankung

Zum Beispiel M. Crohn, Pankreatitisschübe, Cholestase

Di

- Anamnese und Kli
- **Stuhluntersuchung**: Fettanteil (> 7g/24 h), Mikrobiologie (Parasiten, Bakterien), Elastase im Stuhl (exokrine Pankreasinsuffizienz)
- Lab: Entzündungsparameter, Cholestaseparameter (AP, γ-GT), BB, Citrullin (Kurzdarmsyndrom), Mangelparameter (Elektrolyte, Ferritin, Gerinnungsfaktoren, Albumin, Vitamine, ß-Carotin)
- **Funktionsdiagnostik**: z.B. H_2-Laktose-Atemtest (Laktasemangel) bzw. H_2-Glucose-Atemtest (bakt. Dünndarmüberwucherung), Pankreolauryl- oder Sekretin-Pankreozymin-Test (exkretorische Pankreasinsuffizienz)

- **Resorptionstests**: Vit.-B_{12}-Resorptionstest nach Schilling:
  Orale Gabe von radioaktiv markiertem Vit. B_{12} +/- Intrinsic Factor (IF)
  $\Rightarrow$ Radioaktivität im Sammelurin: bei + IF und - IF $\Rightarrow$ ileale Malabsorption;
  bei + IF normal, - IF: Intrinsic-Factor-Mangel $\Rightarrow$ gastrale Ursache und
  Xylose-Belastungstest (bei Malabsorption im Jejunum wird oral verabreichte
  D-Xylose vermindert im 5-h-Sammelurin nachgewiesen)
- **Endoskopie** mit Biopsie: M. Crohn (Granulome), Sprue (Zottenatrophie,
  Kryptenhyperplasie), maligne Lymphome (Lamina-propria-Infiltration),
  M. Whipple (PAS-pos. MAkrophagen, PCR)
- **Rö: Sellink**-Darstellung des Dünndarms (z.B. M. Crohn)

Th
- **Kausal**: z.B. glutenfreie Diät bei Zöliakie, laktosefreie Diät bei Laktasemangel,
  Antibiotika bei M. Whipple
- **Symptom.**: Substitution von Wasser, Elektrolyten, Vitaminen, Eisen,
  Pankreasenzymen, (teil-)parenterale Ernährung bei sonst nicht beherrschbarer
  Situation

■□□ 5.3.4   Zöliakie

Syn   Glutensensitive Enteropathie, nichttropische Sprue, einheimische Sprue

Pg   Gliadin (= Fraktion des Glutens, in Getreidesorten vorkommend) führt bei
entsprechender genetischer Prädisposition zu T-Zell-vermittelter Immunantwort der
Darmschleimhaut
$\Rightarrow$ Zerstörung der Mukosazellen auf Dünndarmzotten $\Rightarrow$ Zottenatrophie;
gehäuftes Auftreten bei Turner-Syndrom, anderen Autoimmunerkrankungen
(z.B. Diabetes mellitus Typ I), Trisomie 21

Kli
- Chronisch-rezidivierende Diarrhö
- Malabsorptionssyndrom (Resorption v.a. im proximalen Dünndarm gestört)
- Gewichtsverlust, nutritive Defizite (z.B. Eisenmangel, Vit. D-Mangel)
- Gedeihstörung bei Kindern
- Häufig sekundärer Laktasemangel
- Extraintestinale Begleiterkrankungen: Transaminasenerhöhung, Arthritis,
  Dermatitis herpetiformis Duhring, Alopezie

Ko
- Erhöhtes Risiko von Lymphomen, insbesondere intestinale T-Zell-Lymphome
  (häufig vermedibar durch adäquate Diät)

Di
- Dünndarm-Histo: Zottenatrophie, Kryptenhyperplasie, Lymphozyteninfiltration
- Nachweis von Serum-Ak (IgA gegen Gewebetransglutaminase (tTG;
  am spezifischsten), Endomysium oder Gliadin; bei Ig A-Mangel IgG-Bestimmung)
  - Klinische Besserung unter glutenfreier Diät
  - Nachweis der Resorptionsstörung (z.B. D-Xylose-Test)

Th   Glutenfreie Diät (Reis, Mais, Kartoffeln, Hirse u.a.), Verzicht auf Getreideprodukte aus
Weizen, Roggen, Dinkel, Hafer, Gerste, Grünkern; Substitutionstherapie; laktosefreie
Diät bei Laktasemangel; selten nötig: Glucocorticoide

■■□ 5.3.5   Exsudative Enteropathie

Def   Eiweißverlustsyndrom durch Übertritt von Proteinen in das Darmlumen

Ät
- Lymphstauung: mechanische Stauungen, Lymphangiektasie, malignes Lymphom
  (→ S. 136), konstriktive Perikarditis (⇒ Druck in Lymphgefäßen ↑ → S. 63)
- Schleimhauterkrankung: M. Crohn (→ S. 164), Colitis ulcerosa (→ S. 172),
  Adenomatosis coli, Strahlenenteritis, M. Ménétrier (Riesenfaltenmagen)

PPh Eiweißverlust
⇒ Hypoproteinämie (alle Fraktionen, v.a. Albumine)
⇒ Generalisierte Ödeme

Kli Ödeme, Symptome der Grunderkrankung

Di • Anamnese, Klinik
• α_1-Antitrypsin im Stuhl ↑
• Lab: Albumin ↓, Immunglobuline ↓, Zeichen der Malassimilation möglich
• Di der Grunderkrankung (z.B. Endoskopie, Biopsie, Rö)

Th • Th der Grunderkrankung
• Eiweißreiche Diät; bei Lymphstauung: mittelkettige Triglyceride (MKT)

■■□ 5.3.6 Ileus

Def Störung der Darmpassage durch Lähmung (fehlende Peristaltik, paralytisch) oder mechanischen Verschluss (Hyperperistaltik)

Ät • **Mechanisch**: Okklusion (Stenosierung) oder Obturation (Lumenverschluss) durch TU (Kolon), Verwachsungen (Dünndarm), Darminhalt (Mekonium, Gallenstein, Fremdkörper), Abknickung (Adhäsion, Malrotation), Invagination, Hernieninkarzeration, Verdrehung (Volvulus)
• **Paralytisch**: entzündlich (akute Pankreatitis → S. 190, Cholezystitis → S. 186, Appendizitis → S. 171, Peritonitis), metabolisch (Azidose → S. 313, Hypokaliämie → S. 305, Urämie → S. 282), reflektorisch (postoperativ, posttraumatisch, bei Kolik), vaskulär (Mesenterialinfarkt → S. 20), toxisch (toxisches Megakolon)
• Gemischter Ileus

DD Intestinale Pseudoobstruktion (Ogilvie-Syndrom)
- Kli wie mechanischer Ileus, ohne nachweisbare Obstruktion

Kli Stuhlverhalt, Meteorismus, Bauchschmerz, Erbrechen (evtl. kotig), evtl. Abwehrspannung

Ko Elektrolyt-, Eiweiß-, Flüssigkeitsverlust ins Darmlumen (CAVE: Volumenmangelschock); Dehnung der Darmwand (CAVE: Nekrose), dann bakterielle Durchwanderung ⇒ Peritonitis und septischer Schock, Intoxikation i.R. der Sepsis/SIRS mit Beteiligung and. Organe (ARDS/Enzephalopathie)

Di Anamnese, Palpation, rektale Untersuchung
• Auskultation: „Totenstille" (paralytischer Ileus) bzw. klingende Geräusche (mechanischer Ileus)
• Rö: Abdomen-Übersicht (Spiegelbildungen, Lok-Di)
• Lab: Hypokaliämie (Verluste ins Darmlumen), evtl. Lactat↑, Leukozyten, weitere nach Ursache
• Sono (flüssigkeitsgefüllte Schlingen, Wandverdickung, freie Flüssigkeit, Pendel-bewegungen bei mechanischem Ileus, fehlende Peristaltik bei paralytischem Ileus)
• CT
• MDP (Gastrografingabe, oral/peranal)

Th • Therapie der Grunderkrankung!
• Mechanischer Ileus, Mesenterialinfarkt: operative Th
• Paralytischer Ileus: Nahrungskarenz, Ableitung von Darminhalt, Substitution von H_2O und Elektrolyten; evtl. Parasympathomimetikum, z.B. Neostigmin ⇒ Peristaltik↑)

■□□ 5.3.7   Gastroenteropathische neuroendokrine Tumoren (GEP-NET)

Def Tumore des Systems der disseminierten neuroendokrinen (enterochromaffinen) Zellen

Hi Expression von Chromogranin A, Synaptophysin, NSE, evtl. Hormone des GEP-Systems (hormonaktive/-inaktive TU)

Ein

1a	Hoch differenzierter neuroendokriner TU	Fragliche Dignität („Karzinoid")
1b	Hoch differenziertes neuroendokrines Karzinom	Niedrigmalignes Verhalten („malignes Karzinoid")
2	Niedrig differenziertes neuroendokrines Karzinom	Hohe Malignität

Weitere Unterteilung nach Lok., TU-Biologie, hormoneller Aktivität und Assoziation mit klinischen Syndromen (z.B. Vipom, Gastrinom, Somatostatinom)

■□□ 5.3.8   Karzinoid

Def Semimaligner Serotonin- (und Kallikrein-, Kinin-)produzierender Tumor der neuroendokrinen Zellen

Lok
- Intestinal (ca. 90%): Appendix (hier oft Zufallsbefund), Ileum, Rektum, Magen
- Extraintestinal (ca. 10%): Bronchialsystem,
- Metastasen v.a. Leber

Kli Karzinoidsyndrom mit Hyperserotonismus (nur bei extraintestinalem Befall bzw. Metastasierung, sonst Abbau des Serotonins in der Leber):
- **Diarrhö** (Hypermotilität), kolikartiger Bauchschmerz, Heißhungeranfälle, Asthmaanfälle
- **Flush** (Hautrötung, Hitzegefühl durch Gefäßerweiterung), RR-Abfall, Tachykardie
- Kardiale Symptome: RR-Abfall, Tachykardie; ggf. Endokardfibrose des rechten Herzens u.U. mit Pulmonalstenose, Trikuspidalinsuffizienz
- Gewichtsverlust; Ko: mechanischer Ileus, Blutung

Di
- Lab: Serotonin i.S. ↑, 5-Hydroxyindolessigsäure im 24-h-Urin ↑ (DD Mastozytose)
- Lok-Di: Endoskopie, CT (Abdomen/Thorax), NMR, Somatostatinrezeptor-Szintigrafie, Angiografie, Bronchoskopie

Th
- Ziel: komplette op. Entfernung, aber auch Tumordebulking in palliativer Situation
- Octreotid (Somatostatinanaloga ⇒ Hormonsekretion ↓), Serotoninantagonisten (Odansetron, Methysergid), Interferon α
- Chemotherapie bei rascher Progression der Metastasierung, bzw. keiner zufriedenstellender medikamentöser Symptomenkontrolle

Prg Relativ gut, bei Lebermetastasen 5-JÜR ca. 20%

■□□ 5.3.9   Dünndarmtumoren

Leiomyome, GIST (= Gastrointestinale Stromatumoren: Tumoren der glatten Muskulatur mit sehr schlechter Differenzierbarkeit; Th: radikale Exzision, Imatinib[131]), Lipome, Angiome, Adenome (Polyposis intestinalis), Endometriose, neuroendokrine TU, selten Karzinome, Sarkome, malignes Lymphom

5.4 Dickdarm

■■■ 5.4.1 Colon irritabile (Reizdarmsyndrom)

Def Häufige funktionelle Darmstörung ohne nachweisbare organische Ursache

Ät Unbekannt, psychische Kompomente, Störung der viszeralen Sensibilität/Motorik?

Epi Prävalenz 6,6-25%; m : w = 1 : 2, Gipfel 20.-40. Lj.

Kli
- Obstipation, alternierend mit Diarrhö
- Änderung der Stuhlform/-konsistenz
- Abdominalschmerzen unterschiedlicher Stärke und Lokalisation, Meteorismus
- Gefühl inkompletter Darmentleerung

Di
- Anamnese, Klinik (ROM II-Kriterien: abdominelle Beschwerden in mind. 3 von 12 Monaten mit 2 oder 3 der folgenden Symptome: 1) keine Besserung auf Defäkation, 2) Stuhlfrequenzänderung, 3) Stuhlkonsistenzänderung; -evtl. weitere unterstützende Symptome)
- Ausschlussdiagnose: BSG, BB, Elektrolyte, TSH, Sono, Koloskopie, H_2-Laktose-Atemtest, evtl. weitere gezielte Diagnostik o.B.

Th Symptomatisch (z.B. Quellstoffe[1], Spasmolytika[2], Antidepressiva), evtl. Tegaserod[3], evtl. Psychotherapie, diätetische Maßnahmen

■■■ 5.4.2 Obstipation

Def < 3 Stuhlgänge pro Woche

Ät Störung der Darmmotorik (langsamer Transit, Entleerungsstörung), ballaststoffarme Kost, Bewegungsmangel, Darmstenosen, Hypothyreose, Gravidität, Intoxikation (z.B. Blei), Medikamente (z.B. Morphin), Reizdarmsyndrom, Elektrolytstörungen (Hykokaliämie, Hypocalcämie), neurogen (z.B. M. Parkinson, diabetische Neuropathie)

Th Behandlung der Grundkrankheit; ballaststoffreiche Kost, Bewegung, Quellstoffe, Laktulose[4], ggf. andere Laxanzien (z.B. PEG-Lsg.), Biofeedback

CAVE Laxanzienabusus ⇒ Hypokaliämie ⇒ Darmmotilität ↓ (Circulus vitiosus)

■■□ 5.4.3 Divertikulose

Def Auftreten multipler Pseudodivertikel im Kolon (v.a. Sigma) (seltener: Divertikel in anderen Darmabschnitten, z.B: Duodenum, Zaekum)

Ät Ballaststoffarme Diät, Bewegungsmangel, Obstipation, Wandschwäche

Pg Spastik im teminalen Sigma: Aussackungen vor Engstellen durch hohen Innendruck (v.a. im Sigmoid) analog Zenker-Divertikel (Pseudodivertikel → S. 153). Schwachstellen sind die Gefäßdurchtrittsstellen und die Bezirke zwischen den Tänien (fehlende Längsmuskelschicht)

Epi Ab 60. Lj. > 50%, Zvilisationskrankheit

Kli Meist asymptomatisch; evtl. Flatulenz, Obstipation, Diarrhö, Bauchschmerz

Ko Divertikulitis 10% (→ S. 171), Blutung 15%

Di Zufallsbefund bei Koloskopie, KM-Darstellung des Magen-Darmtrakts

Th
- Therapieziel: 1-2 weiche Stühle/d
- Stuhlregulierung, faserreiche Kost, viel Flüssigkeit

---

[1]z.B. Guar= Glucotard, [2]Butylscopolamin, [3]Zelnorm, [4]Bifiteral

■□□ 5.4.4 Divertikulitis

Def Entzündung der Wand eines Divertikels

Kli
- „Linksappendizitis" (Schmerzen im linken Unterbauch, Druckschmerz, Bauchdeckenspannung), evtl. tastbarer Tumor
- Stuhlunregelmäßigkeiten (Diarrhö/Obstipation), Übelkeit, Erbrechen
- Fieber, Leukozytose, BSG ↑

Ko Abszess, Fisteln, Stenose, Ileus, Perforation mit Peritonitis

Di Sono, Abdomen-CT, Koloskopie (nicht im akuten Schub, **CAVE**: Perforation)

DD Kolonkarzinom (→ S. 175), M. Crohn (→ S. 164), Appendizitis (→ S. 171), Mesenterialinfarkt

Th

Konservativ (Ind: erstmaliges Auftreten, komplikationsloser Verlauf)
Nahrungskarenz, parenterale Ernährung
Breitbandantibiotika (z.B. Cephalosporine der III Generation, Metronidazol)
Bei Bedarf Spasmolytika (z.B. Butylscopolamin)

Operativ
Einzeitige Op im freien Intervall: Resektion, Ind: rezidivierende Divertikulitis; beste Prg
Zweizeitige Op bei drohender Peritonitis: Resektion mit temporärem Anus praeter und Blindverschluss der Rektums (= Hartmann-Op), spätere Rekonstruktion der Darmkontinuität

■□□ 5.4.5 Akute Appendizitis

Def Akute Entzündung des Wurmfortsatzes

Epi Ca. 10% der Bevölkerung, häufigste Op-pflichtige Abdominalerkrankung

Ät
- Auslöser: enterale und allgemeine Infekte
- Abknickung, Verlagerung des Appendixlumens nach kranial, Obturation durch Kotstein

Histo Katarrhalisch, ulzerös, phlegmonös, gangränös, perforiert

Kli
- Akuter abdomineller, nicht kolikartiger Schmerz (wandert typischerweise vom Epigastrium/paraumbilical in rechten Unterbauch)
- Übelkeit, Brechreiz, Erbrechen, Fieber (38° C)

Ko Gedeckte Perforation, freie Perforation, diffuse Peritonitis, Abszess

CAVE
- Altersappendizitis häufig larviert
- Schwangerenappendizitis durch abnorme Lage der Appendix
- Kleinkindappendizitis: foudroyante Verläufe

Di
- Anamnese und Klinik (Meinung des Erstuntersuchers!)
- Körperliche Untersuchung (Peritonismus-Zeichen):
  - Druck- und Klopfschmerz (McBurney-Punkt und Lanz-Punkt)
  - Blumberg-Zeichen (kontralateraler Loslassschmerz)
  - Douglas-Schmerz,
  - Rovsing-Zeichen (Ausstreichen des Kolons zum Zökum hin ⇒ Schmerz),
  - Psoas-Schmerz (peritoneale Reizung bei retrozökalen Prozessen)
- Rektal-axilläre Temperaturdifferenz >1°C
- Leukozytose (10 000 - 15 000/µl)
- Sonografie (Target-Zeichen, Durchmesser, Ausschluss von Cholezystitis und Schwangerschaft)

DD	• Gynäkologische, urologische Erkrankungen • Gastroenteritis (meist mit Diarrhö → S. 163), v.a. Yersiniose (→ S. 339) • Lymphadenitis mesenterica (meist auch geschwollene Rachenmandeln, zervikale Lk) • Enteritis regionalis Crohn (→ S. 164) • Divertikulitis („Linksappendizitis", → S. 171)
Th	Appendektomie so früh wie möglich (intraoperativ Suche nach Meckelschem Divertikel (Rest des Ductus omphaloentericus, Ko: Entzündungen klinisch wie Appendizitis, Blutung durch Ulzera wegen versprengten Magenschleimhautinseln), ggf. prophylaktische Entfernung)
Prg	Letalität ca. 0,3%

■■■ 5.4.6 Colitis ulcerosa

Def	Chronisch entzündliche Darmerkrankung mit kontinuierlicher, nichttransmuraler Entzündung der Dickdarmschleimhaut
Histo	Zerstörung der Mukosa, leukozytäre Infiltrate, Kryptenabszesse, Ulzerationen, Pseudopolypen (verbliebene Schleimhautinseln)
Lok	Beginn im Rektum, Ausbreitung nach proximal, selten bis zum terminalen Ileum ("backwash ileitis")
Epi	Prävalenz ca. 100/100 000; 1. Gipfel 20.-40. Lj, 2. Gipfel ab 60. Lj; protektiv Appendektomie in Kindheit
Ät	Unbekannt
Kli	• Leitsymptom: bis zu 30 blutig-schleimige Durchfälle pro Tag • Abdominalschmerzen, v.a. Tenesmen, Gewichtsverlust • Evtl. Fieber • Extraintestinale Manifestationen (siehe Morbus Crohn → S. 164: z.B. Erythema nodosum, Pyoderma gangränosum, Arthritis, Uveitis, aphthöse Ulzera der Mundschleimhaut, primär-sklerosierende Cholangitis)
Lab	CRP und BSG ↑, Leukozytose, evtl. Thrombozytose, Anämie, evtl. pANCA; AP/γGT (bei PSC), ggf. Stuhlkultur zur DD
Ko	• Toxisches Megakolon, Blutung, Perforation mit Peritonitis (Letalität 30%) • Wachstumsstörungen (Kindheit), Gewichtsverlust • Kolonkarzinom (ab 10. Krankheitsjahr, v.a. bei Pankolitis ⇒ regelmäßige Koloskopien mit Biopsie nach 8 Jahren bei Pankolitis, nach 15Jahren bei Linksseitenkolitis → S. 175)
Verl	Chronisch-rezidivierend (ca. 85%), chronisch aktiv (ca. 10%), akut fulminant (ca. 5%)
Di	Endoskopie mit Biopsie, selten Kolonkontrasteinlauf: Lumenreduzierung, Wandstarre, Pseudopolypen, Haustrenschwund, sog „Fahrradschlauch", Vulnerabilität der Schleimhaut ↑ (beides Komplikationen beim toxischen Megakolon), Sono: verdickte Darmwand (Verlaufsuntersuchung)
DD	M. Crohn (→ S. 164), inf. Enterokolitis (→ S. 163), Divertikulitis (→ S. 171), Kolon-Ca (→ S. 175)

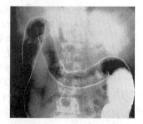

Colitis ulcerosa
[IMPP-Prüfungsabbildung]

Th
- Im schweren Schub u.U. Nahrungskarenz und parenterale Ernährung
- **Medikamentös**: je nach Befallsmuster und Aktivität: bis zur rechten Flexur topische Therapie (Klysmen, Rektalschäume, bei Proktitis auch Zäpfchen) möglich, Schub: 5-Aminosalicylsäure-Präparate (Mesalazin[1], Osalazin[2], bei Arthritis auch Salazosulfapyridin oral 3-4,5g/d; rektal: Mesalazin Klysmen/Zäpfchen); in schwereren Fällen Glucocorticoide: z.B. Prednisolon[3] ca. 60mg/d oral, stufenweise Reduktion über Wochen (CAVE: Maskierung einer Perforation durch Prednisolon), Glucocorticoid-Schäume/Klysmen[4]; bei glucocorticoidrefraktärem schweren akuten Schub: Cyclosporin A[5], Tacrolimus[6] oder Op, bei chronischer Aktivität/Steroidabhängigkeit: Azathioprin[7], 6-Mercaptopurin[8], Remissionserhaltung: 5-ASA-Präparate (auch Karzinomprävention), E. coli Nissle[9], in schweren Fällen Azathioprin/6-Mercaptopurin
- **Operativ** (bei Versagen der konservativen Th, Komplikationen, Dysplasien): elektive Op: Proktokolektomie und ileoanale Anastomose mit Ileumreservoir (Pouch), Not-Op: subtotale Kolektomie mit Belassen eines Rektumstumpfes (n. Hartmann), Ileostoma;
- **Psychotherapie**, Selbsthilfegruppen DD chronisch-entzündl. Darmerkrankungen

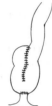

Ileoanostomie mit
Ileumpouch (=J-Pouch)

■■□ 5.4.7 DD chronisch-entzündlicher Darmerkrankungen

	Morbus Crohn	Colitis ulcerosa
Epi	Inz.: 5 - 6 /100 000 p.a., Präv.: ca. 50/100 000 Einw.	Inz.: 3-4/100 000 p.a., Präv.: ca. 100/100 000 Einw.
Lok	Gesamter GI-Trakt	Dickdarm (selten Ileum)
Ausbreitung	Segmental	Kontinuierlich (von distal)
Tiefe des Befalls	Transmural	Nur Mukosa und Submukosa
Granulome	Ca. 50%	Ungewöhnlich
Kryptenabszesse	+	+++
Becherzellanzahl	Normal	Vermindert
Kli	- Diarrhö, selten blutig - Häufig Fisteln - Häufig Stenosen - Häufig Abszesse - Selten toxisches Megakolon - Außerdem: Komglomerat-TU	- Diarrhö, häufig blutig - Selten Fisteln - Selten Stenosen - Gel. Abszesse / tox. Megakolon - Außerdem: Perforation, Blutungen, Entartung
Extraintestinale Manifestationen	Vor allem: Gallensteine, Sakroileitis, Arthritis (mono-artikulär), Uveitis, Episkleritis, primär sklerosierende Cholangitis	Vor allem: primär sklerosierende Cholangitis, Arthritis, Uveitis, Iritis, Episkleritis
Maligne Entartung	Selten	Gelegentlich (Dickdarm)
Rö	Pseudopolypen +, Pflastersteinrelief, kurze Stenosen	Pseudopolypen +++, Haustren-schwund („Fahrradschlauch")
Endoskopie	- Scharf begrenzte Ulzerationen - Rektumbefall in 50%	- Diffuse Ulzerationen - Rektumbefall in 95%

[1]Asacolitin, [2]Dipentum, [3]Decortin-H, [4]Colifoam, [5]Sandimmun, [6]Prograf, [7]Imurek, [8]Puri-Nethol, [9]Mutaflor

■■□ 5.4.8 Ischämische Kolitis

Ät Arteriosklerose der Mesenterialarterien, Herzinsuffizienz (→ s. 48), Schock, Aortenaneurysma (→ s. 27), Embolie, Vaskulitis, Mesenterialvenenthrombose

Kli Kolikartige Bauchschmerzen (v.a. postprandial "Angina abdominalis", später ständig), Diarrhö, bei Mesenterialinfarkt paralytischer Ileus, Peritonitis

Di Abdomen-Rö (Überdehnung des Kolons, Wandverdickung), NMR-Angiografie, Koloskopie, bei Infarkt: Lactat, LDH

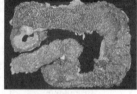

Ischämische Kolitis

Th Bei Mesenterialinfarkt Resektion (Notfall!, hohe Letalität), gel. Embolektomie/ Bypass; sonst je nach Befund konservativ, interventionell, operativ

Anm Auch "non-occlusive"-Form möglich: kein Hindernis in der Strombahn nachweisbar; mögliche Ursachen: niedriges Herzzeitvolumen, "no Reflow" z.B. nach Reanimation

■■□ 5.4.9 Antibiotikaassoziierte Kolitis (pseudomembranöse Kolitis)

Def Postantibiotische Enterokolitis durch Toxine von **Clostridium difficile**

Kli Diarrhö (u.U. blutig), Fieber, Allgemeinzustand ↓, abdominelle Krämpfe

Di Rektoskopie, Erreger- und Toxinnachweis im Stuhl; häufig extreme Leukozytose (bis < 40 000/µl)

Pg **Antibiotika-Therapie** (v.a. Clindamycin, Ampicillin; Cephalosporine) ⇒ Störung der physiologischen Darmflora; in <10% d.F. ohne Antibiotika-Th (z.B. Immunsuppression)

Pseudomembranöse Enterokolitis
(durch Clostridium difficile, nach Antibiotikatherapie)
[IMPP-Prüfungsabbildung]

Th • Absetzen der ursächlichen Antibiotika, Elektrolytausgleich
• Med.: Metronidazol (Clont®): 3 x 500mg p.o. oder i.v., wenn keine Besserung Vancomycin (Vancomycin®, Vanco®): 4 x 125mg p.o. (nicht i.v.; wirkt nicht bei Ileus), Probiotika, z.B. Saccharomyces boulardii

■■■ 5.4.10 Kolonpolypen

Def Jede makroskopische Gewebsvermehrung, die sich über Schleimhautniveau erhebt

Epi Ab 60. Lj. mindestens 20% der Bevölkerung

Form • Nach Histologie:
- Hyperplastische oder entzündliche **Polypen** (nicht neoplastische Schleimhautveränderungen)
- **Adenome:**
Tubuläres A. (75%),
Tubulovillöses A. (15%),
Villöses A. (10%, MR 50%)

Adenome:
Tubulär   Tubulovillös   Villös

- **Hamartome**
(juveniler Polyp, Peutz-Jeghers-Polyp; erhöhtes Risiko für kolorektale Karzinome)

Adenom-Karzinom-Sequenz: Adenome können entarten und gelten als Vorstufen des Kolonkarzinoms. Den einzelnen Stadien können genetische Veränderungen zugeordnet werden: Aktivierung von Onkogenen, Störungen der Apoptose (natürlicher Zelltod) und Proliferation sowie Inaktivierung von Tumorsuppressorgenen.
• Nach **Form:** sessil, tailliert, gestielt

Merke Die Rate an malignen Veränderungen im Adenom steigt mit der Polypengröße und dem Vorhandensein villöser Anteile ⇒ villös ist bös!

Polyposis intestinalis (>100 Polypen)
• **Familiäre adenomatöse Polyposis** (FAP): autosomal dominant erblich, höchstes Entartungsrisiko (100%), Mutation im APC-Tumorsuppressorgen
• **Cronkhite-Canada-Syndrom:** generalisierte Polyposis des GI-Trakts + Hautveränderungen (Hyperpigmentierung der Haut, Alopezie, Nageldystrophie)
• **Peutz-Jeghers-Syndrom:** Polyposis v.a. des Dünndarms (Hamartome), Hyperpigmentierung an Lippen und Mundschleimhaut; erhöhtes Risiko für gastrointestinale Tumoren (Ösophagus bis Kolorektum, Pankreas), Bronchial-Ca, Mamma-Ca, Uterus-Ca, Ovarial-Ca
• **Gardner-Syndrom:** Adenomatosis coli + Osteome + Epidermoidzysten / kutane Fibrome
• **Turcot-Syndrom:** Adenomatosis coli + ZNS-Tumoren (v.a. Medulloblastome)

Kli Selten Diarrhö, Blut im Stuhl, Okklusion

Di • Meist durch Familienanamnese
• Endoskopie und Biopsie bzw. Polypenabtragung

Th • Endoskopische Adenektomie
• Bei FAP prophylaktische Kolektomie vor dem 20. Lj., zuvor ab dem 10. Lj. jährliche Koloskopie, NSAR zur Prophylaxe einer Adenomentstehung, da regelmäßig Karzinomentwicklung vor dem 40. Lebensjahr

Anm Bei Entdeckung eines Adenoms immer den gesamten Darm untersuchen, koloskopische Kontrolle 3 Jahre nach Entfernung (bei Polyposis-Syndromen früher)

■■■ 5.4.11 Kolorektales Karzinom

Epi Inzidenz ca. 35/100000 p.a., Lebenszeitprävalenz: ca. 6%; Gipfel nach dem 50. Lj., m : w = 1>/=1; beim Mann dritthäufigstes Karzinom nach Bronchial-Ca und Prostata-Ca, bei der Frau zweithäufigstes Ca nach Mamma-Ca

Rif Ernährung (fleisch-, fettreiche Kost, Alkohol), adenomatöse Polypen (→ s. 174), Colitis ulcerosa (→ s. 172), Z.n. Ureterosigmoidostomie, positive Familienanamnese (1. gradige Verwandte mit kolorektalem Karzinom; FAP; ca. 5% hereditäres, nicht polypöses Kolonkarzinom = sog. „HNPCC" mit frühem Auftreten und weiteren, möglichen Neoplasien ausserhalb des Dickdarms)

Histo Adeno-Ca (am häufigsten), muzinöses Adeno-Ca, seltener Siegelringzell-Ca, undifferenziertes Ca, kleinzelliges Ca, adenosquamöses Ca, Plattenepithel-Ca

Eint

TNM	Dukes-Stadien	Organbefall	UICC	
T_0		Carcinoma in Situ	0	Tis
T_1	A	Mukosa, Submukosa	I	$T_{1-2}N_0M_0$
T_2	A	Muscularis propria	II	$T_{3-4}N_0M_0$
T_3	B	Subserosa, nichtperitonealisierte Nachbargewebe	IIIa	$T_{1-2}N_1M_1$
T_4	B	Serosa, Nachbarorgane	IIIb	$T_{3-4}N_1M_0$
N_{1-3}	C	1-3 Lk-Etagen	IIIc	$T_{1-4}N_2M_0$
M_1	D	hämatogene Fernmetastasen	IV	$T_{1-4}N_{1-3}M_1$

Lok Rektumsigmoid (ca. 75%), übriges Kolon (ca. 25%)

Meta
- Lymphogen entsprechend der Blutversorgung entlang der A. mesenterica superior oder inferior, A. iliaca interna, und a. iliaca externa
- Per continuitatem
- Hämatogen v.a. in Leber, dann Lunge (von Kolon-Ca, prox. Rektum-Ca), erst Lunge bei distalem Rektum-Ca

Kli
- Leitsymptom (1. Alarmzeichen): Blut im Stuhl (Hämatochezie) oder Teerstuhl (Meläna)
- 2. Alarmzeichen: Änderung der Stuhlgewohnheiten, wechselnd Diarrhö und Obstipation
- Flatulenz, Bleistiftstühle
- Anämie, Gewichtsverlust, Leistungsschwäche, Müdigkeit
- Ileus durch tumoröse Stenose

Di
- Digitale rektale Untersuchung, okkultes Blut im Stuhl (Vorsorge ab 55.Lj)
- **Koloskopie** mit Biopsie (**CAVE**: häufig synchrone Zweittumoren)
- Evtl. Kolonkontrasteinlauf: Wandstarre, Konturveränderungen, asymmetrische, konstante Stenose, polypöse Läsionen, zentrale Ulzerationen
- Staging: Sono-Abdomen, Rö-Thorax, transrektale Endosonografie (Rektum, Infiltrationstiefe), Abdomen-CT, Tumormarker CEA, CA 19-9 (Ausgangswert bestimmen ⇒ Verlaufskontrolle)

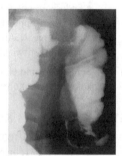
Karzinom im Colon transversum
[IMPP-Prüfungsabbildung]

Th **Operativ (unter Mitnahme der Lk, des Meso des tumorbefallenen Abschnitts)**
- Zökum-, Aszendens-Ca: Hemikolektomie rechts, zusätzlich kleines Ileumstück
- Transversum-Ca: Transversumresektion oder erweiterte Hemikolektomie rechts; Deszendens-, Sigma-Ca: erweiterte Hemikolektomie links; Sigma-Ca: Hemikolektomie links
- Distales Sigma-Ca, oberes Rektum-Ca (> 6cm ab ano): (tiefe) anteriore Resektion
- Unteres Rektum-Ca (< 6cm ab ano): abdominoperineale Rektumexstirpation (bei low-grade-T_1-Rektum-Ca evtl. lokale Exzision), Resektion isolierter Metastasen
Neoadjuvante Therapie Radio(Chemo)therapie zur Erlangung einer Resktabilität
Adjuvante Verfahren
- Lokale Radiatio + Chemotherapie nur bei Rektum-Ca UICC II/III; alleinige Chemo-Therapie bei Colon-Ca UICC III: z.B. 5-FU + Folinsäure

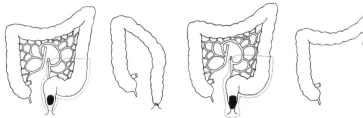

Anteriore Rektosigmoidresektion
mit koloanaler Anastomose

Abdomino-perineale Rektumamputation mit
endständigem Anus praeter

Palliativ
- Verschiedene Chemotherapieschemata v.a. mit 5-FU/Folinsäure, Irinotecan, Oxaliplatin, Capecitabine
- Palliative Operationen zur Erhaltung der Darmpassage/Anus präter
- Endoskopische Verfahren zur Stenosetherapie (Laser/Stent)

Nachsorge: in Abhängigkeit vom primären Stadium: Klinik, Sono-Abdomen, Tumormarker, Rö-Thorax, Koloskopie

Koloskopische Vorsorge: alle ab dem 55. Lj. (alle 10J. bei unauffälligem Befund), erstgradige Verwandte von Pat. mit kolorektalem Ca ca. 10J. vor Erkrankung des Indexpatienten, frühzeitige Überwachung von Risikopatienten (Colitis ulcerosa, ΓAP → s. 172, HNPCC-Genträger ab dem 25. Lj. jährlich)

Pro   Trotz initialer Resektabilität Rezidive in 30-40% (abhängig vom Primärstadium), 5-Jahre ÜLZ nach R_0-Resektion (UICC I-III) ohne (neo-)adjuvante Th.:
Kolon: ca. 85%, Rektum: ca. 75%.
Medianes Überleben in palliativer Situation unter Therapie: ca. 20 Mo.

5.5   Leber

■■■ 5.5.1   Virushepatitis

Üs

Virus	Familie, Kennzeichen	Übertragung
HAV	Picorna-Viren (RNA-Virus)	Fäkal-oral
HBV	Hepadna-Viren (DNA-Virus); sog. Dane-Partikel; HBc-Ag-Kern, HBs-Ag-Hülle, HBe-Envelope	Parenteral, sexuell, perinatal
HCV	Flavivirus (RNA-Virus), versch. Subtypen	Parenteral, sexuell, perinatal
HDV	Viroid (inkomplettes RNA-Virus), benötigt HBV als „Helfer"	Parenteral, sexuell, perinatal
HEV	Calicivirus (RNA-Virus)	Übertragung fäkal-oral
Andere hepatotrope Viren: Herpesviren (v.a. EBV, CMV), Coxsackievirus, Gelbfiebervirus, Mumps, Dengue		

Üs

Erkrankung	Epi (in D)
Hepatitis A	50% aller Virushepatitiden, häufigste Reisekrankheit
Hepatitis B	30% aller Virushepatitiden
Hepatitis Non-A-Non-B	20-25% aller Virushepatitiden
Hepatitis C	10%, häufigste Posttransfusions-Hepatitis
Hepatitis D	Selten
Hepatitis E	Epidemisch in Asien, Mittelamerika

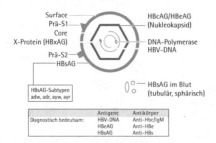

Struktur des Hepatitis-B Virus [aus Nilius/C.Rink]

Ink   Enterale Formen ca. 2-8 Wo, parenterale 4 Wo bis 6 Mo

Histo   Zellnekrosen (Councilman-Körperchen), ballonierte Leberzellen
("Milchglashepatozyten"), Proliferation von Kupffer-Sternzellen (Makrophagen)

Kli   • Prodromalstadium ("grippal"): Müdigkeit, Gelenkbeschwerden, Fieber, Inappetenz,
selten Exanthem (HB)
• Druckschmerzhafte Hepatomegalie, evtl. Splenomegalie, Lk-Schwellung
• Ikterischer Verlauf: dunkler Urin, heller Stuhl, Ikterus (Skleren und Haut), Pruritus
• Fulminanter Verlauf: Tod durch Lebernekrose

Lab   • Transaminasen ↑ (SGOT < SGPT) auf das 10-100fache
• Bilirubin ↑ bei ikterischem Verlauf (indirekt << direkt)
• Syntheseparameter ↓ bei schwerem Verlauf (Quick, CHE, Albumin)
• γ-GT und AP evtl. ↑
• Oft initial Neutropenie mit rel. Lymphozytose

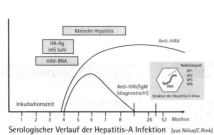

Serologischer Verlauf der Hepatitis-A Infektion [aus Nilius/C.Rink]

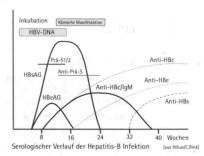

Serologischer Verlauf der Hepatitis-B Infektion [aus Nilius/C.Rink]

DD   Serologie! Ak- und Ag-Muster:
• IgM-anti-HAV ⇒ akute Hepatitis A
• IgM-anti-HBc ⇒ akute Hepatitis B
• (HBV-DNA über 8 Wo persistierend nachweisbar ⇒ V.a. Chronifizierung → S. 179)
• HB$_S$-Ag bei HD immer positiv, bei HB in 90%
• Nachweis von HCV-RNA, Hepatitis C-Ak ⇒ HC
• Hepatitis D-Serologie zusammen mit HB ⇒ Hepatitis D

Di   Anamnese, Klinik, Labor, Serologie

Th
- Verzicht auf Alkohol und Medikamente, Isolation (Hepatitis A bei Stuhlinkontinenz, bei Kindern); Meldepflicht
- Interferon-α[1] bei akuter Hepatitis C
- Bei Pruritus: Antihistaminika (z.B. Loratadin[2]), evtl. Cholestyramin[3]
- Ultima Ratio: Lebertransplantation (**CAVE**: Reinfektion ⇒ Prophylaxe: entsprechende Hygiene, Blutspenderscreening, Impfung gegen HA und HB)

Üs

Err	Prg
HA	Ausheilung (fast 100%, schlechter bei Lebervorerkrankung), Immunität
HB	Ausheilung (90%; Anti-HBs-pos.), Tod (< 1%), Viruspersistenz (10%) mit Trägerstatus (Hbs pos.) oder chronische Hep: (HBe, HBV-DNA pos.), (Ko: Zirrhose, Leberzell-Ca)
HC	Ausheilung (ohne IFN: 20%; mit IFN: ca. 95%), Tod (< 1%), chronische Hepatitis ohne IFN 80%, (Ko: Zirrhose, Leberzell-Ca, extrahepatisch: z.B. Glomerulonephritis, Kryoglobulinämie)
HD	Simultaninfektion mit HB ⇒ Tod (> 2%), sonst wie HB; Superinfektion bei HBs carrier ⇒ chronische Hepatitis (90%)
HE	Ausheilung (70%), hohe Letalität bei Schwangeren

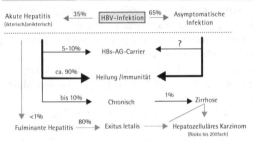

Verläufe einer Hepatitis-B Infektion [aus Nilius/C.Rink]

■■■ 5.5.2   Chronische Hepatitis

Ät
- Persistierende Virusinfektion (chronisch = > 6 Monate; HBV, HCV, HDV)
- Autoimmun (oft Kombination mit anderen Autoimmunerkrankungen), medikamentös

Di
- Lab: Bilirubin ↑, Transaminasen ↑; Autoimmun-H.: IgG ↑, IgM ↑, je nach Typ Auto-Ak: ANA, LKM, SMA u.a.; Virusserologie/-PCR
- Histo: periportale Infiltrate, Mottenfraßnekrosen
- Grading: Entzündungsgrad, Staging: Fibrosegrad

Kli   Evtl. Leistungsminderung, Müdigkeit, Leberdruckschmerz, Splenomegalie, Ikterus

Ko   Übergang in Zirrhose (→ S. 180), hepatozelluläres Karzinom (→ S. 185)

Th
- Allgemeinmaßnahmen: Meiden hepatotoxischer Substanzen
- Impfung gegen Hep. A und B falls Hep. A/Hep. B neg.
- Bei Hepatitis B Interferon-α[4], evtl. Lamivudin[5]
- Bei Hepatitis C pegyliertes Interferon-α in Kombination mit Ribavirin[6]
- Bei Autoimmunhepatitis: Glucocorticoide (z.B. Prednisolon[7]), Azathioprin[8]

---

[1]Roferon, Intrin A, [2]Lisino, [3]Quantalan; [4]Pegintron, Pegasys [5]Zeffix, [6]Rebetol, [7]Decortin, [8]Azafalk,

■■■ 5.5.3 Fettleber

Def
- Fettleber: Fetttropfen (Triglyzeride) in >50% der Hepatozyten, Hepatomegalie
- Leberverfettung: Fetttropfen in <50% der Hepatozyten

Ät Alkoholabusus (→ S. 263), Überernährung, Unterernährung, Diabetes mellitus (→ S. 242), Hyperlipoproteinämie (→ S. 256), toxisch (z.B. Steroide, Tetracycline, Tetrachlorkohlenstoff)

Kli Meist asymptomatisch, evtl. Druckgefühl

Ko Steatohepatitis (alkoholisch mit hoher Letalität, nicht-alkohol. (NASH)), Fibrose, Zirrhose

Di Anamnese, körperliche Untersuchung, Sono (homogene Reflexverdichtung); Lab: γ-GT↑

Th Ausschalten der Ursachen

■■■ 5.5.4 Leberzirrhose

Def Narbige Umwandlung der Leber infolge Parenchymuntergangs

Ät
- Alkoholabusus (ca. 50% → S. 263): Zirrhoserisiko 14- (w) bis 20- (m) fach erhöht bei > 60g/d im Vergleich zu < 60g/d (0,5 l Wein, 1,2 l Bier).
  „Risikoarme maximale" Trinkmenge bei Männern 40g/d, bei Frauen 20g/d
  CAVE: individuelle Schwellenunterschiede
- Chronische Virushepatitis (→ S. 179), Autoimmunhepatitis (→ S. 177)
- Hämochromatose (→ S. 262), M. Wilson (→ S. 263), Glykogenosen, Mukoviszidose, α_1-Antitrypsinmangel
- Primäre biliäre Zirrhose (→ S. 188), primär sklerosierende Cholangitis
- Rechtsherzinsuffizienz (→ S. 48), Budd-Chiari-Syndrom
- Toxisch: Medikamente (z.B. Methotrexat), Chemikalien (z.B. Tetrachlorkohlenstoff)
- Kryptogen (NASH?)

PPh **Parenchymuntergang** ⇒
- Fibrosierung, Septenbildung, Bildung von knotigen Parenchymregeneraten
- Irreversible Zerstörung der Läppchenstruktur ⇒ Synthese- und Entgiftungsinsuffizienz
- Zerstörung der Gefäßstruktur ⇒ intrahepatische Shunts, portale Hypertension

Kli
- Abgeschlagenheit, Übelkeit, Obstipation, Druckgefühl, Fettintoleranz
- Haut: Spider-Naevi, Palmar-, Plantarerythem, Weißnägel, Lackzunge, Ikterus, Juckreiz
- Hormonell: Verlust der männlichen Sekundärbehaarung (Abdominalglatze), Hodenatrophie, Gynäkomastie, Menstruationsstörungen

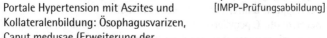

Spider-Nävus bei Leberzirrhose
[IMPP-Prüfungsabbildung]

- Portale Hypertension mit Aszites und Kollateralenbildung: Ösophagusvarizen, Caput medusae (Erweiterung der paraumbilikalen Venen), rektale Varizen
- Verhärtete, anfangs vergrößerte, terminal verkleinerte Leber, Splenomegalie

Ko Blutungsneigung aus Ösophagusvarizen u.a. Blutungsquellen (z.B. rektale Varizen, Erosionen), Aszites durch portale Hypertension, Hypoproteinämie, spontan bakterielle Peritonitis, hepatorenales oder pulmonales Syndrom, Kachexie, Leberversagen mit hepatischer Enzephalopathie, Koma, Leberzell-Ca

Eint

Child-Pugh-Kriterien zur Einteilung der Leberzirrhose			
	1 Punkt	**2 Punkte**	**3 Punkte**
Albumin	> 3,5g/dl	2,8 - 3,5g/dl	< 2,8g/dl
Aszites	Fehlend	Gering	Ausgeprägt
Bilirubin	< 2,0mg/dl	2,0 - 3,0mg/dl	> 3,0mg/dl
Quick	> 70%	40 - 70%	< 40%
Enzephalopathie	Keine Klinik	Verwirrtheit, leichte Schläfrigkeit, Apathie	Präkoma, Koma

Child A: 5 - 6 Punkte   **Child B**: 7 - 9 Punkte   **Child C**: 10 - 15 Punkte

Di
- Klinik
- Sonografie (Methode der Wahl):
  inhomogenes Echomuster, knotige Oberfläche,
  abgerundete Leberkontur, Pfortaderfluss,
  Aszites, Splenomegalie
- Lab: Anämie, Thrombozyten ↓,
  Hypoproteinämie (Albumin ↓, γ-Globuline ↑),
  Cholinesterase ↓, Hyperbilirubinämie,
  Vit. K-abhängige Gerinnungsfaktoren ↓
  (Faktor II, VII, IX, X; Quick ↓), AT III↓,
  evtl. Transaminasen↑, AP↑, Ferritin↑,
  evtl. Alkalose, K^+↓ , Na^+↓
- Ursachensuche: Hepatitisserologie, Auto-Ak, etc.
- Serologie (Hepatitis, u.a.)
- Histologie

Elektrophorese normal

Leberzirrhose

Th
- Therapie der Grunderkrankung (→ S. 180), Alkoholverbot, keine lebertoxischen Medikamente
- Ausreichende Kalorien- und Eiweißzufuhr, bei Bedarf Vitaminsubstitution (Vitamin B_1, Folsäure)
- Behandlung der Komplikationen (→ S. 185); Sono, AFP alle 6 Monate zur HCC-Suche
- Ultima Ratio: Lebertransplantation

■■■ 5.5.5 Portale Hypertension

Def Druckerhöhung in der V. portae >12cmH_2O (10mmHg)

Ät
- **Prähepatisch**: Pfortaderthrombose, Milzvenenthrombose
- **Intrahepatisch** (80%); präsinoidal: Lebermetastasen, myeloproliferatives Syndrom; sinoidal: Leberzirrhose (→ S. 180), postsinoidal: Vee occlusive disease (VOD) z.B. nach allogener Knochenmarktransplantation, Immunsuppressiva
- **Posthepatisch**: Budd-Chiari-Syndrom (Verschluss der Vv. hepaticae), Rechtsherzinsuffizienz (→ S. 48), Panzerherz (Cirrhose cardiaque, → S. 63)

PPh Kollateralenbildung (Umgehungskreisläufe): Ösophagusvarizen, Magenfundusvarizen, Caput medusae, rektale Varizen

Kli
- Ösophagus-, Magenvarizenblutung (lebensbedrohlich)
- Hypersplenismus mit Anämie, Thrombozytopenie, Leukopenie
- Gel. therapierefraktärer Aszites

Ko • Spontane bakterielle Peritonitis

Di • Endoskopie (Ösophagus-, Magenvarizen, hypertensive Gastropathie)
• Sono (Caput medusae, Pfortaderfluss, Splenomegalie, Aszites, Pfortaderdurchmesser, offene Umbilicalvene)
• Ggf. Angiografie

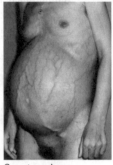

Th • Therapie der Grunderkrankung
• Varizenblutung: Volumensubstitution, ggf. Gerinnungsfaktoren; endoskopisch: Blutstillung durch Varizensklerosierung bzw. -ligatur, oder Histoacrylinjektion; medikamentös: Terlipressin[1], Somatostatin[2], Octreotid[3]. Bei Versagen der endosk./med. Th: Ballontamponade (max. 24h), TIPS (transjugulärer-intrahepatischer-porto-systemischer Shunt), selten: Shunt-OP (z.B. portokaval, splenorenal); zur Verhinderung von Komplikationen (Enzephalopathie, Infektionen): Antibiose, Lactulose oral/rektal, Eiweißrestriktion
• Pro der Erstblutung: β-Blocker, des Rezidivs: Varizenligatur/-sklerosierung, bei KI β-Blocker, (ggf. + Nitrate) oder TIPS

Caput medusae
bei portaler Hypertonie
[IMPP-Prüfungsabbildung]

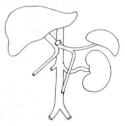

Portokavale Anastomose
mit Protheseninterposition

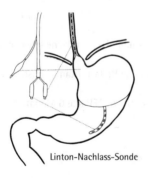

Linton-Nachlass-Sonde

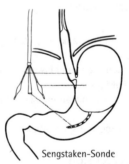

Sengstaken-Sonde

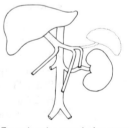

Zentrale splenorenale Anastomose
(mit Splenektomie)

■■□ **5.5.6 Hepatische Enzephalopathie**

Def Syndrom zerebraler Funktionsstörungen bei Leberzirrhose oder akutem Leberversagen (Auslöser: GI-Blutung, Eiweißexzess, Sedativa, zu intensive Diuretikatherapie, Infektionen)

Pg Portale Hypertension ⇒ Kollateralenbildung ⇒ Umgehung des Pfortaderkreislaufs ⇒ mangelhafte hepatische Elimination ZNS-toxischer Stoffe (Eiweißabbauprodukte v.a. der Darmbakterien, z.B. NH_3; Fettsäuren, GABA) ⇒ Gliaödem, Störungen der Astrozytenfunktion

---

[1]Glycylpressin, [2]Aminopan, Somatostatin, [3]Sandostatin

Üs

Stadium	Kli
St. 0	Nur durch psychomotorische Tests erkennbar (z. B. Zahlen verbinden)
St I	Leichte Schläfrigkeit, Depression, Merkstörungen
St II	Starke Schläfrigkeit, Apathie, verändertes Schriftbild, Tremor, EEG-Veränderungen
St III	Dauerschlaf, aber weckbar, Reflexe erhalten, Foetor hepaticus
St IV	Koma, d.h. Patient nicht mehr weckbar, keine Reaktion auf Schmerzreize, Reflexe erloschen, tiefe Atmung, Fötor

Di Anamnese, Klinik mit psychometrischen Tests, Lab (Ammoniak i.S. ↑)

Th
- Sedativa absetzen, Diuretika vermindern
- Eiweißaufnahme reduzieren (max. 60g/d, verzweigtkettige AS, kohlenhydratreiche Kost)
- Lactulose (z.B. Bifiteral) oral und rektal ⇒ Ammoniakbildung im Darm ↓
- Evtl. schwer resorbierbares Antibiotikum, z.B. Neomycin (⇒ Darmentkeimung)
- Behandlung der Leberzirrhose, ggf. Lebertransplantation

■■■ **5.5.7** **Aszites**

Def Ansammlung von Flüssigkeit in der Bauchhöhle

Ät
- Abflussstörung: portale Hypertension, Leberzirrhose (→ S. 180), Herzinsuffizienz (→ S. 48), Lymphabflussbehinderung, Entzündung: Peritonitis, Polyserositis, Pankreatitis
- Verminderung des onkotischen Drucks bei Hypalbuminämie, Hypoproteinämie: nephrotisches Syndrom (→ S. 275), exsudative Enteropathie (→ S. 167), Niereninsuffizienz → S. 285)
- Maligne Erkrankung: GI-Tumoren, Ovarialkarzinom, Peritonealkarzinose

Di
- Perkussion, Bauchumfangsmessung
- **Sono**
- Punktion: Exsudat (Eiweiß >3,0g/dl, Serum/Aszites-Albumin-Quotient <1,1g/dl, LDH ↑) bei entzündlicher bzw. maligner Ätiologie, sonst Transsudat (Eiweiß <3,0g/dl, Serum-Aszites-Albumin-Quotient >1,1 g/dl); BB (bei bakterieller Peritonitis Leukozyten >500/ml oder Kultur positiv), ggf. Zytologie, Kultur, Lipase ↑ bei Pankreatitis

Th
- Th der Grunderkrankung
- Flüssigkeits-, Na^+Cl^--Restriktion (nur bis Auftreten einer Verlusthyponatriämie)
- Diuretika: Aldosteronantagonisten (z.B. Spironolacton[1]), ggf. Xipamid[2], Torasemid[3]
- Evtl. therapeutische Aszitespunktion mit Albuminsubstitution (ca. 7g/l Aszites)
- Bei Th-Resistenz: TIPS-Anlage (= transjuguläre intrahep. portokavale Stenteinlage) oder Anlage eines peritoneovenösen Shunts (nach LeVeen)
- Tägl. Gewichtsverlust bei rein medikamentöser Therapie max. 750g

Ko Spontan bakterielle Peritonitis, Hydrothorax

[1]Aldactone, Osyrol, [2]Aquaphor, [3]Unat

■□□ 5.5.8   Toxische Leberschäden

Üs

At (u.a.)	Leberschaden
Alkohol (→ S. 263)	Fettleber, Fettleberhepatitis, Zirrhose
Tetrazykline	Fettleber
Antiarrhythmika Klasse Ic, III, Clofibrate, H_2-Blocker, Sulfonamide	Hepatitis
Isoniazid, Methyl-Dopa	Akute Hepatitis, chronische Hepatitis
Paracetamol, Halothan, CCL_4, Knollenblätterpilz, Ecstasy	Fulminante Hepatitis
Acetylsalicylsäure	Reye-Syndrom = akute Steatohepatitis + Enzephalopathie (v.a. bei Kindern)
Thyreostatika (→ S. 214), Chlorpromazin	Intrahepatische Cholestase
Kontrazeptiva	Leberadenom
Aflatoxine	Hepatozelluläres Karzinom
Vinylchlorid, Arsen	Angiosarkom der Leber

Di   Medikamenten-Anamnese, Klinik, Labor, Histologie

Th   Absetzen der auslösenden Noxe

Prg   • Die meisten Leberschäden sind bei Absetzen der Noxe reversibel.
• Schlechte Prognose bei fulminanter Hepatitis, Zirrhose und Malignom

■■□ 5.5.9   Leberabszess

Ät   • Bakteriell (E. coli, Enterokokken, Klebsiella, Strept., Pseudomonas, Staph. aureus): aszendierend über Cholangitis, Entzündung im Bereich der V. portae (z.B. Divertikulitis), Septikämie, posttraumatisch, nach operativen Eingriffen
• Parasitär: Ko einer Amöbiasis (→ S. 366)
• Mykotisch (Candida-Spezies) v.a. bei Immunsuppression

Kli   • Oft schleichender Verlauf
• Hepatomegalie, Oberbauch-, evtl. Pleuraschmerz rechts, evtl. Übelkeit, Erbrechen, Gewichtsverlust, Schwäche, Fieber, evtl. Ikterus

Ko   Sepsis, Ruptur, Peritonitis, Pleuraempyem

Di   • Lab: BSG ↑, Leukozytose, alk. Phosphatase ↑, γ-GT ↑
• Sono (echoarme Raumforderung), CT (hypodense Areale)
• Bei Amöbiasis: serologischer Ak-Nachweis
• Bei Bakterien: Blutkultur, Abszesspunktat mit Kultur

Th   • Antibiotika: Cephalosporine (z.B. Cefotaxim[1]), Fluorochinolone (z.B. Ciprofloxacin[2], nach Erreger), ggf. + Metronidazol[3]
• Bei Amöbiasis: Metronidazol[3], evtl. Chloroquin[4], Anschluss-Th mit z.B. Diloxanid[5] ggf. Abszessdrainage perkutan transhepatisch oder operativ

■■■ 5.5.10   Leberadenom

Epi   Früher äußerst selten, Zunahme seit Einführung der Kontrazeptiva

Kli   Meist asymptomatisch

Ko   Ruptur des Tumors ⇒ evtl. lebensbedrohliche Blutung, Karzinomentwicklung

Di   Sonografisch gesteuerte Biopsie (meist Zufallsbefund bei Sono oder CT)

Th   Absetzen exogen zugeführter Hormone (z.B. Kontrazeptiva), Resektion

---

[1]Elobact, ZInacef, [2]Ciprobay, [3]Clont, [4]Resochin, [5]Furamide

■■■ 5.5.11 Fokale noduläre Hyperplasie (FNH)

Def   Meist solitäre, feinknotige Areale mit Hepatozyten, proliferierten Gallengängen und abnorm geformten Blutgefäßen

Epi   Selten; m : w = 1 : 5

Kli/Di   Meist asymptomatisch; Di: Zufallsbefund bei Sono oder CT; HIDA-Sequenzszintigrafie

Th   Absetzen von Kontrazeptiva

■■■ 5.5.12 Leberhämangiom

Def   Gefäßmissbildung der Leber

Epi   Häufigster benigner Lebertumor, m : w = 1 : 6

Ko   Thrombosierungen und Blutungen

Di   Meist Zufallsbefund: Sono (oft echoreich) oder CT, NMR

Th   Meist keine Therapie, ggf. Resektion größerer Hämangiome

■■■ 5.5.13 Primäres Leberzellkarzinom

Epi   Ca. 2% aller Malignome in D (in Afrika und Asien häufigstes Malignom des Mannes, m : w = 2,5 : 1, Altersgipfel 50-60 Lj.); aber „häufigste Lebertumoren": Lebermetastasen

Rif   Leberzirrhose (→ S. 180), chronische Hepatitis B, Hepatitis C (→ S. 177), Aflatoxine

Kli   Anfangs unspezifisch, später evtl. Aszites, Ikterus, Kachexie

Di   Sonografie, ggf. CT, α_1-Fetoprotein (90% d.F.), Hepatitis-Serologie, Rö-Thorax, Histologie des Resektats, nur bei unklaren TU evtl. Biopsie (Gefahr der TU-Ausaat)

Th   Kurativ: Leberteilresektion, evtl. Transplantation; palliativ: lokal ablativ (Alkoholinstillation, Thermoablation u.a.)

■■■ 5.5.14 Leberzysten

Def   Von Epithel (echte Zysten) oder Bindegewebe (Pseudozysten) umgebene flüssigkeitsgefüllte Räume (solitär oder multipel; häufig)

Ät   • Angeboren (z.B. Gangerweiterungen)
• Erworben (z.B. posttraumatisch, infektiös: Echinokokkus)

Kli   Meist asymptomatischer (Zufallsbefund), evtl. diffuses Druckgefühl

Di   • Sono: echofreie, rundl. Raumforderung mit distaler Schallverstärkung
• CT: rundliche, hypodense Areale ohne KM-Aufnahme, ggf. Echinokkokenserologie

Th   Bei Beschwerdefreiheit keine Th, Op bei Echinococcus cysticus und Echinococcus alveolaris (falls mögl.) + Antiprotozoikum

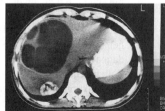

Echinokokkus-Zyste (mit Septenbildung)
[IMPP-Prüfungsabbildung]

5.6 Galle

■■■ **5.6.1 Cholelithiasis**

Def Steinerkrankung der Gallenblase und/oder der Gallengänge

Epi Prävalenz 10-15% der Bevölkerung, m:w = 1:3

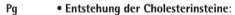

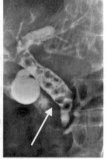

Steinzusammensetzung:
Cholesterin, Pigmentsubstanzen, Ca^{2+}-Salze, Muzin; unterscheide **Cholesterinsteine** (Cholesteringehalt >50% des Trockengewichts),
Pigmentsteine (v.a. aus Ca^{2+} und Bilirubin) und **gemischte Steine**. In den westlichen Ländern 70-90% **Cholesterinsteine**.

Anatomie: Pankreas, Gallenwege

Ductus hepaticus
Ductus cysticus
Ductus choledochus
Gallenblase
Pankreaskörper
Papilla duodeni major
Pankreaskopf
Pankreas-schwanz
Duodenum
Jejunum

Pg • **Entstehung der Cholesterinsteine**:
Mit Cholesterin übersättigte (lithogene) Galle (zu wenig Gallensäuren, Phospholipide, zu viel Cholesterin ⇒ Lösungsungleichgewicht); zusätzlich: nukleationsfördernde Faktoren (z.B. Muzin), verlängerte Verweildauer der Galle in der Gallenblase;
Risikofaktoren: Geschlecht (Gravidität, Östrogene, Kontrazeptiva), Alter, längere parenterale Ernährung, Übergewicht
Merke: 5x „f": fat, female, fourty, fertile (fruchtbar), fair;
weitere Ursachen: enteraler Gallensäurenverlust (z.B. bei M. Crohn → S. 164), gestörte Gallenblasenfunktion, hereditäre Ursachen
• **Entstehung der Pigmentsteine**:
Schwarze Pigmentsteine in erster Linie durch Hämolyse (→ S. 123), braune (v.a. in den Gallengängen) bei Stase und rezidivierenden Entzündungen

Lok Gallenblase (Cholezystolithiasis), Ductus cysticus, Ductus hepaticus, Ductus choledochus (Choledocholithiasis), Papilla duodeni major (Rückstau der Galle, Gefahr der akuten Pankreatitis!)

Kli **„Stumme Gallensteine" asymptomatisch**
(in 80% der Fälle keine Therapie nötig)
• **Kolik**: sehr starke langanhaltende, krampfartige Schmerzen im rechten Oberbauch, evtl. mit Ausstrahlung in die re Schulter, Rücken (durch Steineinklemmung im D. cysticus oder choledochus), häufig begleitet von Übelkeit und Erbrechen, gel. Fieber (Auslöser oft fettreiche Mahlzeit); dagegen Schmerz bei
• **Gallenwegdyskinesie**
(Dysfunktion des Sphinkter Oddi): häufigere, aber kürzere Episoden als bei Kolik
• **Cholestase**: Ikterus, heller Stuhl, dunkler Urin (bei Gangobstruktion durch Konkremente)
• Charcot-Trias bei Cholangitis: Oberbauchschmerz, Ikterus, Fieber
(**CAVE**: andere Charcot-Trias bei MS!)

Choledocholithiasis
(nicht röntgendichte Steine, z.B. reine Cholesterinsteine)
[IMPP-Prüfungsabbildung]

Ko   Hydrops der Gallenblase, akute Cholezystitis,
Empyem, Perforation (selten auch in Darmtrakt
mit Gallensteinileus), chronische Cholezystitis,
Schrumpfgallenblase, Porzellangallenblase
(Ca-Risiko ↑); Verschlussikterus, Cholangitis,
Pankreatitis (bei Papillenstein → S. 190),
Cholangiosepsis; Gallenblasen-Ca
(bei Steinträgern 10x häufiger → S. 189);
Mirizzi-Syndrom (→ S. 189)

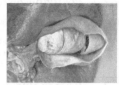

Cholezystolithiasis
(hier sog. „Porzellangallenblase")
[IMPP-Prüfungsabbildung]

Anm   **Akute Cholezystitis:** In etwa 95% durch Obstruktion der Gallenblase (i.d.R. durch
Konkremente) ausgelöst; Sonderform: „steinlose Cholezystitis": bei Schock, Sepsis,
Verbrennungen, gelegentlich auch im Rahmen von Virusinfektionen möglich

Di   • Druckschmerz unterhalb des rechten Rippenbogens bei Inspiration
(Murphy-Zeichen), evtl. (Skleren-)Ikterus
• **Lab**: bei Gallengangsverschluss erhöhte Cholestaseparameter (AP, γ-GT, Bilirubin),
bei Cholangitis zusätzlich Leukozytose, bei Cholezystitis oft nur Leukozytose
• **Sono** (Konkremente, Gallenblasenhydrops, Cholezystitis, Cholestase);
MRCP oder **ERC** (Cholestase, Cholestaseurs., z.B. Konkremente, Tumor)

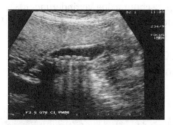

Multiple Gallengangskonkremente
Helle Echos mit dorsaler Schallauslöschung
("Schallschatten") in der Gallenflüssigkeit
(echofrei = schwarz)

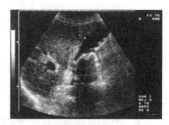

**Akute Cholezystitis bei Cholezystolithiasis
mit Steinverschluss**
Verbreiterung und echoarme Auflockerung
der Gallenblasenwand
(Breite mit Sternchen markiert)

DD   Magenulkus, Appendizitis, Pankreatitis, Nierenkolik, Herzinfarkt, Lungenembolie u.a.

Th   **Der Kolik**: Spasmolytikum (Butylscopolamin [Buscopan®] 20mg i.v.), Analgetikum
(z.B. Metamizol [Novalgin®]), Nahrungskarenz. **CAVE**: Morphinderivate ⇒ Sphinktertonus ↑
Bei symptomatischer Cholezystolithiasis (im Intervall):
   Operativ: laparoskop. Cholezystektomie (Methode der Wahl), konvent. Cholezystektomie,
   falls operationstaktisch erforderlich (mit Sanierung der Gallenwege, falls nötig)
   Nichtoperativ (sofern nicht frühzeitig eine Op indiziert ist, nur bei röntgennegativen
   Konkrementen und normaler Gallenblasenfunktion möglich):
      Orale Litholyse von Gallenblasensteinen <1cm mit Ursodeoxycholsäure (Ursofalk®)
      (hohe Rezidivrate)
      Extrakorporale Stoßwellenlithotripsie (= ESWL) bei einem Stein <2cm
      (Lokale Litholyse mit Methyl-Tert-Butyl-Äther)
Bei Cholezystitis: Antibiose, Cholezystektomie (frühe Op innerh. 48h; bei viraler Genese:
Zuwarten)
Bei Choledocholithiasis/Cholangitis: Beseitigung des Abflusshindernisses durch EPT
(endoskopische Papillotomie) mit Steinextraktion, gallengängige Antibiotika; bei Misslingen
intermitt. Galleableitung durch nasobiliäre Sonde oder PTCD (perkutane transhepatische
Cholangiografie mit Drainage), neuerlicher endoskopischer Extraktionsversuch,
ggf. nach ESWL oder mit intrakorporaler Lithotripsie der Choledochuskonkremente

■■□ 5.6.2 Postcholezystektomiesyndrom

Def Fortbestehende oder neu aufgetretene Oberbauchschmerzen nach Cholezystektomie

Ät Residualsteine in den Gallenwegen, postoperative Gallengangsstriktur, Papillenstenose, Schmerzen primär durch andere Abdominalerkrankungen bedingt

■■□ 5.6.3 Primär sklerosierende Cholangitis

Def Chronische, fibrosierende Entzündung der intra- und extrahepatischen Gallenwege

Ät Unbekannt, immunologische Vermittlung - gel. overlap mit Autoimmunhepatitis

Epi m > w, Gipfel um das 40. Lj., gehäufte Assoziation mit anderen immunologischen Erkrankungen, in 60-80% mit chronisch-entzündlichen Darmerkrankungen (v.a. Colitis ulcerosa)

Kli Früh: asymptomatisch; spät: Pruritus, Ikterus

Ko • Intermittierende bakterielle Cholangitiden ⇒ sekundäre biliäre Zirrhose
• Gallengangskarzinom (nach klinischen Studien 4-20% der Patienten, bei autoptischen Untersuchungen 30-40%)

Di Lab (γ-GT ↑, AP ↑, p-ANCA = Anti-Neutrophilen-Zytoplasma-Ak mit perinukleärer Immunfluoreszenz), ERC (Strikturen, perlschnurartige Veränderungen), MRC, evtl. Histo (periduktale Fibrose, Gallengangsproliferation, entzündliche Infiltrate um Gallengänge)

Th • Gallengängige Antibiotika bei bakt. Cholangitiden, Ursodeoxycholsäure (Ursofalk®)
• Endoskopische Ballondilatation/Stent bei Stenosen, ggf. Lebertransplantation

■■□ 5.6.4 Biliäre Zirrhose

	Primäre biliäre Zirrhose	Sekundäre biliäre Zirrhose
Def	Endstadium einer chronischen, nichteitrigen, destruierenden Cholangitis	Endstadium einer chronischen Cholestase mit rezidivierenden bakteriellen Infektionen, chronischen Cholangitiden, Pericholangitis und Fibrose bei Gallenwegsobstruktion unterschiedlichen Genese
Pat	Chronische progressive cholestatische Leberererkrankung mit fokaler oder segmentaler granulomatöser Destruktion intralobulärer und segmentaler Gallengänge	Je nach Genese
Ät	Unbekannt, immunologische Vermittlung	Entzündliche Gallengangsstrikturen, primär sklerosierende Cholangitis, chronische Pankreatitis, Mukoviszidose ⇒ Obstruktion der Gallenwege
Epi	w : m = ca. 10 : 1, familiäre Häufung; oft assoziiert mit anderen Autoimmunerkrankungen (z.B. Sjögren-Syndrom)	Je nach Genese
Kli	Pruritus, Ikterus, Symptome der Leberzirrhose und portalen Hypertension, evtl. Malabsorption (Gallensäureexkretion ↓)	
	Müdigkeit, evtl. Xanthome, Xanthelasmen	Symptome der Grunderkrankung

	Primäre biliäre Zirrhose	Sekundäre biliäre Zirrhose
Lab	Cholestaseparameter ↑ (AP, γ-GT, Bilirubin),	Leberzirrhoseparameter (siehe dort)
	Hypercholesterinämie, IgM, antimitochondriale Ak (AMA): Anti-M2-Ak für Erkr. spezifisch, Anti-M4-, Anti-M8 und Anti-M9-Ak prognostisch bedeutsam	Wie bei Grunderkrankung; bei primär sklerosierender Cholangitis Nachweis von p-ANCA (= Anti-Neutrophilen-Zytoplasma-Ak mit perinukleärer Immunfluoreszenz)
Di	Kli, Lab, Sono/CT, ERCP, Diagnostik der Leberzirrhose	
	Histo	MRT, MRCP, ERCP, evtl. Histo, Diagnostik der Grunderkrankung
Th	Ursodeoxycholsäure (Ursochol, Ursofalk®), Th der Primär- und Sekundär-Ko	Beseitigung der Obstruktion, sofern möglich; Th der Grunderkrankung, der Primär- und Sekundär-Ko
	Falls erforderlich, bei Erfüllung der Voraussetzungen: Lebertransplantation	

■■□ 5.6.5 Gallenblasenkarzinom

Epi Rel. selten, m : w = 1 : 3, Gipfel ab 60. Lj., meist Adenokarzinom; in 74-93% mit Cholezystolithiasis verbunden

Rif
- Cholezystolithiasis (Gallenblasen-Ca bei Steinträgern ca. 10x häufiger)
- Chronische Cholezystitis
- Porzellangallenblase (Wandverkalkung): wird als Endstadium der chronischen Cholezystitis angesehen, selten, Nachweis eines Gallenblasen-Ca in 12,5-62%

Kli Häufig lange symptomlos, Gewichtsverlust, unspezifische Oberbauchschmerzen; bei Infiltration des D. hepaticus bzw. D. choledochus Ikterus

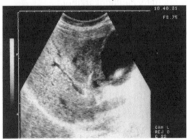

Gallenblasenkarzinom mit Infiltration des rechten Leberlappens:
Parenchymatöse Raumforderung in der Gallenblasenwand, die ins Gallenblasenlumen hineinragt. Die Infiltration der Leber stellt sich gegenüber dem Lebergewebe hypodens dar. Das helle Echo im Gallenblasenlumen entspricht einem mitangeschnittenen Konkrement.

Di (Endo-)Sono: umschriebene Raumforderung, ggf. Infiltration in den re Leberlappen oder in den D. hepatocholedochus (Obstruktion der Gallenwege); CT; MRT/MRCP; ERCP bei V.a. Infiltration des D. hepaticus bzw. D. choledochus

DD
- Benigne Gallenblasentumoren, „Pseudopolypen", umschriebener „sludge"
- Bei Lokalisation im Infundibulum mit Infiltration des Ductus hepaticus bzw. des Ductus choledochus:
  Primäres Gallengangskarzinom (→ S. 190), **Mirizzi-Syndrom**
  (= steinbedingte entzündliche Fibrose im Infundibulum mit Übergreifen auf den Ductus hepaticus ⇒ narbige Stenose)

Th
- Cholezystektomie, ggf. mit Leberteilresektion (nicht bei N_2-Lk-Befall, Hilusinfiltration)
- Palliativ bei Infiltration des D. hepaticus bzw. choledochus: endoskopische oder perkutan-transhepatische Einlage von Gallengangsendoprothesen

Prg 5-JÜR etwa 5%, medianes Überleben etwa 6 Monate

■■□ 5.6.6 Gallengangskarzinom

Epi   m : w = 1,5 (2) : 1, Steininzidenz kaum ↑, meist Adenokarzinom;
bei Lage an der Hepaticusgabel: "Klatskin-Tumor"

Rif   Caroli-Syndrom (angeborene zystische Erweiterung der intrahepatischen
Gallengänge mit sekundärer Konkrementbildung), primär sklerosierende oder
rezidivierende Cholangitis, Choledochuszysten, Colitis ulcerosa, Papillomatose,
chronischer Parasitenbefall der Gallenwege

Kli   Verschlussikterus; **Courvoisier-Zeichen**: schmerzlos vergröß. Gallenblase bei Ikterus

Di   Sono, CT, MRT/MRCP, ERC (**CAVE**: bei ERCP: durch KM-Darstellung von gestauten
Gallengängen Gefahr der bakteriellen Kontamination mit eitriger Cholangitis
⇒ unverzügliche Überbrückung der Stenose durch Stenteinlage oder PTCD,
zusätzlich gallengängige Antibiotika)

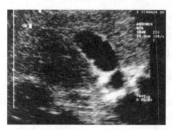

„Pseudopolypen" der Gallenblase bei Cholesterose:
Kleine helle, ins Lumen reichende Vorwölbungen der Gallenblasenwand (im Gegensatz zu Konkrementen nicht umlagerbar)

DD   • Maligne Obstruktion: Pankreaskopfkarzinom (→ S. 196), Metastasen oder Lymphome
im Leberhilus oder Lig. hepatoduodenale, Papillenkarzinom
• Benigne Obstruktion: primär sklerosierende Cholangitis (→ S. 188), Papillensklerose,
Mirizzi-Syndrom (→ S. 189), chronische Pankreatitis (→ S. 192)

Th   • Kurativ: Resektion (nicht bei LK-Metastasen/Satelliten oder- Fernmetastasen,
Peritonealkarzinose), bei lokaler Irresektabilität und Metastasenfreiheit,
ggf. Lebertransplantation
• Palliativ: endoskopische oder perkutan-transhepatische Einlage von
Gallengangsendoprothesen

Prg   Besser bei distaler Lokalisation, hier 5-JÜR ca. 30% (nach kurativer Resektion)

5.7 Pankreas

■■□ 5.7.1 Akute Pankreatitis

Epi   Inzidenz 20/100 000 Einwohner und Jahr; w : m = 2 : 1; Altersgipfel 60. Lj.

Ät   • Gallenwegserkrankungen (z.B. Gallensteine mit Papillenverschluss)
• Alkoholabusus (→ S. 263) (DD: akuter Schub einer chronischen Pankreatitis)
• Selten: ERCP, Hyperparathyreoidismus (→ S. 235), Hypercalcämie (→ S. 308),
Hyperlipoproteinämie (→ S. 256), Infektion (z.B. Mumps → S. 355), Trauma, Schock,
Op, Medikamente (z.B. Salicylate, Schleifendiuretika, Thiazide, Pentamidin,
Azathioprin, 6-Mercaptopurin, L-Asparaginase, Vinca-Alkaloide),
hereditär (Mutation im Trypsinogen-Gen)

PPh   Intrapankreatische Freisetzung und Aktivierung der Pankreasenzyme,
Freisetzung von Entzündungsmediatoren und Sauerstoffradikalen
⇒ Pankreasödem, intra- und peripankreatische Fettgewebsnekrosen,
Parenchymnekrosen

Pat
- Ödematöse P.: mildere Form: interstitielles Ödem, peripankreatisches Exsudat, Häu 70-80%, Letalität <1%
- Nekrotisierende P.: schwerere Form: Parenchymnekrosen und Hämorrhagien, ausgedehnte peripankreatische Fettgewebsnekrosen, Letalität 5-20%, bei totaler Nekrose bis zu 90%

Kli
- Übelkeit, Erbrechen, stärkste Oberbauchschmerzen (oft gürtelförmig ausstrahlend)
- Teigige Bauchdeckenspannung („Gummibauch")
- Meteorismus, Subileus bis Ileus (reaktive Paralyse)
- Fieber
- (Skleren-)Ikterus
- Aszites (→ S. 183), Pleuraergüsse
- Evtl. bläuliche Flecken im Nabelgebiet (Cullen-Zeichen) oder an den Flanken (Grey-Turner-Zeichen)
- Hypotonie, Schock

Ko
Schock (Volumenmangel, toxisch, septisch), infizierte Nekrosen, Abszessbildung, SIRS/Sepsis, ARDS (→ S. 105), Nierenversagen (→ S. 282), Verbrauchskoagulopathie (→ S. 146), gastroduodenale Stressulzera (→ S. 159), transiente Hyperglykämie, selten pankreopriver Diabetes mellitus, Pseudozysten, Fisteln, gastrointest. Stenosen

DD
Mesenterialinfarkt (→ S. 20), Myokardinfarkt (→ S. 44), akute Gallenblasen- und Gallenwegserkrankungen (→ S. 186), Ulkusperforation (→ S. 159), mechanischer Ileus (→ S. 168), Ruptur eines Aortenaneurysmas (→ S. 27), Nierenkolik (→ S. 288) u.a.

Di
- Klinik
- **Lab**: Lipase ↑, Amylase↑, LDH↑, BB, Elektrolyte (z.B. Hypocalcämie), Blutgasanalysen (z.B. ARDS), Retentionswerte, Gerinnung, Blutzucker (evtl. Hyperglykämie), Leber- und Gallenwegsparameter, Gesamteiweiß, Albumin, CRP
- RR, Puls, EKG, ZVD (Volumenmangel), Diurese, Flüssigkeitsbilanz

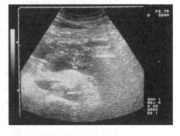

Akute Pankreatitis:
Querschnitt durch den mittleren Oberbauch (VL=V. lienalis): Pankreas-Korpus verbreitert (Ödem), mit umschriebener hypodenser Struktur, durch Pfeile markiert (V.a. umschriebene Nekrose). Ventral des Pankreas hypodense Strukturen (peripankreatische „Flüssigkeit")

- **Sono**: Organvergrößerung, echoarme Auflockerung, umschrieb. Veränderungen, z.B. liquide Nekrosen, peripankreatische Flüssigkeit und Fettgewebsnekrosen, im weiteren Verlauf evtl. Pseudozysten, Pleuraergüsse, Aszites; Cholestase, Cholezystolithiasis, präpapilläres Konkrement (evtl. auch Endosono)
- **CT mit KM**: Organvergrößerung, Perfusionsausfälle, hypodense Nekrosen, peripankreatische Fettgewebsnekrosen, Nekrosestraßen, später evtl. Pseudozysten
- **ERCP**: bei biliärer Steinobstruktion od. Choledocholithiasis EPT mit Steinextraktion

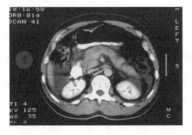

Akute Pankreatitis
(gleicher Patient wie → S. 190), Kontrast-Mittel-CT:
zum Sonografiebefund korrespondierender Perfusionsausfall im Korpus:
V.a. umschriebene Nekrose.
Peripankreatische Flüssigkeit schwarz.

- **Rö-Thorax**: Erguss, Atelektasen, ARDS (im fortgeschrittenen Stadium)
- **Abdomenübersicht**: Ileuszeichen (Spiegelbildungen)

Bei V.a. bakterielle Superinfektion von Nekrosen, Abszessbildung: Sono- oder CT-gesteuerte Feinnadelpunktion

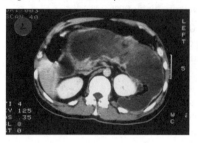

Akute Pankreatitis
mit ausgedehnten hypodensen peripankreatischen Fettgewebsnekrosen (gleicher Patient wie → **S. 190**, Befundverschlechterung); der hyperdense Bezirk ventral der rechten Niere entspricht dem mitangeschnittenen perfundierten Pankreaskopf.

Th
- Intensivüberwachung (bei schwerer P.), Nulldiät bei Beschwerden, Magensonde bei Subileus
- Volumensubstitution nach ZVD (Ziel: 6-10cmH$_2$O, i.d.R. >/= 4 l/d), Elektrolytsubstitution, falls erforderlich Albumin/Kolloide, Insulinperfusor (nach BZ-Werten)
- Analgetika: z.B. Buprenorphin[1], evtl. Procain-Infusion[2] (**CAVE**: Morphin ⇒ Sphinktertonus)
- Enterale Ernährung über Jejunalsonde
- Stressulkusprophylaxe z.B. mit H$_2$-Blockern (z.B. Ranitidin[3]), Thromboseprophylaxe
- Antibiotika bei schwerer Verlaufsform, biliärer Obstruktion, infizierten Nekrosen, Abszessen, Pseudozysten (z.B. Imipenem[4])
- Kausal: EPT, Absetzen auslösender Medikamente, bei Hypercalcämie Normalisierung des Ca^{2+}-Spiegels, bei Hyperlipoproteinämie Lipidpherese
- **Speziell:** bei ARDS (laufende Überwachung der Blutgase!): PEEP-Beatmung, O$_2$-Zufuhr nach pO$_2$, Beseitigung der Urs. (z.B. Beseitigung von Abszessen)(→ S. 105)
- Bei Nierenversagen: Dialyse, zugrunde liegende Ursache beseitigen (→ S. 282)
- Bei blanden Pseudozysten zuwarten, bei symptomatischen: Punktion bzw. Drainage
- Op: Nekrosektomie und Bursalavage; Ind: (nicht drainierbare) infizierte Nekrosen und Abszesse, progressive Verschlechterung des klinischen Verlaufs

Anm
Nach Abklingen der akuten Pankreatitis: Cholezystektomie bei biliärer Pankreatitis, Parathyreoidektomie bei Hyperparathyreoidismus

■■□ 5.7.2 Chronische Pankreatitis

Def
- Irreversible und progressive Veränderungen des Pankreas mit fortschreitender Einschränkung der exokrinen, später auch der endokrinen Pankreasfunktion
- Eine Sonderform (selten) ist die obstruktive chronische Pankreatitis: nach Beseitigung der Obstruktion Sistieren der klinischen Symptomatik und Rückbildung der morphologischen und funktionellen Veränderungen

Epi
Inzidenz 5-10/100 000 Einw. und Jahr; m>>w; Altersgipfel vor dem 40. Lj.

Pat
Fibrose, Stenosen und Verschlüsse des Gangsystems, Verkalkungen, fokale Nekrosen

Ät
- In 60-90% chronischer Alkoholabusus (→ S. 263)
- Idiopathisch: juvenile und senile Form
- Selten: Hyperparathyreoidismus (→ S. 235), primäre Hyperlipoproteinämie (→ S. 256), autoimmun

---

[1]Temgesic, [2]Novocain, [3]Sostril, Zantic, [4]Zienam

Ät
- Hereditäre chronische Pankreatitis:
  sehr selten (Mutationen im Trypsinogen- oder SPINK1-Gen)
- Hauptursache in Entwicklungsländern: chronischer Eiweißmangel im Kindesalter
- Obstruktive chronische Pankreatitis: narbige oder TU-bedingte Stenosen der Papille oder des Ductus pancreaticus, Duodenalwandveränderungen

Verl
- In der Regel mit akuten Schüben (im Anfangsstadium genauso bedrohlich wie akute Pankreatitis) und Schmerzen auch zwischen den Schüben.

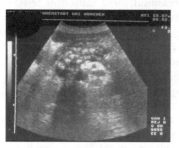

Chronische Pankreatitis (alkoholinduziert) mit ausgeprägten Kalzifizierungen: Querschnitt durch den mittleren Oberbauch. Pankreas durch multiple helle Echos (z.T. mit Schall-auslöschung) gekennzeichnet. Ductus pancreaticus mit Sternchen markiert, gering erweitert (3mm)

Kli
- Rezidivierende Oberbauchschmerzen, nicht kolikartig, akute Schübe (Stunden - Tage), im Spätstadium oft schmerzfrei
- Gewichtsverlust, anfangs durch Malnutrition infolge von Nahrungsintoleranz, später zusätzlich durch Maldigestion
- Meteorismus, Völlegefühl, Fettintoleranz, Übelkeit, Erbrechen
- Fettige (Steatorrhö) und voluminöse Stühle, Malassimilation

Ko
- Maldigestion (→ S. 165)
- Diabetes mellitus (→ S. 242)
- Pseudozysten mit Sekundärkomplikationen (z.B. Einblutung, Abszess, Ruptur, Kompression von Nachbarorganen, Pleuraergüsse, Perikardergüsse), Retentionszysten
- Biliäre Obstruktion mit rezidivierenden Cholangitiden durch Kompression des Ductus choledochus
- Duodenalstenose
- Milzvenenthrombose mit segmentaler portaler Hypertension ⇒ Magenvarizen ⇒ akute gastrointestinale Blutung
- Prädisposition zum Pankreaskarzinom (bis 5%)

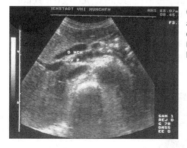

Chronische Pankreatitis (alkoholinduziert) mit ausgeprägten Kalzifizierungen und Stenosierungen des Ductus choledochus (gleicher Patient wie → S. 192): Erweiterung des Ductus hepatocholedochus (D HCH)

DD
- Vor allem Pankreas-Ca (bei begründetem Verdacht invasive Diagnostik bis zur Probelaparotomie → S. 196), akute Pankreatitis
- Ulkuskrankheit (→ S. 159), Gallenwegserkrankungen (→ S. 186), funktionelle Oberbauchbeschwerden u.a.
- Bei Malassimilationssyndrom DD Malabsorption (→ S. 165)

Di • **Anamnese, Klinik**
- **Lab**: im akuten Schub Lipase i.S. ↑, Amylase i.S. ↑ (DD: beide Enzyme i.S. ↑ bei Niereninsuffizienz; Amylase ↑ bei Makroamylasämie, Parotiserkrankung, Bulimie und Anorexia nervosa); bei pankreatogenem Pleuraerguss Lipase ↑ ↑, Amylase ↑ ↑ im Punktat; bei biliärer Obstruktion Cholestaseparameter ↑; Untersuchungen zum Nachweis der Malassimilation, eines Diabetes mellitus (siehe dort).
- **Nachweis einer exokrinen Pankreasinsuffizienz**: sondenlose Tests (humane Pankreas-Elastase im Stuhl, Pancreolauryl®-Test; weniger sensitiv und spezifisch: Chymotrypsin im Stuhl); Goldstandard, aber aufwendig: intraduodenale Pankreasfunktionsprüfung mit Secretin und Ceruletid (Cholezystokininanalogon)
- **Sono/CT**: Verkalkungen, Gangerweiterungen, Pseudozysten, ggf. biliäre Obstruktion, Pleuraergüsse
- **MRT/MRCP** (u.a. Gangbeurteilung)
- **ERCP** (hohe Sensitivität, Spezifität, v.a. zur DD Pankreas-Ca): Stenosen und Dilatationen im Gangsystem, evtl. Röhrenstenose des Ductus choledochus, Papillenveränderungen bei obstruktiver chronischer Pankreatitis; CAVE: bei Pseudozysten Abszessbildung durch KM-Färbung möglich (bakterielle Kontamination!)
- **Endosonografie**: kleinste Pankreasläsionen sichtbar, aber keine sichere Differenzierung zum TU möglich (außer bei invasivem Wachstum)
- **Endoskopie**: obstruktive Duodenitis, Magenvarizen (Milzvenenthrombose)

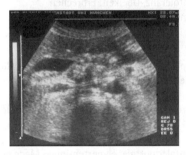

Chronische Pankreatitis (alkoholinduziert) mit ausgeprägten Kalzifizierungen und Stenosierungen des Ductus choledochus (gleicher Patient wie → S. 192): Erweiterung des Ductus hepatocholedochus (D HCH) mit distal spitz zulaufender Stenose

■■□ **5.7.3   Chronische Pankreatitis – Therapie**

Generell: Absolute und lebenslange Alkoholabstinenz (dadurch bei > 50% keine weiteren akuten Schübe, Verbesserung der Schmerzsymptomatik und des allgemeinen Krankheitsverlaufs); Th der Grunderkrankung (z.B. Hyperparathyreoidismus, Hyperlipoproteinämie); obstruktive chron. Pankreatitis: heilt nach Beseitigung der Obstruktion aus (z.B. endoskopische Papillotomie, bei Papillensklerose, TU-Resektion)

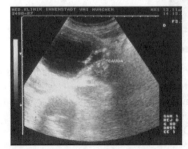

Chronische Pankreatitis (alkoholinduziert): mit großer Pseudozyste im Corpus und Dilatation des Ductus pancreaticus und Verkalkungen im Kaudabereich

Bei akuten Schüben: Wie Therapie der akuten Pankreatitis

Diät: Häufigere kleine Mahlzeiten, blähende Speisen meiden, proteinreiche Ernährung; evtl. mittelkettige Triglyzeride einsetzen (ungespaltene Resorption); bei ausgeprägter exokriner Pankreasinsuffizienz (Steatorrhö) Ca^{2+}-Mangel ausgleichen, fettlösliche Vitamine (A, D, E, K) parenteral substituieren

Enzymsubstitution: Säuregeschützte Präparate (Lipaseinaktivierung bei pH < 4) in Form von Mikropellets (Ø < 2 mm)[1]; Dosis nach Kli und Fettgehalt der Nahrung (Gewicht ↑, Stuhlmenge ↓); Th-Versagen trotz Compliance durch mangelhafte Pufferung des sauren Speisebreis, wenn bereits die HCO_3^--Sekretion erniedrigt ist ⇒ Gabe von H_2-Blockern[2] oder Protonenpumpenhemmern ⇒ pH ↑

Bei Schmerzen: Alkoholabstinenz, Diät, probatorisch Pankreasenzyme (auch wenn noch keine klinisch manifeste Pankreasinsuffizienz vorliegt), Spasmolytika[3], Analgetika (**CAVE:** Drogenabhängigkeit möglich, daher bei starken und anhaltenden Schmerzen nach interventionell operativ angehbarer Urs fahnden, z.B. Gangobstruktion durch Pseudozyste), evtl. Blockade des Plexus coeliacus

Bei Motilitätsstörungen: Metoclopramid[4]; **Meteorismus:** Dimeticon[5], Diät

Bei Diabetes mellitus: Insulin; **CAVE:** Hypoglykämie (gleichzeitig bestehender Glucagonmangel, Malnutrition, Malassimilation, mangelnde Compliance bei fortgesetztem Alkoholabusus); Diät adaptieren

Endoskopisch-interventionelle Verfahren:
- Ind (im speziellen Einzelfall zu prüfen): obstruierende Pankreasgangsteine, symptomatische Pseudozysten
- Zum Beispiel endoskopische Papillotomie, ESWL von Pankreaskonkrementen und endoskopischer Steinextraktion; endoskopische Drainage von symptomatischen Pankreaspseudozysten, Pankreasgangprothesen, endoskopische Ballondilatation von Gangstenosen

Operative Therapie:
- Zum Beispiel duodenumerhaltende Pankreaskopfresektion nach Beger (Methode der Wahl), Pankreaslinksresektion, drainierende Verfahren (Pankreatiko-, Choledocho- oder Zystojejunostomie)
- Ind: konservativ nicht zu beherrschende Schmerzen, V.a. gleichzeitiges Vorliegen eines Karzinoms, nicht interventionell behandelbare, symptomatische Pseudozysten und Gangobstruktionen

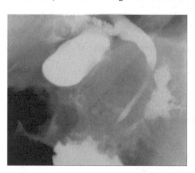

Chronische Pankreatitis (alkoholinduziert)
mit Kalzifizierungen und Stenose im Kopfbereich und prästenotischer Dilatation des Ductus pancreaticus sowie typischer Röhrenstenose des Ductus choledochus (ERCP); kranial die partiell angefärbte Gallenblase mit Konkrementen

---

[1]z.B. Kreon, [2]z.B. Ranitidin=Sostril, [3]Buscopan, [4]Paspertin, [5]Lefax

■■□ **5.7.4 Pankreaskarzinom**

Epi Inzidenz 8-10/100 000 Einwohner und Jahr in Mitteleuropa (zunehmend), ca. 5% der Krebstodesfälle, m>/=w , Gipfel >60. Lj.

Rif Rauchen, chronische Pankreatitis (→ S. 192), intraduktale papillär-muzinöse Tumore

Lok Pankreaskopf, Papille (70%); Pankreaskörper (25%); Pankreasschwanz (5%)

Histo Meist duktale, seltener azinäre Adenokarzinome, Zystadenokarzinome

Meta Früh lymphogen, hämatogen, per continuitatem (bei Di 80% metastasiert)

TNM

T_1	Tumor begrenzt auf Pankreas (<2 cm)
T_2	Tumor begrenzt auf Pankreas (>2 cm)
T_3	Duodenum, Gallengang, peripankreatisches Gewebe (>2 cm)
T_4	Magen, Milz, Kolon, große Gefäße
N_1	Regionäre Lymphknoten-Metastasen

Kli
- TU im Papillen- und Kopfbereich: Ikterus (Courvoisier-Zeichen: Ikterus, schmerzlos vergrößerte Gallenblase - nur bei Papillen-Ca häufig Frühsymptome)
- TU Korpus- und Schwanzbereich: lange asymptomatisch, dann Rückenschmerzen, Oberbauchschmerzen
- Gewicht ↓, Appetitlosigkeit, Übelkeit, Erbrechen, evtl. Zeichen der Maldigestion (z.B. Steatorrhö)
- Maligner Aszites, Splenomegalie, evtl. Thrombosen, Thrombophlebitis migrans
- Evtl. Begleitpankreatitis

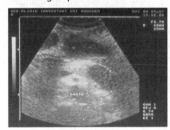

Pankreasschwanzkarzinom
Oberbauchquerschnitt (Aorta, AMS = A. mesenterica sup.) Korpus echodicht, altersentsprechend, davon die echoarme, durch Distanzmarkierung gekennzeichnete hypodense Raumforderung klar zu differenzieren.

Di
- **Lab**: Lipase ↑, Amylase ↑ (bei Obstruktion), Cholestaseparameter ↑ (bei Kopf-Ca), CA 19-9 ↑, CA 50 ↑ (im Frühstadium normal, v.a. zur postop. Verlaufskontrolle)
- **Sono/CT**: Raumforderung, ggf. Stauung der Gallenwege, Leberfiliae, peripankreatische Lk ↑, Pleuraergüsse, Aszites
- **MRT, MRCP, MRA** (auch Gangdarstellung möglich; Gefäßinfiltration)
- **ERCP** (hohe Sensitivität und Spezifität): Gangstenose, -abbruch, -verdrängung, fehlende Darstellung von Seitenästen; bei Pankreaskopf-Ca Choledochusstenose, Stauung der Gallenwege
- **Endosonografie**: Aufdeckung kleiner Tumoren (DD zur Entzündung nur bei Gefäßinvasion möglich)
- **Feinnadelpunktion** (Sono- oder CT-gesteuert) nur bei Inoperabilität; **CAVE**: Absiedelung von Metastasen im Punktionskanal möglich!
- **Angiografie**: Gefäßinfiltration, evtl. präoperativ zur Op-Planung

DD
- Chronische Pankreatitis (→ S. 192)
- Tumoren des endokrinen Pankreas (→ S. 240)
- Bei biliärer Obstruktion: Gallengangs-Ca (→ S. 190), benigne Stenosen, Steine (→ S. 186)
- Magenkarzinom (→ S. 161)
- Bei Erstmanifestation durch Begleitpankreatitis: akute Pankreatitis (→ S. 190)

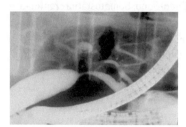

Pankreaskopfkarzinom
mit partieller Stenosierung des Ductus
pancreaticus und des Ductus choledochus mit
prästenotischer Dilatation in der ERCP
(„double duct sign")

Th
- **Kurativ** (resektabler Tumor (T_{1-2}),
  keine Metastasen, nur in 10-20%):
  z.B. partielle Duodenopankreatektomie
  nach Whipple, pyloruserhaltende
  Whipple-Op, Pankreaslinksresektion
- **Palliativ**: bei Gallengangsobstruktion
  endoskopische oder perkutan-
  transhepatische Implantation von
  Gallengangsendoprothesen;
  selten biliodigestive Anastomose;
  bei Obstruktion des Duodenums:
  Stents oder Gastroenterostomie;
  Chemotherapie mit kaum lebensverlängernder Wirkung evtl. zur
  Symptomverbesserung
- **Schmerztherapie**: Analgetika, ggf. Blockade des Ganglion coeliacum;
- postoperativ oder bei exokriner Pankreasinsuffizienz (Obstruktion):
  Enzymsubstitution

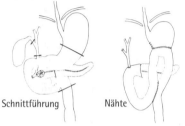

Schnittführung   Nähte

Partielle Duodenopankreatektomie (Whipple-OP)

Prg   MÜZ ca. 6-12 Monate, 5 JÜR: < 2%, periampulläre Karzinome haben eine bessere
Prognose!

■■□ 5.7.5   Gastrinom (Zollinger-Ellison-Syndrom)

Def   Gastrinproduzierender TU, der v.a. im Pankreas und im Duodenum lokalisiert ist
(gleichzeitig auch Produktion weiterer gastropankreatischer Peptide möglich,
Vork in ca. 25% auch im Rahmen einer multiplen endokrinen Neoplasie (MEN)
vom Typ I = MEN I)

Epi   Selten, m : w = 2 : 1, nach Insulinom zweithäufigster endokriner Pankreastumor

Pat   Adenome und Karzinome, in ca. 30% solitär, in ca. 60% bei Di bereits metastasiert!

PPh   Gastrin ↑↑ ⇒ Hypersekretion von hyperazidem Magensaft ⇒ gastroduodenale Ulzera,
z.T. auch im Jejunum und Ösophagus (pankreatisches HCO_3^- reicht zur
Neutralisation nicht aus!)
⇒ Inaktivierung der Pankreaslipase, Schädigung der Dünndarmschleimhaut

Kli   Rezidivierende Ulzera trotz üblicher Th, mit Abdominalschmerzen, z.T. Teerstühlen,
Hämatemesis; wässrige Diarrhöen, Steatorrhö

DD   Pept. Ulkus (→ S. 159), antrale G-Zell-Hyperplasie, Malabsorptionssyndrom (→ S. 165)

Di
- **Gastroduodenoskopie**: Ulzera, ggf. Nachweis eines im Duodenum lok. Gastrinoms
- **Lab**: Gastrin i.S. ↑↑ (DD: chr. atroph. Gastritis → S. 158, med. Säureblockade,
  postoperativ am Duodenum belassener Antrumrest ⇒ kein Feedback durch Säure),
  Magensekretionsanalyse (hoher BAO, nur geringe Steigerung durch Pentagastrin,
  BAO/MAO > 0,6), beweisend Gastrinanstieg > 200 pg/nldurch Sekretin-Provokation

- **Lok-Di**: Endosk., Sono, CT, MRT, Endo-Sono, Somatostatinrezeptor-Szinti, ggf. Probelaparotomie

Th   Sofern möglich operative Entfernung des TU;
palliativ: Säureblockade mit Protonenpumpenhemmer, Tumordebulking,
evtl. ablative Th von Lebermetastasen oder Chemotherapie

5.8   Akutes Abdomen

■■□ 5.8.1   Akutes Abdomen

Def   Plötzlich auftretende, zunehmend bedrohliche Erkrankung des Bauchraums, die eine sofortige Diagnostik und therapeutische Entscheidung erfordert.

Urs
- Akut entzündlicher Prozess
- Perforation oder Verschluss eines Hohlorgans
- Akute arterielle oder venöse Durchblutungsstörungen (→ S. 20)
- Traumen, Torsionen
- Gastrointestinale Blutungen (→ S. 199), u.a.

Kli
- Bauchschmerz (umschrieben, diffus; als Spontan-, Druck-, Bewegungsschmerz)
- Abwehrspannung (Bauchdeckenspannung)
- Übelkeit, Erbrechen
- Darmmotilitätsstörung bis zum Ileus (→ S. 168) ⇒ Meteorismus („großes Abdomen")
- Zeichen der akuten Kreislaufstörung (Schock), schlechter Allgemeinzustand
- Fieber

Di   Anamnese, Inspektion; Palpation (Abwehrspannung, Loslass-Schmerz);
Auskultation (Peristaltik); rektale Untersuchung (Blut?); Lab; Sono;
Rö (Abdomenleeraufnahme im Stehen + Liegen); CT;
Laparoskopie (früher Peritoneallavage)

Th
- Richtige und rechtzeitige Indikation zur Operation
  (zu über 90% chirurgisch behandlungspflichtig!)
- Allgemeine Maßnahmen: Zugänge, Volumentherapie, hämodynamisches Monitoring, evtl. Magensonde, Blasenkatheter

■■□ 5.8.2   Akutes Abdomen – Differenzialdiagnose

DD
- **Rechter Oberbauch:** Ulkusperforation (→ S. 159), Cholezysto-/Cholangiopathien (→ S. 186) mit oder ohne Perforation, akute Pankreatitis (→ S. 190), Leberruptur, subphrenischer Abszess, Kolontumor der rechten Flexur, Nephrolithiasis (→ S. 288), Pyelonephritis (→ S. 280)
- **Linker Oberbauch:** Subphrenischer Abszess, Milzinfarkt, Milzruptur, Pankreatitis (→ S. 190), Kolontumor der linken Flexur, Nierenbeckenstein (→ S. 186)

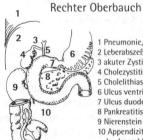 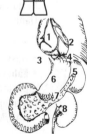

Rechter Oberbauch

1 Pneumonie, Pleuritis
2 Leberabszeß
3 akuter Zystikusverschluß
4 Cholezystitis, Gallenblasenempyem
5 Cholelithiasis
6 Ulcus ventriculi
7 Ulcus duodeni
8 Pankreatitis
9 Nierenstein
10 Appendizitis (bei nach kranial hochgeschlagenem Appendix)

Linker Oberbauch

1 Myokardinfarkt
2 Pneumonie
3 Hiatushernie
4 Pleuritis
5 Milzinfarkt
6 Ulcus ventriculi
7 Pankreatitis
8 Pyelonephritis

- **Mittelbauch:** Inkarzerierte Hiatushernie (→ S. 156), Ösophagusperforation, Ulkusperforation (→ S. 159), Pankreatitis (→ S. 190), Mesenterialinfarkt (→ S. 20), Aortenaneurysma (Ruptur, Dissektion) (→ S. 27), mechanischer Ileus (→ S. 168), Harnverhalt bei voller Blase
- **Rechter Unterbauch:** Appendizitis (→ S. 171), Adnexitis, Ureterstein (→ S. 288), inkarzerierte Hernie, Morbus Crohn (→ S. 164), Meckel-Divertikel, Invagination, Magenperforation, Stiehldrehung einer Ovarialzyste, Tubargravidität nach Ruptur
- **Linker Unterbauch:** Sigmadivertikulitis (→ S. 171), Rektosigmoidtumor, Ureterstein (→ S. 288), Stieldrehung von Ovarialzysten, Adnexitis, Tubargravidität, inkarzerierte Hernie

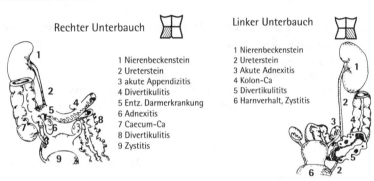

Rechter Unterbauch

1 Nierenbeckenstein
2 Ureterstein
3 akute Appendizitis
4 Divertikulitis
5 Entz. Darmerkrankung
6 Adnexitis
7 Caecum-Ca
8 Divertikulitis
9 Zystitis

Linker Unterbauch

1 Nierenbeckenstein
2 Ureterstein
3 Akute Adnexitis
4 Kolon-Ca
5 Divertikulitits
6 Harnverhalt, Zystitis

- **Extraabdominelle Ursachen:** z.B. Myokardinfarkt (→ S. 44), Pneumonie (→ S. 97), basale Lungenembolie (→ S. 103), Pleuritis; WS-Erkrankungen, Pseudoperitonitis bei Diabetes mellitus; Porphyrie; M.Addison

5.9 Gastrointestinale Blutung

■■□ 5.9.1 Akute gastrointestinale Blutung

Eint Obere (90%) und untere gastrointestinale Blutungen (10%)

Kli
- Bluterbrechen (= **Hämatemesis:** kaffeesatzähnliches oder blutiges Erbrechen) und
- Teerstuhl (= **Meläna:** rötlich-schwarz verfärbter Stuhl nach achtstündiger Verweildauer des Blutes im Darm) bei oberer GI-Blutung
- Durchfallartige, rote Darmblutungen (**Hämatochezie**) bei unterer oder massiver oberer GI-Blutung
- Hb-Abfall, Hypovolämie, Hypoxämie, Schock

Di
- Kli + Hämodynamik: Puls, Blutdruck, rektale Untersuchung
- Lab: Blutbild, Elektrolyte, Blutgruppe, Gerinnung, Thrombozyten, Blutgaswerte
- Endoskopie nach Kreislaufstabilisierung
- Angiografie bei negativer endoskopischer Diagnostik
- Szintigrafie bzw. Kapselendoskopie (selten nötig)
- Operation bei massiver Blutung und Versagen konservativer Maßnahmen, Konservenbedarf von über 500 ml/h bzw. 2500 ml/24 h

Th
- Kreislaufstabilisierung, Schocktherapie, Volumenzufuhr, ggf. auch Blutkonserven in Verbindung mit kolloidalen Plasmaersatzstoffen
- Endoskopische Blutstillung (Unterspritzung, Koagulation, Ligatur, Clipping)
- Ggf. Gabe von Somatostatin oder Somatostatinanalogon Octeotrid, bei Varizenblutung auch Terlipressin ⇒ Splanchnikusdurchblutung ↓
- Linton-Blakemore/Nachlass-Sonde oder Notfall-TIPS bei Varizenblutung
- Operative Blutstillung: bei erfolgloser oder nicht durchführbarer endoskopischer/ konservativer Blutstillung oder Fortbestehen der Blutung nach 4 Blutkonserven
- Rezidivprophylaxe und Behandlung von Blutungskomplikationen je nach Blutungsursache

■■□ 5.9.2 Akute gastrointestinale Blutung – Differenzialdiagnose

DD
- Ulkusblutung (→ S. 159)
- Ösophagus- oder Magenvarizenblutung (→ S. 181)
- Erosive Gastritis (→ S. 158), Ösophagitis
- Mallory-Weiss-Syndrom (→ S. 155, längliche Mukosarisse im gastroösophagealen Übergang mit Blutung, v.a. bei plötzlicher Druckerhöhung, z.B. bei Erbrechen, Pressen, Husten)
- Boerhaave-Syndrom (→ S. 155, = Ruptur der Speiseröhre v.a. im Zusammenhang mit sehr heftigem Erbrechen ⇒ Schocksymptomatik)
- Exulceratio simplex Dieulafoy (→ S. 159, Blutung aus submukös liegender, arrodierter Arterie)
- Magenkarzinom (→ S. 161)
- Dünndarmtumor
- Divertikel v.a. des Dickdarms (→ S. 171)
- Colitis ulcerosa (→ S. 172), Morbus Crohn (→ S. 164)
- Infektiöse, ischämische oder Strahlenkolitis
- Angiodysplasien, Morbus Osler (kutane, oft auch intestinale und extraintestinale Teleangiektasien), Angiome
- Blutungen aus einem Meckelschen Divertikel
- Dickdarmkarzinom (→ S. 175), Dickdarmpolypen
- Hämorrhoiden

6. Endokrinologie

6. Endokrinologie

6.1 Hypophyse, Hypothalamus

■□□ 6.1.1 Hypophyse und Hypothalamus

Anat Die Hypophyse ist ein endokrines Organ in der Sella turcica der Schädelbasis. Sie ist über das Infundibulum, den Hypophysenstiel mit dem übergeordneten Hypothalamus verbunden.

Phy

Hypothalamus	Hypophysenvorderlappen (= HVL, Adenohypophyse)	Peripherie
GnRH (= Gonadotropin Releasinghormon, LHRH)	Gonadotropine **FSH** (= follikelstimulierendes Hormon) und **LH** (= luteinisierendes Hormon, ICSH)	**Estradiol, Progesteron** (Eireifung) **Testosteron** (Spermiogenese)
PIF (Dopamin)	**Prolactin**	(Milchproduktion)
TRH (Thyreotropin Releasinghormon)	**TSH** (= thyreoideastimulierendes Hormon)	**Thyroxin**
CRH (Corticotropin Releasinghormon)	**ACTH** (= adrenocorticotropes Hormon)	**Glucocorticoide, Mineralocorticoide**
GH–RH (hGH Releasinghormon), **Somastostatin**	**STH** (= Wachstumshormon, human growth hormone, hGH, somatotropes Hormon, STH)	**Somatomedine** (Wachstum)
MRH (Melanotropin Releasinghormon)	**MSH** (melanozytenstimulierendes Hormon)	(Melanozyten)
	Hypophysenhinterlappen (= HHL, Neurohypophyse)	Peripherie
Oxytocin		(Wehen, Milchabgabe)
ADH (antidiuretisches Hormon, Adiuretin, Vasopressin)	(Bildung von Oxytocin und ADH im Hypothalamus, Freisetzung in HHL)	(Niere ⇒ Wasserresorption)

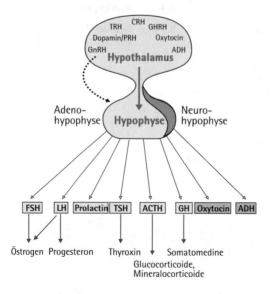

■□□ 6.1.2   Diabetes insipidus

Def   **Verminderte Harnkonzentrierungsfähigkeit der Niere** durch verminderte hypophysäre ADH-Sekretion (zentraler Diabetes insipidus) oder mangelndes Ansprechen der Rezeptoren des distalen Nierentubulus auf ADH (renaler D.i.)

Epi   Seltene Erkrankung

Ät

Zentral	- Familiär (dominant erblich) - Idiopathisch (selten Antikörper gegen ADH-sezernierende Neurone) - Erworben (2/3 aller Fälle): Schädel-Hirn-Trauma, Kraniopharyngeom, Neuro-Hypophysitis, neurochirurgische Eingriff, Hypophysentumoren, Meningoenzephalitis, u.a.
Renal	- Idiopathisch (sehr selten) - Genetisch (X-chromosomale und autosomale Formen) ⇒ Vasopressin-Typ-2-Rezeptor-Defekt/defekter Wassertransportkanal [Sammelrohr]) - Erworben (selten): akute, chronische Nierenerkrankungen, Hypokaliämie (→ S. 305), Hypercalcämie (→ S. 308), medikamentös-toxisch (Lithium)

Kli   • Polyurie (24-h-Urin >3 l) (bei Kleinkindern Diarrhö! → S. 294)
   • Polydipsie (= Durst und gesteigerte Flüssigkeitsaufnahme)
   • Asthenurie (= fehlende Harnkonzentrierungsfähigkeit)

DD   Primäre Polydipsie (oft keine nächtliche Polyurie), Polydipsie bei Schizophrenie, bei organischen Hirnerkrankungen (z.B. Sarkoidose), Diabetes mellitus (→ S. 242), Hypercalcämie (→ S. 308), Hypokaliämie (→ S. 305), chron. Niereninsuffizienz (→ S. 285)

Di   • **Urinosmolarität < 300mosm/l**
   • **Durstversuch** (12 - evtl. 18h, fraktioniertes Sammeln von Urin und Wiegen des Patienten alle 2 Std., ADH i.S. bei Beginn und Ende, Gewichtskontrolle)
   ⇒ Urinosmolarität (UO, ca. 200mosmol/l, nicht steigend) < Plasmaosmolarität (PO)
   CAVE: Test abbrechen, wenn Körpergewicht um mehr als 4% fällt,
   bei UO >800mosmol/l (schließt Diabetes insipidus aus), bei Urinausscheidung
   <30ml/h, bei RR-Abfall, bei intolerablem Durst, Fieber, Bewusstseinseintrübung
   • ADH ↓ (bei zentralem Diabetes insipidus)
   • ADH ↑ (bei renalem Diabetes insipidus; ADH-Bestimmung nur sinnvoll bei
   Durstversuch oder Gabe hypertoner Na^+Cl^--Lösung i.v.)
   • HVL-Funktion prüfen (**CAVE**: Cortisol-Mangel oder Hyperthyreose kaschieren D.i.)
   • Gesichtsfeld
   • Lok-Di (zur Tumordiagnostik): Dünnschicht-MRT der Sellaregion

Th   • **Therapie der Grunderkrankung**
   • **Zentraler Diabetes insipidus**: Desmopressin[1] intranasal (3 x 0,1-0,4mg) oder s.c.
   oder oral (0,1-0,2mg 1-2 x täglich) (UW: H_2O-Intoxikation bei Überdosierung mit
   abdominellen Schmerzen, Kopfschmerzen, Angina pectoris-Beschwerden; Wi-
   Verstärkung durch Carbamazepin, Clofibrat)
   • **Renaler Diabetes insipidus**: Thiaziddiuretika[2], Na^+-Restriktion
   (Angebot osmotisch wirkender Substanzen↓), K^+-Ersatz[3],
   evtl. Prostaglandin-Synthese-Inhibitoren
   • **Wichtig**: **Notfallausweis! Patientenschulung!**

---

[1]Minirin, [2]z.B. Hydrochlorothiazid=Esidrix, [3]Kalinor

■■□ **6.1.3** **Syndrom der inadäquaten ADH-Sekretion (SIADH)**

Def Im Vergleich zur Plasmaosmolarität inadäquat **erhöhte ADH-Sekretion**

Syn Schwartz-Bartter-Syndrom; hypotone Hyponatriämie

Di
- Hyponatriämie, korrespondierende Plasmahypoosmolarität (< 280mosm/kg)
- Na^+ im Urin meist >20mmol/d, da atrialer natriuretischer Faktor↑, meist Urinosmolalität > Plasmaosmolalität
- Euvolämie (max. Retention von 3-4 l, die im venösen System gut ohne Ödeme gehalten werden) ⇒ keine Ödeme

Ät
- Ektope ADH-Produktion: paraneoplastisch (solide Tumoren, z.B. kleinzelliges Bronchial-Ca, Lymphome), Lungenerkrankungen (Pneumonie, Abszess, Empyem, Tbc)
- ZNS-Erkrankungen (Traumata, Meningoenzephalitis, subdurales Hämatom, Tumor u.v.a.)
- Medikamente (z.B. tricyclische Antidepressiva, Thiaziddiuretika, Zytostatika, "Ecstasy" u.v.a.)

Kli Symptome der Hyponatriämie-Ausprägung abhängig von Ausmaß und der Geschwindigkeit der Entwicklung: Schwäche, Übelkeit, Persönlichkeitsveränderungen, Apathie bis Koma

DD Erkrankungen mit Ödemen (Herzinsuffizienz → S. **48**, dekompensierte Leberzirrhose (→ S. **180**), nephrotisches Syndrom), endokrine Dysfunktion (NNR-Insuffizienz → S. **226** Hypothyreose → S. **217** ff.)

Th Therapie der Grunderkrankung, Flüssigkeitsrestriktion (<1 l/d notwendig, da die osmotische Triggerschwelle für Durst gesenkt ist) und Na^+Cl^- reiche Ernährung, bei Langzeittherapie: Demeocyclin 2-4 x 300mg/Tag
Therapie der akut symptomatischen Hyponatriämie: hypertone 0,3%ige Na^+Cl^--Lsg. i.v. bis zur Besserung der Symptomatik, bzw. bis Serumnatrium von 120mmol/l, dann Infusion stoppen

CAVE Na^+ i.S. langsam erhöhen, da Gefahr einer pontinen Myelinolyse (= Demyelinisierung im Bereich der Pons mit Para-/bzw. Tetraplegie, Hirnnervenschädigung, nur partiell reversibel)

■■■ **6.1.4** **Hypopituitarismus**

Def Hypopituitarismus (= HVL-Insuffizienz) ist der **partielle oder komplette Ausfall** der **HVL-Hormone** (Unterscheide partieller Hypopituitarismus, Panhypopituitarismus).

Ät
- Sheehan-Syndrom = postpartale ischämische Nekrose der Hypophyse durch starke Blutverluste der Mutter sub partu (v.a. bei Patientin mit Gerinnungsstörungen)
- Infarkt (mit Kopfschmerzen, Meningismus, Ophthalmoplegie, Visusstörungen) bei Hypophysentumor oder Z.n. Radio-Therapie
- Tumoren (HVL-Adenome, Kraniopharyngeom, Meningeom u.a.)
- Traumata (chirurgische Eingriffe, Unfall, Bestrahlung, Kindesmisshandlung)
- Entzündliche Erkrankungen (Sarkoidose → S. **96**, u.a. granulomatöse Erkrankungen)
- Andere: Autoimmunhypophysitis, Hämochromatose (→ S. **262**), Amyloidose, familiär

PPh

Chronische HVL-Insuffizienz

Progredienter Ausfall der HVL-Hormone in charakteristischer Abfolge:

1.) hGH ↓ (beim Erwachsenen klinisch unbemerkt)

2.) Gonadotropine (FSH, LH) ↓ ⇒ sekundärer Hypogonadismus

3.) TSH ↓ ⇒ sekundäre Hypothyreose

4.) ACTH ↓ ⇒ sekundärer Hypocortisolismus (NNR-Insuffizienz ohne Hypoaldosteronismus)

5.) Prolactin ↓

Akute HVL-Insuffizienz

Meist akute Dekompensation einer HVL-Insuffizienz (selten)

⇒ hypophysäres Koma mit Hypothermie (ACTH- und TSH-Mangel!)

Kli
- **Sekundärer Hypogonadismus** (Gonadotropinmangel) ⇒ sekundäre Amenorrhoe, Libido- und Potenzstörungen, Abnahme der Sekundärbehaarung, Agalaktie, wächserne, bleiche Haut. Sheehan-Syndrom: postpartal Agalaktie durch Prolactinmangel, andere Symptome erst nach Monaten; isoliert als **Kallmann-Syndrom**: X-chromosomal vererbt, mit Riechstörung, eunochoidaler Erscheinung; auch bei Sichelzellanämie, bei übertrainierten Athleten
- **Sekundäre Hypothyreose** (TSH-Mangel) ⇒ Apathie, Kälteintoleranz, Bradykardie
- **ACTH-(MSH-)Mangel** ⇒ blasse Haut, Adynamie, Kollapsneigung, Übelkeit, Erbrechen in Stresssituationen; selten isoliert i.R. einer Autoimmunhypophysitis
- Bei präpubertärem hGH-Mangel: hypophysärer Minderwuchs

Di
- **Klinik**: Patient mit leichtem Übergewicht, feiner blasser Haut, Depigmentation, vermehrter perioraler und periorbitaler Fältelung, fehlender Achselbehaarung, Ausfall der lateralen Augenbrauen, Atrophie der Genitalien
- **Routine-Lab**: Anämie, Hypoglykämie, Hyponatriämie
- **Lab**: LH ↓, FSH ↓; Testosteron ↓/Östradiol ↓; TSH ↓, FT_3 ↓, FT_4 ↓; ACTH ↓, Cortisol ↓; hGH ↓; Somatomedin (IGF I) ↓; PRL ↓
- **Funktionsprüfungen**: Gabe der Releasinghormone ⇒ kein oder inadäquat geringer Anstieg von hGH, Gonadotropinen, TSH, ACTH und Prolactin! Testung der Thalamus und Hypophysen-Achse: Insulinhypoglykämietest
- **Dünnschicht-MRT/CT** ⇒ Nachweis von Tumor, Granulom, Aneurysma

DD
- Anorexia nervosa (hGH ↑; Kachexie)
- Hypothyreose (→ s. 217)

Th

Substitution der peripheren Hormone:

- Glucocorticoide (Hydrocortison, 25-30mg/d, 2-3 ED*, z.B. 10-10-10-5mg)
- L-Thyroxin[2] (T_4 0,1 - 0,15mg/d);
- Östrogen/Gestagen[3] bei Frauen (zyklusgerecht)
- Testosteron[4] bei Männern (250mg i.m.-Depot alle 3 Wo), transkutan
- Bei Kinderwunsch: Gonadotropintherapie ⇒ Spermiogenese
- Wachstumshormon[5]: Rekombinantes Humanes Growth Hormone: s.c. Inj. abends, 0,5-1 I.E. bis zum Erreichen eines normalen IGF-1-Spiegels
- **Bei hypophysärer Krise: Hydrocortison[1] 100-300mg/24h per infusionem, 0,9% Na^+Cl^--Lösung + 1g Na^+Cl^-, Glucose, dann L-Thyroxin**
- **Behandlung der Grunderkrankung**
- **Wichtig: Notfallausweis!**

CAVE
- Anpassung der Glucocorticoidsubstitution an Stresssituationen (Trauma, Op, Infektion), Erhöhung der üblichen Dosis um das 3 -10fache!
- Substitution von L-Thyroxin erst nach Vorbehandlung mit Steroiden!

---

[1]Hydrocortison, [2]Euthyrox, [3]z.B. Trisequens, Kliogest, [4]Testoviron-Depot, [5]Humatrope; *ED = Einzeldosen

■□□ 6.1.5 Hypophysentumoren

Eint

Endokrin aktive Adenome
Prolactinom (60%), hGH-produzierendes Adenom (Akromegalie, 20%), ACTH-produzierendes Adenom (M. Cushing, 10%), TSH-produzierender TU (Hyperthyreose 0,5-1%); Unterscheide: Mikroadenome <1cm ohne Raumforderung, Makroadenome >1cm mit Vergrößerung der Sella
Endokrin inaktive Tumoren
Adenome (10%), Tumoren mit sellanahem Sitz, Kraniopharyngeom, Meningeom, Dermoidzyste, Teratom, Granulome, Hämangiome, Aneurysmen

Kli **Räumliche Verdrängung** ⇒
- **HVL-Insuffizienz** (→ S. 204) partiell / komplett
- **Chiasmasyndrom (z.B. bitemporale Hemianopsie)**, Optikusatrophie
- **Diabetes insipidus centralis** (Polyurie durch ADH-Mangel)
- **Hirnnervenausfälle** (Invasion des Sinus cavernosus):
  N. oculomotorius, selten: N. abducens, N. trochlearis, N. trigeminus
- Kopfschmerzen

Di MRT in koronarer und sagittaler
Dünnschichttechnik, Perimetrie,
endokrine Diagnostik zur Abklärung
einer HVL-Insuffizienz

Th
- **Transsphenoidale Adenomektomie**:
  Erfolgsrate >90% bei Mikroadenomen;
  Komplikationen: Blutung, Liquor-Leck,
  Meningitis, Sehstörung in <5%,
  bei 10% transientes SIADH,
  bei 15% transienter Diabetes insipidus
- Strahlen-Therapie, ggf. medikamentös
  (bei Prolactinom, hGH-Adenom)

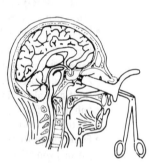

Transsphenoidale Adenomektomie

■■□ 6.1.6 Prolactinom

Def **Prolactinproduzierendes HVL-Adenom**
(Mischadenome produzieren PRL/hGH, PRL/ACTH, PRL/TSH)

Epi
- Ca. 50% der endokrin aktiven Tumoren; m : w ~ 1 : 1
- 15% der sekundären Amenorrhoen werden durch eine Hyperprolactinämie
  verursacht, davon 25% durch ein Prolactinom.

Pat Meist Mikroadenome bei Diagnose

Phy Prolactin stimuliert die Milchproduktion (Galaktopoese).

PPh Prolactin ↑ ⇒ LHRH ↓ ⇒ LH ↓, FSH ↓ (Inhibition v.a. der normalen pulsatilen Sekretion von LH, FSH und des Anstiegs von LH in Zyklusmitte) (⇒ bei Männern: Androgene ↓)

Kli
- **Frauen**: sekundäre Amenorrhoe, Anovulation, Galaktorrhoe (= Milchabsonderung), Libido ↓; Östrogendefizit ⇒ vasomotorische Instabilität, vaginale Sekretion ↓, Osteopenie
- **Männer**: Libido- und Potenzstörungen, Infertilität
- Evtl. Kopfschmerzen, Chiasmasyndrom, Hirnnerven-Ausfälle, HVL-Insuffizienz durch Raumforderung (häufiger bei Männern, da klinisches Zeichen des Libidoverlusts oft als psychosoziale Störung fehlinterpretiert wird).

Di
- Basales Prolactin↑ (mehrfach bestimmen!): Prolactinspiegel >200ng/ml meist bei Makroadenom; 100-200ng/ml meist bei Prolactinom; 20-100ng/ml schwierige DD
- Lok-Di: Gesichtsfeldprüfung, MRT

DD

Hyperprolactinämie
Pathologische Hyperprolactinämie
- Mikroprolactinom (25%) - Entzügelungshyperprolactinämie bei Kompression des Hypophysenstiels durch hormoninaktive und hormonaktive HVL-Makroadenome, Kraniopharyngeome, Meningeome, Aneurysmen, Granulome - Idiopathisch, meist Mikroprolactinome - Chron. Niereninsuffizienz (→ S. 285), Leberzirrhose (→ S. 180), prim. Hypothyreose (→ S. 217)
Physiologische Hyperprolactinämie
Schwangerschaft, Stillperiode, Schlaf, Stress, Orgasmus; neurogen: Mammastimulation, Rückenmarksverletzungen
Medikamentöse Hyperprolactinämie
Dopamin-Rezeptor-Antagonisten, Dopamin-Synthese-Hemmer, Serotonin-Wiederaufnahme-Hemmer, Opioide, Östrogene in supraphysiologischen Dosen

Th
- **Medikamentös**: Bromocriptin[1], Lisurid[2], Cabergolin[3], Quinagolid[4] (Dopaminagonisten); **Wi**: wie PIF = prolactininhibierender Faktor = Dopamin; **Ind**: hyperprolactinämischer Hypogonadismus > 6 Monate bei neuroradiologischem Normalbefund, auch bei Makroadenomen; **UW**: orthostat. Hypotension, Übelkeit; einschleichend dosieren; rel. **KI**: Gravidität
- **Operativ**: transsphenoidale Resektion, möglichst zuvor medikamentöse tumorverkleinernde Therapie, dann Dopamin-agonistische Terapie, z.B. Bromocriptin[1]; **Ind**: raumfordernde Wirkung (persistierende ophthalmologische Symptome, kein Ansprechen auf Dopamingonisten)

■■□ **6.1.7 Wachstumshormon**

Syn Human growth hormone (hGH, GH), somatotropes Hormon (STH), Somatotropin

Phy
- Zirkadianer Rhythmus: nachts hGH↑, tags hGH↓; bei Hunger, Anstrengung, Stress: hGH ↑
- Steuerung der hGH-Ausschüttung durch die Hypothalamushormone GHRH (hGH releasing hormone) und GHRIH (hGH release inhibiting hormone = Somatostatin)
- Metabolische Kontrolle: Glucose↑ ⇒ hGH↓; Proteine↑ ⇒ hGH↑; Fasten↑ ⇒ hGH↑
- Medikamentös: α-adrenerge Agonisten (Clonidin), β-Blocker, Dopaminagonisten ⇒ hGH↑ α-Blocker, β-Sympathomimetika, Serotonin-, Dopaminantagonisten (Phenothiazine) ⇒ hGH↓

Wi
- **Längenwachstum**: hGH↑ ⇒ „insulin-like growth factor" = IGF 1↑ ⇒ DNA-Synthese↑ ⇒ Längenwachstum
- Metabolisch: Proteinbiosynthese↑; Insulinantagonismus: Lipolyse↑ (Mobilisation von Fettsäuren aus Fettgewebe), Glucoseutilisation↓, Blutzuckerspiegel↑

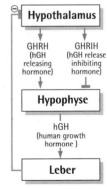

Wachstumshormon

Hypothalamus

GHRH (hGH releasing hormone) GHRIH (hGH release inhibiting hormone)

Hypophyse

hGH (human growth hormone)

Leber

■■■ 6.1.8 Akromegalie

Def Vermehrte Sekretion von hGH, die zu gesteigertem Wachstum von
u.a. Knochen und Bindegewebe führt (Akromegalie wörtlich: Vergrößerung der
Akren).

Ät hGH-produzierendes **Adenom** des HVL (Mikroadenome oder Makroadenome),
GHrH-Mehrsekretion, Karzinoide (selten)

Epi Prävalenz: ca. 40/1Mio Einwohner, mittleres Alter bei Diagnose 40 Jahre

Kli

Leitsymptom: vor Schluss der Epiphysenfugen Gigantismus; im Erwachsenenalter Akro- und Viszeromegalie
- Vergröberung der Gesichtszüge (Wachstum des Gesichtskeletts, des Bindegewebes und der Haut: Cutis gyrata)
- Vergrößerung der Zunge und des Kehlkopfs ⇒ kloßige, tiefe Stimme, obere Atemwegsobstruktion (Schlafapnoe-Syndrom)
- Vergrößerung der Hände ("Pratzenhände"), der Füße, des Kopfumfangs (⇒ Handschuhe, Schuhe, Hüte zu klein!), Karpaltunnelsyndrom (= Kompression des N. medianus im Karpaltunnel ⇒ Atrophie der Daumenballenmuskulatur, Parästhesien der Finger I-III, IV zur Hälfte)
- Viszeromegalie: Kardiomegalie (Mortalität↑), euthyreote Struma diffusa
- Arthropathie: unphysiologisches Wachstum der gelenkbildenden Strukturen (⇒ Invalidität↑)
- Insulinantagonismus (pathologische Glucosetoleranz bis Diabetes mellitus ⇒ Mortalität↑)
- Arterielle Hypertonie (Mortalität↑)
- Hyperprolactinämie (ca. 30%)
Seltener
- Kopf-, Glieder- und Gelenkschmerzen
- Chiasmasyndrom (bitemporale Hemianopsie)
- Sekundäre Amenorrhoe, Libido- und Potenzabnahme, Galaktorrhoe
- Hypertrichosis, Hyperhidrosis
- Spätstadium: Panhypopituitarismus (Kompression der Resthypophyse durch hGH-produzierendes Makroadenom → S. 204)

Di
- „Insulin-like growth factor 1" (= IGF1) ↑ (geschlechts- und altersabhängig!
  = spezifischer Einzelparameter)
- Diagnosesicherung: **Serum-hGH** ↑, durch orale Glucosebelastung nicht
  supprimierbar (einfacher, sehr spezifischer Test: 100mg Glucose oral;
  basal und dann 3h lang alle 30min GH bestimmen: ⇒ Ausschluss einer Akromegalie,
  wenn einer der Werte <1ng/ml)
- **Lok-Di**: MRT in Dünnschichttechnik (90% der Tumoren >1cm;
  selten: ektope GRH-Sekretion durch Karzinoide, Inselzelltumoren: histologisch kein
  Hypophysenadenom abgrenzbar); Ausschluss eines primären
  Hyperparathyreoidismus

CAVE Wegen des schleichenden Verlaufs erfolgt eine Diagnosestellung oft erst nach
Jahren (Vergleich mit alten Fotos!).

Th	Op	Die transsphenoidale Adenomektomie ist Therapie der Wahl; Prg: Normalisierung des Serum-hGH bei rein intrasellären Tumoren in 80% der Fälle
	Radiotherapie	Verzögerter Wirkungseintritt; UW: Hypophyseninsuffizienz
	Medikamentös	- Bromocriptin[1] oder andere Dopaminagonisten: Wi: bei 20-30% Serum-hGH ↓; Ind: inoperable Patienten - Somatostatin-Analoga (Octreotid[2]): Wi: bei 75% Senkung auch des Serum-hGH für die Dauer der Therapie; Ind: bei Patienten mit inkompletter GH-Reduktion nach Op oder Radiatio, als Vorbehandlung vor Op bei Makroadenomen; UW: Übelkeit, Diarrhöen, Steatorrhoe, Gallensteinbildung, erhöhte Insulinsensitivität

■■□ 6.1.9 **Kraniopharyngeom**

Epi
- Häufigster sellanaher Tumor bei Kindern und Jugendlichen
- 45% der Patienten sind bei Diagnose älter als 20 Jahre!

Pat Benigner, u.U. zystischer Tumor aus Resten der Rathke-Tasche, in und oberhalb der Hypophyse; gefährlich wegen Lokalisation

Kli
- HVL-Insuffizienz: Wachstumsstörung, Pubertas tarda, Hypogonadismus (80% bei Erstdiagnose; oft erst spät erkannt!)
- Gesichtsfelddefekte: Chiasmasyndrom (bei 35% Erstsymptome)
- HHL-Insuffizienz: Diabetes insipidus (→ S. 203)
- Hirndrucksteigerung ⇒ Kopfschmerzen, Erbrechen, Papillenödem (bei 40% Erstsymptome)

Di MRT/CT, Schädel-Rö (evtl. suprasellläre Kalzifikation)

Th
- Op: möglichst komplette Resektion, Dekompression von zystischen Anteilen, dann
- Radiotherapie: Rezidivrate ca. 25%

6.2 Schilddrüse

■■□ 6.2.1 **Schilddrüse**

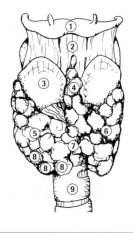

Anatomie der Schilddrüse
1 Os hyoideum
2 Membrana thyrohyoidea
3 Cartilago thyroidea
4 Lobus pyramidalis
5 Lobus dexter
6 Lobus sinister
7 Isthmus glandulae thyroideae
8 Lobuli
9 Trachea

[1]Pravidel, [2]Sandostatin LAR-Monatsdepot

Phy

Jodaufnahme	Aktiver Transport von Jodid (J^-) aus dem Blut über den membranständigen Na^+-J^--Symporter (NIS) in die Follikelzelle, dort Oxidation des Jodids zu elementarem Jod (J_2) durch Peroxidase
Jodination	Einfache bzw. doppelte Jodination der Tyrosylgruppen des Thyreoglobulins $\Rightarrow$ Monojodthyrosin (MIT) und 3,5-Dijodthyrosin (DIT)
Kopplung	Aus zwei DIT ensteht L-Tetrajodthyronin (= T_4 = Thyroxin), aus 1 MIT + 1 DIT entsteht L-Trijodthyronin (= T_3)
Hormoninkretion	Nach Proteolyse des Thyreoglobulins
Transport	T_3 und T_4 sind im Blut zu 99,9% an Transportproteine gebunden (TBG = thyroxinbindendes Globulin, T_4-bindendes Präalbumin, Transthyretin); lediglich freies ungebundenes Hormon FT_3 bzw. FT_4 ist biologisch wirksam!
Dejodierung	T_3 entsteht zu 80% durch Monodejodierung aus T_4 am peripheren Wirkort. In gleicher Weise wird biologisch inaktives rT_3 (reverses) erzeugt. (T_4 stammt zu 100% aus Schilddrüse; T_3 ist ca. dreifach biologisch wirksamer!)

Regelkreis
- FT_3, $FT_4\downarrow$ $\Rightarrow$ (TRH $\uparrow$) $\Rightarrow$ TSH $\uparrow$
  $\Rightarrow$ Jodaufnahme, Jodination, Kopplung, Hormoninkretion $\uparrow$
- FT_3, $FT_4\uparrow$ $\Rightarrow$ (TRH $\downarrow$) $\Rightarrow$ TSH $\downarrow$
  $\Rightarrow$ Jodaufnahme, Jodination, Kopplung, Hormoninkretion $\downarrow$
- TRH moduliert die Empfindlichkeit des HVL im Regelkreis

Phy
- **Jodbedarf**: 150 - 300µg Jod/d
- **HWZ**: T_3 ca. 19h, T_4 ca. 190h
- **Herabgesetzte Konversion** von T_4 zu T_3 bei Malnutrition, Trauma, schwerer Allgemein-erkrankung und Medikamenten (Glucocorticoide, Propanolol, Kontrastmittel), Selenmangel

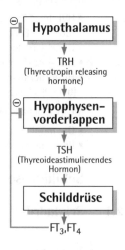

Wi

Organ	Hormonmangel	Überangebot
Gesamtstoffwechsel	O_2-Verbrauch $\downarrow$ Wärmeproduktion $\downarrow$ Energieumsatz $\downarrow$	O_2-Verbrauch $\uparrow$ Wärmeproduktion $\uparrow$ Energieumsatz $\uparrow$
Wachstum	Entwicklung $\downarrow$	Reifung (Skelett, ZNS) $\uparrow$
ZNS	Erregbarkeit $\downarrow$, Apathie, Koma	Erregbarkeit $\uparrow$, Unruhe, Tremor, Koma
Muskel	Hyporeflexie	Hyperreflexie
Herz–Kreislauf	Bradykardie (selten), Schlagvolumen $\downarrow$, RR-Amplitude $\downarrow$	Tachykardie, Schlagvolumen $\uparrow$, RR-Amplitude $\uparrow$
GI-Trakt	Darmpassage $\downarrow$ $\Rightarrow$ Obstipation	Darmpassage $\uparrow$ $\Rightarrow$ Diarrhö

TSH   Thyreoideastimulierendes Hormon (Thyreotropin) ist der sensitivste Parameter des thyreoidalen Regelkreises (Screening-Methode); Norm: 0,4-4,0mU/l

T_4 • **Gesamtthyroxin (TT_4)**; Norm: 45-100µg/l (4,5-10µg/dl)
           • Nicht an TBG (= thyroxinbindendes Globulin) gebundenes, **freies T_4 (FT_4)**;
           Norm: 8-18ng/l (0,8-1,8ng/dl);
           FT_4 kann fälschlich erhöht sein bei:
           schwerer Allgemeinerkrankung, Gabe von
           Heparin, Salicylsäure, Furosemid und
           Lipidinfusionen und bei der seltenen
           familiären dysalbuminämischen Hyperthyroxinämie.

           Levothyroxin

T_3 • Gesamttrijodthyronin (= **totales T_3 = TT_3**); Norm: 80-180ng/dl
           • Nicht gebundenes, **freies T_3 (= FT_3)**; Norm: 2,3-4,3pg/ml

TBG   Konzentrationsänderungen führen zu gleichsinnig veränderten Konzentrationen der Gesamtschilddrüsenhormone (z.B. TBG ↑ ⇒ TT_4, TT_3 ↑)
           • TBG ↑ bei:
           • Schwangerschaft, chronisch aktiver Hepatitis, Medikamenten (Östrogene, Salicylate, Sulfonamide), genetisch x-chromosomal
           • TBG ↓ bei:
           - Schwerer Allgemeinerkrankung, Malignomen, Eiweißverlustsyndromen, Medikamenten (Androgene), genetisch x-chromosomal

Anm   • Nur freie Schilddrüsenhormone reflektieren die aktuelle Schilddrüsenfunktion.
           • Bei Kindern altersentsprechende Referenzwerte der Schilddrüsenhormone beachten!

Lab Autoantikörper:
• Thyreoglobulinantikörper (Tg-AK) und
• TPO-Ak (= Antikörper gegen thyreoidale Peroxidase) erhöht bei intrathyreoidalen Autoimmunprozessen, auch bei immunogener Hyperthyreose (M. Basedow), keine Bedeutung für Verlaufskontrolle
• TSH-Rezeptor-Antikörper (TSH-R-Ak) nachweisbar bei M. Basedow (Titerhöhe lässt nur bedingt Rückschlüsse auf Aktivität des Autoimmungeschehens zu, sehr hohe Titer: Rezidivgefahr!)
• Antikörper gegen T_3 (seltener T_4) sind ohne klinische Bedeutung; sie stellen jedoch Störfaktoren bei der T_3- (T_4-) Bestimmung dar.

Lab Tumormarker:
• **Thyreoglobulin** dient anschließend der postoperativen Th-Überwachung bei **differenziertem Schilddrüsen-Ca** (Anstieg gilt als Hinweis auf Rezidiv oder Metastasierung → s. 219; Normbereich bei Gesunden <50ng/ml; bei Athyreose und Thyreotoxicosis factitia <10ng/ml)
• **Serumcalcitonin** ist Tumormarker des **medullären Schilddrüsenkarzinoms** (= C-Zellkarzinom → s. 219); selten auch erhöht bei Karzinoid, kleinzelligem Bronchialkarzinom (→ s. 107); Sensitivität der Calcitonin-Bestimmung höher bei Pentagastrin-Test: 0,5µg/kgKG i.v., Calcitonin-Bestimmung basal, nach 5 und nach 20min; wichtig für Familienuntersuchungen bei multipler endokriner Neoplasie Typ II (MEN II) (Suche nach Mutationen im RET-Proto-Oncogen)

■□□ 6.2.2 Schilddrüsendiagnostik – Tests

Suppressionsszintigramm:
- **Ind**: V.a. fokale oder diffuse Autonomie bei Euthyreose und normalem TSH basal
- **Technik**: Szinti mit ^{99m}Tc, dann T_4-(oder T_3-)Gabe in TSH-supprimierender Dosis (z.B. 150-200µg/d Levothyroxin über 14 Tage); danach zweite Szinti; **Darstellung autonomer Areale** (Follikelbezirke, die nicht der TSH -Steuerung unterliegen) durch (visuellen oder) quantitativen (Tc-Uptake) Vergleich beider Szintigramme:
  - Tc-Aufnahme auf ca. 1% supprimiert ⇒ Autonomie
  - Tc-Aufnahme nicht supprimiert ⇒ Autonomie bzw. Autoimmunthyreopathie gesichert
  - Fehlende Suppression in umschriebenen Arealen ⇒ fokale Autonomie

TRH-Test: Bestimmung des basalen TSH i.S., danach TRH-Gabe (200µg oral, nasal, i.v.), nach 30min erneute Messung des TSH; Ind: V.a. Schilddrüsenerkrankung bei schwerer extrathyreoidaler Erkrankung, V.a. hypophysäre/hypothalamische Erkrankung

Basales TSH: Sensitive TSH-Assays haben den TRH-Test ersetzt (Referenzbereich: 0,3-3,5mU/l):

TSH supprimiert (TSH <0,03 mU/l)	
FT_3, FT_4 normal	Latente Hyperthyreose, bei Schilddrüsen-Substitutions-Th
FT_3, FT_4 ↑	Hyperthyreose
FT_3, FT_4 ↓	Sekundäre (hypophysäre) Hypothyreose
TSH subnormal (TSH >0,03 mU/l und <0,3 mU/l, V.a. Schilddrüsenfunktionsstörung)	
TSH erhöht (TSH > 4,0 mU/l)	
FT_3, FT_4 normal	Latente Hypothyreose, extremer Jodmangel, Jodverwertungsstörung
FT_3, FT_4 ↓	Hypothyreose

■■■ 6.2.3 Struma mit euthyreoter Funktion

Def Nichtentzündliche oder maligne Schilddrüsenvergrößerung mit normaler Hormonproduktion und -sekretion

Epi 30% der 10jährigen Kinder in D; w : m = 6 : 1

Ät
Endemisch	Alimentärer Jodmangel
Sporadisch	Jodbedarf ↑ (z.B. Gravidität, Wachstum), strumigene Substanzen

Pg
- **Jodmangel** ⇒ Wachstumsfaktoren ↑ (z.B. epidermal growth factor = EGF) ⇒ Proliferation der Thyreozyten ⇒ Struma
- **Extremer Jodmangel** ⇒ Hypothyreose ⇒ TSH ↑⇒ EGF, IGF I ↑ ⇒ Proliferation der Thyreozyten ⇒ Struma

Pat
Struma diffusa	Uniforme Hyperplasie
Struma nodosa	Fokale Hyperplasie, mit normaler, fehlender oder autonomer Funktion

Stad
Ia	Knoten palpabel
Ib	Struma bei Reklination des Kopfes sichtbar
II	Struma bei normaler Haltung sichtbar
III	Lokale Ko: Blutzirkulation, Atmung behindert; substernaler Struma-Anteil

(Epidemiologische Eint nach WHO)

Pro Ausreichende Jodversorgung der dt. Bevölkerung trotz Verwendung von jodiertem Speisesalzes nicht erreicht. **Täglicher Jodbedarf**: Säuglinge bis 11. Monat: 50-80 Mikrogramm, Kinder 1-9 Jahre: 100-140µg, Kinder ab 10 Jahre, Jugendliche und Erwachsene: 180-200µg, Schwangere 230µg, stillende Mütter 260µg

Di • **Kli**: im Stadium III evtl. Kompression
der Trachea, „Säbelscheidentrachea",
Stridor
• **Lab: FT$_4$, FT$_3$, TSH basal normal**
(in 20% latente Hyperthyreose,
als Zufallsbefund)
• Sono, Szinti: ergänzend bei tastbarem/
sonografisch abgrenzbarem Knoten >1cm
• Trachea-Zielaufnahme, Lungenfunktion:
bei V.a. Kompression

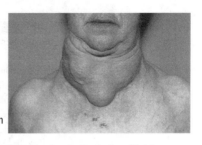

Struma, inspiratorischer Stridor
[IMPP-Prüfungsabbildung]

Th • **Medikamentös**: Levothyroxin
kombiniert mit Jod:100-150µg Jodid mit
50-120µg L-Thyroxin.
Anm: nach verschiedenen Studienergebnissen hemmt die medikamentöse Therapie
bei Struma nodosa nur die weitere Größenzunahme, bedeutet jedoch keine
Kuration, sie ist daher umstritten.
Eine Kombinationstherapie ist indiziert bei nicht-immunogener Hypothyreose und
nachweisbarem Schilddrüsenrest bei Z.n. Schilddrüsenresektion.
Ziel: TSH um 1mU/l
• **Jodid** (Jodid Verla®, Jodetten® 200 Henning Tbl.): 200µg/d, auch Rezidiv-Pro;
bevorzugt bei Kindern, jungen Erwachsenen, Schwangeren, Stillzeit;
KI: latente Hyperthyreose, Autonomie
• **Operativ** (Strumaresektion): Ind: Struma nodosa, V.a. Malignom,
mediastinale Verdrängung; Ko: Parese des N. recurrens, Hypoparathyreoidismus
• **Radiojodtherapie**: Ind: Rezidiv, einseitige N. recurrens-Parese, hohes Op-Risiko
oder Ablehnung einer Op; KI: Schwangerschaft; Ko: Hypothyreose (→ S. 215)

■■□ 6.2.4   Hyperthyreose

Def **Schilddrüsenüberfunktion**
(mit vermehrter Bildung und Sekretion vonSchilddrüsenhormonen)

Ät • Immunogene Hyperthyreose (M. Basedow → S. 215):
ohne Struma oder mit Struma diffusa oder nodosa
• Thyreoidale Autonomie: autonome Adenome (solitär oder multilokulär)
oder disseminierte Autonomie (→ S. 217)
• Passagere Hyperthyreose bei Thyreoiditis (→ S. 219)
• Hyperthyreosis factitia (exogene T$_3$-, T$_4$-Zufuhr)
• Inadäquate TSH-Sekretion (Hypophysenadenom, unzureichende Feedback-
Wirkung bei hypophysärer Resistenz gegen T$_3$/T$_4$)

Anm Die Hyperthyreose wurde zuerst von Graves (USA, 1835) und von Basedow
(Merseburg, 1840) beschrieben; sie erkannten den Zusammenhang von Struma,
Tachykardie und Exophthalmus.

Üs

Organsystem	Kli
Herz-Kreislauf	Herzklopfen, Tachykardie, absolute Arrhythmie, Blutdruckamplitude ↑, Dyspnoe
GI-Trakt	Hyperphagie, Stuhlfrequenz ↑, häufiger weicher Stuhl, selten Steatorrhoe, Gewicht ↓
Muskel	Zittern, Muskelschwäche, feinschlägiger Tremor, Myopathie, Hyperreflexie
Schilddrüse	Zunahme des Halsumfangs, Struma diffusa oder nodosa, (Auskultation: Schwirren bei immunogener Hyperthyreose)
Gyn	Oligo- bis Amenorrhoe
Haut	Schwitzen, Wärmeintoleranz, warme, weiche, feuchte Haut, Haarausfall, Onycholyse, Vitiligo, prätibiales Myxödem
Psyche	Unruhe, Nervosität, Übererregbarkeit, Schlafstörung, depressive Verstimmung

CAVE Bei älteren Patienten ist die Hyperthyreose oft oligosymptomatisch: Kräfteverfall, Apathie, Herzinsuffizienz, Vorhofflimmern!

■■□ 6.2.5 Thyreotoxische Krise

Syn Hyperthyreote Krise, Thyreotoxikose

Ät Spontan, ausgelöst durch Jodgabe (Röntgenkontrastmittel), seltener durch Op, Sepsis oder bei nicht adäquat behandelter Hyperthyreose
(Urs: exzessive Catecholaminausschüttung bei durch Hyperthyreose erhöhter Anzahl von Catecholaminrezeptoren)

Kli
- **Tachykardie, RR** ↑, RR-Amplitude ↑
- Erbrechen, Durchfall, Fieber ⇒ Exsikkose!
- Extreme Erregbarkeit im Wechsel mit Apathie ⇒ Delir, **Koma**

Th
- **Intensivpflichtig**
- **Kausal**: Hemmung der Hormonproduktion: Thiamazol[1] 40-80mg/d i.v. alle 8d
- (Anm: in Deutschland ist die früher angewendete hochdosierte Gabe von Jod zur Hemmung der Schilddrüsenhormonresektion nicht mehr üblich)
- **Op**: (sub)totale Thyreoidektomie
- Symptomatisch: Flüssigkeits-, Elektrolyt-, Kalorienersatz, Propranolol[2] 40mg i.v. über 6h, Sedativa, Hydrocortison[3] 100mg als Bolus, dann 250mg/24h (relative NNR-Insuffizienz!); bei jodinduzierter thyreotoxischer Krise evtl. zusätzlich Plasmapherese, Schilddrüsenresektion
- **Adjuvant**: physikalische Temperatursenkung, Thromboseprophylaxe, hohe Flüssigkeitszufuhr, hohe Kalorienzufuhr (3000 kcal/d)

■□□ 6.2.6 Thyreostatika

Ind **Hyperthyreose**

Ws **Thioharnstoffpräparate**
- (Thiamazol[1], Carbimazol[4], Propylthiouracil[5])
- **Perchlorat[6]**

$$CH_3$$

Thiamazol

---

[1]Favistan, [2]Dociton, [3]Hydrocortison, [4]Carbimazol Henning, [5]Propycil, [6]Irenat

Wm
- Thioharnstoffpräparate hemmen die initiale Jodination und die Tyrosinkopplung. Die Inkretion bereits fertiger Hormone wird nicht gehemmt (→ S. 210).
- Zusätzl. Wi von Propylthiouracil[3]: partielle Hemmung der Konversion von T_4 zu T_3
- Perchlorate hemmen kompetitiv die Aufnahme von Jodid
  ⇒ bei Jodkontamination sinnvoll

UW
- Fieber, Gelenkschmerzen, Exantheme, Urtikaria, Übelkeit, Erbrechen, Polyneuropathie, Cholestase
- Seltene, potenziell gefährliche UW: cholestatisch verlaufende Hepatitis, Agranulozytose (0,2%), aplastische Anämie, Thrombozytopenie, allerg. Vaskulitis; **daher**: BB, γ-GT-Kontrollen alle 2 Wochen in ersten 12 Wochen!

CAVE
Bei Halsschmerzen, Dysphagie, Schleimhautblutungen sofortige BB-Kontrolle (Agranulozytose! → S. 134), ggf. Thyreostatikum absetzen

Dosis
- 40mg Carbimazol[2] initial (geringste Rate unerwünschter Wirkungen bei guter Wirksamkeit) oder 25mg Thiamazol[1], 3 x 300-400mg Perchlorat bei bes. Indikation
- Stufenweise Reduktion nach T_4-Abfall (frühestens nach 2 Wochen)

■□□ 6.2.7   Radiojodtherapie

Def
Lokale Strahlentherapie bei Schilddrüsenerkrankungen durch orale Verabreichung von ^{131}J (= radioaktives Jod)

Ind
- **Thyreoidale Autonomie** (→ S. 217, multifunktionale und disseminierte)
- **Immunogene Hyperthyreose** (= M. Basedow → S. 215: bei erfolgloser 1jähriger medikamentöser Therapie, kleiner Schilddrüse, Rezidiv nach Operation, Op-KI)
- **Schilddrüsenmalignome** (→ S. 219), (zur Vernichtung der hormonaktiven Zellen des Primärtumors und seiner Metastasen)

Technik
- Individuelle Dosisermittlung für Radiojodtherapie: Berechnung des Zielvolumens unter Berücksichtigung der definierten Aktivität und der biologischen Halbwertszeit
- Zur spezifischen Ausschaltung autonomen Gewebes unter Schonung des nichtautonomen Gewebes: Suppression der TSH-Sekretion durch Schilddrüsenhormone (T_3 oder T_4)
- Bei M. Basedow: das primär ablative Konzept mit 250-300Gy setzt sich durch. Therapieziel: Hypothyreose, tritt innerhalb weniger Wochen ein. Kontrollen nach 3-4 Wo zur zeitgerechten Einleitung der Substitutionstherapie
- Bei aktiver Ophthalmopathie: Glucocorticoidtherapie zur Vermeidung möglicher Verschlechterung der Augensymptome über 6 Wochen, aber KI beachten

KI
Gravidität, Stillen, ausgeprägte Hyperthyreose ohne thyreostatische Vortherapie. **CAVE**: Altersbegrenzung aufgehoben, da genetische/somatische Strahlenrisiken nicht messbar sind

Störf
Jodkontamination

■■■ 6.2.8   Morbus Basedow

Syn
Immunogene Hyperthyreose

Epi
Ca. 50% der Hyperthyreosen, Altersgipfel 30.-40. Lj., w : m = 7 : 1

Ät
Genetische Faktoren (HLA-DR3, HLA-DQA1*0501), familiäre Disposition, antivirale Th bei AIDS

---

[1]Favistan, [2]Carbimazol Henning,

Pg   **Bildung von schilddrüsenstimulierenden TSH-Rezeptor-Autoantikörpern**
(= TSH-R-Ak; verursacht durch Suppressor T-Zell-Defekt?)

Pat
- Schilddrüse: Hyperplasie und
  lymphozytäre Infiltration
- Haut: Infiltration mit Lymphozyten,
  Glykosaminoglykanen (Myxödem, selten)

Kli   **Struma, Exophthalmus, Tachykardie**
(Merseburger Trias)
Trias nicht obligat, häufig isoliertes Auftreten
mit oder ohne prätibialem Myxödem;
assoziierte Erkrankungen: Typ-1-DM (→ S. 242),
M. Addison (→ S. 226), Vitiligo,
perniziöse Anämie, Myasthenie, Zöliakie

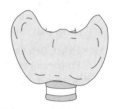

Struma diffusa

Di   TSH basal↓, FT_3↑, FT_4↑ (90%),
TSH-R-Ak ↑ (80%), TPO-AkK↑ (80%)
(keine Korrelation zwischen Ak-Titer
und Ausprägung der Hyperthyreose!)

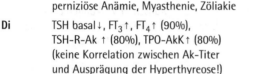

Sinustachykardie

Th
- **Konservativ-thyreostatische** Therapie über 12-18 Monate (→ S. 214):
  Startdosis: 40mg Carbimazol (z.B. Carbimazol Henning®); wenn Euthyreose erreicht
  (nach 2-6 Wo), schrittweise Reduktion auf Erhaltungs-Therapie mit
  Thiamazol 2,5-10mg/d, Kombination mit 25-100µg L-Thyroxin (Euthyrox®)
  hat keinen Effekt auf Rezidivrate; nach Absetzen: Rezidiv in ca. 50% der Fälle
- **Op:** „Near-total"-Resektion.
  Ind: große Struma, kalter Knoten, Rezidiv, Wunsch des Patiente
- ^{131}**J-Therapie** (250-300 Gy): bei kleiner Schilddrüse, Rezidiv nach Op, Op-KI,
  Op-Verweigerung, Wunsch des Patienten

■■■ **6.2.9**   **Endokrine Orbitopathie (endokrine Ophthalmopathie)**

Def   Autoimmunerkrankung mit entzündlichen Veränderungen des peribulbären Gewebes
und der Augenmuskeln und mit Exophthalmus
(Assoziation mit immunogener Hyperthyreose = M. Basedow)

Epi   Vorkommen bei ca. 50% der Patienten mit M. Basedow

PPh   Intraorbitale Lymphozyteninfiltrate, Aktivierung von Fibroblasten
⇒ Glykosaminoglykaneinlagerungen ⇒ Ödem

Kli
- Lichtempfindlichkeit, Tränensekretion, Druckgefühl, Doppelbilder
- Oberlidretraktion; Sklera oberhalb der Kornea sichtbar (Dalrymple-Zeichen)
- Zurückbleiben des Oberlides bei Blick nach unten (Graefe-Zeichen)
- Konvergenzschwäche (Möbius), seltener Lidschlag (Stellwag)

Grad

I	Oberlidretraktion, Konvergenzschwäche	IV	Augenmuskelbeteiligung
II	Lidschwellung, Chemosis	V	Lagophthalmus (= „Hasenauge"; Lidspalte erweitert, Lidschluss unmöglich), Ulzeration der Kornea
III	Protrusio bulbi (Exophthalmometer)	VI	Visusverschlechterung (Sehnervbeteiligung)

Di   Hertel-Exophthalmometrie, Spaltlampenuntersuchung (Hornhautschädigung?),
Orbita-Sono, MRT: Augenmuskelschwellung, Ishiara-Farbtafeln (Sehnervbeteiligung)

DD   Retrobulbäre Tumoren (v.a. bei einseitiger Protrusio), entzündliche Erkrankungen

Th Lokale Maßnahmen, euthyreote Stoffwechsellage, Glucocorticoid-Th bei Grad II-VI (immunsupprimierend), Retrobulbärbestrahlung mit 20Gy bei Grad (II-) III-VI, ggf. operative Dekompression

■□□ 6.2.10   Thyreoidale Autonomie

Def Unabhängigkeit der Schilddrüsenfunktion von hypophysärer TSH-Kontrolle mit fakultativ vermehrter Bildung von Schilddrüsenhormonen

Pg
- Autonom produzierte T_3-, T_4-Menge abhängig von Aktivität und Zahl der autonomen Follikel
- Jodmangelstrumen enthalten hohen Anteil autonomer Follikel; exogene Jodzufuhr oder Amiodaron-Th lösen dann häufig eine Hyperthyreose aus; (daher bei älteren Patienten vor Kontrastmittelgabe Struma beachten und TSH bestimmen, ggf. Szintigrafie)!

Verl Häufig Entwicklung in lange vorbestehender Struma bei älteren Patienten

Kli **Hyperthyreose** mit überwiegend kardiovaskulären Symptomen

Di

Lab	TSH basal ↓, FT_4 ↑, FT_3 ↑ (FT_3 ggf. isoliert ↑)
Sono	Autonomes Adenom: echoarm, mit regressiven Veränderungen; multifokale/disseminierte Autonomie: echoarme und echoreiche, zystische Areale/Knoten
Szinti	„Heißer" Knoten bzw. multifokale/disseminierte Nuklidaufnahme bei supprimiertem TSH

Th
- Initial thyreostatisch-medikamentös, aber frühzeitig Op/Radio-Jod-Therapie
- **Op** bei großer Struma, gleichzeitig vorhandenem kaltem Knoten, Zysten, Ca-Verdacht, Kindesalter
- **Radiojodtherapie** bei jeder Form der Autonomie, bei Op-Kontraindikationen (auch relativen Kontraindikationen). Sicher vorher auszuschließen: Schwangerschaft, V.a. Schilddrüsenmalignom

■■■ 6.2.11   Hypothyreose

Def Unterversorgung des Organismus mit Schilddrüsenhormonen

Epi

Angeboren	Ca. 1 : 3000 (Screening: TSH-Bestimmung am 5. Lebenstag)
Erworben	Inzidenz: 4,1/1000/Jahr (w); 0,6/1000/Jahr (m)

Ät

Kongenitale Hypothyreose
- Athyreose, Schilddrüsendysgenesie (z.B. Zungengrundstruma)
- Jodmangel, Noxen (Thyreostatika)
- Jodstoffwechsel- und Hormonbiosynthesedefekte
- TSH-Insensitivität (diaplazentare Übertragung von rezeptorblockierenden Antikörpern: transient, extrem selten)

Erworbene Hypothyreose
Primär (thyreoidal): Autoimmunthyreoiditis (Typ Hashimoto → **S. 219**); iatrogen (häufig), z.B. nach Thyreoidektomie, Radiojod-Therapie, medikamentös (Thyreostatika, Lithium, Jodexzess), zytokininduzierte Thyreoiditis unter/nach Therapie mit α-Interferon; postpartale Thyreoiditis
Sekundär: TSH-Mangel aufgrund Hypophysenerkrankung
Tertiär: TRH-Mangel des Hypothalamus (sehr selten!)

Üs

Organsystem	Kli
Grundumsatz	Hypothermie, Kälteintoleranz
Herz–Kreislauf	HF ↓, HMV ↓, biventrikuläre Dilatation („Myxödemherz"), Rö: Herzdilatation, EKG: Niedervoltage, evtl. Perikarderguss
GI	Obstipation (adynamischer Ileus, Megakolon)
Gyn	Menorrhagie
Nervensystem	Verlangsamte Reflexe, Muskelkrämpfe, Karpaltunnelsyndrom, Depression, psychomotorische Verlangsamung, seltener Agitation
Ohr	Schallleitungsschwerhörigkeit
Bindegewebe	Tiefe, raue Stimme (Makroglossie durch Myxödem), brüchige Nägel
Haut	Teigig, trockene Haut; Myxödem (ödematös-teigige Haut)
Blut	Anämie: Produktion ↓, Eisen-, Folsäureresorption ↓
Beim Säugling	Angeborene Hypothyreose: Icterus neonatorum prolongatus, Trinkfaulheit, Obstipation, Bewegungsarmut; später geistig-psychische Retardierung, dysproportionierter Minderwuchs, breite Nase, Makroglossie, Schwerhörigkeit (Bild des Kretinismus heute selten)

Di
- **Primär: TSH** ↑, **FT$_4$** ↓, evtl. TPO AK, TgAK-Bestimmung
- **Sekundär** (hypophysär): FT$_4$ ↓, FT$_3$ ↓, TSH basal u.U. normal
- **Tertiär** (hypothalamisch): FT$_4$ ↓, FT$_3$ ↓, TSH basal normal, TRH-Test positiv
- **Nachweis einer Jodeinbaustörung:** i.v. radioakt. Jod, nach 2h Kaliumperchlorat (verdrängt nicht eingebautes Jod ⇒ Aktivitätsabfall > 10% ⇒ Test positiv)

Th
L–T$_4$ (Euthyrox®), Gabe 1/2h präprandial, 4 Wochen lang halbe, dann volle Erhaltungsdosis (bei 75kg KG ca. 125µg/d)
- Gravidität/Stillzeit: Beginn mit 25%iger Dosissteigerung, dann individ. Anpassung)
- Bei KHK-Risikopatienten: 25µg L-T$_4$, 1-3-wöchige Steigerungen um je 25µg (Kontrollparameter: Klinik; TSH basal zunächst alle 4-8 Wo ⇒ Ziel: TSH im unteren Referenzbereich, dann Kontrolle jährlich
- Bei Diabetes mellitus evtl. Insulinbedarf ↑
- Bei parenteraler Ernährung: T$_4$-Dosis = 75-80% der oralen Dosis)
- Erhöhter Bedarf bei Einnahme von Phenytoin, Carbamazepin, Cholestyramin, Amiodaron v.a., Schwangerschaft
- Bei angeborenen Hypothyreosen: unverzüglich L-T$_4$ 50µg, sonst Gefährdung der ZNS-Entwicklung(⇒ pädiatrische Endokrinologie!)
- Bei Überdosis: für 3d Medikation pausieren, dann mit geringerer Dosis beginnen
- Bei latenter Hypothyreose (TSH basal ↑, T$_3$/T$_4$ normal): Substitution bzw. engmaschige Kontrollen

■■□ 6.2.12 Hypothyreotes Koma

Epi Sehr selten

Kli Hypothermie (bis 24°C), Verdünnungs-Hyponatriämie, Hypoglykämie, resp. Insuff. (Hypovent., CO$_2$-Retent.), Bradykardie, Hypotonie, Pleura-, Perikardergüsse, Aszites

Pg Ausgelöst durch Sedativa, Kälte, Trauma, Infektion

Th
- **Intensivpflichtig** (ohne Behandlung schlechte Prognose)
- **Schilddrüsenhormone:** 500µg L-Thyroxin (L-Thyroxin-Injekt Henning®) als Bolus i.v., dann 100µg/d
- Glucocorticosteroide: 200mg Hydrocortison(Hydrocortison®)/24h i.v.
- Ggf. symptomatisch Schrittmacher, Atemhilfe, Antibiotika
- Keine aktive Erwärmung (⇒ Vasodilatation ⇒ Kreislaufinsuffizienz)

■■■ 6.2.13 Akute Thyreoiditis

Ät Bakteriell (selten)

Kli Entzündungszeichen, Lk-Vergrößerung, Lab: Leukozytose, BSG ↑, Schmerzen:
DD eingeblutete Schilddrüsenzyste (= häufigste Ursache)

Th Antibiotika, bei Abszess: Drainage (Kultur, Zytologie)

■■■ 6.2.14 Subakute Thyreoiditis (de Quervain)

Ät **Parainfektiös** (z.B. Coxsackie, Mumps, Adenovirus), häufig nach Infektionen der
oberen Atemwege

Kli Malaise, Schmerzen v.a. über Schilddrüse, auch projiziert auf Unterkiefer,
Hinterkopf, Ohr, hohe Berührungsempfindlichkeit der Schilddrüse; Lab: BSG ↑↑;
Sono: fleckige Echoarmut; Szinti: Nuklidanreicherung ↓; Punktion: granulomatöse
Thyreoiditis mit Riesenzellen; passagere Hyper-, Hypothyreose möglich

Th Nichtsteroidale Antirheumatika, in schwereren Fällen:
Corticosteroide (30-50mg Prednison [Decortin®] initial, dann 10-20mg/d)

■■■ 6.2.15 Chronische Thyreoiditis (Hashimoto)

Epi Häufigste Ursache einer primären Hypothyreose, v.a. bei Frauen (w : m = 4 : 1);
gel. mit and. Autoimmunerkrankungen, v.a. immunogener NNR-Insuff. assoziiert

Ät Autoimmunerkrankung (→ S. 318), familiäre Disposition

Kli
• Beginn unmerklich,
Symptome einer Hypothyreose,
„gummiartige" Struma
• Lab: TPO-Ak 95% ↑,Tg-Ak 70% ↑)
• Punktion/Histo: lymphozytäre Infiltrate

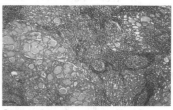

Struma lymphomatosa Hashimoto,
lymphozytäre Infiltrate
[IMPP-Prüfungsabbildung]

Th T$_4$-Substitution (Euthyrox®)
bei Hypothyreose

Anmerkung: Riedel-Struma: sehr seltene fibrosierende
Thyreoiditis mit Volumenzunahme

Sonderform der Thyreoiditis (nicht zu Hashimoto
gehörig): postpartale Thyreoiditis im 1. Jahr nach Entbindung, Dauer ca. 6-8 Monate,
Chronifizierung möglich

■■■ 6.2.16 Malignome der Schilddrüse

Pat

Differenziertes Ca
- Follikulär (25%): imitiert histologisch normales thyreoidales Gewebe; hämatogene Metastasierung (Lunge, Knochen)
- Papillär (55%): Altersgipfel 2.-3. Dekade und höheres Lebensalter, langsames Wachstum, regionale Lk-Metastasierung, Lungenmetastasen
Anaplastisches Ca (= undifferenziertes Ca, 10%)
Histologisch undifferenziert
⇒ keine Jodspeicherung, lokal invasives Wachstum, Lungenmetastasen
Medulläres Ca (= C-Zell-Ca)
Entsteht aus calcitoninbildenden C-Zellen der Schilddrüse (1/3 familiär ⇒ Screening von Angehörigen, d.h. Calcitoninbestimmungen nach Pentagastrinstimulation (→ S. 211), genanalytisches Screening, Ausschluss eines Phäochromozytoms)

CAVE Das C-Zell-Ca kann als Symptom des MEN-Typ-II-Syndroms (multiple endokrine Neoplasie) oder als sporadisches Schilddrüsen-Karzinom auftreten, bei 97% der Patienten Keimbahnmutationen im RET-Protoonkogen

MEN Typ II:	Phäochromozytom (→ S. 231), Hyperparathyreoidismus (→ S. 235)
MEN Typ IIB	Medulläres Schilddrüsen-Ca, Phäochromozytom (→ S. 231), multiple Neurinome, marfanoider Habitus

Ät
- Spontan
- Ionisierende Strahlen
- Genetische Faktoren

Epi
- Inzidenz 3/100 000 Einwohner/Jahr
- w : m = 3,5 : 1 (differenziertes Ca)
- w : m = 1 : 1 (anaplastisches und medulläres Ca)

Kli
- Palpation: konsistenzvermehrter, bis **harter Knoten**, Fixation, vergrößerte regionäre Lymphknoten (= Spätsymptome!)
- Kompressions- und Infiltrationszeichen: Heiserkeit, Stridor (N. recurrens), Horner-Syndrom (Miosis, Ptosis, Enophthalmus, durch Sympathikus-Läsion), Dysphagie, obere Einflussstauung, ausstrahlende Schmerzen in Kieferwinkel / Ohren

Di
- **Sono**: echoarme, unregelmäß. begrenzte Areale, zentral verstärkte Vaskularisation
- **Szinti**: nichtspeichernde Areale (= „kalte" Knoten)⇒ Feinnadelpunktion (= FNP) ⇒ Aspirationszytologie (im Zweifel: Op!)
- Auch **Op-Zufallsbefund** bei Strumaresektion
- **Lok-Di der Metastasen**: **Radiojod-Szinti** unter Schilddrüsenhormon-Karenz,
  1. Tumormarker, ggf. Calcitonin
  2. Skelett-Szinti
  3. CT ohne Kontrastmittel
  4. ^{18}F-FOG-Pet

Th

Op
Totale **Thyreoidektomie** mit Lk-Dissektion der betroffenen Seite (Ausnahme: unifokales papilläres Karzinom $T_1N_0M_0$: Hemithyreoidektomie)
Radiojodtherapie (→ S. 215)
10-14 Tage postoperativ: ^{131}J-Ganzkörperscan zum Nachweis jodspeichernder Schilddrüsenreste und Metastasen ⇒ hochdosierte Therapie mit ^{131}J bis kein jodspeicherndes Gewebe mehr nachweisbar ist. KI: Schwangerschaft
Nach der Radiojodtherapie
- T_4 (Euthyrox®) in TSH-supprimierender Dosis ⇒ Tumorwachstum ↓ - Perkutane Nachbestrahlung: bei undifferenzierten Karzinomen nach Op, bei nicht jodspeichernden zervikalen Karzinommetastasen

Postop Kontrolluntersuchungen auf Rezidiv oder Metastasen:
- Tumormarker: Thyreoglobulin (differenziertes Ca), Calcitonin und CEA (C-Zell-Ca)
- ^{131}J-Ganzkörper-Szinti bei positivem Thyreoglobulinnachweis (T_4-Suppressionstherapie vorher absetzen, TSH basal sollte > 30µU/l sein, überbrückend T_3 3 x 20µg/d geben, bzw. unter rekombinantem TSH[1] durchführen)

Prg **10-JÜR**: papilläres Ca ca. 80%, follikuläres Ca ca. 60%, C-Zell-Ca ca. 55%; anaplastisches Ca < 1 Jahr mittlere Überlebenszeit
UW der Radiojodtherapie: Funktionsminderung der Mundspeicheldrüsen
Therapieplanung und Nachsorge interdisziplinär, möglichst an Zentren mit ausreichender Erfahrung

---

[1]Thyrogen

■□□ 6.2.17 Sonografie der Schilddrüse

Def Darstellung von Lage, Größe, Binnenstruktur, Nachbarorganen in Grau-Skala

Technik Linear- oder Sektorschalltransducer (5-)7,5 MHz: Auflösung ca. 2-3mm;
Schilddrüsenvolumenmetrie: Summe beider Lappenvolumina
(Länge x Breite x Tiefe x 0,5); w: bis ca. 18ml; m: bis ca. 25ml;
Untersuchungsfehler 10-30%

Ind • Screening: nicht-radioaktive, wiederholbare Abbildung des Organs,
Erfassung morphologischer Veränderungen, auch nicht tastbarer Herde mit hoher
Sensitivität und geringer Spezifität
• Einschränkung der Ind zur Szinti, besonders bei Kindern, keine KI bei Schwangeren
• Verlaufsbeobachtung bekannter Veränderungen

Üs

Schilddrüsenerkrankung	Befund
Struma, funktionelle nodöse Autonomien	Iso-, hypoechogene und echokomplexe Knoten, typischerweise mit Halo = echoarmer Randsaum, häufig zyst. regressive Anteile
M. Basedow, Hashimoto-Thyreoiditis	Diffus-homogene oder inhomogene Hypoechogenität
Schilddrüsenkarzinome	Hypoechogene Knoten, oft unscharf begrenzt
Reine Zysten	Echofreie Knoten mit dorsaler Schallverstärkung
Verkalkungen	Echodichte Herde mit dorsaler Schallauslöschung

FNP Feinnadelpunktion:
Treffsicherheit bei guter Technik + erfahrenem Zytologen 75-90%

■■■ 6.2.18 Szintigrafie der Schilddrüse

Def Darstellung von Lage, Form, Größe und funktioneller Aktivität des Schilddrüsengewebes durch Aufzeichnung der Radionuklidverteilung mit der Gamma-Kamera

Nuklid	^{99m}Tc	^{123}Jod	^{131}Jod
HWZ	6h	13h	8d
Funktion	Abbildung der Schilddrüse und intrathyreoidaler Aktivitätsverteilung, Aufnahme wie Jod	Nachweis ektopen Schilddrüsengewebes (Herstellung im Zyklotron)	Dosisberechnung der ^{131}Jod-Therapie-Dosis, Metastasensuche, Radiojodtherapie
Ind	- **Struma nodosa:** zur DD "kalter" (keine Nuklidaufnahme) und "heißer" (regional vermehrte Nuklidaufnahme) Knoten - **Hyperthyreose** (→ S. 213): bei Struma diffusa (fakultativ), quantitative Auswertung der Tc-Aufnahme (Tc uptake = TcTU) **Tc-Szinti nach TSH-Suppression:** Nachweis funktioneller Autonomie, d.h. TSH-unabh. Nuklidaufnahme	**Konnatale Hypothyreose** (→ S. 217): DD: Aplasie, Dysplasie, deren Lokalisation	- Nach Thyreoidektomie bei differenziertem Schilddrüsen-Ca (Restgewebe, Metastasensuche) - Unklare substernale, mediastinale Raumforderung - Autonomie - Immunogene Hyperthyreose

KI Gravidität, strenge Indikationsstellung bei Kindern, Jugendlichen

CAVE Je höher die Nuklidaufnahme unter TSH-Suppression, desto relevanter die
Autonomie, desto gefährlicher eine Jodexposition

6.3 Nebenniere

■□□ 6.3.1 Nebennieren-Hormone

Hormon	Aldosteron	Cortisol	Dehydroepi-androsteron (DHEA)	Adrenalin, Noradrenalin
Typ	Mineralocorticoid	Glucocorticoid	Androgen	Catecholamin
Ort der Produktion	NNR: Zona glomerulosa	NNR: Zona fasciculata	NNR: Zona reticularis	Nebennierenmark
Wi	Na^+-Retention, K^+-Ausscheidung, Extrazellulärvolumen ↑	Vor allem katabol (wichtig bei Stressreaktion, Glucose wird als Energielieferant zur Verfügung gestellt)	Ausbildung sek. männlicher Geschlechtsmerkmale, bei Frauen Körperbehaarung	Bronchien weit, Herztätigkeit ↑, Pupillen weit, Sphinkteren (Magen, Darm, Blase) kontrahiert
Pkin	Plasmakonzentration <8ng/dl; Inaktivierung in der Leber; renale Elimination	Plasmakonzentration 5-25µg/dl (8Uhr), 0-5µg/dl (24Uhr; zirkad. Rhythmus!); im Blut: 95% Bindung an Transcortin (= α_2-Globulin) und Albumin; biolog. aktiver, ACTH-regulierter Anteil ist nicht an Proteine gebunden; Inaktiv. in Leber; renale Elimination (17-Hydroxy-corticoide)	Plasmakonzentration 0,13-1,4µg/dl (m), 0,04-1,06 µg/dl (w); renale Elimination (17-Ketosteroide); Steuerung durch ACTH, zirkadianer Rhythmus wie Cortisol	Plasmakonz. 30 - 85 ng/l; Abbau zu VMS ⇒ renale Elimination
Überprod.	Primärer Hyperaldosteronisms (Conn-Syndrom → S. 227)	Primärer Hypercortisolismus (Cushing-Syndrom → S. 223)	Adrenogenitales Syndrom (AGS → S. 228)	Phäochromozytom (→ S. 231)
Unterprod.	Primäre Nebennierenrindeninsuffizienz (Morbus Addison → S. 226)			Autonome Dysfunktion

■■□ 6.3.2 Cortisol

Phy

Regelkreis:
- Cortisol ↑ ⇒ CRH ↓, ACTH ↓
- Cortisol ↓ ⇒ CRH ↑, ACTH ↑

Beachtung des zirkadianen Rhythmus:
Durch morgendliche Steroidgaben, zur Zeit des natürlichen Maximums, wird der Regelkreis am geringsten beeinträchtigt!

Cortisol

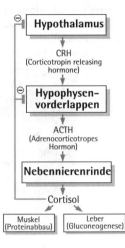

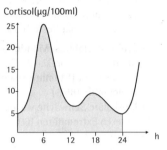

Cortikolsekretion: zirkadianer Rhythmus

CAVE
- Längere externe Steroidgabe supprimiert die CRH- und ACTH-Sekretion
  ⇒ Atrophie der NNR ⇒ **Schockgefahr** bei plötzlichem Absetzen der Steroide!
- Stress (physisch, psychisch, Hypoglykämie) ⇒ Cortisol ↑ (bis auf das Zehnfache)

Wm
Zytoplasmatische Rezeptorproteinbindung ⇒ Transport an chromosomale
Akzeptorstellen im Zellkern ⇒ **mRNA-Synthese** ↑, spezifisch für unterschiedliche
Zelltypen; außerdem rasche Wirkung (z.B. auf ACTH-Sekretion) über Effekt auf
Zellmembran (nicht genomische Wirkungen)

Wi

Glucose	Hepatische Gluconeogenese ↑ ⇒ Inhibition peripherer Glucoseaufnahme in Muskel- und Fettgewebe ⇒ Hyperinsulinismus, diabetogene Stoffwechsellage
Proteine	Proteinsynthese ↓, Proteinabbau ↑ ⇒ (Osteoporose, Haut-, Muskelatrophie, Myopathie)
Lipide	Lipolyse, Fettspeicherung ↑ (lipogener Effekt, Insulin i.S. ↑), ⇒ Fettumverteilung (Stammfettsucht, Leberverfettung)
H₂O, Elektrolyte	Mineralocorticoide Wi gering ⇒ H_2O-Retention, Na^+ i.S. ↑, K^+ i.S. ↓ (RR ↑, Ödeme), Ca^{2+}-Resorption ↓
Entzündungs-reaktion	Granulozytose (aber Austritt aus Kapillaren ↓), Lymphozytopenie, Eosinopenie, Prostaglandine ↓, Leukotriene ↓, Interferon ↓, Interleukin ↓, Migration von Zellen der Entzündungsreaktion ↓ ⇒ antiphlogistisch, antiallergisch, immunsuppressiv
Schutz vor Stress	Durch Begrenzung der entzündlichen Abwehrreaktion
Gefäße	Sicherung der Reaktion auf vasokonstriktive Faktoren; Stabilisierung der Kapillarpermeabilität (**Membranstabilisator**)

■■■ 6.3.3 Cushing–Syndrom

Def Erhöhung des Cortisols i.S. mit typischem klinischem Bild

Ät
- Iatrogen durch längerdauernde Th mit Glucocorticoiden (sehr häufig!)
- **ACTH-abhängig** (70-80%): hypophysär (= Morbus Cushing, 80%,
  ACTH-produzierendes Adenom, w : m = 8 : 1), ektope ACTH-Produktion
  (paraneoplastisch, 20%, v.a. bei kleinzelligem Bronchial-Ca, Karzinoid,
  endokr. Pankreas-TU (→ **S. 240**); Phäochromozytom (→ **S. 231**), Gastrin, C-Zell-Ca)

- **ACTH-unabhängig** (10-20%): Cortisolproduzierendes NNR-Adenom (50%),
  Cortisolproduzierendes Karzinom (50%), noduläre adrenale Hyperplasie
  (selten, durch stimulierende Immunglobuline, idiopathisch).
  Bei Kindern: häufigste Ursache eines Cushing-Syndroms = NNR-Tumoren

Kli
- Typischer Habitus: **Mondgesicht** 75%,
  Stiernacken, supraklavikuläre Fettpolster
- Übergewicht **(Stammfettsucht** 90%)**,**
  Hypertonie (85%)
- Muskuläre **Schwäche** v.a. der proximalen
  unteren Extremitäten (60%)
- Hirsutismus
  (= männl. Behaarungstyp bei Frauen → S. 230)
- Zyklusstörungen (70%),
  bei Männern verminderte Libido (85%)
- Hautveränderungen: Hirsutismus (75%),
  Striae rubrae (50%), Akne (35%), Mykosen
- Persönlichkeitsveränderungen (85%):
  Reizbarkeit, Schlafstörungen,
  Depression, selten Psychose
- Osteoporose (80%, „Fischwirbelbildung",
  Spontanfrakturen!)
- Auge: Kataraktbildung,
  Erhöhung des intraokulären Drucks

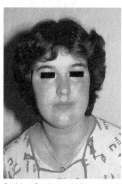

Cushing-Syndrom: „Vollmondgesicht",
Akne, diskreter Bartwuchs
[IMMP-Prüfungsabbildung]

Fischwirbel

Lab
- Cortisolproduktion↑: Cortisol ↑ i.S. und i.U. über 24h (sehr zuverlässiger Test),
  zirkadianer Rhythmus aufgehoben (Cortisoltagesprofil!)
- Glucosetoleranz ↓ (75%, oGTT), Diabetes mellitus (20%), Hyperlipidämie (70%)
- Hypokaliämische Alkalose (Mineralocort.-Wi), Hypercalcämie ⇒ Nierensteine (15%)

Di
- **Klinik, Labor,** fehlende Cortisolsuppression im **Dexamethasonhemmtest**
  (= DHT, 2mg, =„Suchtest"). Bei zentralem Cushing: ACTH, DHT 8mg, MRT;
  bei ektoper ACTH-Produktion (Paraneoplasie): Tumorsuche (Thorax-CT;
  Marker: CRH, Calcitonin, Gastrin, Catecholamine); bei NNR-Tumor: Sono, CT

Dexamethasonhemmtest (Dexamethason = Fortecortin®)

Ind   Di (mit 2mg) und DD (im Langtest) des Cushing-Syndroms

Prinzip Dexamethason (D) hemmt durch negatives
            Feedback die Cortisolproduktion.
- Kurztest (Screening):
  2mg D p.o. um 23h, am Morgen danach (8h)
  Cortisolbestimmung: Cortisolabfall auf <3µg/dl
  ⇒ Ausschluss eines Cushing-Syndroms (zu 90%)
- Dexamethasonlangtest: an 2 Tagen alle 6h 2mg Dexamethason, am 3. Tag um 8h
  Cortisol bestimmen:
  - Geringe Cortisolsuppression ⇒ V.a. hypothalamo-hypophysäres Cushing-Syndrom
  - Keine Suppression ⇒ V.a. paraneoplastisches ACTH-Syndrom

Dexamethason

CAVE   Pathologischer Kurztest möglich bei Patienten mit Depression, Stress,
            Nierenversagen, Alkoholabusus; Medikamenten, die den Dexamethasonabbau
            steigern (Phenytoin, Rifampicin)

ACTH-Bestimmung

Ind   Hypothalamo-hypophysäres Syndrom (ACTH↑); ektope ACTH-Sekretion
(ACTH↑↑, > 10pg/ml, oft > 52pg/ml); NNR-Tumor (ACTH supprimiert, < 5pg/ml);
Unterscheidung zwischen hypophysärer und ektoper ACTH-Produktion schwierig

Corticotropin-releasing-Hormon-Test (CRH-Test)

Prinzip   CRH 1µg/kg KG i.v., dann Blutabnahme und ACTH-/Cortisol-Bestimmung
bei 0, 15, 30, 60min; ACTH-Gipfel nach 15min, Cortisol-Gipfel (>10µg/dl)
nach 30-60min

Ind   • Hypophyseninsuffizienz (kein Anstieg von ACTH und Cortisol → S. 204)
• Morbus Cushing (ACTH-produzierender HVL-Tumor: ACTH↑↑, Cortisol↑↑)
• NNR-Tumor (keine ACTH-, Cortisoländerung)

Th
NNR-Tumor
- Bei Adenomen: unilaterale Adrenalektomie mit passagerer (Monate) Cortisolsubstitution - Bei Karzinomen, auch bei ektoper ACTH-Produktion: Steroidsyntheseinhibitor Mitotan (Mittel der Wahl), alternativ Ketoconazol[1], Aminoglutethimid[2] - Noduläre adrenale Hyperplasie: Nachweis der ACTH-Unabhängigkeit ⇒ bilaterale Adrenalektomie

Morbus Cushing
- Op (transsphenoidale Adenomektomie) mit transienter Cortisolsubstitution[3]; Ko: Panhypopituitarismus (= totale Hypophyseninsuffizienz), Diabetes insipidus (ADH-Mangel), Hirnnervenläsion (v.a. N. opticus, N. trochlearis, N. abducens) - Strahlentherapie der Hypophyse (vergleichbare Ko) ⇒ evtl. protrahierte Manifestation der HVL-Insuffizienz

CAVE   Auch wenn zum Zeitpunkt der
bilateralen totalen Adrenalektomie
(MRT dünnschichtig) kein
Hypophysenadenom nachweisbar ist,
kann bei 15% binnen 10J. Entwicklung
eines ACTH-sezernierenden HVL-Tumors
(= **Nelson-Syndrom:**, präexistierendes
Adenom wächst) manifest werden.

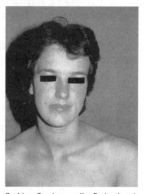

Prg   • **M. Cushing**: höhere kardiovaskuläre Mortalität,
bei großem Hypophysentumor Prg schlechter,
• **NNR-Karzinom**: MÜZ ca. 3 Jahre (nach Di)
• **NNR-Adenome**: gute Prognose
• **Ektope ACTH-Produktion:**
je nach zugrunde liegendem Tumor

Cushing-Syndrom: selbe Patientin wie
Abb. S. 224, 1 Jahr nach Op
[IMPP-Prüfungsabbildung]

---

[1]Nizoral, [2]Orimeten , [3]z.B. Hydrocortison

■■□ **6.3.4   NNR-Insuffizienz**

Ät

Primäre NNR-Insuffizienz (= M. Addison), durch Destruktion der NNR
- Idiopathische Atrophie (Autoimmunprozess, 80%): 1. Autoimmun-Polyendokrinopathie Typ I: autosomal-rezessiv, mit Hypoparathyreoidismus, mukokutaner Candidiasis: Defekt in T-Zell-vermittelter Immunität 2. Autoimmun-Polyendokrinopathie Typ II: HLA-DR3/4-assoziiert, mit Diabetes mellitus, Schilddrüsenstörungen, Vitiligo, Sprue - Infektion (Tbc, Pilze, viral, v.a. bei AIDS) - Hämorrhagischer Infarkt (Waterhouse-Friedrichsen-Syndrom, bei disseminierter intravasaler Gerinnung → S. 146, heparinassoziierter Thrombozytopenie, Antiphospholipid-Syndrom) - Metastasen, Amyloidose
Primäre NNR-Insuffizienz, durch Störung der Hormonproduktion
- Enzymdefekte (z.B. AGS → S. 228) - Medikamente (z.B. Metyrapon, Ketoconazol, Aminoglutethimid)
Sekundäre NNR-Insuffizienz
- Hypophysenvorderlappeninsuffizienz (→ S. 204) - Störung der hypophysär-hypothalamischen Regulation, z.B. durch **exogene** Steroide (daher nach längerer Gabe nicht abrupt absetzen), nach Entfernung steroidproduzierender Tumoren

PPh

Primäre (adrenale) NNR-Insuffizienz (= M. Addison)
Glucocorticoide↓, Mineralocorticoide↓ ⇒ ACTH↑
Sekundäre (hypophysär-hypothalamische) NNR-Insuffizienz
ACTH↓ ⇒ Glucocorticoide↓ (Mineralocorticoide meist normal, RAA-System intakt!)

Kli   **M. Addison**
- Schwäche, Adynamie (100%)
- Pigmentation der Haut und Schleimhäute↑ (98%, ACTH-Wirkung), v.a. Zahnfleisch, Wangenschleimhaut und Hautareale, die Druckbelastung ausgesetzt sind.
- Dehydratation, Gewichtsverlust, Hypotonie (88%), Salzhunger (20%, Na^+↓, K^+↑)
- GI-Symptome (56%): Anorexie, Nausea, Erbrechen, Bauchschmerzen, Diarrhö
- Amenorrhoe, Verlust von Achsel-, Schambehaarung (adrenale Androgene↓)

DD
- Bei Gewichtsverlust, Anorexie, Schwäche: u.a. okkultes Karzinom, Hypercalcämie
- Bei Pigmentation: Hämochromatose (kann auch Ursache des M. Addison sein)

Lab
- **Na^+↓, K^+↑** i.S. (Na^+/K^+ < 30; **Aldosterondefizit bei M. Addison!**)
- **Cortisol↓, Aldosteron↓** (M. Addison)
- Evtl.: Hypoglykämie, Neutropenie, Eosinophilie, Lymphozytose, Hypercalcämie
- Primäre (adrenale) NNR-Insuffizienz: ACTH↑ >22pmol/l
- Sekundäre (hypophysäre) NNR-Insuffizienz: ACTH↓, meist <11pmol/l

Di
- Klinik, Labor
- ACTH-Stimulationstest (Cortisolbestimmung vor und nach ACTH- / Synacthen®-Gabe): Prinzip: 25 I.E. synth. ACTH i.v., Cortisolbestimmung 0, 30, 60min danach ⇒
  - Anstieg > 25µg/dl ⇒ Ausschluss einer primären NNR-Insuffizienz
  - Kein Anstieg ⇒ V.a. NNR-Insuffizienz

Lok-Di   **Primäre (adrenale) Insuffizienz (Cortisol↓, ACTH↑ >22pmol/l):**
- Auto-Ak gegen NN (evtl. Schilddrüsen-, Parietalzell-, Inselzell-Auto-AK), (HIV-Test)
- Oberbauch-Sono, CT (Verkalkungen bei Tbc, Histoplasmose)

Sekundäre (hypophysäre) Insuffizienz (Cortisol↓, ACTH↓, meist <11pmol/l):
- Gesichtsfeldprüfung: Verdrängung des Chiasma opticum bei suprasellerärer Raumforderung

DD	Hypophysär versus hypothalamisch: CRH-Test (→ S. 225): bei HVL-Insuffizienz kein ACTH-Anstieg, bei Hypothalamusstörung prolongierte ACTH-Antwort
Th	**Gluco- und Mineralocorticoidsubstitution**
	• Hydrocortison (Hydrocortison®) oral 25mg morgens, 12,5mg abends (Dosis nach Klinik), Dosisanpassung nach klinischen Kriterien
	• Fludrocortisonacetat (Astonin H®) 0,05-0,2mg/d bei primärer NNR-Insuffizienz
	• Dosisanpassung: $K^+\uparrow$, RR↓ ⇒ Dosis↑; $K^+\downarrow$, RR↑, Ödeme ⇒ Dosis↓
Merke	• Bei sekundärer NNR-Insuffizienz besteht ausreichende Aldosteronproduktion!
	• Cortisoldosis bis auf das Fünffache erhöhen bei körperlichen Belastungen (Fieber, Erbrechen, Durchfall, Op), ggf. intravenös
	• Patient soll mit sich führen: Notfallausweis, Hydrocortison-Tabletten, Glucocorticoid-Fertigspritze

■□□ 6.3.5   Addison-Krise

Def	Akute Exazerbation einer chronischen oder neu aufgetretenen NNR-Insuffizienz (bei ca. 25% der Neumanifestationen)
Ät	• **Fehlende Dosisanpassung** bzw. mangelnde sekretorische Reserve bei Stress, Op, Trauma, Infekt
	• Hämorrhagischer NNR-Infarkt (Antikoagulantien, disseminierte intravasale Gerinnung bei Sepsis)
Kli	• **Hypotonie** bis **Schock**
	• Durchfall, Erbrechen, abdominelle Schmerzen bis zum „akuten Abdomen"
	• Reizbarkeit, Apathie bis Koma
	• Fieber
Di	• Klinik
	• Lab: $Na^+\downarrow$, $K^+\uparrow$, Lymphozytose, Eosinophilie, Glucose↓
Th	Nach Blutabnahme für ACTH und Cortisol sofort
	• 100mg Cortisol[1] i.v. als Bolus alle 6h, bis Stabilisation, dann 50mg alle 6h, Reduktion bis zur Erhaltungsdosis ab Tag 4; dann bei primärer NNR-Insuffizienz auch Mineralocorticoide[2]
	• Na^+-Substitution 1-2g/24h
	• Glucose und kaliumfreie Flüssigkeitssubstitution (mehrere Liter Na^+Cl^--Lsg.)
	• K^+-Kontrolle
	• Behandlung der auslösenden Erkrankung (z.B. Infektion)

■■□ 6.3.6   Conn-Syndrom

Def	**Überfunktion der NNR** mit erhöhter Sekretion des Mineralocorticoids Aldosteron
Syn	Primärer Hyperaldosteronismus
Ät	• **NNR-Adenom** (60%)
	• Idiopathische bilaterale NNR-Hyperplasie (30%)
	• NNR-Karzinom (selten, < 5%)
Kli	• **Hypertonie** mäßiger Ausprägung (~160-180mmHg)
	• **Hypokaliämie** ⇒ Muskelschwäche, Ekg-Veränderungen, Polyurie, Polydipsie, Hyposthenurie (vakuoläre Tubulopathie), hypokaliämische Alkalose mit Parästhesien

---

[1]Hydrocortison, [2]z.B. Fludrocortison=Astonin H®

CAVE Niedrige Na^+Cl^--Aufnahme $\Rightarrow$ wenig Na^+ kommt am aldosteronsensiblen distalen Nephron an $\Rightarrow$ geringe K^+-Sekretion $\Rightarrow$ Hypokaliämie wird nicht manifest, daher diätetische Salzaufnahme erfassen, ggf. normale Diät + 1g Salz/Mahlzeit über 4 Tage. Diagnostik nach 6-wöchiger Spironolacton Pause und 2-wöchiger Pause von β-Blockern, ACE-Hemmern und Diuretika; Gabe von Calciumantagonisten und Vasodilatatoren möglich

Lab
• **Aldosteron**↑ : Messung um 8h nach vierstündigem Liegen und nach 2-4h in aufrechter Position; Aldosteron↑ bei Hyperplasie, normal oder ↓ bei Adenom
• **Renin** ↓ : Feedback-Hemmung im RAA-System; bei NNR-Hyperplasie RAA-System nicht völlig supprimiert

CAVE
• Große Untergruppe der Hypertoniepatienten haben niedriges Renin
• Häufigste Ursache einer Hypokaliämie ist die Therapie mit Diuretika

Di
• Klinik (→ S. 227)
• Lab (→ S. 228), evtl. zusätzlich Bestimmung der Renin-Aktivität nach 50mg Captopril (bei Hyperaldosteronismus nicht stimulierbar)
• Lokalisationsdiagnostik: Sono, MRT, Szinti mit ^{131}J-6-β-Jodmethyl-19-Cholesterol in 2. Linie, seitengetrennte Aldosteron- und Cortisolbestimmung in Vv. renales

DD
Sekundärer Hyperaldosteronismus (extraadrenale Stimulation der NNR)
• Mit Hypertonie: renininduziert via Renin-Angiotensin-Aldosteron-System (RAA-System → S. 229)
• Ohne Hypertonie durch verminderten Aldosteronmetabolismus (z.B. Leberzirrhose → S. 180)
• Ohne Hypertonie mit verminderter renaler Perfusion (z.B. Herzinsuffizienz → S. 48)

Th
• **Adenom**: laparoskopische Entfernung
• **Hyperplasie**: Antihypertensiva, Aldosteronantagonisten (Spironolacton[1])
• **NNR-Karzinom**: Op (+ Chemotherapie)

■■■ 6.3.7 Adrenogenitales Syndrom

Def Autosomal rezessiv vererbte Gruppe von Enzymdefekten der NNR-Steroidsynthese, die zu einem Cortisolmangel und einem Androgenüberschuss führen

PPh Cortisolsynthesestörung
$\Rightarrow$ Cortisol ↓
$\Rightarrow$ ACTH ↑
$\Rightarrow$ NNR-Hyperplasie, Anstieg der Steroide, deren Synthese nicht blockiert ist: Androgene (Androstendion, 11-Hydroxyprogesteron)↑
$\Rightarrow$ **Virilisierung**

Cortisol

Form **21-Hydroxylasedefekt** (90%, 1 : 14 000 Geburten)
• „Simple-virilizing"-Form: Virilisierung, Kleinwuchs, Pseudopubertas praecox
• „Salt-wasting"-Form: Virilisierung + Salzverlustsyndrom
11-β-Hydroxylasedefekt (5%, 1 : 100 000 Geburten in Europa)
• Virilisierung und Hypertonie (da Überproduktion des potenten Mineralocorticoids 11-Desoxycorticosteron)

---

[1]Aldactone, Osyrol

Verl	Klassisch	Manifestation im Säuglingsalter (2. und 3. Lebenswoche)
	„Late onset"	Nur bei Mädchen, Virilisierung in der Pubertät
	„Cryptic"	Klinisch unauffällig (trotz Enzymdefekt mit typischem Hormonprofil)

Kli
- **Virilisierung**
  Männer: Hypogonadismus steht im Gegensatz zur verstärkten Ausbildung
  von sekundären Geschlechtsmerkmalen **(Pseudopubertas praecox)**
  Frauen: Klitorishypertrophie, Virilisierung, primäre Amenorrhoe
  (Pseudohermaphroditismus femininus)
- Akzeleriertes Wachstum, früher Schluss der Epiphysenfugen
  ⇒ kurze Extremitäten bei normalem Rumpf
- Salzverlustsyndrom durch zusätzliche Mineralocorticoidsynthesestörung
  ⇒ Na^+ i.S. ↓, K^+ i.S. ↑, Erbrechen, Exsikkose, Durchfälle

Di
- Klinik (pränatale Diagnose möglich, evtl. pränatale Therapie mit Dexamethason)
- Lab: Cortisol ↓, ACTH ↑,17α-Hydroxyprogesteron ↑ bzw. 11-Desoxycortisol ↑
  (21-Hydroxylase-Defekte gehen mit einem typischen HLA-Muster einher).

DD
- Androgenbildende Tumoren der Nebennieren
- Polyzystische Ovarien (Stein-Leventhal-Syndrom = Ovarialinsuffizienz mit
  Hyperandrogenämie und erhöhtem LH/FSH-Quotienten ⇒ Hirsutismus (→ S. 230),
  Oligo-/Amenorrhoe, Sterilität)

Th
- Glucocorticoidsubstitution mit Hydrocortison (Hydrocortison®, Dosierung nach
  Klinik, Wachstumsverhalten, Hodenreifung; bei Stress kurzfristige Dosiserhöhung)
- Bei Salzverlustsyndrom Mineralocorticoide (z.B. Fludrocortison = Astonin H®)
- Evtl. Antiandrogene (z.B. Cyproteronazetat = Androcur®)
- Langzeit: psychologische Betreuung von Eltern und Kindern, Schulung

■□□ 6.3.8   Störungen des RAA-Systems

Def   RAA-System = Renin-Angiotensin-Aldosteron-System

Phy   Regelkreis

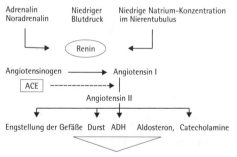

Renin- Angiotensin-Aldosteron- Mechanismus

Wi
- Angiotensin II (bindet an AT-Rezeptoren):
  Stark vasokonstriktiv ⇒ RR ↑, stimuliert renale Na^+-Resorption und
  Catecholaminempfindlichkeit von Gefäßen und Myokard;
  (2 Rezeptorklassen bekannt: AT_1 für pressorische, adrenale Effekte;
  AT_2 für Zelldifferenzierungs- und Wachstumseffekte)

- Aldosteron (Mineralocorticoid):
  Erhöht die Reabsorption von Na^+ im distalen Tubulus ($\Rightarrow Na^+$ i.S. $\uparrow$),
  Wasser folgt passiv ($\Rightarrow$ Volumen $\uparrow$), gleichzeitig wird K^+ zum Ladungsausgleich
  ausgeschieden ($\Rightarrow K^+$ i.S. $\downarrow$).

Aktivierung des RAA-Systems durch

- Na^+-Mangel (Messung durch Macula densa der Niere)
- Hypovolämie
- Nierendurchblutungo (RR$\downarrow$ in afferenten Glomerula-Arteriolen)
- Über β_1-adrenerge Stimulation (aktiviert durch Barorezeptoren im syst. Kreislauf)

Anm Zunehmende Bedeutung hat die Charakterisierung lokaler RAA-Systeme in Niere,
Gehirn, Herz, peripherem Blutsystem

Ät

Überhöhte Reninproduktion
- Renale Ischämie: Nierenarterienstenose (fibromuskuläre Hyperplasie oder arteriosklerotisch, → S. 292), maligne Nephroangiosklerose
- Bartter-Syndrom (kongenitale Tubulopathie mit Na^+-Resorptionsdefekt $\Rightarrow$ Renin $\uparrow$ $\Rightarrow$ Hypokaliämie, metabolische Alkalose; RR normal; sehr selten)
- Paraneoplastisch

Überhöhte Aldosteronproduktion
- Primärer Hyperaldosteronismus (= Conn-Syndrom → S. 227): aldosteronproduzierende NNR-Adenome, NNR-Hyperplasie oder NNR-Ca
- Sekundärer Hyperaldosteronismus (extraadrenale Stimulation der NNR): Mit Hypertonie infolge Stimulation des RAA-Systems; ohne Hypertonie bei vermindertem Aldosteronmetabolismus (Ödemkrankheiten, z.B. dekompensierte Herzinsuffizienz → S. 48, Leberzirrhose → S. 180, nephrotisches Syndrom → S. 275)
- Pseudo-Bartter Syndrom: v.a. bei jungen Frauen mit Anorexia nervosa; übertriebener Laxanzien-, Diuretikaabusus $\Rightarrow$ Hypovolämie $\Rightarrow$ Aldosteron $\uparrow$ (Gegenregulationsversuch) $\Rightarrow$ Hypokaliämie und metabolische Alkalose
- Hypertonie bei Lakritzabusus (selten): Inhaltsstoff (Glyzyrretinsäure) hemmt 11-Hydroxysteroiddehydrogenase in der Niere $\Rightarrow$ Cortisol wirkt lokal wie Mineralocorticoid (Minderfunktion der 11-Hydroxysteroiddehydrogenase auch aufgrund von Mutationen möglich)

■■□ 6.3.9 Hirsutismus

Def Männl. Behaarungstyp bei Frauen durch Zunahme der androgenabhängigen
Sekundärbehaarung

Ät

Idiopathisch (90%)		
Sensibilität der Haarfollikel gegen Androgene gesteigert, kein Androgenüberschuss $\Rightarrow$ keine Oligomenorrhoe, Akne oder Virilisation		

Symptomatisch (Androgenbildung $\uparrow$)		
Ovariell	**Adrenal**	**Exogen**
Polyzyst. Ovarien $\Rightarrow$ Amenorrhoe, Infertilität (= Stein-Leventhal-Syndrom)	Hyperplasie oder Tumoren der NNR, AGS (→ S. 228)	Testosteron (Andriol®), Anabolika, Glucocorticoide (Hypertrichose bei: Phenytoin, Minoxidil, Spironolacton, Diazoxid, Ciclosporin)

	Ovariell	Adrenal	Exogen
Di	LH/FSH- Quotient >2	- ACTH-Gabe ⇒ Androgene und 17-Ketosteroide i.U. ↑ bei NNR-Hyperplasie - 17-α–OH-Progesteron basal + nach ACTH-Stimulierung ↑ bei AGS - Testosteron ↑ ⇒ hohe Dehydroepiandrosteronfraktion	

(Strukturformel)

CH3 OH

CH3

O

Testosteron

DD
- Hypertrichose = vermehrte unspezifische Behaarung
- Virilisierung = Hirsutismus + weiteres männliches Merkmal (z.B. tiefe Stimme)

Th
- Der Grunderkrankung
- Idiopathischer Hirsutismus: kosmetisch (Epilation), medikamentös (Östrogen-Gestagen-Ovulationshemmer; Antiandrogen, z.B. Cyproteron [Androcur®] in Kombination mit Östrogen)
- Operative Entfernung androgenproduzierender Tumore
- Adrenale Hyperplasie: Hemmung der morgendliche ACTH-Stimulation (Dexamethason zur Nacht)

■□□ 6.3.10 Phäochromozytom

Def Catecholaminproduzierender Tumor des chromaffinen Gewebes

Epi 1-2 Fälle/100.000 Einwohner/Jahr, 0,1% der Hypertoniker, Häufigkeitsgipfel zwischen 30. und 40. Lebensjahr

Vork
- In 10% familiär gehäuft
- Assoziiert mit medullärem Schilddrüsen-Ca und Hyperparathyreoidismus (MEN Typ II) bzw. multiplen Neurinomen (MEN Typ IIb) → S. 219
- Selten assoziiert mit Neurofibromatose v. Recklinghausen, Hippel-Lindau-Syndrom

Pat
- Lok im Nebennierenmark (85%, meist einseitig) oder im Grenzstrang (Truncus sympathicus, 15%)
- 90% gutartig, 10% bösartig (metastasierend)
- 2/3 sezernieren Adrenalin und Noradrenalin, 1/3 nur Adrenalin (seltener andere Peptidhormone ⇒ atypische Symptomatik möglich)

Merke "10er Merk-Regel": 10% maligne, 10% beidseits, 10% extraadrenal, 10% familiär

Kli
- Leitsymptom: dauernde oder paroxysmale Hypertonie mit hypertensiven Krisen
- Kopfschmerzen, Schwitzen, Herzklopfen, Rhythmusstörungen, Tremor, Angst, Thorax-, abdominelle Schmerzen
- Zwischen Krisen: Blässe, Gewicht↓ (Grundumsatz↑), kalte Hände, Füße, Obstipation
- Pathologische Glucosetoleranz (durch Catecholamine)

CAVE Auslösung einer hypertensiven Krise durch Medikamente (Opiate, Histamin, ACTH, Saralasin; da Catecholaminsekretion ↑), auch durch Tumorkompression, z.B. durch Palpation, Bewegung, intraabdominellen Druckanstieg (Heben, Defäkation)

Di
- Catecholamine (bzw. Metabolite Vanillinmandelsäure oder Metanephrin) im 24-h-Urin > 200ng/l (Achtung: im Labor nach medikamentösen/diätetischen Interferenzen fragen!)
- Catecholamine im Plasma >200ng/l

- **Clonidin-Hemmtest** (Gabe von 0,3mg Clonidin über venösen Zugang, Bestimmung der Catecholamine aus Zugang 60min und kurz vor der Gabe, sowie 180min nach der Gabe): bei Phäochromozytom senkt Clonidin trotz zentraler Sympathikushemmung Catecholaminkonzentration i.S. nicht!
- **Glucagon-Provokationstest** ⇒ RR-Anstieg (nur bei normotonen Patienten); Vorgehen: 1mg Glucagon i.v. ⇒ Induktion einer Attacke bei 90% der Patienten, Phentholamin zur Beendigung der Attacke; Provokationstest nur dann, wenn Ausschluss notwendig ist, z.B. vor Op
- Lok-Di: Sono, CT, MRT, Szinti mit ^{123}J-Methyliodobenzylguanidin (MIBG); **CAVE**: interferierende Medikamente: trizyklische Antidepressiva, Reserpin, Butyrophenone, Phenothiazine, Lubetolol, Calciumantagonisten; Rö-Therapie, evtl. Etagenblutentnahme der V. cava mit Nebenästen

Th		
Medikamentös	α-Sympatholytika (Phenoxybenzamin[1], Prazosin[2])	
Op	Tumorexstirpation nach präoperativer α-Blockade und Volumenauffüllung (**CAVE**: RR-Sturz)	
Langzeit-Follow-up	Erforderlich: Bei 5-10% treten erneut Phäochromozytome auf (v.a. bei extraadrenalen Phäochromozytomen)	
Bei Malignom	Chemo-Th und nuklearmedizinische Therapie (^{131}J-MIBG)	

6.4 Nebenschilddrüse

■□□ 6.4.1 Calcium

Gesamtmenge: 1-2kg, davon > 98% im Skelett gebunden

Serumcalciumkonzentration (= Gesamt-Ca^{2+}) normal: **2,2-2,6mmol/l**, davon:
- 40% an Eiweiß gebunden (v.a. Albumin)
- 5% komplexgebunden (an Bicarbonat, Zitrat, Phosphat)
- 55% freie Ca^{2+}-Ionen (= ionisierte Ca^{2+}-Fraktion; biologisch aktiv ⇒ unter hormoneller Kontrolle)
- Ca^{2+}-Konzentration abhängig von: Proteinkonzentration i.S.:
  Proteine ↑ ⇒ nach Regulation: freies Ca^{2+} konstant, Gesamt-Ca^{2+} ↑
  Blut-pH: Alkalose ⇒ freies Ca^{2+} ↓, Azidose ⇒ freies Ca^{2+} ↑

■□□ 6.4.2 Phosphat

Gesamtmenge: Ca. 1kg, davon 85% im Skelett

Serumphosphatkonzentration normal: **0,8-1,6 mmol/l**
(Konzentration zeigt zirkadianen Rhythmus; Nierenfunktion wichtig für Homöostase)

PPh
- **Hyperphosphatämie** asymptomatisch, später ektopische Kalzifikationen
- **Hypophosphatämie:** Myopathie, Kardiomyopathie (→ S. 61), hämolytische Anämie (→ S. 123), Auftreten bei Malnutrition, Therapie des Coma diabeticum (→ S. 250) und hochkalorischer Ernährung

[1]Dibenzyran, [2]Eurex, Minipress

■■□ 6.4.3 Vitamin D

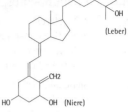

(Leber)

CH2

HO   OH (Niere)

Dihydroxycholecalciferol

Synthese • **Haut** (+ UV-Licht): 7-Dehydrocholesterin
⇒ Cholecalciferol (= Vit. D_3, bei inadäquater
Sonnenlichtexposition ist orale Zufuhr nötig)
• **Leber**: Cholecalciferol ⇒ 25-Hydroxycholecalciferol
(Speicherform, Messung zum Nachweis eines
Vit.-D-Mangels)
• **Niere**: 25-Hydroxycholecalciferol
⇒1,25-Dihydroxycholecalciferol
(= Calcitriol, metabolisch wirksames Vit. D;
Produktion↑ bei Hypocalcämie durch PTH;
Produktion↑ bei Hypophosphatämie unabhängig von PTH)

Serumkonzentration von 25-Hydroxycalciferol: 8 - 80ng/ml

Wi/Wm Intestinale Ca^{2+}-Reabsorption↑ (Bildung eines Ca^{2+}-bindenden Proteins),
ossäre Ca^{2+}-Mobilisierung↑ (durch Osteoklastenreifung), ossärer Ca^{2+}-Einbau↑
(Förderung der Transskription von Knochenmatrixproteinen in Osteoblasten)
⇒ Vit. D erhöht Ca^{2+} i.S

■■□ 6.4.4 Parathormon (PTH)

Produktionsort: In den meist 4 Epithelkörperchen (Nebenschilddrüse)

Pkin HWZ = 2-4min, Metabolisierung in Leber und Niere, Spaltung in amino- und
karboxyterminales Ende

Wi PTH erhöht Serum-Ca^{2+}-Konzentration

Wm • **Niere**: Phosphat-Ausscheidung ↑, Ca^{2+}-Reabsorption ↑, Hydroxylierung von
25-Hydroxycholedaldiferol zu 1,25-Dihydroxycholedaldiferol ↑
• **Knochen**: Ca^{2+}-Freisetzung ↑ (Aktivierung von Osteoklasten; **negativer Feedback**
zwischen PTH und Ca^{2+}: Ca^{2+}↓ ⇒ Parathormon↑ via G-Protein-gekoppeltem
Ca^{2+}-Sensor

Lab Messung des intakten PTH durch amino- und karboxyterminalspezifische Ak
(10-60pg/ml)

■□□ 6.4.5 Calcitonin

Produktionsort: Calcitonin wird in den C-Zellen der Schilddrüse gebildet.

Wi Serum-Ca^{2+}↓, physiologischer Antagonist von Parathormon; keine Effekte bei
Mangel bzw. bei Exzess bekannt, keine essenzielle physiologische Funktion bei
Menschen oder Tieren

Wm

Knochen	Osteoklastenaktivität ↓
Niere	Ca^{2+}-Clearance ↑ (positives Feedback: Ca^{2+} ↑ ⇒ Calcitonin ↑)

■□□ 6.4.6 Calcium–Phosphathaushalt

Phy
- Regelkreis siehe Abbildung
- Der Calcium-Phosphathaushalt wird durch Parathormon (→ S. 233) und Vitamin D (→ S. 233) gesteuert!

Anm Siehe auch Hypercalcämie (→ S. 308), Hypocalcämie (→ S. 307), Hyperphosphatämie (→ S. 310) und Hypophosphatämie (→ S. 310)

Serum-Ca^{2+} ↓

Parathormon ↑

Phosphatausscheidung der Niere ↑, Ca^{2+}- Rückresorbtion in der Niere ↑

Calzitriolbildung der Niere ↑

Intestinale Ca^{2+}- Reabsorbtion ↑ ossäre Ca^{2+}- Mobilisation ↑

Serum - Ca^{2+} ↑

■■□ 6.4.7 Hypoparathyreoidismus

Def **Nebenschilddrüsenunterfunktion** (= verminderte oder fehlende PTH-Sekretion)

Ät
- Postoperativ: Schädigung bzw. Entfernung von Epithelkörperchen bei Strumaresektion (1% nach subtotaler Schilddrüsenresektion, 5% nach Thyreoidektomie)
- Idiopathisch: Autoimmunerkrankung (selten, Polyendokrinopathie Typ I)
- Kongenital: Aplasie von Nebenschilddrüse und Thymus (= Di-George-Syndrom, sehr selten)
- Funktionell: bei langdauernder Hypomagnesiämie (Malnutrition), Mg^{2+} notwendig zur PTH-Ausschüttung

PPh Siehe Abb.

Kli
- **Hypocalcämische Tetanie**: Parästhesien, Karpopedalspasmen, Pfötchenstellung, Stimmritzenkrampf, Krampfanfall (generalisiert, fokal)
- Trophische Störungen (an Haaren, Haut und Nägeln)
- Verkalkungen: Linse ⇒ Katarakt; Basalganglien ⇒ evtl. extrapyramidale Störungen
- Reizbarkeit, Depression, fokale generalisierte epileptische Anfälle
- Verlängerung der QT-Zeit im EKG
- Zeichen bei Tetanie:
  - Chvostek-Zeichen: Beklopfen der Wange (N. facialis) ⇒ Mundwinkelzucken (wenig spezifisch, bei 25% Gesunder)
  - Trousseau-Zeichen: RR-Manschette bei mittl. art. RR ⇒ Pfötchenstellung (spezif.)

Nebenschilddrüsenunterfunktion

PTH ↓ (Parathormon)

Phosphat- und HCO_3^- - Ausscheidung der Niere ↓

Serum - Phosphat ↑

Calcitriol - Bildung der Niere ↓

Intestinale Ca^{2+} - Reabsorbtion ↓ Ossäre Ca^{2+} - Mobilisation ↓

Hypocalcämie und Alkalose

Lab

	Ca^{2+}	Ph	Mg^{2+}	PTH
Im Serum	↓	↑	↓	↓
Im Urin	↓	↓		

Th
- Vit. D_3 (Erhaltungsdosis 500-2500µg/d oder synthetisches Vit. D-Derivat: Dihydrotachysterol (A.T. 10) (Erhaltungsdosis 250-1500µg/d)) und Calcium (Calciretard®) 500-1000mg/d oral
- Bei Tetanie: 20ml Ca^{2+}-Gluconat-Lösung 10% i.v., langsam: <10ml/min !!

CAVE
- Regelmäßige Ca^{2+}-Kontrollen, da Gefahr der Nephrokalzinose und Niereninsuffizienz
- Digitalisierten Patienten Ca^{2+} i.v. nur unter EKG-Monitoring geben!!

■■□ 6.4.8 Pseudohypoparathyreoidismus

Lab Im Serum: Ca^{2+} ↓, Phosphat ↑, aber PTH ↑, Mg ↓

Ät Endorganresistenz (Rezeptor-Postrezeptor-Defekte, selten, familiär)

Kli Wie Hypoparathyreoidismus (Typ Ib); ferner Minderwuchs, kleines rundes Gesicht, Brachydaktylie (kurze Finger), subkutane Verkalkungen (Typ Ia)

Di • Ca^{2+} ↓, PO_4 ↑, iPTH ↑, Mg ↓

Th • Vit. D und Calcium wie bei Hypoparathyreoidismus

■■□ 6.4.9 Primärer Hyperparathyreoidismus (PHPT)

Def • Hyperparathyreoidismus (HPT) = Überfunktion der Nebenschilddrüse mit vermehrter Bildung von Parathormon
• Primärer HPT = parathyreogener HPT
• Sekundärer HPT = nichtparathyreogener HPT

Epi Inzidenz 50 / 100 000 Einwohner, Inzidenz ↑ ab 50. Lj., m : w = 1 : 3

Ät • Solitäres Adenom (80%), multiple Adenome (5%) der Epithelkörperchen
• Hyperplasie aller Epithelkörperchen (15%)
• Selten im Rahmen einer **multiplen endokrinen Neoplasie**:

MEN Typ I	Autosomal dominant erblich, Verlust eines Tumor-Suppressor-Gens: Nebenschilddrüsenhyperplasie, Hypophysenadenome, Pankreasinselzelltumoren
MEN Typ II	Autosomal-dominante Mutation im RET Protoonkogen: Phäochromozytom (→ S. 231), C-Zell-Karzinom (→ S. 219), Nebenschilddrüsenhyperplasie
MEN Typ IIB	Phäochromozytom (→ S. 231), C-Zell-Karzinom (→ S. 219), multiple Neurinome

• Nebenschilddrüsenkarzinom (< 1%)
• Erhöhtes Erkrankungsrisiko: nach Radiatio der Halsregion, unter Lithiumtherapie

PPh Parathormon ↑ (autonome Überproduktion)
⇒ Phosphatausscheidung der Niere ↑
⇒ Serum-Phosphat ↓, Calcitriolbildung der Niere ↑
⇒ Intestinale Ca^{2+}-Reabsorption und ossäre Ca^{2+}-Mobilisation ↑
⇒ Hypercalcämie

Pat

Skelett	**Klassische Manifestation**: Osteodystrophia fibrosa generalisata v. Recklinghausen (< 10%); Histo: Osteoklasten↑, Markfibrose, Zysten mit Fibroblasten: „brauner Tumor"; Rö: subperiostale Resorption kortikalen Knochens; **wichtiger**: Osteoporose v.a. Verlust von kortikalem Knochen, Rö: diffuse Osteopenie; „Mattglas-Schädel")
Niere	Nephrolithiasis (15%; Ca^{2+}-Oxalat, Ca^{2+}-Phosphat), Nephrokalzinose
Weichteile	Verkalkung von Gelenkkapseln, Bändern, selten der Kornea

Kli

Niere	Polyurie, Polydipsie (da Konzentrierungsvermögen ↓), selten Niereninsuffizienz
Skelett	Wirbelsäulen-, Glieder-, Gelenkschmerzen, selten Spontanfrakturen
GI-Trakt	Anorexie, Nausea, Obstipation, selten Ulcus ventriculi /duodeni (umstritten), selten Pankreatitis (Pankreatitis ⇒ Serum-Ca ↓ ⇒ PHPT maskiert!)
ZNS, PNS	Kurzzeitgedächtnis ↓, Depression, Somnolenz, Koma, Muskelschwäche
Herz-Kreislauf	Hypertonie (umstritten), QT-Verkürzung im EKG

Merke	Stein-Bein-Magenpein („bones, stones, abdominal groans, psychic moans")!

CAVE	Häufig **asymptomatisch** (85%, Di bei Abklärung einer Hypercalcämie), aber 5% Exazerbation zur hypercalcämischen Krise (→ S. 308)!

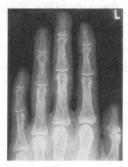

Primärer Hyperparathyreoidismus,
subperiostale Resorptionen
[IMPP-Prüfungsabbildung]

Lab

	Ca^{2+}	Ph	PTH
Im Serum	↑	↓	↑
Im Urin	↑	↑	

Di	**Lab:** (Messung des intakten PTH mit 2-seitigem Radioimmunoassay) **Lok-Di:** Versuch mit Kombination aus Ultraschall (7,5 MHz) und ^{99m}Tc-MIBI- (= ^{99m}Tc-Metoxy-Isopropyl-Isonitril)-Szintigrafie

DD	Familiäre benigne hypocalcurische Hypercalcämie: Calciumrezeptor auf Epithelzellen und am distalen Nephron defekt ⇒ Hypercalcämie, Hypocalcurie (Op nicht indiziert)

Th	• **Op:** Ind (NIH-Consensus 1999): Ca^{2+}↑ (11,4–12mg/dl), Episode lebensbedrohlicher Hypercalcämie, Kreatinin-Clearance < 70%, Nierenstein, Hypercalcurie, Reduktion der Knochendichte, Hypertonie, KHK; **Technik:** klassisch Darstellung der vier Epithelkörperchen, bei solitärem Adenom operative Entfernung; bei Hyperplasie aller vier E. totale Parathyreoidektomie mit Transplantation eines Epithelkörperchens in den Unterarm, oder subtotale 3½-Resektion (Kryokonservation der E. zur autologen Transplantation bei definitiver postoperativer Unterfunktion). Heute auch erfolgreich: lokale minimalinvasive Op-Technik plus intraoperativer iPTH-Schnelltest bei Ein-Drüsenkrankheit. • **Bei asympt. Patienten:** Zuwarten unter halbjährlicher Kontrolle von Serum-Ca^{2+}, Phosphat, iPTH (wichtig: Ca^{2+}-Phosphat-Produkt), RR, Belastungs-EKG, Nieren-Sono, Kreatinin-Clearance; keine Gabe von Ca^{2+}, Vit. D, Thiaziddiuretika; ausreichende Flüssigkeitszufuhr, engmaschige Kontrollen bei Immobilisation

Ko	Postoperativ: passagere **Tetanie** (Ca^{2+} i.S.↓; engmaschige Kontrollen!) Th: Ca^{2+}, Mg^{2+} substituieren

■■□ 6.4.10 Sekundärer Hyperparathyreoidismus

Def	Regulative Parathormonmehrsekretion bei Hypocalcämie aufgrund nicht parathyrogener Erkrankung

Ät

Renal	Niereninsuffizienz (→ S. 285)
Enteral (selten)	Malassimilationssyndrome (Vit.-D- und Ca^{2+}-Resorptionsstörung → S. 165)

PPh	Niereninsuffizienz (ab Kreatinin-Clearance < 20ml/min bei nahezu 100%) ⇒ Verminderte renale Phosphatausscheidung ⇒ Intestinale Ca^{2+}-Reabsorption und ossäre Ca^{2+}-Mobilisation ↓ ⇒ Hypocalcämie ⇒ Calcitriolbildung ↓ (durch Parenchymverlust + Hemmung der 1α-Hydroxylase ⇒ Phosphat i.S.↑) ⇒ Vermehrte PTH Ausschüttung

Kli	• Knochenschmerzen (komplexe Osteopathie) • Schwäche der proximalen Muskulatur, „Watschelgang" • Später extraossäre Verkalkungen • Pruritus

Di
- Lab: Serum-Ca^{2+} ↓, PTH i.S. ↑; bei renalem SHPT: Kreatinin ↑, Harnstoff ↑, Phosphat ↑
- Rö: Skelettaufnahmen zur Beurteilung der Osteopathie: Subperiostale Knochen-resorption oder Osteosklerose nahe der WK-Endplatten (Verlaufsbeobachtung!)

Th
- Phosphatarme Diät (0,8g/d)
- Phosphatbinder, z.B. Calciumcarbonat
- Calcium (Calciretard®) und Calcitriolsubstitution (Rocaltrol®): frühzeitig bei GFR ca. 60ml/min, bzw. wenn intaktes PTH 2-3-Faches der oberen Norm (Dosis: 0,25µg $1,25(OH)_2D_3$/d, an Ca^{2+}-Spiegel anpassen)

■□□ 6.4.11 Tertiärer Hyperparathyreoidismus

Def Entwicklung einer Hypercalcämie bei schwerem sekundärem Hyperparathyreoidismus durch Epithelkörperchenautonomie (i.d.R. Hyperplasie)

Syn Autonomer sekundärer Hyperparathyreoidismus

Ät
- Nach erfolgreicher Nierentransplantation durch zu hohe Basalsekretion der Epithelkörperchen oder Epithelkörperchenadenom

Th
- Bei Therapieresistenz und schwerem Verlauf: Parathyreoidektomie mit Transplantation eines Epithelkörperchens in den Unterarm

■□□ 6.4.12 Osteomalazie

Def Mineralisationsstörung des Osteoids (vor Schluss der Epiphysenfugen: Rachitis)

Pat Unverkalkte Osteoidsäume, vermehrte Bildung von Osteoid

Ät **Vitamin D-Mangel**
- Malassimilationssyndrom: Malabsorption, Pankreasinsuffizienz, hepatobiliäre Erkrankung, Sprue (→ S. 167)
- Mangelnde Zufuhr, Mangel an UV-Licht (v.a. bei älteren Menschen)

Vitamin D-Stoffwechselstörung
- Antiepileptika: Induktion mikrosomaler Enzyme ⇒ Produktion anderer Vitamin D-Metaboliten ↑ ⇒ Störung der 25-Hydroxylierung
- Hereditäre Vitamin D-abhängige Rachitis Typ I ⇒ mangelhafte Bildung von Calcitriol (autosomal-rezessiver Defekt der 25-OH-Vit. D-1α-Hydroxylase der Niere)
- Vitamin D-abhängige Rachitis Typ II ⇒ Fehlen der Vit.-D_3-Rezeptoren

Vitamin D-unabhängig: Phosphatmangel (Diätfehler, phosphatbindende Antazida, tubuläre Funktionsstörung → S. 310), tumorassoziierte Hypophosphatämie (Sarkome, Fibrome), Hypophosphatasie (Defekt der alkalischen Phosphatase)

PPh
- Vitamin D ↓ ⇒ intestinale Ca^{2+}-Reabsorption und ossäre Ca^{2+}-Mobilisation ↓ ⇒ Hypocalcämie ⇒ PTH ↑ ⇒ Serum-Phosphat ↓ ⇒ gestörte Mineralisation
- Störung der ossären Mineralisation, wenn Phosphatkonzentration unter kritische Schwelle fällt

Kli
- Skelettschmerzen, Knochendeformierungen (Varisierung der Schenkelhälse), pathologische Frakturen, Muskelschwäche (der Gluteusmuskulatur ⇒ Watschelgang)
- Bei Kindern: Kraniotabes (= Hinterkopfabplattung), rachitischer Rosenkranz (Auftreibungen an Knorpel-Knochen-Grenze der Rippen), „Perlschnurfinger" (becherförmige Erweiterungen an distalen Phalangen), verzögerte Dentition, Schmelzdefekte, „schlechtes Gedeihen", Reizbarkeit, Hypotonie

Rö
- Verminderte Knochendichte ⇒ „Milchglas"-ähnliches Bild (unscharfe Trabekelzeichnung bei großer Menge unverkalkten Osteoids)
- „Looser"-Umbauzonen: senkrecht zur Knochenoberfläche verlaufende bandförmige Aufhellungszonen (= unverkalktes Osteoid, v.a. Femurhals, Os pubis, Klavikula, Rippen, Ulna)
- Bei Rachitis: Epiphysenfugen becherförmig deformiert, andere Deformierungen

Lab
- Normocalcämie (in späteren Stadien Hypocalcämie), Phosphat i.S.↓, alkalische Phosphatase ↑, Parathormon ↑
- Bei Vitamin D-Mangel: 25-Hydroxycholecalciferol↓(< 8ng/ml)

Di Lab, Rö, Knochenbiopsie mit vorausgegangener Tetracyclinmarkierung

Th Therapie des Grundleidens, Vitamin D (10.000-20.000 I.E. Cholecalciferol (Vit D_3 z.B. Dekristol 20000) über 3 Wochen, dann Prophylaxe, Ca^{2+}-Gabe (**CAVE**: Serum-Ca überwachen!); Knochenschmerzen und Muskelschwäche sprechen innerhalb von Wochen an!

■□□ 6.4.13 Osteoporose

Def Verminderung von Knochenmasse, Verschlechterung der Mikroarchitektur ⇒ Zunahme der Brüchigkeit ⇒ gehäuftes Auftreten von Frakturen (WHO 1994)

Epi Prävalenz in D ca. 5 Mio (1/3 der Frauen entwickelt postmenopausal Osteoporose!)

Phy
- Skelett ist Calciumspeicher (Kortikalis 75%; Spongiosa 25%) und Stützorgan
- Knochenumbau durch "basic multicellular units" (Osteoblasten und Osteoklasten): Aktivierung der Osteoklastenvorläufer ⇒ osteoklastische Resorption ⇒ Reparatur des Defekts durch Osteoblasten, Bildung von Osteoid, Mineralisation ⇒ Pause

Pat
- Trabekelanzahl ↓
- Anzahl der verknüpften Trabekel ↓ (= statisch wirksame Trabekel)
- Tiefe Resorptionslakunen

Form

Präklinische Osteoporose	Osteopenie
Manifeste Osteoporose	Mit Frakturen

Primäre Osteoporose (95%)	
Sekundäre Osteoporose (5%)	

Üs

	Primäre Osteoporose, Typ I	**Primäre Osteoporose, Typ II**
Syn	**Postmenopausen-Osteoporose**	Senile Osteoporose
Ät	**Östrogenmangel**	Alter
Epi	**m : w = 1 : 8, Gipfel 50.-70. Lj.**	m : w = 1 : 2, Gipfel 70. Lj.
Lok	**Spongiosa des Stammskeletts**	Spongiosa u. Kompakta des Stammskeletts und der langen Röhrenknochen
PPh	**Frakture: Wirbelkörper (Wk);** **Knochenumbau ↑**	Frakturen: Schenkelhals, Radius, Humerus, Wk; Knochenumbau ↑
Anm	**Primäre Osteoporose auch idiopathisch bei jungen Menschen (selten)**	

Ät der sekundären Osteoporose

- Endokrine Erkrankungen: Hypogonadismus, Hyperthyreose (→ s. 213), Hyperparathyreoidismus (→ s. 235), Hypercortisolismus (→ s. 223), IDDM (Insulin-dependent Diabetes mellitus → s. 242)
- Malabsorption (→ s. 165), Malnutrition, Alkohol, Skorbut, Koffein
- Immobilisation, prolongierte Schwerelosigkeit, exzessives Training, das zu Gewichtsverlust und/oder Amenorrhoe führt
- Medikamentös: Glucocorticoide, Heparin
- Bindegewebserkrankungen: Marfan-Syndrom, Ehler-Danlos-Syndrom, Osteogenesis imperfecta, Homozysteinurie
- Chronische Polyarthritis (→ s. 324)

Kli
- **Knochenschmerzen** (Spontanschmerz und Klopfschmerz, v.a. der WS)
- **Wirbelkörperfrakturen** ⇒ Größenabnahme, Rundrücken, Gibbus (= Buckel)
- Fraktur von Schenkelhals, distalem Radius

Rö
- Strahlentransparenz↑ (Aufhellung ab ca. 30% Ca^{2+}-Verlust sichtbar), vertikale Trabekelzeichnung↑, Wirbelkörperdeformierungen: Fischwirbel, Keilwirbel, Rahmenbetonung: Hervortreten der kortikalen Strukturen durch Verlust an Trabekeln

Fischwirbel

Keilwirbel

Lab
Calcium, Phosphat, alkalische Phosphatase, Parathormon **i.S. normal.**
Ergänzend: Differenzial-BB, Serum-Elektrophorese, BKS

Di
Klinik, Rö; wenn keine klaren Rö-Zeichen ⇒ Knochendichtemessung (= Densitometrie; z.B. QCT = quantitative CT): Risiko für Schenkelhalsfraktur steigt 2-fach für jede Standardabweichung unter altersbezogenes Mittel

DD
Malignom (Plasmozytom → s. 138, Metastasen), Hyperparathyreoidismus (→ s. 235), Osteomalazie (→ s. 237)

Th
- **Symptomatisch:** calciumreiche Diät (1000mg/d; >65 Jahre: 1500mg/d); Rauchen, Koffein reduzieren; Training ⇒ Knochendichte↑, Muskelkraft↑, Beweglichkeit↑ (wichtige Prävention von Stürzen), Substitution eines evtl. Vit. D-Mangels. Kombination von Ca^{2+} und Vit. D_3 (Indikation umstritten: Cholecalciferol, 500-1000 I.E./d senkt das Risiko von Oberschenkelhalsfrakturen bei seniler Osteoporose.)
- **Medikamentös:** Östrogen kombiniert mit Gestagen (bei Typ I, prophylaktisch; Mamma-Ca-Risiko noch umstritten; positiver Effekt auf Knochendichte, Frakturprävention, auch bei Frauen mit Osteoporose gesichert), Bisphosphonate (z.B. Etidronsäure = Diphos®, u.a.)
- Steroidinduzierte Osteoporose: zyklische Etidronat (Bisphosphonat)-Therapie oder kontinuierliche Therapie mit Alendronat (Fosamax®)

6.5 Pankreas

■□□ **6.5.1 Neuroendokrine Tumoren des Gastrointestinaltrakts**

Def Seltene (1.2/100.000/Jahr) Tumoren der neuroendokrinen Zellen des GI-Trakts mit meist typischer Klinik

Phy **APUD-System**: neuroendokrines Zellsystem des GI-Trakts.
- Umfasst endokrine Zellen mit neuronalen Merkmalen und Produktion von Hormonen und/oder Poly- bzw. Neuropeptiden
- Klassifizierung: histochemisch und anhand Lokalisation im GI-Trakt

Pat
- **Vorderdarmtumore (Pankreas, Magen, Duodenum):**
- Insulinom: Lok. Pankreas
- Glucagonom: Lok. Pankreas
- Gastrinom: (Zollinger-Ellison-Syndrom) Lok. 70% Pankreas, Duodenum 38%, multiple bei MEN II
- Somatostatinom: Lok: Pankreaskopf, Duodenum
- VIPom (Verner-Morrison-Syndrom): Lok meist Pankreas
- Mitteldarmtumore (Jejunum, Ileum, Colon ascendens) Karzinoidsyndrom: Produktion von Serotonin, Neurotensin, Histamin); Lokalisation v.a. GI-Trakt, Bronchien (Ileum 45%, Bronchien 30%, Ovarien 10%, Magen 5%)
- Enddarmtumor (Colon descendens, Sigma, Rektum): Produktion von Chromogranin A (nicht funktionell)

Kli
- **Insulinom**: Hyperinsulinämie $\Rightarrow$ Hypoglykämie $\Rightarrow$ Tachykardie, Unruhe, Schwitzen, Tremor, Kopfschmerzen, Verwirrtheit, Aggressivität, Krämpfe, Somnolenz bis Koma; evtl. Adipositas
- **Glucagonom**: Diabetes mellitus, nekrolytisches migratorisches Erythem, Katabolie
- **Gastrinom** (Zollinger-Ellison-Syndrom → S. 197): Gastrin ↑ $\Rightarrow$ Hyperplasie der Belegzellen des Magens, Hyperazidität $\Rightarrow$ rezidivierende, therapierefaktäre Ulzera (Magen, Duodenum, auch Ösophagus, Jejunum), GI-Blutungen, Diarrhö, Steatorrhoe
- **VIPom** (Verner-Morrison-Syndrom):
  WDHA-Syndrom („watery diarrhea, hypokalemia, achlorhydria"), Ca^{2+} ↑
- **Karzinoid** (5-Hydroxytryptamin): Diarrhö (80-85%), Flush (85-90%) (bei Lebermetastasen), abdominelle Schmerzen, Endokardfibrose (Serotonin-induziert)
- **Somatostatinom**: Diabetes mellitus, Malassimilation bei funktioneller Pankreasinsuffizienz

Di
- Klinik, Lok-Di (schwierig: Sono, Endoskopie, ggf. Endosonografie, Somatostatinrezeptorszintigrafie, CT, operative Tumorsuche, intraop. Sonografie)
- **Insulinom**: Hyperinsulinämie, Hungertest $\Rightarrow$ Hypoglykämie
- **Gastrinom**: nüchtern Gastrin ↑ i.S.; Magensaft: BAO ↑; Gastroskopie; Sekretin-Test
- **Karzinoid**: 5-Hydroxyindolessigsäure i.U. ↑, Chromogranin A i.S ↑; VIPom: VIP i.S. ↑

Th
- Operative Entfernung
- Protonenpumpenblocker (Omeprazol[1], Lansoprazol[2]) bei Gastrinom
- Chemotherapie: z.B. Streptozocin und 5-Fluorouracil[3]
- Somatostatinanaloga (Octreotid[4]) bei VIPom, Karzinoid, Glucagonom, Gastrinom

---

[1]Antra, [2]Agopton, Lanzor, [3]Efudix, [4]Sandostatin

7. Stoffwechsel

7.   Stoffwechsel

7.1   Kohlenhydratstoffwechsel

■■■ 7.1.1   Diabetes mellitus

Def   Syndrom der Hyperglykämie und Glucosurie bei relativem oder absolutem
Insulinmangel

Eint

I	Typ-1-DM (B-Zell-Zerstörung mit absoluter Insulinabhängigkeit)	
	- Immunologisch vermittelt	
	- Idiopathisch	
II	**Typ-2-DM (Insulinresistenz und/oder B-Zell-Sekretionsdefekt)**	
III	**Andere spezifische Formen**	
	A	**Genetische Defekte der B-Zell-Funktion**
		Bsp.: Chromosom 12, HNF-1α (früher Mody 3); Chromosom 7, Glucokinase (früher Mody 2); Chromosom 20, HNF-4α (früher Mody 1); mitochondriale DNA
	B	**Genetische Defekte der Insulinwirkung**
		1. Typ-A-Insulinresistenz, 2. Leprechaunismus, 3. Rabson-Mendenhall-Syndrom, 4. Lipatrophischer Diabetes mellitus
	C	**Erkrankungen des exokrinen Pankreas**
		(Pankreatitis, Trauma/Pankreatektomie, Neoplasie, Hämochromatose, Mukoviszidose)
	D	**Endokrinopathien**
		(Akromegalie, M. Cushing, Glucagonom, Phäochromozytom, Hyperthyreose, Somatostatinom, Aldosteronom)
	E	**Medikamentös-/chemisch induziert**
		(Glucocorticoide, Thiazide, Diazoxid, β-Sympathomimetika, Dilantin, α-Interferon, Pentamidin)
	F	**Infektionen**
		(Kongenitale Rubellainfektion, CMV)
	G	**Seltene Formen des immunvermittelten DM**
		(Anti-Insulinrezeptor-Ak; „Stiff-Man-syndrom")
	H	**Andere genetische Syndrome mit möglicher DM-Assoziation**
		(Down-, Klinefelter-, Wolfram-, Laurence-Moon-Biedl-, Prader-Willi-Syndrom, Porphyrie, Friedreich-, Huntington-Ataxie)
IV	**Schwangerschaftsdiabetes (→ S. 254)**	

Epid   Prävalenz ca. 4%. Typ-1-DM-Inzidenzmaximum liegt im frühen Kinder- und
Jugendalter (aber auch spätere Erstmanifestation [8.-9. Dekade] möglich
= sog. LADA [latent autoimmune disease in adults = Typ-I-DM bei Erwachsenen];
in der UKPDS 10% der neudiagnostizierten Typ-2-Diabetiker)

Ät   **Typ-1-DM** (Absoluter Insulinmangel, substitutionspflichtig):
Autoimmunerkrankung bei genetischer Prädisposition (HLA-Antigene DR 3, DR 4),
Umweltfaktoren werden diskutiert
(Genetik: bei einem Elternteil mit Typ-1-DM entwickeln 5% der Kinder DM)
Typ-2-DM:
Prädisponierende Faktoren sind Insulinresistenz des Skelettmuskels und Störungen
der Insulinsekretion; Insulinresistenz entsteht durch Zusammenwirken von
genetischen und sekundär erworbenen Faktoren. Nach anfänglich kompensatorisch
erhöhter Insulinsekretion kommt es dann zum relativen Sekretionsversagen und zur
klinischen Manifestation.

PPh
- **Typ-1-DM**: β-Zell-spezifische T-Lymphozyten infiltrieren β-Zellen ⇒ zytotox. Ak destruieren die β-Zellen über Mo. - J. ⇒ Nachweis durch **Immundiagnostik**: **Inselzell-Ak** (ICA), **Glutamatdecarboxylase-Ak** [GAD; höhere Sensitivität (v.a. bei älteren Pat.), länger nachweisbar (nach 25J. noch bei 50% der Pat.)], **Tyrosinphosphatase-Ak** [IA-2 +IA-2β], **Insulin-Ak**. Die β-Zell-Destruktionsrate ist variabel (schnell bei Kindern + Jugendlichen, langsamer bei Erwachsenen). Entsprechend kommt es variabel zum Auftreten einer Ketoazidose bei Insulin-sekretionsversagen (entspricht einem C-Peptid Nüchternwert von < 0,18nmol/l)
- **Typ-2-DM**: Überernährung, Postrezeptordefekt mindert Insulinwirkung ⇒ Hyperinsulinämie ⇒ Insulinrezeptorzahl ↓ und Glucosetransportprotein im Zielgewebe ↓ ⇒ Insulinwirkung ↓ (Down-Regulation) ⇒ Hyperglykämie ⇒ Insulinresistenz, potentiell reversible Erschöpfung der β-Zellen ⇒ manifester DM (Circulus vitiosus!)
- **Auslösende Faktoren** (Typ-2-DM): Adipositas (→ s. 254), Leberfunktionsstörungen (→ s. 177 ff.), Gravidität, ↑ kontrainsulinäre Hormone, endokrine Störungen, Stress, Medikamente (Cortison, Kontrazeptiva)

Kli
- Polyurie (osmotische Diurese bei Überschreiten der Glucose-Nierenschwelle)
- Durst (Hyperosmolarität)
- Initial: Heißhunger und Schwitzen (kurzfristige Hyperinsulinämie ⇒ Hypoglykämie)
- Sehverschlechterung (Linse und Retina in hyperosmolarer Umgebung, transitor. [reversible] Refraktionsstörung, später diab. Retinopathie [irreversibel])
- Gewicht:
  - Typ-1-DM: Gewicht ↓ (Wasser ↓, Glykogen ↓, Triglyzeride ↓, Eiweiß ↓),
  - Typ-2-DM: häufig übergewichtig, Stammfettsucht: Abdomen, Thorax, Nacken, Gesicht
- Hyperlipoproteinämie (Xanthome an den Streckseiten der Gelenke)
- Leistungsminderung, Schwäche (durch Hyperglykämie, K⁺-Verlust, Muskelabbau)
- Kopfschmerzen, diffuser Schwindel
- Neuropsychologische Symptome (Konzentrationsstörung, Vergesslichkeit)
- Parästhesien (funktionelle Störung bei Hyperglykämie, dann durch Neuropathie)
- Immunschwäche (Otitis externa maligna, empyematöse Cholezystitis - oft komplizierter Verlauf!)
- Haut: bakterielle, mykotische Infektionen (Furunkulose, Candidamykose), generalisierter Pruritus, Rubeosis diabetica (Gesichtsrötung), Necrobiosis lipoidica
- Candidavaginitis (gerötete Vulva, weißlicher Ausfluss)
- Schwangerschafts-Ko: Präeklampsie, Fehlgeburten, Geburt gr. Kinder (→ s. 254)
- Amenorrhoe, erektile Impotenz
- Dupuytren-Kontraktur (Schrumpfung der Palmaraponeurose ⇒ Beugekontraktur der Finger)

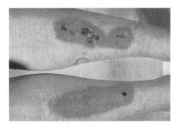

DM: Mikroangiopathie, Necrobiosis lipoidica [IMPP-Prüfungsabbildung]

Ko
- **Akut**: hyperglykämisches Koma (→ s. 250): ketoazidotisches, hyperosmolares Koma; hypoglykämisches Koma (durch Insulin- oder Sulfonylharnstoffüberdosierung)
- **Chronisch**: Makroangiopathie (Arteriosklerose) ⇒ KHK, pAVK, zerebrale VK; Mikroangiopathie ⇒ Polyneuropathie (häufigste Ko) (→ s. 253), Glomerulosklerose (Kimmelstiel-Wilson, → s. 252), Retinopathie (→ s. 252), autonome Neuropathie
- **Diabetisches Spätsyndrom**: Kombination von Mikro- und Makroangiopathie

Di

Diagnosekriterien (Report of the Expert Commitee on the Diagnosis of Diabetes mellitus)	
	Symptome (Polyurie, -dipsie, Gewicht ↓)
	+ zeitlich nicht definierte **Plasmaglucose** > **200mg/dl** (11,1 mmol/l);
oder	bei nicht eindeutigen Symptomen erneute Blutentnahme an einem anderen Tag
	Nüchternplasmaglucosewert
oder	(= Wert nach 8stündiger Nahrungskarenz) > **126mg/dl** (7,0mmol/l)
	2-h Plasmaglucose > **200 mg/dl** (11,1mmol/l)

Lab
- **Blutzucker:** Hexokinasemethode oder Teststreifen, Kapillarblut!
  Norm: 70 - 110mg/dl (nüchtern)
  DM: > 120mg/dl (nüchtern), >180mg/dl (postprandial)
  (Angaben für Glucose hier basierend auf venösem Plasma
  CAVE: Kapillarblutwert > venöser Wert (wg. Glucoseausschöpfung);
  Plasmawerte > Vollblutwerte (10-15% höher, abhängig von Hkt)
- **Oraler Glucosetoleranztest** (oGTT) bei V.a. gestörte Glucosetoleranz:
  Über 3d Einnahme von mind. 200g Kohlenhydraten/d ⇒ Nüchtern-BE
  ⇒ 75g Glucose oral ⇒ BE alle 30min bis 2h:

Normal	Pathologisch	Diabetes mellitus
2-h-Wert < 140mg/dl	2-h-Wert 140 - 200mg/dl	2-h-Wert > 200mg/dl
(1-h-Wert < 160mg/dl,	(1-h-Wert 160 - 220mg/dl)	(1-h-Wert > 220mg/dl)
φ Wert > 240mg/dl)		

Falsch positiv bei: Ulcus duodeni, Stress, Z.n. Billroth II, K^+/Mg^+ i.S.↓, Kontrazeption, Diuretika, Phenytoin
Falsch negativ bei: Malabsorption, Einnahme von MAO-Hemmern, Reserpin, Koffein, Sulfonylharnstoffen, Biguaniden

Lab
- **HbA_1** (bei guter diabetischer Stoffwechselführung: HbA_1 < 7%):
  Entsteht durch Glykierung des Hämoglobins mit Glucose (auch Fructose, phosphorylierter Glucose); die Bildung ist abhängig von Blutglucosekonzentration + Erythrozytenlebensdauer; HbA_1 reflektiert den Blutzuckerspiegel der letzten 8 Wo **(„Blutzuckergedächtnis")**; HbA_{1c} spezifischer, mit Glucose glyzierter Hb-Anteil.
  Falsch hohe Werte: Carbamyliertes Hämoglobin (Urämie), Prähämoglobin A_{1c}, Hämoglobin F
  Falsch niedrige Werte: Hämolyse, Blutung, Hämoglobinopathien
- **Fructosamin** (kein Routineparameter; bei guter Stoffwechsellage: Fructosamin <300μmol/l): entsteht durch Reaktion von Serumproteinen mit Glucose; die Bildung ist irreversibel und abhängig von Blutglucosekonzentration; Fructosamin reflektiert BZ-Spiegel der vergangene 2 Wochen
- **Glucosurie** (Teststreifen): Glucosurie (= Uringlucosekonzentration > 30mg/dl) bei Überschreiten der Nierenschwelle für Glucose (180mg/dl Blutglucosekonz.); spiegelt Blutglucosekonzentration während Bildung des Urins wider!
  Falsch positiv bei tubulären Störungen, Gravidität; falsch negativ bei diabetischer Nephropathie (Nierenschwelle ↑), Alkaptonurie, reduzierende Substrate im Urin (Salicylate, Vitamin C)
- **Ketonurie** (Teststreifen): bei Insulinmangel und diabetischer Ketoazidose werden drei Ketonkörper gebildet (Azeton, β-Hydroxybutyrat, Azetoazetat) und über den Urin ausgeschieden.
- **Proteinurie** (Biuret-Methode): Nachweis einer Mikroalbuminurie bei Glomerulopathie (Gold gekoppelte spezifische Ak gegen Albumin im Teststreifen)

■■■ 7.1.2 Diabetes mellitus – Therapiegrundlagen

Th

Diät
Übergewichtige **Typ-2-DM-Patienten:**   Gewichtsreduktion führt evtl. zur Normalisierung der Stoffwechsellage!   Bei **Typ-1-DM-Pat.** müssen Ernährung und Insulinmedikamentation abgestimmt werden!
Körperliche Aktivität
Senkt Insulinbedarf bei Typ-2-DM (zusätzlich sinkt das Risiko kardiovaskulärer Komplikationen bei Ausdauerbelastung)
Medikamentös
Insulin (→ S. 247); orale Antidiabetika (Sulfonylharnstoffe, Biguanide, Insulinsensitizer, Meglitinide → S. 246); nach Diabetes mellitus Typ 2 Dauer von ~ 10 J. Versagen der Sulfonylharnstofftherapie (Erschöpfung der β-Zellen)
Patientenschulung „jeder Diabetiker sollte sein eigener Arzt sein." (Josslin, 1923)
Transplantation
- Insellzelltransplantation bislang nicht erfolgreich (Transplantatüberlebensrate gering)   - Kombinierte Nieren-Pankreas-Transplantation bei Typ-1-DM mit Niereninsuffizienz erfolgreich, selten singuläre Pankreastransplantation

Th–Ziele   Nahezu normoglykämische BZ-Einstellung (schützt vor mikroangiopathischen Folgeerkrankungen, s.u.):
Mittlere Blutglucosekonzentration (Tagesprofil) < 150mg/dl, BG-Werte zwischen 80-160mg/dl, Hypoglykämien vermeiden, keine Glucosurie, HbA$_{1c}$ bei Typ 1 <7%, bei Typ 2 <6,5%

Bei peripherer Neuropathie	Bei proliferativer Retinopathie	Präkonzeptionell + Gravidität
- Mittlere Blutglucose ca. 100mg/dl (BG-Werte zwischen 70-150mg/dl) - HbA$_{1c}$ < 6,5%	- BG nüchtern bis 140mg/dl (BG-Werte zw. 150 -230mg/dl); HbA$_{1c}$ >8% - Vermeidung von Hypoglykämien	- Nüchtern bis 100mg/dl; BG bis 120mg/dl; HbA$_{1c}$ bis 6,5%; - Im Verlauf der Gravidität steigt Insulinbedarf bis auf das 3fache wg. hoher Resistenz

Anm
- **Diabetes Control & Complications Trial** (N. Engl. J. Med.,1993): 1441 Typ-1-DM-Pat; bei intensiv therapierten Pat. wurde ein mittl. HbA$_{1c}$ von 7,2% erreicht ⇒ 60%ige Reduktion von Spätkomplikationen **CAVE:** Hypoglykämie-Inz.↑
- **UKPDS** (Lancet, 1998)**:** durch bessere BZ-Einstellung signifikante Reduktion aller diabetesbezogenen Endpunkte

■■■ 7.1.3 Diabetes mellitus – Diät

Prinzip   Mehrere Mahlzeiten/Tag (3 Haupt-, 3 Zwischenmahlzeiten ⇒ Vermeidung nahrungsabhängiger Blutglucosespitzen) + Anpassung der Nahrungsaufnahme an den tägl. Energiebedarf (kcal): Sollgewicht x 32 (bei leichter körperlicher Arbeit, Normalfall) (Sollgewicht x 40 bei mittelschwerer, x 48 bei schwerer körperlicher Arbeit)

Sollgewicht: Berechnung als Body Mass Index: kg Körpergewicht/m^2 Körpergröße (→ S. 254)
Norm: Männer: BMI 20-25, Frauen: 19-24

Zusammensetzung der Kost (Anteile der Gesamtkalorien)

Die Ernährungszusammensetzung des Diabetikers unterscheidet sich prinzipiell nicht von der des Gesunden. Sie sollte reich an KH + Ballaststoffen und arm an Fett + Eiweiß sein		
Eiweiß	bis 15%	(1g Eiweiß = 4,1 kcal = 17,2 kJ)
Fett	bis 25%	(1g Fett = 9,3 kcal = 38,9 kJ), Anteil gesättigter Fettsäuren 10%!
Kohlenhydrate	50-60%	(1g Kohlenhydrat = 4,1 kcal = 17,2 kJ)

„Broteinheit" (Maß des Kohlenhydratgehalts verschiedener Nahrungsmittel):
1 BE = 12g Kohlenhydratäquivalent = 48 kcal = z.B. 25g Brot.
Wichtig zur Abschätzung des Insulinbedarf für eine Mahlzeit; 1-2 I.E. Insulin pro BE
in Abhängigkeit von Tageszeit (zirkadianer Rhythmus der Insulinempfindlichkeit)

■■■ **7.1.4 Diabetes mellitus – Konsequente Blutdruck-Einstellung**

- Nach UKPDS bedeutsam für die Prävention makrovaskulärer Erkrankungen
- Therapieziel: systolischer RR <130mmHg; diastolischer RR <80mmHg,
  bei Vorliegen einer Nephropathie syst. RR <120mmHg; diast. RR <80mmHg
- Zur Optimierung der RR-Einstellung regelmäßige RR-Selbstmessung nötig

■■□ **7.1.5 Sulfonylharnstoffe, Biguanide**

	Sulfonylharnstoffe	Biguanide
Ws	Glibenclamid[1], Glibornurid[2], Gliquidon[3], Glimepirid[4]	Metformin[5]
Wi	Insulinfreisetzung aus Pankreas-β-Zellen ↑ über spezifischen Sulfonylharnstoffrezeptor, Insulinrezeptorzahl ↑	Hemmung der Glucoseresorption im Darm und der Gluconeogenese in der Leber, Stimulation der peripheren Glucoseaufnahme, Förderung der anaeroben Glykolyse
Ind	**Typ-2-DM**, wenn Gewichtsreduktion alleine nicht ausreicht.	Vor allem bei übergewichtigen Typ-2-DM-Patienten als Monotherapie oder in Komb. mit Sulfonylharnstoffderivaten (bei Versagen einer Mono-Th mit Sulfonylharnstoffen)
UW	**Hypoglykämie**, Übelkeit, Erbrechen, Alkoholintoleranz, cholestatischer Ikterus, Agranulozytose, Thrombopenie, allerg. Reakt.	**Lactatazidose**, Übelkeit, Erbrechen, Exsikkose, BB-Veränderungen
KI	Typ-1-DM, Gravidität, Leber- und Niereninsuffizienz, Ketoazidose, Coma diabeticum, Sulfonylharnstoffallergie	**Leber- und Niereninsuffizienz** (Kreatinin-Clearance < 60ml/min), respirat. und kardiale Insuffizienz, fieberhafte Erkrankungen, Operationen, Gravidität, Alkoholabusus, i.v. Kontrastmittelallergie
WW	Wi↑ durch: Cumarine, β-Blocker, Sulfonamide, ASS, Phenylbutazon, Alkohol; Wi↓ durch: Corticoide, Thiazide, Schilddrüsenhormone; Cumarin-Wi wird verstärkt	
Anm	Gelingt eine Einstellung mit Sulfonylharnst. nicht, so kann eine Kombination mit einem Intermediärinsulin versucht werden. Vorteil gegenüber Insulinmonotherapie: kleinere Insulindosis, keine weitere Reduktion der Insulinrezeptoren	
CAVE	Glibenclamid nicht bei Patienten >70J. wegen Nierenfunktionseinschränkung, erhöhter Inzidenz prolongierter Hypoglykämien ⇒ Gliquidon oder Glimepirid verwenden (hepatische Elimination)	Letalität des lactatazidotischen Komas 50%!
Studie	UKPDS (United Kingdom Prospective Diabetes Study, 1977-1991): Orale Antidiabetika sind gleich effizient wie Insulin. Weder orale Antidiabetika noch Insulin erhöhen das Risiko kardiovaskulärer Erkrankungen.	

[1]Euglucon, [2]Glutril, [3]Glurenorm, [4]Amaryl, [5]Glucophage

■□□ 7.1.6 Acarbose[1]

Wm/Wi Kompetitive Hemmung des Enzyms Glucosidase (in intestinaler Bürstensaummukosa),
⇒ Induktion einer Maldigestion von Kohlenhydraten

UW Meteorismus, Flatulenz, Bauchschmerzen, Diarrhö

Anm Anwendung umstritten, wegen unterschiedlich bewerteter Studienerfolge
(gemessen an HbA$_{1c}$-Senkung) und wegen Nebenwirkungen

■□□ 7.1.7 Glinide-Analoga

Ws Repaglinide[2], Nateglinide[3], Meglitinide

Wi • Stimulieren in Abhängigkeit vom Blutglucosespiegel Insulinsekretion aus β-Zellen
⇒ flexible prandiale Medikation
• **Repaglinide** (Carbamoylmethyl-Benzoesäure-Derivat, CBMS):
Blockade ATP-sensitiver Kaliumkanäle in der Zellmembran der β-Zellen
• **Nateglinide:** Derivat der Aminosäure D-Phenylalanin

UW Hypoglykämie, gastrointestinale Symptome, Sehstörungen

KI Typ-1-Diabetes, schwere Leber- und Niereninsuffizienz

Anm Dosierung abhängig von Mahlzeiten. Repaglinide präprandial 0,5-2,0mg
(max. Einzeldosis 4mg; max. Tagesdosis 16mg; Therapie-Beginn mit 0,5mg)

■□□ 7.1.8 Insulinsensitizer (Glitazone)

Ws Rosiglitazon[4], Pioglitazon[5]
in Deutschland derzeit nur in Kombination
mit SHS + Metformin zugelassen

Wi PPAR-γ-Agonisten
(**P**eroxysome **p**roliferator-**a**ctivated **r**eceptory);
Insulinresistenz ↓: Glucoseaufnahme in
Fett + Muskel ↑, Lipogenese ↑,
Glykogenolyse ↓

KI Schwere Herz-/schwere Leberinsuffizienz

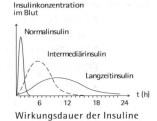

Wirkungsdauer der Insuline

■■■ 7.1.9 Insulin

Phy Synthese des Proinsulins in β-Zellen des Pankreas;
Spaltung des Proinsulins in Insulin und C-Peptid
(C-Peptid: Parameter für β-Zell-Funktion!);
HWZ (Insulin) =15min; zirkadianer Rhythmus durch
kontrainsulinäre Hormone bestimmt; Tiefpunkt 3Uhr

Ws • **Normalinsulin** (= Altinsulin;
Wi-Dauer dosisabhängig ca. 2h)
• **Verzögerungsinsulin** (Zink-Insulin,
Protamin-Insulin-NPH
(= Neutral-Protamin-Hagedorn,
Vorteil: freie Mischbarkeit mit Insulin),
Surfen-Insulin; Wd 12h)
• **Langzeitinsuline** (Insulin-Zink-Suspension; Wd 24h)
• [Kombination aus Normalinsulin und Intermediärinsulin; Wd immer dosisabhängig]

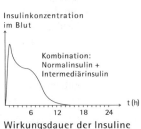

Wirkungsdauer der Insuline

---

[1]Glucobay, [2]NovoNorm, [3]Starlix, [4]Avandia, [5]Actos

- **Insulinanaloga: Insulin lispro**[1] (Austausch von Lysin durch Prolin im Insulinmolekül), **Insulin Aspart**[2] (Austausch von Prolin durch Asparaginsäure): schnellere Resorption aus dem Gewebe ⇒ schnellere Wirkung; kein Spritz-Ess-Abstand
- **Insulin Glargin**[3]: geringe Löslichkeit im neutralen pH-Bereich, Bildung von Mikropräzipitaten, verzögerte Freisetzung aus Gewebe

Wi   Glucoseaufnahme in Muskel- und Fettzellen ↑, anaboler Stoffwechsel ↑ (Glykogen-, Lipid- und Proteinsynthese), kataboler Stoffwechsel ↓ (Glykogenolyse, Lipolyse und Proteolyse)

Ind   Typ-1-DM, Typ-2-DM (bei unzureichender diätetischer + medikmentöser Therapie), Gravidität, diabetischen Ko, perioperativ

UW   Überdosierung ⇒ **Hypoglykämie** (Hunger, Schwitzen, Tachykardie, Krämpfe, Koma), Insulinallergie (seltener seit Einführung hochgereinigter Insuline), Insulinresistenz (Mehrbedarf = Bedarf > 80 I.E. durch Anti-Insulin-Ak), Lipodystrophie (an Injektionsstellen)

Insulinbedarf

Hoher Insulinbedarf	Niedriger Insulinbedarf
Morgens + abends (hier etwas geringer)	Mittags + von Mitternacht bis ca. 4 Uhr

Konventionelle Insulintherapie:
2/3 der Tagesdosis morgens, 1/3 abends; es werden Intermediärinsuline alleine oder kombiniert mit Normalinsulin verwendet.
Ind: Typ-2-DM; **Nachteil:** starres Schema, strenge Essenszeiten!

Intensivierte Insulintherapie :
- Basale Bereitstellung durch Langzeitinsulin (40%) + zusätzliche mahlzeitbezogene Gabe von Normalinsulin (60%) = Basis-Bolus-Konzept
- Normalinsulingabe nach gegessenen Broteinheiten gemäß zirkadianer Rhythmik:

Morgens 2 I.E. / BE	Mittags 1 I.E. / BE	Abends 1,5 I.E. / BE

- **CAVE:** nächtliche Hypoglykämie ⇒ abends Langzeitinsulin möglichst spät spritzen!
- Gute Schulung d. Dosisanpassung an jeweils gemessene Glucosewerte erforderlich!

Insulinpumpentherapie :
- **Prinzip:** mittels tragbarer Pumpe kontinuierliche subkutane Infusion von Normalinsulin + Bolus von Normalinsulin zu den Mahlzeiten (Basalrate programmierbar gemäß zirkadianer Rhythmik)
- **Ind:** Dawnphänomen, Alternative zu CT/ICT bei Patienten mit unregelmäßigem Insulinbedarf +/oder nicht beherrschbaren Blutglucoseschwankungen, z.B. Schwangerschaft/Schichtarbeit
- **Vorteile:** gute Stoffwechseleinstellung möglich, freie Einteilung der Essenszeiten
- **Nachteile:** Infektion an Injektionsstelle, Entgleisung bei mechanischem Defekt, Patient muss motiviert und fähig sein, Dosis an selbst gemessene Glucosewerte und bes. Situationen (Fieber, Sport, Tageszeit) anzupassen (= conditio sine qua non)

Insulintherapie bei Typ-2 - Diabetes mellitus
- **Indikation:** „Versagen" oraler Antidiabetika, Kombination mit Metformin besonders bei jungen Patienten und Patienten mit Übergewicht sinnvoll (UKPDS)
- **Prinzip:** Orientierung an der PPh, d.h. Substitution der fehlenden schnellen Insulinausschüttung zu den Mahlzeiten ⇒ Senkung der postprandialen Glucosespitzen (Anm: langsamere 2. Insulinausschüttung ist vorhanden)

---

[1]Humalog, [2]NovoRapid, [3]Lantus

Gesamtdosis = Nüchternblutglucose x 0,2
Aufzuteilen in 3 Normalinsulindosen vor den Mahlzeiten im Verhältnis 3:1:2

- Bei erhöhter Nüchternblutglucose Verzögerungsinsulin oder Metformin zur Nacht
- Zwischenmahlzeiten können entfallen ⇒ geringere Gewichtszunahme
- Bei stabilem Verlauf nur gelegentliche Kontrollmessungen erforderlich
- Falls Patient nicht so oft spritzen will: Einstellung mit täglich zweimaliger Gabe eines Mischinsulins

■□□ 7.1.10 Diabetes mellitus und Operation

- Bei HbA_{1c} > 9% oder Nüchtern-BZ >180mg/dl ⇒ Op (wenn möglich) verschieben
- **Präoperativ** Risikofaktoren abklären: Nierenfunktion, Störungen des autonomen Nervensystems, proliferative Retinopathie ⇒ Bewertung je nach Art des operativen Eingriffs
- **Perioperativ:** 500ml 10% Glucose-Lsg. mit 16 I.E. Altinsulin und 110mmol K^+ mit 80ml/h infundieren

Adipöser Patient oder hoher Glucoseausgangswert	Dünner Patient oder niedriger Glucoseausgangswert
20 I.E. Insulin	12 I.E. Insulin

- Messung der Blutglucose alle 1-4h ⇒ Zielwert: 110-180mg/dl; täglich Na^+-Messung, um Verdünnungshyponatriämie zu erkennen, K^+ und Kreatinin Kontrolle
- Infusion bis 30 - 60min nach erster Mahlzeit fortsetzen

■□□ 7.1.11 Hypoglykämie

Def   **Blutglucosekonzentration < 50mg/dl**

Ät   **Symptomatische Hypoglykämie mit Hyperinsulinismus:**
- Relative Insulinüberdosierung bei DM (Sulfonylharnstoffüberdosierung): Auslassen einer Mahlzeit, nach Neueinstellung eines DM durch verbesserte Insulinsensitivität, starke körperliche Belastung; absolute Insulinüberdosierung: akzidentiell, suizidal, kriminell
- Anfangsstadium des DM
- Magenentleerungsstörung bei DM (Neuropathie des autonomen Nervensystems, Gastroparese)
- Dumping-Spätsyndrom (nach Magen-Op rasche KH-Resorption ⇒ Hyperglykämie ⇒ überschießende Gegenregulation ⇒ Hypoglykämie)
- Insulinom

Symptomatische Hypoglykämie ohne Hyperinsulinismus:
- NNR-, HVL-Insuffizienz (Mangel kontrainsulinärer Hormone)
- Schwere Leberfunktionsstörungen, Alkoholintoxikation (⇒ Hemmung der Gluconeogenese)
- Glykogenspeicherkrankheiten, Störung der Gluconeogenese, Fructoseintoleranz, Galactosämie, u.a.
- Mesenchymale Tumoren

Asymptomatische Hypoglykämie:
Bei Fasten, körperlicher Belastung (bei Frauen bis 30mg/dl), artefiziell

Üs

Phase	PPh	Kli
I	Parasympathisch	**Heißhunger**, Übelkeit
II	Sympathisch	**Tachykardie**, Unruhe, **Schwitzen**, Tremor
III	Zentralnervös	Kopfschmerzen, Verwirrtheit, Aggressivität, primitive Automatismen, **Krämpfe**, fokal neurologische Zeichen, Somnolenz bis **Koma**
	Nächtliche Hypoglykämie	Nachtschweiß, Albträume, morgendlicher Kopfschmerz

CAVE Symptome oft wenig ausgeprägt bei älteren Patienten, Patienten mit autonomer Neuropathie und Patienten mit DM bei Pankreasinsuffizienz

Th
- Glucosezufuhr: Patient bei Bewusstsein: Fruchtsäfte, Würfel-, Traubenzucker Patient bewusstlos: 50ml 40%ige **Glucose i.v.**; dann 5%ige Glucose p.i. (bis BG = 200mg/dl)
- Evtl. Glucagon[1] 1mg i.m. (durch Angehörige durchführbar), Fertigspritze erhältlich
- Therapie der Grunderkrankung

Di
- Blutglucosekonzentration < 50mg/dl
- C-Peptid bei endogener Insulinsekretion ↑, bei exogener Insulinzufuhr ↓

■■■ 7.1.12 Coma diabeticum

Syn **Hyperglykämisches Koma** bei DM

Form
- Ketoazidotisches Koma (typisch für Typ-1-DM)
- Hyperosmolares Koma (typisch für Typ-2-DM)

Ät
- Erstmanifestation eines DM
- Zu geringe exogene Insulinzufuhr: unterlassene Injektion, falsche Verordnung, technischer Fehler (z.B. der Insulin-Pumpe, mangelhafte Compliance)
- Erhöhter Insulinbedarf: Infektion, Diätfehler, Operation, Myokardinfarkt (→ S. 44), Hyperthyreose (→ S. 213), Thiazidtherapie, Glucocorticoidtherapie

PPh
- **Hyperosmolares Koma** (Typ-2-DM): Relativer Insulinmangel ⇒ Hyperglykämie ⇒ Hyperosmolalität des Blutes ⇒ 1.) ⇒ Dehydrierung der Hirnzelle ⇒ Koma ohne Azidose 2.) ⇒ Osmotische Diurese (K^+-Verlust!) ⇒ Hypovolämie ⇒ Schock
- **Ketoazidotisches Koma** (Typ-1-DM): Zusätzlich zur hyperosmolaren Dehydratation: absoluter Insulinmangel ⇒ Lipolyse ↑ ⇒ Ketonkörper ↑ ⇒ metabolische Azidose (Ketoazidose) ⇒ Koma

		Hyperosmolares Koma (Typ-2-DM)	Ketoazidotisches Koma (Typ-1-DM)
Kli	Präkoma	Kli des DM, allmählicher Beginn, **Exsikkose-Zeichen** an Haut und Schleimhäuten	
			Azetonischer Foetor, Kussmaul-Atmung (→ S. 81)
	Koma	**Schock**: Puls ↑, RR ↓, ZVD ↓, Olig-, Anurie; Herzrhythmusstörungen	
Lab		Hyperglykämie (800 - 2400mg/dl)	Hyperglykämie (300 - 700mg/dl)
			Ketonämie, Ketonurie metabolische Azidose
		Na^+ i.S. ↑, Hb ↑, Hkt ↑, Leukozyten ↑, K^+ leicht ↑ (trotz renalen K^+-Verlusts, durch azidotischen K^+-Shift nach extrazellulär), **Hyperosmolalität** (330-440mosm/l, Norm: ~290mosm/l), Glucosurie	

[1]Glucagen

Th

Th des diabetischen Komas = Th des Flüssigkeitsverlustes, des Insulinmangels, des gestörten Kaliumhaushalts und der Azidose!

Flüssigkeitsverlust: 1. Stunde: 1000ml Na$^+$Cl$^-$, danach 500-1000ml/h je nach Diurese; durchschnittlicher Flüssigkeitsbedarf in den ersten 8h: 5-6 l:
Wenn Na$^+$ >150mmol/l 0,45%ige Na$^+$Cl$^-$-Lösung verwenden; ab Blutglucose von ~250mg/dl 5%ige Glucose-Lsg. geben, um Blutglucose auf diesem Niveau zu halten

Insulinmangel: Normalinsulin 4-12 I.E./h über Perfusor, initial 6 I.E./h;
bei fehlender BZ-Senkung nach 2h: checke Perfusor und Infusionssystem, verdopple Dosis;
BZ um nicht mehr als 100mg/dl pro Stunde senken, Gefahr des Hirnödems!

Kaliumhaushalt: initial besteht trotz K$^+$-Verlusts eine Normo- oder Hyperkaliämie infolge der Azidose; bei Korrektur der Azidose und Beginn der Insulin-Th kann schnell eine Hypokaliämie entsteht ⇒ orale K$^+$-Substitution (Kalinor®) nach K$^+$ i.S und pH bzw. p.i. 13-20mmol/h ab Beginn der Insulingabe. Stopp bei K$^+$ > 6mmol. K$^+$ i.S. alle 2h kontrollieren!

Azidose: Na$^+$-Bicarbonat nur bei pH <7,1 (und vorherigem Ausgleich von Insulinmangel + Flüssigkeitsverlust), dabei nur 1/3 des berechneten Bedarfs geben (Gefahr der Hypokaliämie!); hier: BE x **0,1** x kg KG = mmol Na$^+$-Bicarbonat

Ausgleich einer Hypophosphatämie (Nutzen umstritten; nicht schneller als 3-4mmol/h geben, sonst Gefahr der Hypocalcämie)

Blasenkatheter (Bilanzierung), zentraler Venen-Katheter (ZVD-Kontrolle), Magensonde (als Ablaufsonde ⇒ Vorbeugen einer Aspiration)

Suche nach auslösender Infektion: Urin, Blutkulturen, Rö-Thorax

Thrombose-Prophylaxe (Heparin)

■□□ **7.1.13 Koma**

Def **Bewusstlosigkeit**, Patient durch äußere Reize **nicht mehr weckbar**

DD

DD - Koma		
Zerebral	**Traumatisch**	Schädel-Hirn-Trauma, Hitzschlag
	Entzündlich	Meningo-Enzephalitis, Hirnabszess, zerebrale Malaria
	Neoplastisch	Hirntumor, Hirnmetastasen
	Postiktal	Bei Epilepsie
	Zerebrovaskulär	Hirnischämie, Sinusvenenthrombose, Hirnblutung, Hirninfarkt (Hirngefäßembolie), Subarachnoidalblutung
	Kardiovaskulär	Globale Ischämie, anoxischer Schaden (Kollaps, Schock, Kreislaufstillstand)
Toxisch	**Endogen toxisch**	Leberversagen, Nierenversagen
	Endokrin / Endogen toxisch	Hyperglykämie, Hypernatriämie Hypoglykämie, Lactatazidose Hyperthyreose, Hypothyreose, HVL-Insuffizienz, NNR-Insuffizienz, Hypercalcämie
	Exogen toxisch	Vergiftungen (v.a. Alkohol, Psychopharmaka)

Glasgow Coma Scale		
Augen öffnen	Spontanöffnen	4
	Öffnen auf Ansprache	3
	Öffnen auf Schmerzreize	2
	Keine Reaktion	1
Verbale Reaktion	Orientiert	5
	Verwirrt, desorientiert	4
	Unzusammenhängende Worte	3
	Unverständliche Laute	2
	Keine verbale Reaktion	1
Motorische Reaktion	Befolgt Aufforderungen	6
	Gezielte Schmerzabwehr	5
	Massenbewegungen	4
	Beugesynergien	3
	Strecksynergien	2
	Keine Reaktion	1

Bewertung: weniger als 8 Punkte entspricht einer schweren Störung

■□□ 7.1.14 Retinopathia diabetica

Kli
- **Nichtproliferative Retinopathie** (Frühstadium, kapilläre Leckage): Mikroaneurysmen, intraretinale Blutungen, perlschnurartige Venen, intraretinale mikrovaskuläre Anomalien
- **Proliferative Retinopathie** (Kapillarneubildung): Neovaskularisationen an Pupille und Retina, präretinale Blutungen; Gefahr: Glaskörperblutung, traktionsbedingte Netzhautablösung (Traktionsablatio), Sekundärglaukom

Th Laserkoagulation, normnahe BZ-Einstellung (**CAVE**: Hypoglykämien vermeiden; BG 150-230mg/dl bis Abschluss der Lasertherapie; Blutungsgefahr!)

Pro Normnahe Blutglucoseeinstellung

Anm Weitere Erkrankungen des Auges bei DM: Katarakt, Iridozyklitis

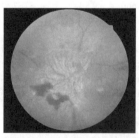

DM: proliferative Retinopathie
[IMMP-Prüfungsabbildung]

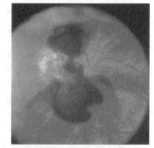

DM: Glaskörperblutung
[IMPP-Prüfungsabbildung]

■□□ 7.1.15 Glomerulosklerose

Def Renale Mikroangiopathie bei langjährigem Diabetes mellitus

Pat Diffuse/noduläre Glomerulosklerose (noduläre: Kimmelstiel-Wilson, seltener)

Epi 10% aller Diabetiker sterben an terminaler Niereninsuffizienz; 30-50% aller Dialyse-patienten sind Diabetiker, davon 90% Typ 2 Diabetiker. Screening: Nachweis einer Mikro-albuminurie (Albuminkonzentration im Morgenurin, **CAVE**: ab <20mg/l)

Kli   Mikroalbuminurie, Hypertonie (→ S. 73), nephrotisches Syndrom (→ S. 275), Niereninsuffizienz (→ S. 285)

Th   BZ normnah, Eiweißzufuhr 1g/kgKG/d, ACE-Hemmer (Ziel: <120/80mmHg), Dialyse, Transplantation

Anm   Weitere Nierenerkrankungen bei DM: Harnwegsinfekt (→ S. 279), Pyelonephritis (→ S. 280), Nierenarterienstenose)

CAVE   Proteinurie: Marker für hohes kardiovaskuläres Mortalitätsrisiko; KM-Gabe bei Patient mit DM und eingeschränkter Nierenfunktion ⇒ Gefahr des akuten Nierenversagens (vor + 24h nach KM-Gabe 0,9% Na^+Cl^--Infusion), keine NSA= nichtsteroidale Antiphlogistika!

■□□ 7.1.16   DM – Polyneuropathie

Kli   **Periphere sensomotorische Polyneuropathie:**
Distal betonte Parästhesien, Schmerzen („burning feet"), Hyp-, Anästhesie, Vibrationsempfinden ↓, Areflexie (Ø Achillessehnenreflex)
Weitere Formen:
Asymmetrische proximale motorisch-schmerzhafte Form, Mononeuropathie, Hirnnerven-Ausfälle
Autonome diabetische Neuropathie:
- Herz-Kreislauf: Ruhetachykardie, keine reflektorische Tachykardie bei Belastung ⇒ orthostatische Hypotonie (EKG: konstante RR-Intervalle bei Lagenwechsel, tiefer In-/Exspiration)
- GI: Motilitätsstörungen, Gastroparese, Diarrhö, Obstipation (→ S. 170)
- Urogenital: Blasenentleerungsstörungen, Inkontinenz, erektile Impotenz
- Auge: Pupillenreflex ↓; Haut: trophisches Ulkus des Fußes

Pro   Normnahe Blutglucoseeinstellung

Th   Versuch mit tricyclischen Antidepressiva, Carbamazepin, Gabapentin

■□□ 7.1.17   Diabetischer Fuß

Pg   **Ulkusbildung** bei Kombination von Polyneuropathie (⇒ path. Druckverteilung ⇒ Hornhaut- und Blasenbildung, Schmerzempfindung ↓), Makroangiopathie, Verletzungen; **Infektion;** häufig kompliziert durch pAVK (⇒ schlechte Pro)

DM: Angioneuropathie, „Malum perforans" [IMPP-Prüfungsabbildung]

Th   Druckentlastung (Gehhilfen), normnahe Einstellung des DM, Antibiose, operative Druckentlastung (Korrektur von Fehlstellungen), orthopädisches Schuhwerk, Optimierung der Durchblutung (Bypass, PTA), Ultima ratio: Amputation

Pro   Tägl. Fuß-Inspektion, trocken + sauber halten, Nägel nur feilen, adäquate Schuhe

■□□ 7.1.18 Gestationsdiabetes

Def Manifestation einer gestörten Glucosetoleranz oder eines Diabetes mellitus während der Schwangerschaft

Epi 2-4% der Schwangeren

Ät Insulinantagonisten ↑ (z.B. HPL)

Rif
• Adipositas
• Positive Familienanamnese (Diabetes mellitus)
• Eigenes Geburtsgewicht >4000g
• Geburtshilfliche Anamnese: Z.n. Geburt eines Kindes >4000g, Z.n. unklarem intrauterinem Fruchttod

Kli • Glucosurie, Hydramnion, sonografisch großes Kind (v.a. Thoraxdurchmesser), rezidivierende Harnwegsinfekte

Di 75g oGTT (= oraler Glucosetoleranztest): wenn Glucose nüchtern >90mg/dl bzw. nach 120min. >160mg/dl

Th
• **Diät** (25-35 kcal/kg Idealgewicht, 40-50% Kohlenhydrate, 20% Proteine, 20-40% Fett), BZ-Selbstkontrolle
• **Falls unzureichend** (postprandialer 2-h-Wert >105mg/dl) Insulin-Therapie wie bei Typ-1-DM; Ziele: Nüchternblutglucose <105mg/dl, postprandialer Wert <140mg/dl

Prg Normalisierung sofort post partum; 5-15% nichtadipöser Frauen und 35-50% adipöser Frauen (Gewicht >120% des Idealgewichts) entwicklen DM in 5-20 Jahren

7.2 Fettstoffwechsel

■□□ 7.2.1 Adipositas

Def Defekte Kontrolle des normalen Nahrungs-Feedback-Systems, als Folge übermäßiger Vermehrung oder Bildung von Fettgewebe (Syn: Fettleibigkeit)

Ät
• Vor allem überkalorische Ernährung, geringe körperliche Aktivität
• Psychosoziale Faktoren (Zunahme zivilisationsbedingt)
• Sekundär: Hypothyreose (→ S. 217), M. Cushing (→ S. 223), Hyperinsulinämie (Insulinom → S. 240)
• Genetische Faktoren (bei Tieren Identifikation von bisher 6 genetischen Störungen; z.Z. aktuelles Forschungsinteresse: Rolle von Leptin, „uncoupling proteins")

Ko
• Respiratorisch: Diaphragmahochstand, Schlafapnoe ⇒ restriktive Ventilationsstörung, alveoläre Hypoventilation ⇒ Hyperkapnie ⇒ Hypersomnolenz (Pickwick-Syndrom)
• Kardiovaskulär: Arteriosklerose, Hypertonie, Herzinsuffizienz
• DM Typ2

Di **Body mass index**: BMI = Körpergewicht (kg) : Körpergröße (m^2); Norm: 18,5-24,9kg/m^2; Übergewicht 25-29,9kg/m^2, Adipositas > 30kg/m^2

Th
• Hypokalorische gemischte Kost: 15-25 kcal/kg Sollgewicht und Tag (Relation KH : Fett : Protein = 50 : 30 : 20)
• Bei starkem Übergewicht **Formulardiät**: 800kcal, mit 50g hochwertigen Proteinen, 90g KH, 7g essenzielles Fett, Spurenelemente, Vitamine
• Bewegung, v.a. um erzieltes Gewicht zu halten; Psycho-/Verhaltenstherapie; Therapie von: Hypertonie, Typ-2-DM, Fettstoffwechselstörungen, degenerativen Gelenkerkrankungen

- Orlistat (Xenical®): Inhibitor der Pankreaslipase ⇒ Gewichtsabnahme (Studie: 10%), keine Langzeiterfahrung, Sibutramin (Serotonin- und Noradrenalin-Wiederaufnahmehemmer, verstärkt das Sättigungsgefühl und die Thermogenese - keine Langzeiterfahrung).
  Bei BMI > 40kg/m^2 : operative Magenverkleinerung (gastric banding, laparoskopisch, mittlere Gewichtsabnahme bei ~ 60% 25-40kg)

Anm   **Nulldiät obsolet**: Harnsäure i.S. ↑, freie Fettsäuren i.S. ↑, evtl. Transaminasen i.S. ↑, Na$^+$-Diurese ↑↑, Ketonurie (stationäre Überwachung notwendig)

■□□ **7.2.2   Fettstoffwechsel**

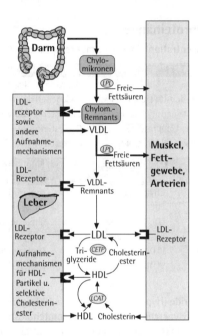

Lipid/Lipoprotein	Merkmal
Cholesterine	Baustein für Membran-, Steroidhormon-, Gallensäuresynthese
Triglyzeride	Energieträger
Lipoproteine	Plasma-Transportmoleküle für wasserunlösliche Fette (Cholesterine, Triglyzeride, Phospholipide u.a.)
Chylomikronen	Bildung in Darmmucosa, Transport der Nahrungsfette vom Darm über die Lymphe ins Blut, dort Spaltung durch Lipoproteinlipase LPL in 1) freie Fettsäuren (⇒ Muskulatur, Fettgewebe) und 2) Chylomikronen-Remnants (⇒ Aufnahme i. Leber über LDL-Rezept.)
VLDL (Very-Low-Density-Lipoproteins)	Synthese in Leber, Abgabe ins Blut, dort Spaltung durch LPL in 1) freie Fettsäuren (⇒ Muskulatur, Fettgewebe) und 2) VLDL-Remnants (Aufnahme in Leber über LDL-Rezeptoren oder Abbau extrahepatisch zu LDL)
LDL (Low-Density-Lipoproteins)	Abbauprodukt der VLDL ⇒ Aufnahme in periphere Gewebe oder in Leber über LDL-Rezeptoren

Lipid/Lipoprotein	Merkmal
HDL (High-Density-Lipoproteins)	Synthese v.a. in Leber, Aufnahme von Cholesterin (Schutzfunktion!) in Form von Cholesterinestern mittels Lecithin-Cholesterin-Acyltransferase (LCAT), Abgabe der Cholesterinester 1) an LDL (mittels CETP), 2) selektiv an Leber oder 3) zusammen mit HDL in Leber; Abbau von HDL in Leber
	Austausch von Triglyzeriden und Cholesterinestern zwischen Chylomikronen/VLDL und HDL/LDL mittels **Cholesterinester-Transferprotein** (CETP)
Apolipoproteine	Bestandteile der Lipoproteine, auf Oberfläche der Lipoproteine lokalisiert, regulieren den Stoffwechsel der Lipoproteine

■■■ 7.2.3 Hyperlipoproteinämie

Def Erhöhte Konzentration einer oder mehrerer Blutfettfraktionen im Nüchternserum

Üs

Lipoproteinklasse	Hauptbestandteil	Elektrophorese
Chylomikronen	Nahrungstriglyzeride	Wandern nicht
VLDL (very low-density Lipoproteine)	Endogene Triglyzeride	Prä-β
IDL (intermediate density Lipoproteine)	Cholesterin, Triglyzeride	Prä-β
LDL (low-density Lipoproteine)	Cholesterin	β
HDL (high-density Lipoproteine)	Cholesterin	α

Eint

Typ (nach Fredrickson)	Lipoproteine	Lipide	Häufigkeit %
Typ I	Chylomikronen ↑	Triglyzeride	Sehr selten
Typ IIa	LDL ↑	Cholesterin	10%
Typ IIb	LDL ↑, VLDL ↑	Cholesterin, Triglyzeride	15%
Typ III	IDL ↑, Chylomikronen ↑	Triglyzeride, Cholesterin	5%
Typ IV	VLDL ↑	Triglyzeride	70%
Typ V	VLDL ↑, Chylomikronen ↑	Triglyzeride	selten

Di
- Lab: Triglyzeride (Hypertriglyzeridämie: >180mg/dl), Gesamt-, HDL-, LDL-Cholesterin (Hypercholesterinämie: Gesamtcholesterin >200mg/dl)
- Sog. Kühlschranktest: Trübung des Serums durch erhöhtes VLDL innerhalb von 12h im Kühlschrank bei Typ IIb und IV, dagegen klares Serum bei Typ IIa
- Lipoproteinelektrophorese (⇒ Typisierung nach Fredrickson)

Anm Lipide werden im Blut an Globuline = Apolipoproteine gebunden transportiert, daher sind die Begriffe Hyperlipidämie und Hyperlipoproteinämie gleichbedeutend

Ät

Primär (genetisch determiniert)	Familiärer Lipoproteinlipasemangel (→ S. 257)
	Familiärer Apoprotein-CII-Mangel (→ S. 257)
	Familiäre Dysbetalipoproteinämie (Typ III → S. 257)
	Familiäre Hypercholesterinämie (Typ II → S. 257)
	Polygene Hypercholesterinämie (Typ IIa, b → S. 258)
	Familiäre Hypertriglyzeridämie (Typ IV → S. 258)
	Familiäre Hyperalphalipoproteinämie (→ S. 258)
Sekundär	Diabetes mellitus (→ S. 242), M. Cushing (→ S. 223), Hypothyreose (→ S. 217), Anorexia nervosa, Adipositas (→ S. 254), Alkoholismus (→ S. 263), Cholestase, akute Hepatitis (→ S. 177), nephrot. Syndrom (→ S. 275), Urämie (→ S. 282), SLE (→ S. 318), Stress, β-Blocker, orale Kontrazeptiva, Glucocorticoide

Th • **Therapieziele**: Gesamt-Cholesterin <200mg/dl, LDL-Cholesterin <150mg/dl, HDL-Cholesterin >40mg/dl; Triglyzeride <200mg/dl
  • Bei sekundärer Hyperlipoproteinämie Therapie der Grundkrankheit

■■□ 7.2.4 Familiärer Lipoproteinlipasemangel

PPh Lipoproteinlipase ↓ ⇒ Chylomikronen ↑↑ (autosomal rezessiv vererbt)

Kli Pankreatitis (→ S. 190) ⇒ Bauchschmerzen; eruptive Xanthome (= gelbe Hautknötchen durch Lipideinlagerungen); Hepatomegalie, Splenomegalie (durch Lipidphagozytose → S. 148); lipämisches Plasma (milchig)

Di • Elektrophorese (Typ-I-Hyperlipoproteinämie)
  • Keine Erhöhung der Lipoproteinlipase nach Injektion von Heparin (normal Anstieg)

Th Fettfreie Diät + mittelkettige Triglyzeride (+ fettlösliche Vitamine!)

■■□ 7.2.5 Familiärer Apoprotein-CII-Mangel

PPh Apoprotein CII (Kofaktor der Lipoproteinlipase) ↓ ⇒ Aktivität der Lipoproteinlipase ↓ ⇒ Chylomikronen ↑, VLDL ↑ (autosomal rezessiv vererbt)

Kli Rezidivierende Pankreatitis, lipämisches Plasma

Di • Lab: Hypertriglyzeridämie
  • Elektrophorese (Typ-I-, Typ-V-Hyperlipoproteinämie)
  • Plasmatransfusion ⇒ Triglyzeride ↓↓ (da Apoprotein CII in Fremdplasma)

Th Fettreduzierte Diät (ca. 20g Fett/d), Plasmatransfusion bei schwerer Pankreatitis

■■□ 7.2.6 Familiäre Dysbetalipoproteinämie

PPh Aufnahme von IDL und Chylomikronabbauprodukten in Leber ↓ ⇒ IDL ↑, Chylomikronen ↑, angeboren

Syn Primäre Typ-III-Hyperlipoproteinämie

Kli • Schwere Arteriosklerose (v.a. Koronarien, Karotiden, Aorta)
  ⇒ Herzinfarkt, Zerebralarterieninsuffizienz, pAVK, Gangrän
  • Xanthome: gelbe Handlinien, tuberöse Xanthome (v.a. an Knie, Ellbogen)

Di Kli, Lab (Triglyzeride ↑, Cholesterin ↑), Elektrophorese (β-Band ↑), Apo E-Anomalien (oder Apo E2/2 homozygot)

Th Clofibrinsäurederivat (Gemfibrozil[1]), evtl. Nicotinsäurederivat (Xantinolnicotinat[2]), hier wahrscheinlich auch HMG-CoA-Reduktasehemmer (z.B. Lovastatin[3])

■■□ 7.2.7 Familiäre Hypercholesterinämie

PPh LDL-Rezeptor-Aktivität ↓ ⇒ LDL-Aufnahme in Zelle ↓ ⇒ LDL ↑ (autosomal-dominant)

Kli • Schwere Koronarsklerose
  ⇒ **frühe Herzinfarkte** (Gipfel 20.-40. Lj.)
  • Sehnenxanthome (v.a. Achillessehne), Xanthelasmen (Augenlid), Arcus corneae

Di Kli, Lab (Cholesterin ↑, TG normal), Elektrophorese (Typ II, ab Geburt)

Familiäre Hypercholesterinämie, tendinöse Xanthome
[IMPP-Prüfungsabbildung]

---

[1]Gevilon, [2]Complamin, [3]Mevinacor

Th
- Diät (ungesättigte Fettsäuren, Reduktion von Cholesterin und gesättigten Fettsäuren)
- Cholestyramin[3], Nicotinsäurederivat[1], HMG-CoA-Reduktionshemmer[2]
- Evtl. Op (intestinaler Ileum-Bypass), bei Homozygoten (Kli ↑↑) Plasmaaustausch

■■□ 7.2.8 Polygene Hypercholesterinämie

Di
LDL ↑, Cholesterin ↑ (Typ-IIa-, -IIb-Hyperlipoproteinämie), keine Sehnenxanthome, nur geringe familiäre Häufung (multipel genetisch- und umweltbedingt)

Th
- Diät (ungesättigte Fettsäuren, Reduktion von Cholesterin und gesättigten Fetts.)
- HMG-CoA-Reduktasehemmer (z.B. Lovastatin[2]), Cholestyramin[3] + evtl. Nicotinsäurederivat (z.B. Xantinolnicotinat[1])

■■□ 7.2.9 Familiäre Hypertriglyzeridämie

PPh
VLDL ↑ (Typ IV) ⇒ Triglyzeride ↑ (autosomal-dominant vererbt, häufig)

Kli
- Adipositas, Hyperglykämie, Hyperinsulinämie (evtl. Hypertonie, Hyperurikämie) ⇒ Arteriosklerose ↑
- Exazerbation bei unkontrolliertem Diabetes mellitus, Hypothyreose, Alkoholismus, Einnahme östrogenhaltiger Kontrazeptiva ⇒ dann auch Chylomikronen ↑ (Typ V), Pankreatitis, eruptive Xanthome

Di
Triglyzeride ↑, Cholesterin normal (Typ IV)

Th
- Kontrolle exazerbierender Faktoren, Diät (Fischöldiät)
- Clofibrinsäurederivat (Gemfibrozil[4]) oder Nicotinsäurederivat (z.B. Xantinolnicotinat[1])

■■□ 7.2.10 Familiäre kombinierte Hyperlipidämie

Syn
Multiple Lipoprotein-Hyperlipidämie (häufig)

Typ
- Hypercholesterinämie (Typ IIa)
- Hypertriglyzeridämie (Typ IV)
- Hypercholesterinämie und Hypertriglyzeridämie (Typ IIb)

Kli
Vorzeitige Arteriosklerose (Herzinfarktrisiko ↑), keine Xanthome

Di
Milde Hyperlipoproteinämie: Cholesterin n-↑, Triglyzeride n-↑ (je nach Typ), HDL oft ↓, wechselnde Hyperlipoproteinämiemuster (auch bei Verwandten)

Th
- Gewichtsreduktion, Diät (Reduktion von gesättigten Fettsäuren und Cholesterin)
- HMG-CoA-Reduktasehemmer (bei Hypercholesterinämie, z.B. Lovastatin[2])
- Gemfibrozil[4], Nicotinsäurederivat (bei Hypertriglyzeridämie, z.B. Xantinolnicotinat[1])

■■□ 7.2.11 Hyperalphalipoproteinämie

PPh
HDL ↑ (Cholesterin n-↑) ⇒ Herzinfarktrisiko ↓, Lebenserwartung ↑

Ät
- Primär: autosomal-dominant oder polygen vererbt
- Sekundär: Alkoholismus, Östrogene, Pestizide

Di
HDL ↑, Cholesterin n-↑

---

[1]Complamin, [2]Mevinacor, [3]Quantalan, [4]Gevilon

7.3 Purinstoffwechsel

■■■ 7.3.1 Hyperurikämie, Gicht

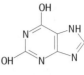
Harnsäure

Def Gicht: in akuten Schüben oder chronisch verlaufende Purinstoffwechselstörung mit Ablagerung von Harnsäuresalzen (v.a. in den Gelenken)

Epi • Hyperurikämie >7mg/dl bei 20% der Männer und 3% der Frauen
• Vorkommen ↑ bei Hyperlipoproteinämie, Diabetes mellitus, Adipositas, Fasten, Hypertonie

Ät **Primäre Gicht**:
• Renale Ausscheidungsstörung: autosomal-dominant vererbter (unbekannter) Enzymdefekt, protein-, purinreiche Überernährung wirkt manifestationsfördernd
• Harnsäureüberproduktion: Mangel oder Fehlen (Lesch-Nyhan-Syndrom) des Enzyms Hypoxanthin-Guanin-Phosphoribosyltransferase
Sekundäre Gicht:
• Erhöhte Harnsäurebildung: hämatologische Erkrankungen mit vermehrtem Zelluntergang z.B. Polycythaemia rubra vera (→ S. 129), bei Zytostatika-Therapie
• Verminderte renale Harnsäureelimination: Nierenfunktionsstörungen bei Azidose (Diabetes mellitus, Fasten, Lactatazidose), Saluretika-Therapie, Nierenerkrankungen

PPh • Harnsäure ist Endprodukt des Purinstoffwechsels, Ausscheidung v.a. renal
• Bei Überschreiten der Löslichkeitsgrenze von Harnsäure (ca. 7mg/dl) Ausfällen von **Uratkristallen**, v.a in **Gelenkflüssigkeit** ⇒ Phagozytose der Kristalle durch Granulozyten ⇒ mediatorinduzierte Entzündungen

Kli **Akuter Gichtanfall**
• Stark schmerzhafte Monarthritis meist des Großzehengrundgelenks (= Podagra), auch der Finger-, Hand-, Ellbogen- oder Kniegelenke
• Rötung, teigige Schwellung, Überwärmung und Berührungsschmerzhaftigkeit der Haut über dem Gelenk, später häufig Schuppung und Pruritus
• Fieber, Leukozytose, BSG ↑
• Dauer des Anfalls ca. 3-5 Tage
• Auslösung häufig durch übermäßigen Nahrungs-, Alkoholkonsum, Stress; **Symptomfreie Intervalle** zwischen akuten Anfällen
Chronische Gicht
• Irreversible Destruktionen an mehreren Gelenken
• **Knochentophi** (Uratablagerungen): Knochendefekte (Usuren)
• Weichteiltophi v.a. an Ohrmuschel, Nasenflügel, gelenknaher Haut, auch in Sehnenscheiden und Schleimbeuteln
• Gichtniere (Uratnephrolithiasis, Uratnephropathie), evtl. mit Hypertonie, Niereninsuffizienz

Di • Anamnese, Kli
• Lab: Leukozytose, BSG ↑, Harnsäure >6,5mg/dl (bei Werten >8mg/dl Gichtanfall bei 25%, bei Werten >9mg/dl Gichtanfall bei nahezu allen Patienten)
• Rö: unregelmäßige gelenknahe Usuren durch intraossäre Tophi; Tophi „nagen" an Kortikalis; becherförmige Gelenke
• Nierensonografie: Uratsteine
• Punktat von Gekenkergüssen: Nachweis von Harnsäure und Kristallphagozytose (beweisend)

DD
- Rheumatisches Fieber ("springende" Arthritis → s. 328)
- Chronische Polyarthritis (v.a. Fingergrund- und proximale Interphalangealgelenke)
- Bursitis, Tendovaginitis ohne Hyperurikämie
- Chondrokalzinose: lokale Gelenkablagerungen von Ca^{2+}-Pyrophosphat, Di: Rö (Verkalkungen) und Lichtpolarisation
- Gonorrhoe (→ s. 345)

Ko
Arthrosen
Gichtnephropathie
- Interstitielle ("Urat"-)Nephritis (→ s. 278): Uratablagerungen in der Niere
- Akute und chronische Pyelonephritis (→ s. 280): Harnwegsinfekte
- Nephrolithiasis (→ s. 288) bei der Hälfte aller Gichtpatienten ⇒ Nierenkoliken
- Entwicklung einer Niereninsuffizienz (→ s. 285)

Th
Therapie begleitender Stoffwechselerkrankungen (z.B. Diabetes mellitus)
Diät
- Reduzierung des Übergewichts
- Purinarme Nahrung: z.B. Verzicht auf Innereien, Sardinen, Hülsenfrüchte
- Kein Alkohol (Alkohol ⇒ Lactatazidose ⇒ renale Harnsäuresekretion ↓)
- Bei Fasten oder Zytostatika-Th (Harnsäurespiegel ↑): viel trinken, evtl. Allopurinol

Medikamentöse Akuttherapie:
- Antiphlogistika: Indometacin[1], Phenylbutazon[2]
- Colchicin: leukozytäre Phagozytose der Uratkristalle ↓ ⇒ Freisetzung von Kininen ↓ ⇒ Entzündung ↓; initial 1mg/h über 4h, dann jede 2. Stunde 0,5 bis 1mg, max. 7mg/d (wegen gastrointestinaler NW Reservemedikament bei KI gegen NSIA)

Medikamentöse Dauertherapie:
- Urikostatikum (Allopurinol[3]): Xanthinoxidasehemmung ⇒ Harnsäurebildung ↓; Mittel erster Wahl; Dosis so wählen, dass Harnsäure i.S. <6,5mg/dl
- Urikosurika (z.B. Benzbromaron[4]): Hemmung der tubulären Harnsäurerückresorption; Mittel zweiter Wahl, da Gefahr der Uratsteinbildung und problematische Dosierung: "paradoxer" Harnsäureanstieg bei niedriger, nichttherapeutischer Dosis durch Hemmung der Harnsäuresekretion
- Prävention/ Therapie von Harnsäuresteinen: hohe Flüssigkeitszufuhr ⇒ Urinvolumen 2,5 l/24h und Alkalisierung mit Kalium-Natrium-Hydrogen-Zitrat auf Urin ph von 6,5-7

7.4   Porphyrien

■□□ 7.4.1   Porphyrie

Def
Angeborene oder erworbene Biosynthesestörung des Häms, mit Steigerung der Produktion, Akkumulation oder Exkretion von Porphyrinen

Eint
Erythropoetische Porphyrien
- M. Günther= kongenitale erythropoetische Porphyrie, sehr selten
- Erythropoetische Porphyrie
Hepatische Porphyrien
- Akute intermittierende Porphyrie
- Porphyria variegata (gemischte Porphyrie)
- Hereditäre Koproporphyrie
- Akute hepatische Porphyrie mit Defekt der Porphorinogensynthase

---

[1]Amuno, [2]Ambene, [3]Zyloric, [4]Narcaricin

Chronische hepatische Porphyrien
- Porphyria cutanea tarda
- Hepatoerythropoetische Porphyrie

Sekundäre Koproporphyrinurien: bei Leberererkrankungen, Diabetes mellitus, medikamenteninduziert

Sekundäre Protoporphyrinämien: bei Bleiintoxikation, Alkohol, Isoniazidtherapie

Phy   **Biosynthese des Häms**

Succinyl-CoA + Glyzin	(δ-Aminolävulinsäure-Synthetase)	$\Rightarrow$
δ-Aminolävulinsäure	(x 2, Porphobilinogen-Synthetase)	$\Rightarrow$
Porphobilinogen	(Uroporphyrinogen-I-Synthetase)	$\Rightarrow$
Uroporphyrinogen I/III	(Uroporphyrinogen-Decarboxylase)	$\Rightarrow$
Koproporphyrinogen III	(Koproporphyrinogen-Oxidase)	$\Rightarrow$
Porphyrin III	(Ferrochelatase)	$\Rightarrow$ Häm

■■□ **7.4.2   Akute intermittierende Porphyrie**

Def   Autosomal-dominante Erbkrankheit mit Verminderung der Aktivität der Uroporphyrinogen-I-Synthetase, 5-10/100.000 Einwohner

PPh
- Aktivität der Uroporphyrinogen-I-Synthetase ↓
  $\Rightarrow$ δ-ALS ↑, Porphobilinogen ↑ (Stau)
- Zusätzlich Enzyminduktion der δ-ALS-Synthetase $\Rightarrow$ δ-ALS ↑, Porphobilinogen ↑
- Auslösung eines Schubes durch: Infekte, Op, Stress, sog. porphyrinogene Stoffe (Alkohol, Barbiturate, Sulfonamide, Halothan, Metoclopramid, Diazepam)

Kli
- 2/3 asymptomatisch, nur 1/3 klinisch manifest, meist im 3. Lebensjahrzehnt, m : w = 3-4 : 1
- Abdominalkoliken mit Obstipation, Erbrechen, Meteorismus
- Roter Urin (dunkle Flecken in der Unterwäsche)
- Periphere Polyneuropathie, Lähmungen, Neuritis nervi optici, Insomnie, Depression, Halluzination
- Evtl. Hypertonie, Tachykardie

Di   Kli + Nachweis von Porphobilinogen im Urin (Watson-Schwartz-Test))

DD   Abdominale, neurologische Erkrankungen, Panarteriitis nodosa (→ S. 331), Bleivergiftung

Th
- Noxen absetzen bzw. meiden
- Kombinierte Glucose- und Diuretikainfusion + Hämarginin 4mg/kg/KG i.v. an 3-4 Tagen
  $\Rightarrow$ Aktivität der δ-ALS-Synthetase ↓, Verminderung der Porphobilinogene
- Symptomat. Th der Kolikschmerzen (zentral wirksame Analgetika) und Hypertonie

■■□ **7.4.3   Chronische hepatische Porphyrie**

Def   Autosomal-dominante Erbkrankheit mit Verminderung der Aktivität der Uroporphyrinogen-Decarboxylase

Syn   Porphyria cutanea tarda

Epi   Vor allem Männer > 40. Lj., 10-20/100.000 Einwohner

PPh
- Aktivität der Uroporphyrinogen-III-Decarboxylase ↓
  $\Rightarrow$ Erhöhung der Uroporphyrinogene und ihrer Stoffwechselvorstufen sowie des aus Uroporphyrinogen III entstehende Uroporphyrin III
- Ausgelöst durch Alkohol, Kontrazeptiva, Lebererkrankung, Hämochromatose

Kli
- **Photodermatose**: Lichtempfindlichkeit ↑, Pigmentierung ↑, Vulnerabilität ↑, Hypertrichose, vergröberte Gesichtsfalten
- Dunkler Urin, der im UV-Licht rot fluoresziert (durch vermehrtes Uroporphyrin III)
- Leberschäden durch Porphyrineinlagerungen

Di
Klinik, Nachweis von Uroporphyrinogen i.U. (UV-Fluoreszenz), Leberbiopsie (UV-Fluoreszenz), Ausschluss einer Hämochromatose:
4x häufigste Manifestation der ChP

Th
- Noxen meiden (v.a. Alkohol)
- Aderlässe, Erythrozytenseparation ⇒ Hämoglobinabbau ↓
- Evtl. Chloroquin 2x125mg/Woche; Chloroquin-Porphyrinkomplexe werden ausgeschieden
- Symptomatisch: Sonnenlicht meiden (Schatten, Sonnenschutzcreme)

Prg
Günstig bei Alkoholkarenz

7.5 Eisen

■□□ 7.5.1 Hämochromatose

Def
Chronische **Eisenspeicherungskrankheit** mit erhöhter Eisenresorption und Eisenablagerung in Geweben (Hämosiderose)

Epi
Prävalenz homozygoter Merkmalsträger 1 : 200, heterozygoter 1 : 10, klinische Manifestation: ~ 1 : 400-600 (variable Prävalenz); Hauptmanifestationsalter 20-50 Lj. m : w = 10 : 1

Ät
- **Primär** (kongenital): perinatale Form (letal, selten, bereits intrauterin Leberzirrhose), adulte Form (autosomal rezessiv vererbt, Eisenresorption ↑, meistens verursacht durch homozygote Punktmutation im Hfe-Gen auf Chr. 6 ⇒ 3-fach erhöhte Eisenaufnahme der Dünndarmmukosazellen unabhängig vom Eisenbedarf
- **Sekundär**: hämatologische Erkrankungen mit defekter Hämoglobinsynthese (z.B. Thalassämie), parenterale Eisenzufuhr (Tranfusionen), bei Alkoholikern (Pg unbekannt, möglicherweise Träger der heterozygoten Mutation)

Pat
Eisenablagerung in Geweben und Organen bei >25g im Körper (normal 5g)

Kli
- 90% Hepatomegalie, 75% Leberzirrhose, Splenomegalie, als Komplikation: hepatozelluläres Karzinom (30% Todesursache); 70% Diabetes mellitus, hypogonadotroper Hypogonadismus;
- Dunkle Hautpigmentierung, sog. **Bronzediabetes**
- Später Kardiomyopathie mit Rhythmusstörungen, Herzinsuffizienz
- Schmerzhafte Arthropathie

Di
- Kli, Lab: Serumeisen ↑↑, Ferritin >500µg/l (= Eisenspeicherprotein), Eisenbindungskapazität ↓, Transferrinsättigung >60%
- Leberbiopsien mit Nachweis der Eisenablagerungen (selten KM-Biopsie), Gentest: Nachweis einer homozygoten C 282Y Mutation des Hfe-Gens auch bei Familenangehörigen

Th
- Aderlässe (⇒ Körpereisen ↓), Erythroapherese (Entnahme von Erythrozytenkonzentraten 1x/Woche bis zu Serumferritin >20µg/l, dann 1x vierteljährlich, Therapie verhindert Eiweißverluste
- Evtl. Deferoxamin[1] = Chelatbildner, ↓ effektiv, transfusionsbedingte Siderosen, neurotoxische NW!

[1] Desferal

7.6 Kupfer

■■□ 7.6.1 Morbus Wilson

Syn	Hepatolentikuläre Degeneration
Def	Autosomal-rezessiv vererbte Kupferstoffwechselkrankheit (Mutation des Wilson-Gens auf Chromosom 13q14,3 >150 verschiedene Mutationen bekannt) mit pathologischer Kupferspeicherung in Leber und Stammganglien
Ep	1 : 30 000 bis 1 : 40 000
PPh	Defektes Wilson-Protein = P-Typ-ATPase mit Transportfunktion ⇒ verminderte biliäre Ausscheidung von Kupfer ⇒ Ablagerung zytotoxischen Kupfers im Gewebe
Pat	• Stammganglien, Kortex: Degeneration von Ganglienzellen, Ersatz durch abnorme Gliazellen (Bindegewebsersatz) • Hepatopathie (100%) von Transaminasenerhöhung bis zu fulminanter Hepatitis, Endstadium: Leberzirrhose • Weiterer Organbefall möglich (z.B. Niere)
Kli	• Hämolytische Anämie - v.a. bei akutem Leberversagen • Hepatosplenomegalie, chronische Hepatitis, Leberzirrhose (100%) • Extrapyramidalmotorisches Syndrom mit Hyperkinesen, Intentionstremor, Rigor, Spastik; später Psychosen, Demenz (45%) • Kayser-Fleischer-Kornealring: grün-brauner Ring am Hornhautrand - immer bei neurologischer Symptomatik
Di	Lab: Zöruloplasmin i.S. ↓, Kupfer i.S. ↓, Kupfer i.U. >400µg/d ; Leberbiopsie, D-Penicillamin-Gabe: deutliche Steigerung (>1500µg/d) der Kupferausscheidung im 24h-Urin
Th	Kupferarme Diät + D-Penicillamin[1] (⇒ Kupferausscheidung ↑)

7.7 Alkohol

■■□ 7.7.1 Alkoholkrankheit

Def	Abhängigkeit von Alkohol (Alkoholismus)
Ep	3% der Bevölkerung in Deutschland sind alkoholabhängig, m : w = 3 : 1

Üs

Typ	Kennzeichen
α (Alpha)	Zeitweiliges Erleichterungs- und **Konflikttrinken**, kein Kontrollverlust, nur psychisch abhängig, keine Spätfolgen, evtl. Übergang in γ-Typ
β (Beta)	**Gelegenheitstrinker** (z.B. am Wochenende), keine Abhängigkeit, keine Folgen, evtl. Übergang in ε-Typ
γ (Gamma)	Zunächst psychische, später auch physische Abhängigkeit, Kontrollverlust, Toleranzentwicklung, soziale Spätfolgen zu erwarten
δ (Delta)	Ausgeprägte physische Abhängigkeit, unfähig zur Abstinenz, jedoch kein Kontrollverlust, keine Räusche, häufig unauffälliges Verhalten, Spiegeltrinker durch Milieubeeinflussung, z.B. Kellner
ε (Epsilon)	(„Quartalsäufer", früher: Dipsomanie): die meiste Zeit abstinent, dann plötzlich einsetzende tage-, wochen- oder monatelange Phase schweren Alkoholtrinkens, abruptes Aufhören

[1]Metalcaptase

Di
- Eigen- und Fremdanamnese, Klinik
- Lab: Alkohol i.S. (Alkoholverträglichkeit: m > w, Europäer > Asiaten), bei Fettleber und Hepatitis γ-GT ↑, bei Hepatitis GOT, GPT ↑

Kli

Einfacher Rausch	Tremor, Ataxie, Dysarthrie, Atemdepression, Koma
Komplizierter Rausch	Enthemmung, hysteriforme Züge
Pathologischer Rausch	Bei Alkoholunverträglichkeit, epileptischer Dämmerzustand, mit kompletter Amnesie
Alkoholepilepsie	Grand-Mal-Anfälle schon bei geringen Alkoholmengen oder im Entzug
Alkohol-halluzinose	Akustische Halluzinationen, Dauer: Wochen, Th: Neuroleptika
Alkoholparanoia	Meist Eifersuchtswahn, volle Orientierung; Th: Neuroleptika
Korsakow-Syndrom	Desorientiertheit, Gedächtnisstörungen, Konfabulationen; verursacht durch Vitamin B_1-Mangel (Mangelernährung)
Wernicke-Enzephalopathie	Hirnblutungen mit Augenmuskellähmungen, Ataxie, Bewusstseins-störungen, Psychosen; verursacht durch Vitamin B_1-Mangel (Mangelernährung)
Delirium tremens	Entzug: Schwitzen, Fieber, Tachykardie, Tremor, optische Halluzinationen, Unruhe
Demenz	Durch Rindenatrophie
Gastrointestinal	Akute Ösophagitis, Refluxoesophagitis mit Risiko für Ösophagus-Ca steigt, Gastritis
Leber	Fettleber (→ S. 180), Fettleberhepatitis (⇒ Ikterus, Malabsorption), Leberzirrhose (→ S. 180), Leberkoma
Pankreas	Akute Pankreatitis (→ S. 190), Pankreasnekrose, chronisch-calcifizierende Pankreatitis (→ S. 192), Pankreasinsuffizienz (⇒ Steatorrhö, Diabetes mellitus)
Zieve-Syndrom	Trias Hyperlipoproteinämie, Ikterus, hämolytische Anämie
Herz	Dilatative Kardiomyopathie (→ S. 62), Herzinsuffizienz (→ S. 48), alkoholtoxische Herzrhythmusstörungen, Vorhofflimmern, andere supraventrikuläre Tachykardien
Sonstige Folgen	Hypoglykämie, hypocalcämische Tetanie, Polyurie, sekundäre Hyperlipoproteinämie, Folsäuremangel (⇒ megaloblastäre hyperchrome Anämie), Vitamin B_1 und B_2-Mangel, Hypogonadismus, Alkoholembryopathie (~ 40% aller alkoholkranken Schwangeren), Porphyria cutanea tarda, Polyneuropathie, Kleinhirnatrophie

Di
Cage-Test: begründeter Verdacht auf Alkoholismus bei Bejahung von 2 oder mehr von 4 Fragen: Haben Sie versucht, Ihren Alkoholkonsum zu reduzieren? = Cut down
Haben Sie sich geärgert, weil Ihr Trinkverhalten kritisiert wurde? = Annoyed
Haben Sie Schuldgefühle wegen Ihres Trinkens? = Guilty
Haben Sie Alkohol gebraucht, um morgens in Gang zu kommen? = Eye opener

Th
3-Stufen-Therapie
- **Somatische Entzugsbehandlung** (stationär):
  Meist unterstützt durch Clomethiazol[1]- Gabe (Wi: Sedation, UW: Atemdepression, Hypotonie, Tachykardie, Exantheme, Konjunktivitis, Eigensuchtpotential ⇒ max. 2 Wo anwenden!) oder Clonidin [3], evtl. auch Carbamazepin[2] zur Pro von Alkoholentzugskrämpfen, Gabe von Vitamin B_1 (Thiamin) 100mg/d

---

[1]Distraneurin, [2]Tegretal, [3]Catapressan

- **Konfrontations- und Motivationsbehandlung**:
  Gleichzeitig und anschließend an Entzug, für mehrere Wochen;
  ⇒ Patient soll Problembewusstsein entwickeln!
- **Entwöhnungsbehandlung** (stationär):
  Vor allem verhaltenstherapeutisch, auch tiefenpsychologisch
  (Dauer meist 6 Wo bis 3 Mon);
  Versuch mit Acamprosat zur Reduktion von Craving-Symptomen
  (Beeinflussung des glutaminergen Systems)

Pro
- Selbsthilfegruppen, z.B. anonyme Alkoholiker
- Psychosoziale Beratungsstellen

Prg
Heilung vom Alkoholismus ist unmöglich; die Folgeerkrankungen werden bei chronischer Abstinenz meistens im Status quo aufgehalten.

8. Nephrologie

8. Nephrologie

8.1 Allgemeines

■□□ ### 8.1.1 Anatomie der Niere

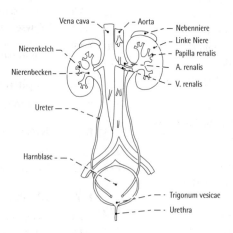

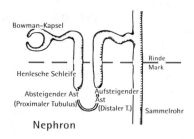

Nephron

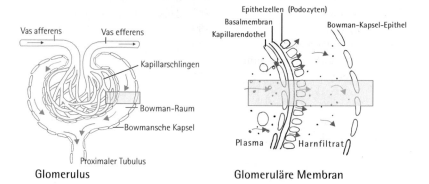

Glomerulus   Glomeruläre Membran

■■■ **8.1.2   Nephrologische Grundbegriffe**

Oligurie	Harnmenge <500 ml/24h	→ S. 295
Anurie	(Harnmenge <200 ml/2 h)	→ S. 295
Polyurie	Harnmenge >2000 ml/24h	→ S. 294
Isosthenurie	Gleichbleibende Harnkonzentration (= Harnstarre)	
	bei mangelnder Konzentrierungs- bzw. Verdünnungsfähigkeit der Niere	
Dysurie	Erschwertes Wasserlassen	
Pollakisurie	Häufige Miktion bei geringer Harnmenge	→ S. 280
Nykturie	Vermehrtes nächtliches Wasserlassen	
Mikrohämaturie	Nur mikroskopisch feststellbares Blut im Urin	→ S. 294
	(> 5 Erythrozyten/µl)	
Makrohämaturie	Durch Erythrozyten bedingte, sichtbare Rotfärbung des Urins	→ S. 294
Leukozyturie	Erhöhung der Leukozytenzahl im Urin	→ S. 270
	(>10 Leukozyten/µl)	
Pyurie	Durch Leukozyten bedingte Trübung des Harns	
Proteinurie	Proteinausscheidung >150mg/24h	→ S. 270
Mikroalbuminurie	30-300mg Albumin im 24-h-Urin oder 20-200mg/l	→ S. 295
Glucosurie	Ausscheidung von Glucose im Urin (> 30mg/dl) bei Hyperglykämie	
	>80mg/dl i.S. od. tubulärer Nierenerkrankung	
Bakteriurie	Bakterien im Urin (ab 10^5/ml signifikant)	
Azotämie	Erhöhung der Retentionswerte im Blut	
Urämie	Harnvergiftung bei akuter oder chronischer Niereninsuffizienz	→ S. 285

■■□ **8.1.3   Urin-Inspektion**

- **Hell**: bei niedrig konzentriertem Urin, starker Diurese mit niedrigem spez. Gewicht;
  CAVE: bei Diabetes mellitus Urin hell, spezifisches Gewicht ↑ durch Glucosurie
- **Dunkel**: bei konzentriertem Urin mit hohem spez. Gewicht
  CAVE: Bilirubinurie, Hämaturie, Hämoglobinurie, Myoglobinurie, Porphyrie
  (frischer Urin normal, erst bei Stehenlassen rötliches Nachdunkeln)
- **Trübung**: unspezifisch bei Harnwegsinfekten, Proteinurie, starker Konzentration
- **„Schäumen"**: bei Proteinurie

■■□ **8.1.4   Urin-Teststreifen**

- **Hämoglobin, Erythrozyten** (z.B. bei Steinen, parenchymatösen Entzündungen)
- **Leukozyten** (z.B. Pyelonephritis)
  Sonderfälle: Lymphozyturie bei Transplantatabstoßung, Eosinophilurie bei akuter allergisch-interstitieller Nephritis, „sterile" Leukozyturie (d.h. Leukozyturie ohne Bakteriennachweis) bei Urogenitaltuberkulose, Azidose, abakteriellen interstitiellen Nephritiden, Analgetikanephropathie, Gonorrhoe, anbehandelten Harnwegsinfekten
- **Eiweiß** (z.B. bei nephrotischem Syndrom), vorwiegend Nachweis von Albumin >200mg/l
- **Glucose** (Diabetes mellitus)
- **Ketonkörper** (z.B. ketoazidotisches Koma bei Diabetes mellitus Typ I, Alkohol)
- **pH-Wert** (sauer bei Azidose, fleischreicher Ernährung, Hyperurikosurie; alkalisch bei Vegetariern, bakterieller Besiedelung)
- **Nitrit** (Bakterienbesiedlung) und **spezifisches Gewicht**

■□□ **8.1.5 Urin-Sediment**

Mikroskopische Betrachtung des Urinsediments:
- **Erythrozyturie** (>5/µl, >3/Gesichtsfeld)
  Phasenkontrastmikroskopie: dysmorphe Erythrozyten (d.h. morphologisch veränderte Erythrozyten, z.B. Akanthozyten als ringförmige Erythrozyten mit Ausstülpungen) bei glomerulärem Ursprung; isomorphe Erythrozyten (morphologisch unverändert) bei postglomerulärem Ursprung
- Leukozyturie (>10/µl, >5/Gesichtsfeld)
- **Bakteriurie** (Form und Färbbarkeit weisen auf Erreger hin)
- **Zylinder**: Erythrozytenzylinder (v.a. bei Glomerulonephritiden), hyaline Zylinder (u.a. bei glomerulärer Proteinurie), Leukozytenzylinder (v.a. bei Pyelonephritis)
- Epithelien (meist unspezifisch), Tumorzellen (z.B. Urothel-Ca)

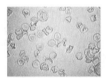

Erythrozyten

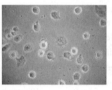

Leukozyten
(Phasenkontrastmikroskopie)

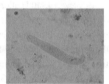

Hyaline Zylinder

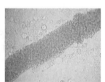

Erythrozytenzylinder

■□□ **8.1.6 Urin-Bakteriologie**

- **Gewinnung**: Mittelstrahlurin oder Einmalkatheterurin oder suprapubische Blasenpunktion; Gewinnung vor Antibiose!
- **Keimzahlbestimmung** durch Eintauchkultur; ggf. Antibiogramm:
  >10^4 Keime/ml pathologisch, falls potentiell pathogene Erreger,
  >10^5 Keime/ml beweisend für Harnwegsinfekt („relevant" auch bei <10^5 Keime/ml in Schwangerschaft, unter Immunsuppression, bei Verdünnung durch Polyurie, bei suprapubischer Uringewinnung)

■□□ **8.1.7 Proteinurie**

Form
- **Physiologische Proteinurie** <150mg/24 h
- **Mikroalbuminurie**: diabetische oder hypertensive Nephropathie mit Albuminurie >30mg/24h (20-200mg/l)
- **Nephrotisches Syndrom**: bei Proteinurie >3g/24h
- **Orthostatische Proteinurie**: meist harmloser Befund bei jungen Männern mit geringer Proteinurie am Tage bei eiweißfreiem Nachturin
- **Vorübergehende Proteinurie**: Harnwegsinfekt, starke körperliche Belastung, fieberhafter Infekt, ausgeprägte Herzinsuffizienz

Di
- **Qualitativ** (Teststreifen): CAVE: **falsch-negativ** bei Bence-Jones-Protein (→ S. 138), Penicillinen und i.v. KM; **falsch-positiv** bei hochkonzentriertem Urin, Makrohämaturie + alkalischem Urin
- **Quantitativ** (v.a. Biuret-Methode)

Differenzierung der Proteinurie (Elektrophorese)

- Selektiv-glomeruläre Proteinurie: v.a. Albumin, Transferrin bei leichtem glomerulärem Defekt
- Unselektiv-glomeruläre Proteinurie: IgG, α_2-Makroglobulin, Albumin u.a. bei schwerem glomerulärem Defekt
- Tubuläre Proteinurie: α_1-, β_2-Mikroglobulin + Lysozym bei tubulären/interstitiellen Defekten
- Gemischt glomerulär-tubuläre P.: Glomerulopathie mit tubulärem Defekt
- Prärenale Proteinurie: „Überlauf-Proteinurie" durch vermehrten Anfall von Proteinen, wodurch die tubuläre Rückresorptionskapazität überschritten wird, z.B. bei Bence-Jones-Proteinurie, Hämoglobinurie, Myoglobinurie
- Postrenale Proteinurie: sezernierte Proteine z.B. bei lokalen Infekten, Blutungen

Urs Siehe Proteinurie (→ S. 295)

(Naujoks, H./Wanner, C.: Proteinurie; Der Internist 39, 955-967, 1998)

■□□ 8.1.8 Glomeruläre Funktionsprüfungen

Inulin-Clearance:
Maß der glomerulären Filtration, da nach Filtration weder tubuläre Sekretion noch Reabsorption; methodisch für die Praxis zu aufwendig

Kreatinin-Clearance: (Normalwerte 100-160ml/min)

$C_k = U_k \times UV/P_k \times t$

(C_k = Kreatinin-Clearance in ml/min; U_k = Konzentration von Kreatinin i.U.; P_k = Kreatininkonzentration im Plasma; UV = Urinvolumen; t = Sammelzeit 24h = 1440 min).

Schon leichte Funktionseinschränkungen der glomerulären Filtrationsrate bei noch normalem Serumkreatinin können damit erfasst werden; mit zunehmendem Alter physiologische Abnahme der Kreatinin-Clearance.

■□□ 8.1.9 Tubuläre Funktionsprüfungen

Konzentrationsfähigkeit:
Bestimmung der Urinosmolalität nach Durstversuch und Gabe von ADH (Unterscheidung zentraler - renaler Diabetes insipidus)

Azidifizierungsvermögen:
Bedeutung bei renal tubulärer Azidose

Elektrolyt-Clearance:
Selten; v.a. wissenschaftliche Fragestellungen

■□□ 8.1.10 Renaler Plasmadurchfluss

Paraaminohippursäure- (PAH-)Clearance:
PAH wird bei einmaliger Nierenpassage fast vollständig glomerulär filtriert und tubulär sezerniert ⇒ Bestimmung des Nierenplasmastroms; aufwendig; in Verbindung mit Inulin-Clearance Unterscheidung vaskulärer versus glomerulärer Nierenerkrankungen.

■□□ 8.1.11 Kreatinin, Harnstoff, Cystatin C

Kreatinin	Normalwert 0,6–1,2mg/dl i.S.	Entsteht im Muskel durch Abbau des Kreatinphosphats, wird glomerulär filtriert, nicht rückresorbiert und nur in geringen Mengen sezerniert ⇒ Maß für glomeruläre Filtrationsrate (GFR). Erst bei Einschränkung der GFR <50% steigt Kreatinin i.S. an; Werte abhängig von Muskelmasse; höhere Werte bei Ketoazidose, großer Muskelmasse und Muskelläsionen; niedrige Werte bei Hyperbilirubinämie und kleiner Muskelmasse
Harnstoff	Normalwert <50mg/dl i.S.	Ausscheidung im Urin als Endprodukt des Eiweißstoffwechsels; Serumwerte sind abhängig von der Höhe des Glomerulumfiltrats und der Rückdiffusion, sowie von Proteinzufuhr und Katabolismus (↑ bei Fieber, Kachexie, Verbrennung, Blutungen), daher kein brauchbares Maß der GFR
Cystatin C	Normalwert 0,5–1,0mg/l i.S.	Wird wie Kreatinin glomerulär filtriert und nicht rückresorbiert, erfasst eine Nierenfunktionsstörung empfindlicher als Kreatininclearance

■□□ 8.1.12 Nierenbiopsie

Ind
- Differenzialdiagnose und Beurteilung von Prognose und Therapieerfolg v.a. bei glomerulären Nierenerkrankungen (Glomerulonephritis, nephrotisches Syndrom)
- Kontrolle nach Nierentransplantation

KI
- Absolut: unkontrollierbare Gerinnungsstörungen
- Relativ: Solitärniere, Nierentumoren, große Nierenzysten, Abszesse, maligner Hypertonus

■□□ 8.1.13 Bildgebende Verfahren

Sonografie (+ Farbduplex):
- Bestimmung von Lage, Größe und Formvarianten, Nachweis von Restharn, Zysten, Steinen, Tumoren, gestautem Nierenbecken, Lokalisationshilfe bei Feinnadelpunktion
  - Farbkodierte Duplex-Sonografie zur Beurteilung von Nierenarterienstenosen und Nierentransplantaten

Radiologische Diagnostik:
- **Abdomen–Übersicht**: Nachweis röntgendichter Konkremente, Nephrokalzinose
- **Intravenöse Urografie**: Nachweis von Obstruktionen, Steinen, Anomalien, Verdrängungsprozessen (z.B. Tumoren); Erkennen von Nierenbeckenkelch-deformationen bei chronischer Pyelonephritis
- **Miktionszysturethrografie**: Nachweis eines vesikoureteralen Refluxes
- **Digitale Subtraktionsangiografie:** (DSA) Arteriografie, Angio-CT, Angio-MRT: Darstellung einer Nierenarterienstenose, Nierenvenenthrombose; Gefäßversorgung eines Nierenzellkarzinoms
- **CT**, MRT, MR-Urografie: Darstellung von Tumoren, Abszessen, Anomalien, Metastasierung

Isotopenuntersuchungen:
Dynamische Isotopennephrografie: Untersuchung der seitengetrennten Ausscheidungsfunktion (v.a. vor urologischen Eingriffen, z.B. Nephrektomie)

8.2 Nephritiden

■■□ **8.2.1 Glomerulonephritis (GN)**

Def Primäre oder sekundäre, bilaterale, diffuse oder herdförmige Entzündungsvorgänge v.a. im Bereich der Nierenglomerula mit unterschiedlichem Verlauf, Pathogenese und Histologie, charakterisiert durch Hämaturie, dysmorphe Erythrozyten im Urin und Erythrozytenzylinder

Eint

Primäre Glomerulonephritis
GN mit primärer Beteiligung der Glomerula, ohne Zeichen einer Systemerkrankung (z.B. IgA-Nephritis (→ **S. 277**), isolierte Antibasalmembran-Ak-GN, „Minimal-change"-GN)

Sekundäre Glomerulonephritis
Systemerkrankungen: - Kollagenosen (→ **S. 318**, z.B. systemischer Lupus erythematodes → **S. 318**) - Vaskulitiden (z.B. mikroskopische Polyangiitis → **S. 331**, Wegener-Granulomatose → **S. 332**, Purpura Schoenlein-Henoch → **S. 149**) - Rheumatische Erkrankungen (z.B. chronische Polyarthritis → **S. 324**), Goodpasture-Syndrom (→ **S. 274**) **Infektionen:** z.B. - Poststreptokokken-GN - Herdnephritis bei Endokarditis (Löhlein) - Hepatitis B (→ **S. 177**), HIV (→ **S. 359**) - Malaria (→ **S. 363**) **Malignome:** z.B. Lymphome, Kolonkarzinom (→ **S. 175**) u.a. **Medikamente:** z.B. Penicillamin, Hydralazin, Goldpräparate **Stoffwechselerkrankungen** (i.e.S. keine Nephritis, sondern Glomerulopathie): Diabetes mellitus (→ **S. 242**), Amyloidose, Eklampsie

Pg **Antikörpervermittelte Glomerulonephritis**
Autoantikörper gegen v.a. glomeruläre Basalmembranen (lineare Ablagerungen mittels Immunfluoreszenz erkennbar) mit meist fulminantem Verlauf einer GN
- Antibasalmembran-Ak: isolierte glomeruläre Antibasalmembran-Ak-GN oder GN bei Goodpasture-Syndrom (zusätzlich Auto-Ak gegen pulmonale Basalmembranen)
- Zytotoxische, antizytoplasmatische Ak (ANCA): GN im Rahmen von Wegener-Granulomatose (v.a. c-ANCA → **S. 332**), mikroskopische Polyangiitis (v.a. p-ANCA → **S. 331**), ANCA-assoziierte rapid progressive GN ohne systemische Beteiligung

Immunkomplexvermittelte Glomerulonephritis
Induktion einer GN durch an der Basalmembran abgelagerte Antigen-Antikörper-Immunkomplexe (mikroskopisch z.T. als sog. „humps" an der Außenseite der Basalmembran zu erkennen) unter Komplementverbrauch
- DNA: Lupus-Nephritis (Anti-dsDNA-AK)
- Streptokokken: akute Poststreptokokken-GN (endokapilläre Proliferation → **S. 275**)
- Kryoglobuline: Kryoglobulin-GN
- Zirkulierende IgA-Komplexe: IgA-Nephritis (Berger-Nephritis, mesangiale Proliferation)
- Membranöse GN bei Malignomen

Glomerulonephritis ohne bekannte Immunpathogenese
Zum Beispiel C3-Nephritis-Faktor, Hypokomplementämie:
Membranoproliferative GN Typ II

Verl **Rapid progressive Glomerulonephritis** (→ S. 274)
Rasche Progredienz einer GN mit frühzeitigem glomerulärem Funktionsverlust;
unbehandelt z.T. innerhalb von Wochen oligo-/anurisches Nierenversagen
(z.B. Goodpasture-Syndrom)

Akute Glomerulonephritis (akutes nephritisches Syndrom)
Plötzlicher Erkrankungsbeginn mit glomerulärer Hämaturie
(dysmorphe Erythrozyten, Akanthozyten >5%, Erythrozytenzylinder), Proteinurie,
Oligurie, Hypertonie, Ödeme; z.T. infektbedingt (z.B. postinfektiös bei
Poststreptokokken-GN), z.T. anderer Genese (z.B. Lupus-Nephritis)

Chronische Glomerulonephritis (oligosymptomatische GN)
- Chronische Verlaufsform unterschiedlicher Glomerulopathien (meist nicht einer
akuten GN) mit langsam progredienter Einschränkung der Nierenfunktion,
meist ohne die Möglichkeit einer Ausheilung oder kausalen Therapie;
- Auffällig sind Hypertonie, Proteinurie, Erythrozyturie (z.B. mesangioproliferative
IgA-GN als häufigste Form einer primären GN, Non-IgA-mesangioproliferat. GN)

■□□ 8.2.2 Rapid progressive Glomerulonephritis (RPGN)

Pat Extrakapilläre, proliferierende Glomerulonephritis mit diffuser Halbmondbildung

Eint

Typ I	Antibasalmembran–RPGN
	Nachweis von Autoantikörpern gegen die glomeruläre Basalmembran (Anti-GBM-Ak) bei zusätzlicher Lungenbeteiligung (selten) spricht man vom **Goodpasture-Syndrom** (auch Auto-AK-Bildung gegen alveoläre Basalmembranen mit Lungenblutungen)
Typ II	Immunkomplex-RPGN
	Ablagerung von Immunkomplexen (z.B. Kryoglobulin-GN), bei Lupusnephritis
Typ III	ANCA-assoziierte RPGN (am häufigsten)
	Antineutrophile zytoplasmatische Antikörper mit zentralem Fluoreszenzmuster = c-ANCA bzw. PR3- ANCA bei Wegener-Granulomatose (→ S. 332)
	Antineutrophile zytoplasmatische Antikörper mit perinukleärem Fluoreszenzmuster = p-ANCA bei Panarteriitis nodosa (→ S. 331) bzw. mikroskopischer Polyangiitis
	RPGN ohne eindeutigen immunologischen Pathomechanismus

Kli
- Rasch fortschreitende Niereninsuffizienz mit Anstieg der Retentionswerte, beim Goodpasture-Syndrom zusätzlich Lungenblutung (Rö: Lungenverschattungen)
- Hypertonie (→ S. 73), Proteinurie (z.T. nephrotisches Syndrom → S. 275)
- BSG ↑, Anämie, Blässe

Di
- Anti-GBM-Ak, zirkulierende Immunkomplexe oder ANCAs:
Anti-GBM-Ak bei Goodpasture-Syndrom, p-ANCA bei mikroskopischer Polyangiitis, c-ANCA bei Wegener-Granulomatose, Anti-dsDNA-AK bei Lupus-Nephritis im Serum, Kryoglobuline bei Kryoglobulin-GN, Anti C3-Konvertase-Ak bei membranoproliferativer GN Typ II
- Histologische Abklärung durch Nierenbiopsie!

Th
- Bei Antibasalmembran-RPGN: Plasmapherese, Immunsuppressiva (Cyclophosphamid), Glucocorticoide[1] (initial hoch dosiert „steroid pulse therapy")
- Bei anderen Formen hochdosiert Glucocorticoide[1] und Cyclophosphamid[2], evtl. zusätzlich Plasmapherese
- Symptomatisch: Kochsalzrestriktion, Antihypertensiva (z.B. ACE-Hemmer)

Prg Abhängig vom Zeitpunkt der Diagnose und frühzeitigem Einsetzen der Therapie

[1]z.B. Prednison=Decortin, [2]Endoxan

■■□ 8.2.3   Akute postinfektiöse Glomerulonephritis

Ät   Immunkomplex-GN, v.a. nach Infektion mit β-hämolysierenden Streptokokken

Kli
- Erneutes Krankheitsgefühl ca. 14 Tage nach Streptokokkeninfekt
  (z.B. Scharlach → S. 340, Angina tonsillaris → S. 340)
- Bild eines akuten nephritischen Syndroms mit Hämaturie, Proteinurie, Oligurie,
  Hypertonie und Ödemen (v.a. Lidödeme), evtl. Kopf- und Gliederschmerzen

Lab
- Hämaturie (dysmorphe Erythrozyten,
  Akanthozyten >5%,Erythrozytenzylinder),
  unselektive Proteinurie (meist <3g/dl)
- Evtl. leichter Anstieg von Kreatinin und Harnstoff
- Anti-DNAse-B-Titer in 90% ↑,
  Antistreptolysin-Titer in 50% ↑
- In der Akutphase Abfall des
  Serumkomplementspiegels (C_3, C_4)
- Evtl. leichte Anämie, gering erhöhte BSG
  (unspezifische Entzündungszeichen)

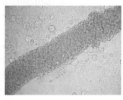

Erythrozytenzylinder

His   Endokapilläre diffus proliferative GN

Th
- Bettruhe, engmaschige Gewichts- und Laborkontrollen auch über längere Zeit
- Evtl. Penicillin G[1] (3 Mio I.E./d) über 1 Monat, anschließend ggf. Herdsanierung;
  bei Persistenz evtl. auch Glucocorticoide
- Salzarme Diät, H_2O-Restriktion bei Hypertonie/Ödemen, evtl. Schleifendiuretika
  (z.B. Furosemid[2]), ACE-Hemmer

Prg   In > 90% Ausheilung (bei Erwachsenen z.T. völlige Ausheilung nur bei 50%);
in ca. 1% chronisch progrediente Verläufe, in < 0,1% Verlauf einer RPGN

■■□ 8.2.4   Nephrotisches Syndrom

Def   Syndrom von Proteinurie (>3g/24h), Hypoproteinämie (Hypalbuminämie,
Dysproteinämie), Ödemen (Serumalbumin <2,5g/dl) und Hyperlipoproteinämie

Ät
- Glomerulonephritiden: bei Kindern v.a. „Minimal-change"-GN, (häufigste Ursache)
  bei Erwachsenen häufig bei membranöser GN (z.B. idiopathisch, durch Pharmaka,
  wie Gold, Penicillamin), auch membranoproliferative GN
- Primäre oder sekundäre Glomerulopathien: Diabetes mellitus (→ S. 242),
  Plasmozytom (→ S. 138), Amyloidose, Kollagenosen (→ S. 318), Vaskulitiden (→ S. 331),
  Nierenvenenthrombose

Pg
- **Abnorme Durchlässigkeit der glomerulären Basalmembran**
  ⇒ Proteinurie ⇒ Hypalbuminämie ⇒ niedriger onkotischer Druck
  ⇒ Flüssigkeitsverschiebung von intravasal nach interstitiell
  ⇒ Aktivierung des Renin-Angiotensin-Aldosteron-Systems
  ⇒ sekundärer Hyperaldosteronismus ⇒ Wasser- und Salzrestriktion ⇒ Ödeme
- Niedriger onkotischer Druck ⇒ hepatische Lipoproteinsynthese ↑ ⇒ LDL, VLDL ↑
- Hypalbuminämie ⇒ Aktivität Lecithin-Cholesterin-Acyl-Transferase (LCAT) ↓
  ⇒ Cholesterinumbau + Triglyzeridabbau ↓ ⇒ Cholesterin, Triglyzeride ↑

[1]Penicillin Grünenthal, [2]Lasix

Eint

Histologische Einteilung der Glomerulonephritiden mit nephrotischem Syndrom
Minimal proliferierende interkapilläre GN („Minimal-change"-GN)
Häufigste Form eines nephrotischen Syndroms im Kindesalter (ca. 80%, bei Erw. ca. 20%) mit meist selektiver Proteinurie **Th**: hohe Spontanheilungsrate und gutes Ansprechen auf Glucocorticoide
Membranöse GN
Häufigste Form eines nephrotischen Syndroms bei Erwachsenen (ca. 30–40%); Immunkomplex-GN, z.T. idiopathisch, z.T. symptomatisch nach Infekten, Pharmaka, Malignomen usw.; Prg: 25% Spontanremission, 25% geringe Proteinurie, 50% terminale Niereninsuffizienz; **Th** (nach Ponticelli): alternierend Glucocorticoide/Chlorambucil für 6 Monate
Fokal segmental sklerosierende GN
Fokale Sklerosierung und Hyalinose der Kapillaren, in 50% d.F. terminale Niereninsuffizienz; schlechtes Ansprechen auf Glucocorticoide
Membranoproliferative GN
Seltene idiopathische GN mit Hämaturie, Hypertonie und Hypokomplementämie, selten Spontanheilung, bei 50% binnen 10 Jahren terminale Niereninsuffizienz oder Tod; **Th**-versuch mit Dipyridamol und ASS

Orth, S. R., Ritz, E.: Das nephrotische Syndrom; Der Internist 39 1246-1252, 1998

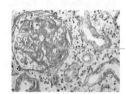
Hyalinose
der Kapillaren

Fokal segmental sklerosierende GN
[IMPP-Prüfungsabbildung]

Kli Neben den 4 Hauptsymptomen und möglichen Symptomen der Niereninsuffizienz:
- Infektanfälligkeit durch IgG-Mangel bei nichtselektiver Proteinurie
- Erhöhtes Thromboserisiko durch renalen Verlust von Antithrombin III

Di
- 24 h-Urin zur Quantifizierung und Differenzierung der Urinproteine
- Serumelektrophorese: Verminderung des Albumins und evtl. der γ-Globuline bei relativer Erhöhung der α_2- und β-Fraktion
- Evtl. AT III ↓ und IgG ↓, Cholesterin und Triglyzeride ↑
- Nieren-Sonografie
- In der Regel Indikation zur Nierenbiopsie

Anm
- Selektive glomeruläre Proteinurie: Ausscheidung niedermolekularer Proteine (z.B. Albumin)
- Nichtselektive glomeruläre Proteinurie: zusätzlich Ausscheidung von Proteinen mit hohem Molekulargewicht (z.B. Immunglobuline, α_2-Makroglobulin) (selektive Poteinurien sprechen besser auf Glucocorticoid-Therapie an!)

Elektrophorese

Albumin α_1 α_2 β γ-Globulin

Normal

Albumin α_1 α_2 β γ-Globulin

Nephrotisches Syndrom

Th
- Meidung körperlicher Anstrengung
- Kost: kochsalzarm (< 3g Na$^+$Cl$^-$/d), eiweißarm (0,8g/kg KG/d + Eiweißmenge, die durch Proteinurie verloren geht)
- CSE-Hemmer: Therapie der Hyperlipidämie
- Diuretika: vorsichtige Ausschwemmung der Ödeme
  (**CAVE**: Thrombosegefahr ⇒ Thrombose-Prophylaxe, evtl. orale Antikoagulation)
- Antibiotika und γ-Globulinsubstitution: bei bakteriellen Infekten
- ACE-Hemmer: Therapie einer Hypertonie und Beeinflussung der Proteinurie
- Immunsuppressiva je nach Grunderkrankung (Corticosteroide!)

■■□ 8.2.5 IgA-Nephropathie

Syn M. Berger

Epid Häufigste Form einer primären GN; häufigste Form einer terminalen Niereninsuffizienz bei primärer GN (Männer häufiger als Frauen betroffen); Purpura Schoenlein-Henoch evtl. eine systemische Form der IgA-Nephropathie

Pathog Immunkomplexnephritis: häufig nach Infekten der oberen Atemwege

Pat Fokale oder diffuse mesangioproliferative GN mit IgA-Ablagerungen im Mesangium

Klin Oft asymptomatische Mikrohämaturie und Proteinurie, Makrohämaturie nach Infekten der oberen Atemwege bei Patienten >40 Jahre

Diagn
- Urin: Mikro-/Makrohämaturie, Erythrozytenzylinder, dysmorphe Erythrozyten, Proteinurie (unselektiv, glomerulär, <3g/d)
- Serum: Kreatinin ↑ im späteren Verlauf, gelegentlich IgA ↑
- Nierenbiopsie: s.o

Th
- ACE-Hemmer (insbesondere bei Proteinurie >1g/24h)
- Corticosteroide, ggf. mit Azathioprin oder Cyclophosphamid
- Ω-3 mehrfach ungesättigte Fettsäuren (Fischöl)
- Nierentransplantation bei terminaler Niereninsuffizienz

Prog Verlauf unterschiedlich: 2% benigne, bei Hypertonie, ausgeprägten histopathologischen Veränderungen, persisistierender Mikrohämaturie, Proteinurie >1g/24h und Kreatinin↑schlechte Prognose mit Entstehung einer terminalen Niereninsuffizienz (15-40%)

■■□ 8.2.6 Diabetische Glomerulosklerose

Def Diabetische Nephropathie auf dem Boden einer Mikroangiopathie (→ S. 252)

Syn Kimmelstiel-Wilson-Syndrom, noduläre Glomerulosklerose

Ät Diabetische Stoffwechselentgleisung seit ca. 5 bis 15 Jahren (→ S. 242)

Pat
- Hyalinablagerungen zwischen den Kapillarschlingen der Glomerula
- Verbreiterung der glomerulären Basalmembran und des Mesangiums
- Schwere Arteriolosklerose

Kli
- Frühsymptome: Mikroalbuminurie (>30mg/24h), Mikrohämaturie
- Spätsymptome: Hypertonie (→ S. 73), nephrotisches Syndrom (→ S. 275), progrediente Niereninsuffizienz (→ S. 285)

Donadio J.V., Grande J.P. IgA-Nephropathy. N. Engl. J. Med 2002; 347, 10: 738-748

Verl Schwere und Häufigkeit der diabetischen Glomerulosklerose haben eine Korrelation zu Dauer und Stoffwechselführung des Diabetes. Dialysepflichtige Stadien einer Niereninsuffizienz werden meist nach 10-20 Jahren diabetischer Stoffwechsellage beobachtet; häufigste Ursache der terminalen Niereninsuffizienz

Th Optimierung der Blutzuckereinstellung und frühzeitige antihypertensive Therapie (v.a. mit ACE-Hemmern, ggf. + Diuretika, β-Blocker); Nikotinkarenz; frühzeitige Dialyse, Therapie der Hyperlipidämie, Eiweißrestriktion auf 0,6-0,8g/kgKG/Tag

■□□ **8.2.7 Interstitielle Nephritiden**

Ät

Bakterielle interstitielle Nephritiden
Akute Pyelonephritis (→ S. 280)
Chronische Pyelonephritis (→ S. 281)
Nichtbakterielle interstitielle Nephritiden
Medikamentös-toxisch: z.B. als akute allergische Verlaufsform bei Antiphlogistika oder als chronische Verlaufsform bei Analgetikanephropathie oder Schwermetallvergiftung
Metabolisch: Hypercalcämie (→ S. 308), Hypokaliämie (→ S. 305), Hyperurikämie (→ S. 259), Oxalose, Zystinose
Immunologisch: Mitreaktion bei primären und sekundären Glomerulopathien, Transplantatabstoßung (→ S. 131), Sjögren-Syndrom (→ S. 323), Sarkoidose (→ S. 96), Amyloidose
Hereditär: Zystennieren (→ S. 291), Alport-Syndrom (chronische Nephritis mit zusätzlich glomerulärer Beteiligung, v.a. Hämaturie, Innenohrschwerhörigkeit und Augenmissbildungen)
Viral: z.B. Hantavirusnephritis (→ S. 278)
Neoplastisch: Plasmozytom (→ S. 138), Lymphome, Leukämie
Allgemein: Balkannephritis (→ S. 278), Nephritis nach Radiatio

Tubulointerstitielle Nierenerkrankungen; Der Internist, Heft 11, 1996

Akute abakterielle allergische interstitielle Nephritis:
Nephritis durch Medikamente (Antibiotika, nichtsteroidale Antiphlogistika), seltener nach Infekten mit tubulärer Proteinurie, Kreatinin↑, Harnstoff↑, oft Eosinophilie im Blut + Eosinophilurie, Exantheme, Fieber
Th: Med. absetzen (dann meist gute Prg), falls keine Besserung: Glucocorticoide

Analgetikanephropathie:

Def Chronische, abakterielle Nephritis mit Ischämie und Nekrosen der Papillen

Ät Kumulativdosis phenacetinhaltiger Analgetika >1000g, v.a. Kombinationspräparate

Kli Anämie, Kolik, sterile Leukozyturie, Konzentrierungsfähigkeit ↓, Polyurie, tubuläre Azidose; Ko: bakterielle Harnwegsinfekte, Papillennekrosen, Niereninsuffizienz, Malignome der ableitenden Harnwege (Spät-Ko)

Di Sonografisch + urografisch Schrumpfnieren, Verkalkung der Papillen

Th Medikament absetzen

Balkannephritis:
Asymptomatische Proteinurie bei Jugendlichen, endemisch in Balkanländern

Hantavirusnephritis:

Ät Anthropozoonose (Erregerreservoir Mäuse, Ratten)

Epi Weltweit, v.a. Südostasien (Hantaan-, Seoul-, Puumala-Virus, Four Corners)

Kli	Phasenverlauf mit 1. Fieber, Zephalgien, 2. Lumbalgie, Abdominalschmerz, 3. starke Proteinurie, Oligurie, evtl. Nierenversagen, Thrombopenie
Di	Anamnese, typische Klinik; Serologie (IgM-Ak↑), Erregernachweis (PCR)
Th	Symptomatisch, evtl. Versuch mit Ribavirin (Virazole®)

8.3 Infektionen

■■□ **8.3.1 Harnwegsinfektionen**

Eint
- **Proximale Harnwegsinfekte**: Pyelonephritis als interstitielle Nephritis bakterieller Genese mit akutem Verlauf (akute Pyelonephritis → S. 280) oder sekundär bei vorbestehender Grunderkrankung (v.a. Obstruktionen) mit rezidivierenden bakteriellen Superinfektionen (chronische Pyelonephritis → S. 281)
- **Distale Harnwegsinfekte**: Urethritis (Harnröhrenentzündung → S. 280) und Zystitis (Harnblasenentzündung → S. 280)
- **Asymptomatische Bakteriurie**: Zufallsbefund; Therapie nur bei Schwangeren, Kindern, Immunsuppression
- **Urosepsis**: von den Nieren ausgehende Sepsis (→ S. 281)

Ät
- Harnabflussstörungen: anatomische Anomalien, Obstruktionen (meist angeboren, z.B. Ureterabgangsstenosen, auch Prostatahyperplasie, Urethrastrikturen), Blasenfunktionsstörungen beim Querschnittssyndrom, vesikoureterorenaler Reflux
- Instrumentelle Eingriffe (z.B. Blasenkatheterisierung, Zystoskopie)
- Stoffwechselerkrankungen (z.B. Diabetes mellitus → S. 242)
- Analgetikaabusus
- Allgemeine Abwehrschwäche, Immunsuppression
- Andere Faktoren wie Schwangerschaft, sexuelle Aktivität, Unterkühlung

Err
- Nichtnosokomial: aszendierend durch E. coli (80%), Enterokokken, Proteus, Klebsiellen
- Nosokomial: häufig Pseudomonas, Proteus oder resistente Staphylokokken

Lab
- Urinsediment: Leukozyturie, evtl. Erythrozyturie, Leukozytenzylinder bei proximalem Harnwegsinfekt
- Signifikante Bakteriurie (>10^5 Bakterien/ml) im Mittelstrahlurin
- Blut: bei prox. Harnwegsinfekt Leukozytose, BSG↑, Retentionswerte↑, CRP↑

Th
- Beseitigung der Ursache (z.B. Obstruktion, Absetzen nephrotox. Medikamente)
- Antibiotika nach Antibiogramm (z.B. Chinolone, Aminopenicilline, Cotrimoxazol)
- Reichliche Flüssigkeitszufuhr
- Spasmolytika im Bedarfsfall (z.B. Butylscopolamin[1])
- Evtl. Ansäuern des Urins durch L-Methionin[2]

CAVE
Urin sollte immer vor einer Antibiotikatherapie gewonnen werden, um korrekten Keimnachweis und Keimdifferenzierung im Antibiogramm zu gewährleisten! Bei akutem, fieberhaftem Krankheitsbild kann Antibiotikatherapie vor Keimdifferenzierung erforderlich sein („blinde" Anbehandlung)!

[1]Buscopan, [2]Acimethin

■■□ **8.3.2 Urethritis**

Def Isolierte Infektion der Harnwege distal des Sphincter urethrae internus

Err Chlamydia trachomatis (bis 80%), Ureaplasma urealyticum, Trichomonas vaginalis (mikroskopisch durch Eigenbewegung zu erkennen), E. coli, Staphylokokken, Pseudomonas, Mykoplasmen, Candida, Herpes-Viren, Neisseria gonorrhoeae (DD: Reiter-Syndrom mit Trias Urethritis, Arthritis, Konjunktivitis → **s. 327**)

Kli
- Dysurie
- Pollakisurie
- Harnröhrenausfluss
- Evtl. Hämaturie

Di
- Kultur mit Antibiogramm
- Urethraabstrich (auf Chlamydien, Mykoplasmen, Trichomonaden)
- Urinsediment

Th
- Tetracycline bei Chlamydien, Ureaplasmen und Mykoplasmen (z.B. Doxycyclin[1]), bei Schwangerschaft Makrolide
- Metronidazol[2] bei Trichomonaden
- Penicillin G[3] oder Cephalosporine od. Chinolone (z.B. Ciprofloxacin[4]) bei Gonorrhoe

■■□ **8.3.3 Zystitis**

Ät
- Meist aszendierende bakterielle Infektion (w > m)
- Iatrogen z.B. nach Katheterisierung oder Zystoskopie
- Selten durch chemische oder physikalische Noxen (Cyclophosphamid, Radiatio, Fremdkörper, Nässe-, Kältetrauma)
- Prädisponierend: bei Männern Urethrastenose, Prostataadenom; bei Frauen Gravidität, Geburt, häufige Sexualkontakte (sog. „Honeymoon"-Zystitis)

Kli
- Pollakisurie, Dysurie, imperativer Harndrang
- Evtl. suprapubische Schmerzen, Blasentenesmen

Ko
- Hämorrhagische Zystitis, Pyelonephritis durch aszendierende Infektion
- Fieber, Leukozytose, BSG ↑, CRP ↑ bei Beteiligung parenchymatöser Organe (Niere, Prostata, Hoden)

DD
- Andere Blasenerkrankungen (Tumoren, Fremdkörper, Blasensteine, Z.n. Radiatio, Medikamente (NSAR, Cyclophosphamid))
- Andere Organerkrankungen (Adnexitis, Prostatitis, Urethritis, Darmerkrankungen)

Th
- Warme Kleidung, erhöhte Diurese
- Spasmolytika (z.B. Butylscopolamin[5]), Antibiotika (Kurzzeitantibiose bei unkomplizierte Infektion: Cotrimoxazol[7] für 3 Tage), Urinansäuerung (z.B. Methionin[3])

CAVE Wiederholte Kontrolle der Urinkultur nach Absetzen des Antibiotikums!

■■□ **8.3.4 Akute Pyelonephritis**

Def Akute bakterielle Entzündung des Nierenbeckens und des Niereninterstitiums

Ät
- Kanalikulär aszendierend, selten hämatogen oder per continuitatem
- Prädisponierend: Obstruktion der ableitenden Harnwege, Dauerkatheter, Nephrolithiasis (→ **s. 288**), Lageanomalien der Nieren, neurogene Entleerungsstörungen, Gravidität, Diabetes mellitus (→ **s. 242**), Phenacetinabusus

---

[1]Vibramycin, [2]Clont, [3]Penicillin Grünenthal, [4]Ciprobay, [5]Buscopan, [6]Bactrim, [7]Acimethin

Kli
- Abgeschlagenheit, Fieber (> 38°C), Schüttelfrost
- Flankenschmerzen, evtl. Übelkeit, Erbrechen, Obstipation, Kopfschmerzen
- Evtl. Dysurie, Oligurie, imperativer Harndrang, Pyurie, Hämaturie

Di
Anamnese, Palpation (Klopfschmerz), Urinsediment, Urin- und Blutkultur, Lab (BSG ↑, CRP ↑, Leukos ↑, evtl. Kreatinin ↑), Sono (evtl. Harnstau)

Ko
Urosepsis (→ S. 281), eitrige Nephritis, paranephritischer Abszess, Papillennekrose, akutes Nierenversagen

Th
- Bettruhe
- Sofortige „blinde" Anbehandlung mit Antibiotika (vorher Kultur): z.B. Aminopenicillin + Betalactamaseinhibitor (Ampicillin + Sulbactam[1]), Cephalosporine (z.B. Cefixim[2]), evtl. Chinolone (z.B. Ciprofloxacin[3]), in unkomplizierten Fällen evtl. Cotrimoxazol[4]
- Orale Antibiose bei mildem Verlauf und ambulant erworbener Pyelonephritis; i.v.-Antibiose bei schwerem Verlauf und nosokomialer Pyelonephritis
- Nach Antibiogramm gezielte Antibiose: bis fieberfrei und Urin keimfrei, mind. 14d, bei Rezidiv 4-6 Wochen; mehrere bakteriologische Nachkontrollen des Urins

■■□ 8.3.5 Chronische Pyelonephritis

Def
Chronisch interstitielle Nephritis (häufig bei Harnwegsobstruktionen) mit rezidivierenden sekundären bakteriellen (Super-)Infektionen

Kli
- Oft symptomarm bis symptomlos
- Abgeschlagenheit, Kopfschmerzen, Appetitlosigkeit, evtl. Blässe, Durst, Polyurie
- Evtl. subfebrile Temperaturen, unklare Fieberschübe, Hypertonie

Di
- Anamnese, Klinik
- Lab: Bakteriurie, Leukozyturie, Anämie, BSG ↑, bei progredienter Niereninsuffizienz evtl Retentionswerte ↑, Kreatinin-Clearance ↓
- Sono: evtl. gestautes Nierenbecken, Parenchymschwund bei Schrumpfniere
- AUG: deformierte Nierenkelche, anat. Anomalien, Obstruktionen, Konkremente
- Miktionszysturethrografie: evtl. Nachweis eines vesikoureterorenalen Refluxes

Ko
- Wie akute Pyelonephritis (→ S. 280)
- Progrediente Niereninsuffizienz (→ S. 285, Hypertonie, Anämie, Urämie)
- Hydro- bzw. Pyonephrose, pyelonephritische Schrumpfniere
- Tubuläre Funktionsstörungen (Na^+-, K^+-Verlustniere, renale tubuläre Azidose)

Th
- Kausale Therapie: Beseitigung der Obstruktion
- Antibiotika nach Antibiogramm (2-6 Wochen), evtl. parenteral, stationär; bei häufigen Rezidiven oder vesikourethralem Reflux evtl. antibiotische Dauer-Pro
- **CAVE**: Antibiotikawahl bei Niereninsuffizienz; bakteriologische Urinkontrollen
- Ansäuerung des Urins mit L-Methionin (Acimethin®)

◀□□ 8.3.6 Urosepsis

Def
Von den Nieren ausgehende Sepsis

Ät
- Aszendierende Harnwegsinfekte (Pyelonephritiden) meist gramnegativer Keime
- Prädisponierend: Harnabflussstörungen jeglicher Form und Sondersituationen, wie Schwangerschaft, Immunsuppression, Diabetes mellitus (→ S. 242), transurethrale Dauerkatheter, Zystennieren (→ S. 291)

Kli
Fieber, Schüttelfrost, Flankenschmerz, Oligurie, Zeichen des septischen Schocks

[1]Unacis, [2]Suprax, [3]Ciprobay, [4]Bactrim

Lab
- Urin: Leukozyturie, pos. Nitrittest, Bakteriurie > 10^5 Bakterien, Proteinurie
- Blut: evtl. pos. Blutkulturen, Leukozyten ↑ Thromboz. ↓, BSG ↑, Kreatinin ↑, CRP ↑

Di
- Klinik, Labor (inkl. Blutkulturen), urologisches Konsil
- Sono: evtl. Zeichen eines Harnaufstaus oder eines Abszesses

Th
- Th der Ursache, z.B. Beseitigung des Harnstaus durch perkutane Nephrostomie
- Hochdosierte Breitbandantibiose (nach Abnahme von Urin und Blut für Antibiogramm): Cephalosporine (z.B. Ceftriaxon[1] oder Cefotaxim[2]), evtl. zusätzlich Aminoglykoside (z.B. Tobramycin[3]); alternativ Chinolone (z.B. Ciprofloxacin[4])
- Ggf. Schocktherapie mit Catecholaminen, Flüssigkeitssubstitution, Low-dose-Heparinisierung[5]

8.4 Funktionsstörungen

■□□ 8.4.1 Renal-tubuläre Partialfunktionsstörungen

Ät
- **Primär**: angeborene Störungen, z.B. renale Glucosurie, Phosphatdiabetes, Zystinurie, Bartter-Syndrom (→ S. 293), Gitelmann-Syndrom
- **Sekundär**: bei Nierenerkrankungen, v.a. bei interstitiellen Nephritiden, Elektrolytentgleisungen

Form

Renaler Diabetes insipidus
Angeboren, bei Hypokaliämie (→ S. 305) und Hypercalcämie (→ S. 308) mit Störung der Konzentrierungsfähigkeit
Natriumverlustniere (Salzverlustsyndrom)
Bei chronischer Niereninsuffizienz (→ S. 285) kommt es zu erhöhtem Natriumverlust mit Einschränkung der Harnproduktion; Natriumrestriktion verschlechtert Nierenfunktion!
Kaliumverlustniere
Vor allem bei sekundärem Hyperaldosteronismus (→ S. 227)
Renale tubuläre Azidose
Distale tubuläre Azidose (Typ 1): distal tubuläre H^+-Ionensekretion ↓ ⇒ schwere metabolische Azidose (→ S. 313), alkalischer Urin, Polyurie (→ S. 294), Nephrolithiasis (→ S. 288), Nephrokalzinose, Osteopathien
Proximale tubuläre Azidose (Typ 2): proximal tubuläre HCO_3^--Rückresorption ↓ ⇒ leichte metabolische Azidose, Hypokaliämie, Osteomalazie, Wachstumsstörungen im Kindesalter

■■■ 8.4.2 Akute Niereninsuffizienz (= ANI)

Def
Rasch progrediente Einschränkung der Nierenfunktion mit Anstieg der Retentionswerte (Harnstoff, Kreatinin) und Versiegen der Harnproduktion (olig-, anurische Form; z.T. nur Anstieg der Retentionswerte, poly-, normurische Form)

Ät

Prä-renal	Unzureichende Flüssigkeitszufuhr (z.B. postoperativ, bei alten Menschen)
	Störung der Flüssigkeitsverteilung: bei interstitiellem Verlust (Hypoproteinämie), Verlust in den „dritten Raum" (Ileus → S. 168, Peritonitis, Aszites → S. 183, Pankreatitis → S. 190, Ödeme → S. 303)
	Flüssigkeitsverluste: Blutungen, Verbrennungen, Diarrhö, Schwitzen usw.
	Verminderte Nierenperfusion: bei systemisch niedrigem RR (Herzinsuffizienz → S. 48, Sepsis, Anaphylaxie usw.), renaler Vasokonstriktion (z.B. durch Catecholamine), Hyperviskosität (z.B. Polyzythämie → S. 129)
	Anm: Prärenale ANI meist reversibel nach rascher Restitution einer ausreichenden Nierenperfusion

---

[1]Rocephin, [2]Claforan, [3]Gernebcin, [4]Ciprobay, [5]Fraxiparin

Ät

Intra-renal	**Primär funktionelle Ursache** (oft prärenale Genese mit späterer Tubulusnekrose) = akutes Nierenversagen im eigentlichen Sinne (prinzipiell voll reversibel) - Zirkulatorisch-ischämisch zum einen prärenaler Ätiologie ⇒ Anfangsstadium - Zirkulatorisch-ischämisch zum anderen intrarenaler Ätiologie ⇒ Folgestadium durch Autoregulation; bei Hypovolämie, Schock unterschiedlicher Genese - Toxisch bei Hämolyse, Myolyse, Medikamente (z.B. Aminoglykoside, NSAR, Rö-Kontrastmittel, Amphotericin B, Cisplatin, Cyclosporin), Chemikalien (z.B. Glykol) **Primär strukturelle Ursache** - Glomerulär-mikrovaskulär: Glomerulonephritiden verschiedener Genese (→ S. 273), hämolytisch-urämisches Syndrom (Gasser-Syndrom → S. 128), DIC (→ S. 146), u.a. - Tubulär-interstitiell: z.B. Pyelonephritiden (→ S. 280), akute abakterielle allergische Nephritis, Plasmozytom - Vaskulär: embolisch, atherosklerotisch, thrombotisch oder kompressionsbedingte Nierenarterien- und Nierenvenenverschlüsse (→ S. 292), Aneurysma dissecans der Bauchaorta (→ S. 26), Vaskulitiden (→ S. 331)
Post-renal	**Obstruktion der Ureteren:** Konkremente, Blutgerinnsel, Tumor, Kompression von außen, M. Ormond (Retroperitonealfibrose) **Blasenentleerungsstörungen:** Blasen-Ca, Blasensteine, Blutgerinnsel, Prostatahyperplasie, neurogen **Obstruktion der Urethra:** Strikturen, Phimose, kongenitale Urethralklappen

	Klassische Stadien des (ischämischen oder toxischen) akuten Nierenversagens		
Stadium	**Phase**	**Dauer**	**Kli, Lab**
I	Schädigungs-Phase	h bis d	Oligurie oder Normurie mit erhaltener Na^+-Rückresorption (Urin-Na^+ <30mmol/l)
II	Oligourische, anurische Phase	1 bis 10 Wo	Oligurie, Anurie, Isosthenurie; Gefahr der Überwässerung (Lungenödem, Hirnödem), Hyperkaliämie (Herzrhythmusstörungen, metabolische Azidose) und Urämie
III	Polyurische Phase	d bis Wo	Polyurie mit Rückgang der Urämiesymptome, Gefahr der Dehydratation, Hyponatriämie und Hypokaliämie
IV	Restitutions-Phase	Mehrere Mo	Rückgang der Retentionswerte mit Normurie bei z.T. länger persistierender Störung von Tubuluspartialfunktionen

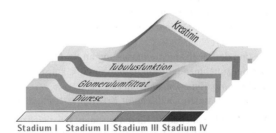

Stadium I   Stadium II   Stadium III   Stadium IV

PPh, Kli Verminderte Exkretion harnpflichtiger Substanzen, Störung des Elektrolythaushalts, des Wasserhaushalts, und des Säure-Basen-Haushalts

Exkretion harnpflichtiger Substanzen ↓	Störung des Elektrolythaushalts
Retention von Kreatinin und Harnstoff ⇒	**Hyperkaliämie** ⇒
Kardial: Perikarditis, Perikarderguss, Perikardtamponade	**Kardial:** EKG-Veränderungen (zeltförmiges T, Schenkelblock u.a.), v.a. bradykarde Herzrhythmusstörungen, negative Inotropie
Gastrointestinal: Übelkeit, Erbrechen, Gastroenteritis, Stressulkus, Peritonitis, Ileus	
Neurozerebral: Enzephalopathie mit Verwirrtheit, Psychosen, Koma, Neuropathien	**Neuromuskulär:** anfangs gesteigerte, später verminderte Muskelerregbarkeit
Hämatologisch: Hämolytische Anämie, Blutungen bei Thrombozytenfunktionsstörungen	**Säure-Basen-Haushalt:** metabolische Azidose, Hyponatriämie
Immunologisch: vermehrte Infektanfälligkeit	**Zerebral:** Verstärkung zerebraler Ödeme
	Renal: Nierenfunktion ↓
Störung des Wasserhaushalts	**Störung des Säure-Basen-Haushalts**
Hypervolämie ⇒	**H^+-Ionen-Exkretion** ↓ ⇒ **metabolische Azidose** ⇒
Kardiovaskulär: RR↑, Herzinsuffizienz, Perikarderguss	**Kardiovaskulär:** verminderte Ansprechbarkeit der Gefäße auf Catecholamine, negative Inotropie
Pulmonal: „fluid lung", Pleuraerguss, ARDS	
Zerebral: Hirnödem, vermehrte Krampfneigung	**Elektrolythaushalt:** Hyperkaliämie
Allgemein: generalisierte Ödeme, Gewichtszunahme, Kopfschmerzen	

Di

Oligurische, anurische Phase

> **Anamnese, Klinik:** Hautkolorit, Hautturgor, Ödeme, Hypertonie
> **Diuresemenge** <500ml/24h (oligurisch), <200ml/24h (anurisch)
> **Blut-Lab:** Kreatinin ↑, Harnstoff ↑, K^+ ↑, Phosphat ↑; metabolische Azidose
> **Urin-Lab:** Osmolalität plasmaisoton, spezifisches Gewicht <1015, Na^+ >40mmol/l
> **Sono:** vergrößerte Nieren
> **Rö-Thorax:** „fluid lung" (Lungenödem bei Überwässerung), Perikarderguss
> **EKG:** Rhythmusstörungen, Hyperkaliämiezeichen
> **Echokardiografie:** Perikarderguss

Polyurische Phase

> **Diuresemenge** >2000ml/24 h, evtl. Serum-Na^+ und -K^+ ↓

Th
- Therapie der Grunderkrankung
- Diurese durch hohe Furosemidgaben (Lasix®: bis 2g/24h)
- Strenge Flüssigkeits-/Elektrolytbilanzierung (Trinkmenge: Diurese + 500ml)
- Th der Hyperkaliämie: K^+-arme Diät, Insulin, Glucose, Ionenaustauscher, evtl. HCO_3^-
- Ausreichend hohe Kalorienzufuhr, ggf. mit parenteraler Ernährung, eiweißreduziert
- Anpassung der Medikamentendosierung an die Nierenfunktion
- Dialyse bei zunehmender Urämiesymptomatik, konservativ nicht beherrschbarer Überwässerung, Hyperkaliämie oder Azidose (Grenzwerte: Harnstoff >200mg/dl, Kreatinin >10mg/dl, Kalium >7mmol/l)

Prg
50% Mortalität bei alleinigem Nierenversagen; bei gleichzeitig bestehendem Multiorganversagen Gesamtmortalität über 70%!
Im Überlebensfall benötigen nur 5% eine Nierenersatztherapie

Jörres A., Frei U. Akutes Nierenversagen. Der Internist 2001; 42: 379-403)

■■□ 8.4.3   Chronische Niereninsuffizienz

Def   Irreversible Funktionseinschränkung beider Nieren mit Abnahme des
Glomerulumfiltrats sowie der tubulären und endokrinen Funktion
bei progredientem Parenchymverlust (⇒ Schrumpfniere)

Ät
- Diabetische Nephropathie (ca. 40% mit zunehmender Tendenz → S. 252)
- Chronische Glomerulonephritis (<20% → S. 273)
- Vaskuläre Nephropathie (25%, v.a. hypertensive Nephropathie → S. 292)
- Chronische interstitielle Nephritiden
  (<10%, insbesondere Analgetika-Nephropathie → S. 278)
- Angeborene Anomalien (< 10%, z.B. polyzystische Nephropathien → S. 291)
- Systemerkrankungen (z.B. Vaskulitiden → S. 331)

Stad

Stadium der verminderten renalen Funktionsreserve	Kreatinin <6mg/dl
Normale Retentionswerte, beginnende Einschränkung der Kreatinin-Clearance und Konzentrierungsfähigkeit, beginnender sekundärer Hyperparathyreoidismus (→ S. 236)	
Stadium der kompensierten Retention (Azotämie)	Kreatinin 6–10mg/dl
Einschränkung der Kreatinin-Clearance; Erhöhung der Retentionswerte bei fehlender Urämiesymptomatik, Azotämie, zunehmender sekundärer Hyperparathyreoidismus	
Stadium der dekompensierten Retention, terminale Nieren-Insuffizienz (Urämie)	Kreatinin >10mg/dl
Urämiesymptomatik; Therapie durch Dialyse und evtl. spätere Nierentransplantation	

PPh
- **Retentionswerte**: Anstieg, erst wenn >50% des Nierenparenchyms ausfallen
  (Glomerulumfiltrat <60ml/min [normal 120ml/min, altersabhängig])
  ⇒ Höhere Diuresemenge nötig, um gleiche Menge harnpflichtiger Substanzen zu
  eliminieren ⇒ Hypo-, Isosthenurie ⇒ anfangs Nykturie, evtl. Polyurie/-dipsie
  terminal Olig-/Anurie
- **Natrium** (→ S. 304): Niereninsuffizienz↑ ⇒ tubuläre Na^+-Rückresorption↓
  ⇒ Na^+ im Urin↑ ⇒ Na^+ im Serum↓ ⇒ Diurese↓
  (Vorsicht vor genereller strenger Kochsalzdiät!)
- **Kalium** (→ S. 305): lange normal, da neben Reabsorption↓, tubuläre Sekretion↑;
  Ausnahmen: Hyperkaliämie bei zu hoher Zufuhr, K^+-sparende Diuretika,
  ACE-Hemmer, Katabolie, Azidose, Oligurie/Anurie bei terminaler Niereninsuffizienz
- **Ca^{2+}, Phosphat** (→ S. 232, → S. 307, → S. 309): Nierenfunktion↓ ⇒
  Frühphase: Phosphatexkretion↑ über Restnephrone bei gleichzeitig erhöhtem
  intrazellulärem Phosphat ⇒ Synthese von Calcitriol↓ (= akt. Vit.-D-Metabolismus)
  ⇒ Parathormon↑ (beginnender sekundärer Hyperparathyreoidismus)
  ⇒ Stimulation von Calcitriol ⇒ Normocalcämie
  Spätphase: Calcitriol↓ (⇒ Ca^{2+}↓) + Phosphat↑ ⇒ PTH↑, Hypocalcämie,
  Hyperphosphatämie
- **Azidose** (→ S. 313): starke Einschränkung des Glomerulumfiltrats (<40ml/min)
  ⇒ Ammoniogenese↓ + Bicarbonatrückresorption↓ ⇒ metabolische Azidose
- **Renale Anämie**: Niereninsuffizienz ⇒ Erythropoetin↓ ⇒ normochrome,
  normozytäre, hyporegeneratorische Anämie
  (bei verminderter Erythrozytenlebensdauer durch Urämie evtl. diskrete
  Hämolysezeichen)

Kli   **Akute (lebensbedrohliche) Urämiesymptomatik** (auch bei akuter NI):
- Kardiovaskulär: Perikarditis (→ S. 63), Perikarderguss, Herzrhythmusstörungen
- Pulmonal: „fluid lung" (bihiläre, schmetterlingsartige Lungenstauung), Lungenödem (→ S. 102)
- Neurologisch: Enzephalopathie mit Somnolenz bis Koma, Krampfanfälle
- GI-Trakt: urämische Gastroenteritis, GI-Blutungen

Chronische Symptomatik einer länger bestehenden Niereninsuffizienz :
- Allgemein: Schwäche, Müdigkeit, Foetor uraemicus (Uringeruch aus dem Mund), Kopfschmerz, evtl. Gewichtsanstieg und Ödeme, Impotenz, Infertilität
- Kardiovaskulär: Hypertonie (→ S. 73)
- Pulmonal: Pleuritis (→ S. 110), Pneumonie (→ S. 97)
- Nervensyst.: Konzentrationsschwäche, Depression, Polyneuropathie (Parästhesien, gestörtes Vibrationsempfinden), Neuropathie mit Muskelschwäche und -krämpfen,
- GI-Trakt: Übelkeit, Durchfall, Malnutrition
- Blut: renale Anämie, Blutungsneigung durch Thrombozytopenie/-pathie, vermehrte Infektanfälligkeit durch gestörte Immunfunktionen
- Ossär: renale Osteopathie mit Osteomalazie- (Calcitriol ↓) und Osteoklasiezeichen (PTH ↑), wie Knochenschmerzen, proximale Muskelschwäche, „Watschelgang" (DD: aluminiuminduzierte Osteopathie bei Niereninsuffizienz durch aluminiumhaltige Phosphatbinder); extraossäre Kalzifizierungen (Ca^{2+}-Phosphat-Produkt ↑)
- Haut: Café-au-lait-Farbe (Azotämie + Anämie), Blässe, Pruritus

Lab
- **Blut**: Kreatinin-Clearance ↓, Harnstoff ↑, Kreatinin ↑, evtl. Hyperkaliämie, Hyperphosphatämie, Hypocalcämie, intaktes PTH ↑, metabolische Azidose, Anämie (normochrom, normozytär, hyporegeneratorisch, d.h. Retikulozyten ↓), evtl. gestörte Glucosetoleranz, evtl. Hypertriglyzeridämie
- **Urin**: Osmolalität plasmaisoton, Harnst. <1g/dl, Glucos-, Protein-, Erythrozyturie

Th

Konservativ (im Stadium der kompensierten Retention)
Th der Grunderkrankung
Kontrolle des Elektrolyt-/Säure-Basen-Haushalts, evtl. Bicarbonatgabe zum Azidoseausgleich; Gewichtskontrolle; bei fortgeschrittener Niereninsuffizienz (Kreatinin >4 mg/dl) evtl. eiweißarme (Harnstoff ↓), aber bezüglich der Aminosäuren hochwertige, eher hochkalorische Diät (Ziel: Eiweißaufnahme: 0,5-0,8 g/kgKG/d)
Reichliche Flüssigkeitszufuhr (Bilanzierung!), um Harnstoff zu senken; evtl. zusätzl. Furosemid
Dosisreduktion renal zu eliminierender Pharmaka (z.B. Digitalis; **CAVE**: kaliumsparende Diuretika, nephrotoxische Substanzen)
Antihypertensive Therapie[1] um terminale Niereninsuffizienz oder Proteinurie zu verhindern: ACE-Hemmer (+/- Diuretika), β-Blocker, AT_1-Rezeptorantagonisten. ⇒ Ziel-RR ≤ 130/80-85 mmHg, bei Proteinurie >1g: ≤ 125/75mmHg
Therapie der Komplikationen: bei sekundärem Hyperparathyreoidismus Phosphatbinder (Ca^{2+}-Carbonat) und Calcitriol (= Rocaltrol®), bei renaler Anämie Erythropoetin (Erypo®), Therapie der Hyperlipidämie: Ziel LDL-Cholesterin < 100mg/dl mit CSE-Hemmer
Hämodialyse, Peritonealdialyse, Hämodiafiltration, Hämofiltration (Stadium der Urämie)
Nierentransplantation:
Berücksichtigung nach Dringlichkeit und Histo- und Blutgruppenkompatibilität; langfristig Immunsuppression: Cyclosporin A, Tacrolimus, Mucophenolat, Sirolimus, Azathioprin, Steroide; nach 4-6 Wo Cyclosporin A + Steoide, später Cyclosporin-A-Mono-Therapie; bei drohender Abstoßung evtl. Antilymphozytenglobulin oder/und monoklonale Antikörper (OKT 3); Transplantationsfunktionsrate nach 5 Jahren: 65-75%, nach 10 Jahren: ca. 50%

Der Internist 1999;1 (gesamtes Heft); [1]Schneider, M. et al.: Medikamentöse Nephroprotektion, Internist 2000;7: 679-686
Lutz J., Heemann U.: Der Internist 2002;12: 1559-1565; Levey A.s.: NEJM; 2002: 1505-1511

■■□ **8.4.4**   **Dialyse und Hämofiltration**

Hämodialyse:
Über eine semipermeable Membran findet aufgrund eines Konzentrationsgefälles ein Austausch gelöster Substanzen zwischen Blut und Dialysat statt; bei einem osmotischen bzw. physikalischen Druckgefälle kann dem Körper zusätzlich Flüssigkeit entzogen werden (Ultrafiltration); bei chronische Dialyse ist die Anlage einer Ciminofistel (Shunt zwischen der A. radialis und der V. cephalica) nötig, um einen ausreichenden Blutfluss zu gewährleisten; ferner ist Heparinisierung nötig.
- Chronische intermittierende Hämodialyse: 3x/Woche über 4–8h
- Kontinuierliche Hämodialyse: täglich 2h (wird besser vertragen)

Hämofiltration:
• Arteriovenöse H.: an einer Membran bestimmter Porengröße wird durch den hydrostatischen Druck eine dem Glomerulumfiltrat ähnliche Flüssigkeit abgepresst.
• Venovenöse H: mit Druckgradient durch Pumpe (heute gebräuchlicher!); je nach Bilanzierung wird das Filtrat durch eine Elektrolytlösung ersetzt.
Vorteil: schnelle Einsatzmöglichkeit bei akutem Nierenversagen (→ S. 282) und bedrohlicher Hypervolämie (→ S. 302) anderer Genese (z.B. dekompensierte Herzinsuffizienz → S. 48), geringere Kreislaufbelastung als Hämodialyse
CAVE: Heparinisierung nötig

Hämodiafiltration: Kombination aus Hämodialyse und Hämofiltration
Vorteil: gute Elimination nieder- (Hämodialyse) und höhermolekularer Substanzen (Hämofiltration)

Peritonealdialyse: das Peritoneum dient als semipermeable Membran; das Dialysat wird über einen Katheter in den Bauchraum instilliert und nach einiger Zeit ausgewechselt.
Vorteil: geringe Kreislaufbelastung, keine Heparinisierung notwendig
Nachteil: Peritonitisgefahr

■□□ **8.4.5**   **Schwangerschaftsnephropathien**

Normale Veränderungen während der Schwangerschaft:
• Plasmavolumen ↑, Serumkreatinin ↓
• Schwangerschaftsglucosurie (bis 350mg/d), Proteinurie (bis 300mg/d)
• RR in der ersten Schwangerschaftshälfte ↓, später normal (max. 130/80mmHg)
• Nierenkelche, Nierenbecken, Ureteren erweitert
  (begünstigt aszendierende Infektion)

EPH–Gestose (Präeklampsie): :

Epi	Inzidenz ca. 7%; 30% der schwangeren Frauen mit vorbestehender Nierenerkrankung entwickeln eine EPH-Gestose (Aufpfropfgestose)
Kli	Hypertonie, Proteinurie, Ödeme, evtl. Krampfanfälle
Ko	Eklamptischer Schock, akute Niereninsuffizienz
Th	Stationäre Aufnahme, Flüssigkeits- und Elektrolytbilanzierung, Antihypertensiva (Dihydralazin[1] und Methyldopa[2]), evtl. Magnesium[3], zurückhaltend mit Diuretika, Sedativa, evtl. frühzeitige Sectio

---

[1]Nepresol, [2]Presinol, [3]Magnorbin, [4]Amoxypen, [5]Suprax

Pyelonephritis gravidarum:

Epi 30% der Frauen mit vorbestehender asymptomatischer Bakteriurie erkranken an einer akuten Pyelonephritis ⇒ antibiotische Behandlung einer asymptomatischen Bakteriurie bei Schwangeren

Th Penicilline (z.B. Amoxicillin[4]) und Cephalosporine (z.B. Cefixim[5])

8.5 Nephrolithiasis

■■□ 8.5.1 Nephrolithiasis

Epi
- Prävalenz 5%, m : w = 2 : 1, Altersgipfel 30.-60. Lj.
- 80% Calciumoxalat- bzw. Phosphatsteine, 15% Uratsteine (= Harnsäuresteine), <5% Magnesium-Ammonium-Phosphatsteine (Infektsteine), selten Zystinsteine

Ät

Prärenal
Hyperurikämie (→ S. 259): enzymatische Defekte, eiweißreiche Kost, Tumorzerfall unter Zytostatikatherapie, Alkoholabusus, Urikosurika
Oxalurie: Überangebot in Nahrung, Vit.-C-Überdosierung, enterale Hyperabsorption
Hypercalcurien bzw. Hypercalcämien (→ S. 308):
Primärer und tertiärer Hyperparathyreoidismus (→ S. 235); bei Knochenmetastasen, Plasmozytom (→ S. 138); Leukämien (→ S. 141), Sarkoidose (→ S. 96), M. Paget, Milch-Alkali-Syndrom, Vitamin D-Intoxikation, M. Cushing (→ S. 223), Hyperthyreose (→ S. 213)
Immobilisation, Dursten, Gewichtsreduktion, pH < 5,5 oder > 7,0

Renal
Renale tubuläre Azidose
Idiopathische Hypercalcurie
Zystinurie

Postrenal
Harnabflussstörungen
Harnwegsinfekte

Kli
- Mikro-, Makrohämaturie
- Bei Obstruktion Kolikschmerz: Ausstrahlung (je nach Lokalisation des Steins) in Rücken, Unterbauch, Genitalien; Übelkeit, Erbrechen, reflektorischer Subileus
- Bei Blasensteinen Stakkatomiktion (stotternde Miktion bei Verlegung des Blasenhalses durch den Stein), Blasentenesmen, in Labien oder Penis ausstrahlende Schmerzen, Dysurie, Fremdkörpergefühl

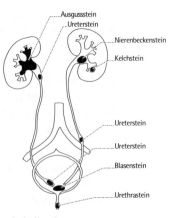

Ausgussstein
Ureterstein
Nierenbeckenstein
Kelchstein
Ureterstein
Ureterstein
Blasenstein
Urethrastein

Lokalisation von Steinerkrankungen

Di
- **Urin**: pH, spez. Gewicht, isomorphe Erythrozyturie, evtl. Leukozyturie, Bakteriurie (Kristalle)
- **Blut**: Calcium, Harnsäure, Kreatinin, Phosphat, evtl. Parathormon und Vitamin D
- **Sonografie**: Steinschatten (nur selten sichtbar), evtl. Nierenbeckenstauung
- **Urografie**: meist zeigen Leeraufnahmen bereits calciumhaltige Nierensteine, ansonsten Kontrastmittelaussparungen, ggf. MR-Urografie
- **Steinanalyse** (Harn sieben): Infrarotspektroskopie oder Röntgendiffraktion

Ko
- Fieberhafter Harnwegsinfekt, Pyelonephritis, Pyonephrose, Urosepsis
- Hydronephrotische Schrumpfniere, Niereninsuffizienz

Th

Behandlung der Nierenkolik
Spasmolytika i.v. (z.B. N-Butylscopolaminbromid[1])
Analgetika i.v. (bei Dauerkoliken wenig spasmogene Morphinderivate, z.B. Pethidin[2])
Phytotherapeutika zur Förderung der Steinaustreibung
Antiphlogistika zur Reduzierung des Schleimhautödems
Viel Flüssigkeit, körperliche Betätigung, Wärmezufuhr (fördert Spontanabgang), evtl. forcierte Diurese

Litholyse und Prophylaxe
Harnsäuresteine: Harnalkalisierung auf pH >6,8; viel Flüssigkeit, purinarme Ernährung, evtl. Allopurinol[3]
Ca^{2+}-haltige Steine: Milchprodukte, Ca^{2+}-reiches Wasser meiden, Thiazide senken Hypercalciurie (**CAVE**: Hypercalcämie), Alkalizitrate
Oxalatsteine: magnesiumreiche Diät (Lösungsvermittler), kein Spinat, Rhabarber
Phosphatsteine: Aluminiumhydroxid[4] bindet Phosphate im Darm
Infektsteine (Magnesium-Ammonium-Phosphatsteine): Steinentfernung, Antibiotikatherapie, Ansäuern des Urins

Technische Verfahren
Extrakorporale Stoßwellen-Lithotripsie (ESWL) ggf. mit innerer Harnleiterschiene, intrakorporale Stoßwellen-Lithotripsie (ISWL) durch Sonde, perkutane Nephrolitholapaxie (PNL)
Ureterorenoskopie und Fasszange oder Schlinge (evtl. auch Dauerschlinge)
Selten offene Op (Nephropyelolithotomie, Ureterolithotomie)

8.6 Nierentumoren

■□□ ### 8.6.1 Nierentumoren

Pat

Epitheliale Tumoren
Nierenzellkarzinom (früher: Hypernephrom → S. 290): Adenokarzinom mit hellem pflanzenzellartigem Zytoplasma; makroskopisch gelbe Schnittfläche, mit zahlreichen Blutungen
Nierenrindenadenome
Nierenbeckenpapillome
Onkozytom (selten)

Mesenchymale Tumoren (selten)
Nierensarkome
Hämangiome
Fibrome
Chondrome

---

[1]Buscopan, [2]Dolantin, [3]Zyloric, [4]Solugastril

Pat

Mischtumor

Wilms-Tumor (Nephroblastom)
Embryonales Nephroblastom aus mesenchymalen und fetal epithelialen Zellen;
großknotig; gehört mit ca. 7,5% zu den häufigen Neoplasien im Kindesalter; gute Prg
bei rechtzeitigen kombinierten Therapieverfahren

■■□ 8.6.2 Nierenzellkarzinom

Syn Hypernephrom, hypernephroides Karzinom, Grawitz-Tumor

Epi • Häufigkeitsgipfel zwischen 45.-75. Lj.
• m : w = 2 : 1, Inzidenz 10/100 000 Einwohner

Rif Rauchen, Anilin, Nitrosamine, Cadmium, v.-Hippel-Lindau-Syndrom

Kli • Am häufigsten sonografischer Zufallsbefund ohne Klinik
• Plötzliche, schmerzlose Hämaturie (häufig früher Einbruch in das Nierenbecken)
• Evtl. palpabler Tumor, Flankenschmerz
• BSG ↑, unklares Fieber, Anämie
• Varikozele des linken Hodens bei Tumoreinbruch in die linke V. renalis
• Symptome der meist frühen Metastasierung in Lunge, Skelett, Leber und Gehirn
• **Paraneoplastisches Syndrom** (→ S. 107):
  - Parathormon ⇒ Hypercalcämie (→ S. 308)
  - Erythropoetin ⇒ Polyglobulie (→ S. 129)
  - Glucocorticoide ⇒ Cushing-Syndrom (→ S. 223)
  - Renin ⇒ Hypertonie
• **Stauffer-Syndrom** (Kombination von Nierenkarzinom u. Leberfunktionsstörung):
  alkalische Phosphatase ↑, γ-GT ↑, Dysproteinämie mit α_2-Globulin ↑ + Albumin ↓,
  Quick ↓

TNM

TNM-Klassifikation	
T_1	< 2,5cm, auf Niere begrenzt
T_2	> 2,5cm, auf Niere begrenzt
T_3	Invasion in große Vene, Nebenniere oder perirenale Invasion
T_4	Außerhalb der Gerota-Faszie
N_1	Lk solitär < 2cm
N_2	Lk solitär > 2cm bis 5cm oder multipel
N_3	Lk > 5cm

Di • Tumorsuche: Sono, Urografie, CT, Angio CT, selektive Nierenangiografie
  (nur präoperativ)
• Metastasensuche: Rö-Thorax, Knochenszintigrafie, Sono, CT

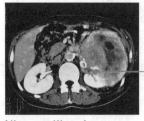

Axiale CT mit Kontrastmittel

Destruktion des Nierenparenchyms;
expansives Wachstum unterschiedlich
dichten Gewebes

Nierenzellkarzinom
[IMPP-Prüfungsabbildung]

Th	• Radikale Nephrektomie, evtl. mit ausgedehnter parakavaler und paraaortaler Lymphadenektomie • In seltenen Fällen Vor- und/oder Nachbestrahlung • Evtl. Entfernung von Solitärmetastasen • Erfolg von Zytostatika gering, evtl. Therapieversuch mit Interferon[1] oder Interleukin[2] (Aldesleukin)
Prg	Stadienabhängig, bei Überschreiten der Nierenkapsel max. 5-JÜR ca. 50%

8.7   Missbildungen

■□□ 8.7.1   Zystennieren

Eint   **Infantile polyzystische Nephropathie** (autosomal-rezessiv, Typ Potter 1):
Häufig beidseitig, im Neugeborenenalter, kombiniert mit kongenitaler Leberfibrose und zystischen Degenerationen anderer Organe; Exitus meist kurz nach der Geburt

Adulte polyzystische Nephropathie (autosomal-dominant; Typ Potter 3):
Häufigste polyzystische Degeneration, meist beidseitig, Manifestation 30.-50. Lj.;
häufig kombiniert mit Leberzysten (→ S. 185) und Hirnbasisarterienaneurysmen;
lange symptomlos, später Hämaturie, Proteinurie, Niereninsuffizienz
(neben Aneurysmablutung die häufigste Todesursache), Hypertonie

Zystische Nierendysplasien (nicht erblich, Typ Potter 2):
Uni- oder bilaterales Auftreten bei Säuglingen, mit fehlender Differenzierung der Glomerula und Sammelrohre; häufig kombiniert mit Missbildungen des Urogenitaltrakts; bei schwerer Manifestation angeborene Niereninsuffizienz

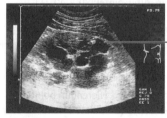

Unterschiedlich große Zystenbildung im gesamten Nierenparenchym und -sinus mit Parenchymdestruktion

Zystenniere
[IMPP-Prüfungsabbildung]

Markschwammniere
Angeborene, zystische Dilatation der Sammelrohre, meist beidseits; häufig Zufallsbefund im Erw.-Alter evtl. Komplikationen durch Konkrementbildung und Pyelonephritiden; sonst gute Prognose

Di   Sono, Urografie, CT, Angiografie, MR-Angio

Th   Symptomatisch

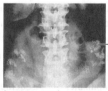

(Leeraufnahme)

Röntgendichte Kalkablagerungen in den Papillenspitzen

Als Folge von

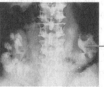

(Urogramm)

Zystischer Ektasien der Sammeltubuli sog. „Nelkenstrauß"

Markschwammnieren
[IMPP-Prüfungsabbildung]

[1]Intron A, [2]Proleukin

■□□ **8.7.2   Nierenzysten**

Vork   Solitär oder multipel, meist einseitig (häufiger Zufallsbefund)

Kli   • Bei großen Zysten Druckgefühl und gastrointestinale Beschwerden
    • Evtl. Polyglobulie, Hypertonie

Di   Sonografie, bei Tumorverdacht
    Zytologie und Endoskopie

DD   • Nierenzellkarzinom (→ S. 290)
    • Echinokokkuszyste (→ S. 185)
    • Hämangiom
    • Abszess
    • Hämatom
    • Tuberkulöse Kaverne (→ S. 101)

Glatt begrenzter homogen
echofreier Raum mit
dorsaler Schallverstärkung

Nierenzyste
[IMPP-Prüfungsabbildung]

Th   • Bei asymptomatischen Zysten keine Therapie
    • Bei großen symptomatischen Zysten sonografiegesteuerte Punktion und Verödung
      der Zyste mit Alkohol
    • Bei Rezidiven operative Resektion der Zyste

8.8   Nierenarterienstenose

■■□ **8.8.1   Nierenarterienstenose**

Epi   Ca. 1-2% aller Hypertonien; häufigste kausal therapierbare Hypertonie (→ S. 73)

Ät   • Arteriosklerose (60%), (→ S. 18)
    • Fibromuskuläre Dysplasie (30%, w > m, Altersgipfel: 30. - 40. Lj.)
    • Aneurysmen
    • Thrombosen oder Embolien der A. renalis
    • Arteriitiden (z.B. Takayasu-Arteriitis → S. 331)
    • Trauma der A. renalis
    • Kompressionen (Aneurysmen, retroperitoneale Tumoren)

PPh   Stenose der A. renalis (Lumeneinengung >60%) ⇒ Nierendurchblutung ↓
    ⇒ Aktivierung des Renin-Angiotensin-Systems (Goldblatt-Effekt → S. 229)
    ⇒ Renin ↑ ⇒
    1. Vasokonstriktion (Angiotensin II) ⇒ Hypertonie ⇒ auf Dauer irreversible angio-
    sklerotische Gefäßschäden („renale Fixierung") ⇒ operat. nicht behebbare Hypertonie
    2. Na^+-Retention und Flüssigkeitsretention (Aldosteron) ⇒ Hypertonie

Kli   • Diastolische Hypertonie, z.T. therapierefraktär
    • Aufgehobener Tag-Nacht-Rhythmus in 24-h-RR-Messung
    • Paraumbilikales Stenosegeräusch (in 30-40% d.F.)

Di   • Lab: Hypokaliämie, metabolische Alkalose durch sek. Hyperaldosteronismus,
      Captopril-Test: Gabe eines ACE-Hemmers ⇒ Renin ↑ ↑, RR ↓
    • Digitale Subtraktionsangiografie (DSA) und direkte Arteriografie, MR-Angio/
      CT-Angio: Darstellung der Nierenarterienstenose, Lokalisierung des PTA-Katheters
      (= Ballondilatation) mit anschließender Kontrolle der Dilatationsstelle
    • Seitengetrennte Nierenfunktionsszintigrafie (z.T. mit Captopril):
      Darstellung der funktionellen Relevanz der Stenose (wichtig für Therapieerfolg)
    • Duplex- und Farb-Doppler-Sonografie: z.T. Screening-Methode mit
      unterschiedlicher Sensitivität (je nach Untersucher)
    • Urografie für diese Fragestellung inzwischen historisches Verfahren

Th   Je nach Sitz der Stenose:
- PTA (= Ballondilatation) + Stent
- Ggf. Thrombendarteriektomie, evtl. mit Patch-Erweiterung

Prg
- Bei fibromuskulöser Dysplasie: bessere Ergebnisse bzgl. Blutdrucksenkung nach PTA und Op
- Bei arteriosklerotischen Stenosen: lediglich in 40% nach Intervention Blutdrucksenkung; im Vergleich zur medikamentösen Therapie nur geringer Vorteil der PTA bzgl. Blutdruck und Nierenfunktion[1]

8.9   Differenzialdiagnosen

■■□ **8.9.1   DD wichtiger Nierenerkrankungen nach Leitsymptomen**

■ Regelmäßig □ Fakultativ	Glomerulo-nephritis	Akute Pyelonephritis	Akute Niereninsuffizienz	Chronische Niereninsuffizienz	Nephrolithiasis / Tumor
Allgemeinsymptome					
Fieber		■			
Schmerzen		■			■
Hypertonus	■	■		■	
Ödeme (→ S. 303)	■			□	
Harnstatus					
Leukozyturie		■			
Hämaturie (→ S. 294)	□				■
Proteinurie (→ S. 295)	■	□		■	
Miktion/Diurese					
Polyurie (→ S. 294)			□	■	
Olig-/ Anurie (→ S. 295)			■	□	
Dysurie		■			□
	→ S. 273	→ S. 280	→ S. 282	→ S. 285	→ S. 288

Erythrozyten (normal geformt)
Hinweis auf postrenale Ursache:
z.B. Steinerkrankung, Tumor

Erythrozytenzylinder
Hinweis auf renale Ursache:
V.a. Glomerulonephritis

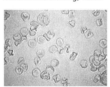

Erythrozyten

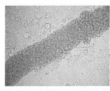

Erythrozytenzylinder

[1]Jaansveld et al.: NEJM 342:14, 4/2000, 1007-1014

■■□ **8.9.2   Polyurie**

Def   Harnmenge >2000ml/24 h

Urs
- **Diabetes mellitus** (→ S. 242): Glucosurie, Ketonurie, spezif. Gewicht des Urins ↑
- **Akute Niereninsuffizienz im polyurischen Stadium** (→ S. 282): spezifisches Gewicht des Urins ↓, Retentionswerte ↑
- **Chronische Niereninsuffizienz im Stadium der kompensierten Retention** (→ S. 285) bei Einschränkung der maximalen Konzentrierungsfähigkeit: Retentionswerte ↑, Hypertonie, renale Anämie, sek. Hyperparathyreoidismus
- **Zentraler Diabetes insipidus** (→ S. 203): ADH-Mangel mit Polydipsie u. Asthenurie
- **Renaler Diabetes insipidus durch ADH-refraktäre Tubulopathie**: Polydipsie, Asthenurie, Hypercalcämie, Hypokaliämie, Exsikkose, Arrhythmien, Psychosen, Somnolenz, Erbrechen, Koma
- **Bartter-Syndrom**: angeb. Tubulopathie mit Schwäche, Exsikkose, Normo- bzw. Hypotonie, Hypochlorämie; als sog. „true Bartter's syndrome" mit metabol. Alkalose, Normo- bis Hypercalcurie, Mg^{2+} normal oder (häufiger) als **Gitelman-Syndrom**: hypokaliämische Alkalose mit Hypocalcurie, Hypomagnesiämie, Hypotonie
- **Pseudo-Bartter**: Laxanzien- bzw. Diuretikaabusus, oft bei jungen Frauen
- **M. Conn** (primärer Hyperaldosteronismus → S. 227): Hypertonie, Hypokaliämie, metabolische Alkalose
- **M. Cushing** (Hypercortisolismus → S. 223) mit entsprechenden Symptomen
- **Medikamente**: Diuretika, Glucocorticoide, Amphotericin B, Lithium, Aminoglykosid-Antibiotika
- **Alkohol** (→ S. 263): Hemmung der ADH-Sekretion ⇒ Dehydrierung
- **Primäre Polydipsie**: psychogen bedingt

■■■ **8.9.3   Hämaturie**

Üs

Lok	Ät
Prärenal	**Hämorrhagische Diathese** (vaskuläre oder thrombozytäre Ursachen oder Koagulopathien, Antikoagulantien)
Renal	**Glomerulonephritiden** (→ S. 273, dysmorphe Erythrozyturie, Erythrozytenzylinder, Proteinurie, Hypertonie, Ödeme)
	Interstitielle Nephritiden (→ S. 278, z.B. Leukozyturie, Bakteriurie)
	Nieren-Tu; Polyzystische Nephropathie
	Urogenital-Tbc (→ S. 101, „sterile" Leukozyturie bei saurem Harn)
	Papillennekrose; **Zystennieren** (→ S. 291, Anamnese, Sono)
	Nephrosklerose (Mikrohämaturie)
Postrenal	**Nieren- und Uretersteine** (Koliken, Anamnese, Sonografie, isomorphe Erythrozyturie); **Tumoren** (Zystoskopie, Sonografie, Urografie, Paraneoplasien, isomorphe Erythrozyturie)
	Hämorrhagische Zystitis (Ko einer Zystitis oder durch bestimmte Medikamente, z.B. Cyclophosphamid, isomorphe Erythrozyturie)
	Trauma (Anamnese [z.B. Unfall, Katheterisierung], Makrohämaturie)

Anm
- Initiale Hämaturie bei Miktion (Hinweis auf Blutungsquelle im Bereich Urethra)
- Konstante Hämaturie (Hinweis auf Blutungsquelle im Bereich Blase oder proximal)

CAVE
- Kontamination des Urins bei Menstruation
- Ernährung mit rote Beete!
- Urin-Schnelltest allein kann nicht zwischen Hämaturie, Hämoglobinurie oder Myoglobinurie unterscheiden, (enzymatische Reaktion)
  ⇒ bei positivem Schnelltest Mikroskopie oder Sediment

■■□ 8.9.4 Proteinurie

Def Proteinausscheidung > 150mg/24 h

Urs
- **Glomerulonephritis** (→ s. 273): eher großmolekulare Proteine (Albumin mit Molekulargewicht [MG] ca. 66000 und größer), Hämaturie, Erythrozytenzylinder, Ödeme, Hypertonie
- **Nephrotisches Syndrom** (→ s. 275): Proteinurie > 3g/24h, Ödeme, Hypoproteinämie, Hypercholesterinämie
- **Pyelonephritis** (→ s. 280) **und andere interstitielle Nephritiden** (→ s. 278): eher kleinmolekulare Proteine (MG < 66000, v.a. α_1- und β_2-Mikroglobulin), Leukozyturie, Bakteriurie, Hämaturie
- **Diabetes mellitus und diabetische Glomerulosklerose** (→ s. 252): Mikroalbuminurie, Glucosurie, später nephrotisches Syndrom, progrediente Niereninsuffizienz
- **Systemischer Lupus erythematodes** (→ s. 318) und andere **Kollagenosen**: Anamnese, Symptome der Grundkrankheit, Hämaturie
- **Plasmozytom** (→ s. 138): evtl. „Bence-Jones-Proteine" im Urin, Nephrokalzinose durch Hypercalcämie, erhöhte BSG, Anämie, Spontanfrakturen
- **EPH–Gestose**: Ödeme, Hypertonie, zerebrale Krampfanfälle
- **Zystitis** (→ s. 280) **und Urethritis** (→ s. 280): durch Beimischung von Eiter und Sekret, Leukozyturie
- **Orthostatische Proteinurie**: tagsüber auftretende Proteinurie, v.a. bei Jugendlichen
- Begleitend bei **Fieber** und körperlicher **Anstrengung**
- Kontamination durch **vaginalen Fluor**
  Siehe auch → s. 270

■■□ 8.9.5 Oligurie, Anurie

Def
- **Oligurie**: Harnmenge <500ml/24 h
- **Anurie**: Harnmenge <200ml/24 h

Urs
- **Funktionelle Oligurie**: v.a. bei zu geringer Trinkmenge: Exsikkose, dunkler, konzentrierter Urin (spezifisches Gewicht >1020, Osmolalität >1000mosm/kg, Harnstoff >1000mg/dl, Na$^+$ <30mmol/l, Verhältnis Urin-/Serumharnstoff >10) bei ungenügender Flüssigkeitssubstitution mit möglichem Übergang in eine
- **Prärenale akute Niereninsuffizienz (ANI** → s. 282): bei Verminderung des effektiven Blutvolumens (Blutung, Diarrhö, Ileus, Herzinsuffizienz, Verbrennungen usw.), bei hepatorenalem Syndrom: Urinbefunde ähnlich wie bei funktioneller Oligurie
- **Renale ANI**: bei entzündlichen (z.B. Glomerulonephritis) und vaskulären (z.B. Nierenarterienverschluss) Nierenerkrankungen, aber auch bei Tubulusnekrose prärenaler Genese (z.B. Schock, Hämolyse, Medikamente); kaum konzentrierter, z.T. heller Urin (spez. Gewicht <1015, Osmolalität plasmaisoton, Harnstoff <1000mg/dl, Na$^+$ >40mmol/l, Verhältnis Urin-/Serumharnstoff <5), z.T. nephritisches Sediment (dysmorphe Erythrozyten usw.); Sono: große, geschwollene Nieren
- **Postrenale ANI**: bei mechanischer Obstruktion der ableitenden Harnwege (z.B. durch Tumoren); Sono: gestautes Nierenhohlsystem proximal der Obstruktion
- **Chronische Niereninsuffizienz** (→ s. 285): Café-au-lait-Hautkolorit, renale Anämie, Hypertonie; Sono: kleine Schrumpfnieren

9. Wasser, Elektrolyte

9. Wasser, Elektrolyte

9.1 Allgemeines

■□□ 9.1.1 Grundbegriffe

Hyperhydratation	Erhöhung des Gesamtkörperwassers (positive H_2O-Bilanz)	→ S. 302
Dehydratation	Erniedrigung des Gesamtkörperwassers (negative H_2O-Bilanz)	→ S. 300
Hypervolämie	Erhöhung des intravasalen Flüssigkeitsvolumens	→ S. 303
Hypovolämie	Erniedrigung des intravasalen Flüssigkeitsvolumens (bei negativer H_2O-Bilanz oder Verteilungsstörung)	→ S. 301
Isovolämie	Normales intravasales Flüssigkeitsvolumen	
Exsikkose	Austrocknung	
Ödem	Schwellung eines Gewebes durch Ansammlung von Flüssigkeit	
Osmolarität	Menge der gelösten Teilchen pro Liter Lösung (Osmol/l)	→ S. 299
Osmolalität	Menge der gelösten Teilchen pro kg Wasser (Osmol/kg H_2O)	→ S. 299
Diffusion	Verteilung eines Stoffes durch Konzentrationsgradienten	
Onkotischer Druck	Osmotischer Druck einer kolloidalen Lösung	→ S. 299
Hypoton, hyperton	Mit erniedrigtem bzw. erhöhtem Druck (bezogen auf Osmolalität)	
Isoton	Mit gleichem Druck (bezogen auf Osmolalität)	
Hyperkaliämie	Erhöhter Serum-K^+-Wert (>5,0mmol/l)	→ S. 306
Hypokaliämie	Erniedrigter Serum-K^+-Wert (<3,5mmol/l)	→ S. 305
Azidose	Absinken des arteriellen pH-Wertes unter 7,36	→ S. 312
Alkalose	Anstieg des arteriellen pH-Wertes über 7,44	→ S. 314
Anionenlücke	Differenz zwischen Kationen (Na^+) und Anionen (Cl^-/ HCO_3^-) = zusammen 85% der Anionen): Na^+- (Cl^- und HCO_3^-) Norm: 8-16 mmol/l	→ S. 298

9.2 Wasser

■■□ 9.2.1 Wasserhaushalt

H_2O-Anteil am Körpergewicht:
Ca. 60% des Körpergewichts (KG) eines Mannes ist Wasser;
bei Frauen wegen höheren Fettanteils ca. 50%, bei Säuglingen ca. 75%!

Intrazellulärflüssigkeit – Extrazellulärflüssigkeit:
• 2/3 des Wassers sind Intrazellulärflüssigkeit, 1/3 Extrazellulärflüssigkeit (IZF, EZF).
• Die Extrazellulärflüssigkeit setzt sich zusammen aus: Interstitium (ca. 15% des KG), intravasales Plasmavolumen (ca. 5% des KG) und sog. „dritter Raum" (Sekretion in Hohlräume, z.B. Gastrointestinalraum, Aszites).

Bilanz des Wasserhaushalts:
Aufnahme: Flüssigkeit 1000-1500ml, feste Nahrung 700ml, Oxidationswasser 300ml
⇒ Summe 2000-2500ml; Abgabe: Niere 1000-1500ml, Haut 500ml, Lunge 400ml, Darm 100ml ⇒ Summe 2000-2500ml

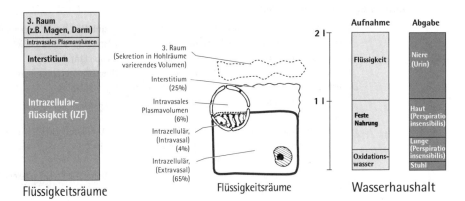

Flüssigkeitsräume   Flüssigkeitsräume   Wasserhaushalt

Osmolarität - Osmolalität :

Osmolarität = Menge der gelösten Teilchen pro Liter Lösung (Osmol/l)
Osmolalität = Menge der gelösten Teilchen pro kg Wasser (Osmol/kg H_2O)
Normalwert Plasmaosmolalität: 280 - 295mosmol/kg H_2O (plasmaisoton)

Faustregel: Osmolalität = 2x (Na^+ + K^+) + Glucose/18 + Harnstoff/6
(Serumwerte, Einheiten dabei: Na^+, K^+ in mmol/l, Glucose, Harnstoff in mg/dl)
⇒ Osmolalität im Serum wird unter Normalbedingungen durch Na^+ bestimmt.

Onkotischer Druck (= kolloidosmotischer Druck = osmotischer Druck einer
kolloidalen Lösung):
Die Differenz aus onkotischem Druck
und hydrostatischem Druck bestimmt
den Flüssigkeitsaustausch zwischen
Intravasalraum und Interstitium.
Durch die höhere Konzentration von
Kolloiden (v.a. Albumin) im Blutplasma
wird Wasser vom Interstitium in die
Kapillaren zurückgeführt.
Im arteriellen Schenkel der Kapillaren
überwiegt der hydrostatische, im venösen
Schenkel der onkotische Druck
(bei Ungleichgewicht,
z.B. Albumine ↓ ⇒ **Ödeme**).

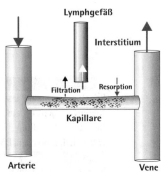

Kapillärer Flüssigkeitsaustausch

PPh

H_2O-Verluste
Lunge: Fieber, Hyperventilation
Haut: starkes Schwitzen, Verbrennungen
GI-Trakt: Durchfall, Erbrechen, Fisteln, Ileus
Niere: Polyurie

H_2O-Überschuss
Niereninsuffizienz (→ S. 282), Herzinsuffizienz (→ S. 48),
Hypoproteinämie: z.B. nephrotisches Syndrom (→ S. 275), Leberzirrhose (→ S. 180)
Endokrine Störungen: z.B. sekundärer Hyperaldosteronismus (→ S. 227),
Cushing-Syndrom (→ S. 223)

Hormonregelkreise (Beispiele):

Regulation des Na$^+$-Haushalts (Volumenregulation) $\Rightarrow$ Ziel: Isovolämie		Regulation des Wasserhaushalts (Osmoregulation) $\Rightarrow$ Ziel: Isotonie
↓ Plasmavolumen ↓	Plasmavolumen ↑	Osmolalität ↑
↓ Über Barorezeptoren der ↓ großen Gefäße und afferente Arteriolen der Niere	Über Volumen-rezeptoren im Verlauf	Über Osmorezeptoren im Hypothalamus
$\Rightarrow$ Renin-Angiotensin-Aldosteron-System	$\Rightarrow$ Atriales Natriuretisches Peptid (ANP) ↑	$\Rightarrow$ Antidiuretisches Hormon (ADH) ↑
$\Rightarrow$ H$_2$O-, Na$^+$-Retention (im weiteren Verlauf Na$^+$-„escape"-Phänomen)	$\Rightarrow$ H$_2$O, Na$^+$ ↓	$\Rightarrow$ Retention freien Wassers

■■□ 9.2.2 Isotone Dehydratation

Def Verlust von H$_2$O und Na$^+$ in einem isotonen Verhältnis (IZF normal, EZF ↓)

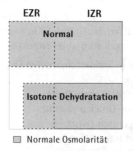

□ Normale Osmolarität

Ät

Bilanzstörung
Renal: polyurische Phase des akuten Nierenversagens (→ **S. 282**), Beginn des chronischen Nierenversagens bei eingeschränkter Konzentrierungsfähigkeit (→ **S. 285**), Diuretika, M. Addison (→ **S. 226**)
Extrarenal: Erbrechen, Diarrhö, Verbrennungen
Verteilungsstörung (Sequestration in sog. „dritten Raum")
Ileus, Peritonitis, Pankreatitis, Fisteln

Kli Durst (fehlt evtl. bei älteren Menschen), Oligurie, Schwäche, trockene Schleimhäute, Hautturgor ↓, Tachykardie, ZVD ↓, RR ↓, Kollapsneigung

Lab
- Hkt ↑, Hb ↑, Serumeiweiß ↑
- Serumosmolalität normal, Serum-Na$^+$ normal
- Spezifisches Gewicht des Urins ↑ (bei normaler Nierenfunktion)

Th
- Bedarfsweise isotonische, isoionische Flüssigkeitssubstitution (z.B. Ringer-Lösung®)
- Evtl. Plasmaexpander (z.B. Hydroxyethylstärke = HAES[1]):
  Ind: Akut-Therapie bei Volumenmangelschock, Kollaps
  (nur kurzfristige H$_2$O-Verschiebung in das Intravasalvolumen);
  KI: langfristige Regulation des Wasserhaushalts

---

[1]HAES steril

■□□ 9.2.3 Hypotone Dehydratation

Def Verlust von H_2O und Na^+, bei relativ höherem Na^+-Verlust (IZF ↑, EZF ↓)

Ät • **Renal** (Urin-Na^+ >30mmol/l):
Diuretika, interstitielle Nephritis (→ S. 278),
M. Addison (→ S. 226)
• **Extrarenal** (Urin-Na^+ <30mmol/l):
Erbrechen, Durchfall, Verbrennung,
Pankreatitis (→ S. 190);
Therapie einer Hypovolämie durch
Substitution mit Na^+Cl^--freier Lösung

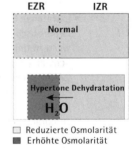

Kli • Wie Kli der isotonen Dehydratation,
mit ausgeprägter Kollapsneigung
• Ferner Benommenheit, Verwirrtheit, Krämpfe (durch intrazelluläres Ödem)

Lab • Hkt ↑, Hb ↑, Serumeiweiß ↑
• Serum-Na^+ ↓, Serumosmolalität ↓
• Spez. Gewicht des Urins ↑, bei Na^+-Verlustnieren Na^+-Konzentration im Urin ↑,
bei mangelnder Na^+Cl^--Zufuhr Na^+-Konzentration im Urin ↓

Th • Langsame Substitution 0,9%iger Na^+Cl^--Lösungen
• Höhermolare Na^+Cl^--Substitution nur bei hochgradiger Hyponatriämie,
mit z.B. Krämpfen

CAVE Bei zu schnellem Anstieg der Serumosmolalität Gefahr der Kreislaufüberbelastung
und zerebralen Schädigung (durch zu schnelle Senkung des Hirndrucks).

■□□ 9.2.4 Hypertone Dehydratation

Def Verlust von H_2O und Na^+, bei relativ
höherem H_2O-Verlust (IZF ↓, EZF ↓)

Ät • **Renale Verluste**:
Diabetes mellitus (→ S. 242,
v.a. diabetisches Koma → S. 250),
Diabetes insipidus (→ S. 203)
• **Extrarenale Verluste**:
vermindertes Durstempfinden
(H_2O-Aufnahme ↓, bei älteren Menschen);
Verluste über Haut (Schwitzen), Lunge
(Hyperventilation, Beatmung),
Durchfall; iatrogen durch Zufuhr stark osmotisch wirkender Substanzen
(z.B. Mannit); Alkohol (Hemmung der ADH-Sekretion)

Kli Geringe Hypovolämiesymptome, da Flüssigkeitsverlust v.a. intrazellulär
(RR lange normal), starker Durst, Hautturgor ↓, Schleimhäute trocken, Fieber,
Verwirrtheit, Oligurie

Lab • Hkt ↑ (nur geringfügig, da auch IZF der Erythrozyten ↓), Hb ↑, Serumeiweiß ↑
• Serum-Na^+ ↑, Serumosmolalität ↑
• Spezifisches Gewicht im Urin und Urinosmolalität ↑, bei Diabetes insipidus ↓

Th Osmotisch freies H_2O (Glucose 5%) mit 1/3 isotonischer Lösung (Ringer-Lösung®)

CAVE Bei zu schnellem Ausgleich Gefahr eines Hirnödems durch Anstieg des
Liquordrucks (intrazelluläres Ödem)

■■□ **9.2.5** **Isotone Hyperhydratation**

Def Extrazellulärer H_2O- und Na^+-Überschuss in isotonem Verhältnis (IZF normal, EZF ↑)

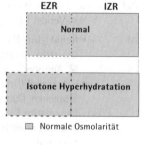

Ät
- Terminale Niereninsuffizienz (→ S. 285)
- Rechtsherzinsuffizienz (→ S. 48)
- Hypoproteinämie durch nephrotisches Syndrom (→ S. 275), Leberzirrhose (→ S. 180), Hungerödeme
- Endokrin bei sek. Hyperaldosteronismus (→ S. 227), Cushing-Syndrom (→ S. 223)
- Medikamentös durch Mineralo- und Glucocorticoide, Antiphlogistika, Überinfusion

Kli Gewicht ↑, generalisierte Ödeme (selten bei Cushing-Syndrom und Hyperaldosteronismus), Pleuraergüsse, Aszites, „fluid lung", ZVD ↑, praller Hautturgor

Lab
- Hkt ↓, Hb ↓, Serumeiweiß ↓
- Serumosmolalität und Serum-Na^+ normal, spezifisches Gewicht im Urin ↓

Th
- Flüssigkeitsbilanzierung, Elektrolytkontrolle
- H_2O- und Na^+Cl^--Restriktion
- Diuretika (z.B. Furosemid[1]; **CAVE**: Hypokaliämie)
- Bei terminaler Niereninsuffizienz Hämodialyse

■□□ **9.2.6** **Hypotone Hyperhydratation**

Def Überschuss an freiem H_2O bei gleichzeitiger Hyponatriämie (IZF↑, EZF↑)

Ät
- Renal: terminale Niereninsuffizienz (→ S. 285), bei übermäßiger Zufuhr freien Wassers
- Extrarenal: Rechtsherzinsuffizienz (→ S. 48), nephrotisches Syndrom (→ S. 275), wasserretinierende Medikamente, Schwartz-Bartter-Syndrom (SIADH, inadäquate ADH-Sekretion ⇒ Retention freien Wassers, ca. 3-4 l, keine Ödeme; Urs: paraneoplastisch [z.B. Bronchial-Ca], zerebrale und pulmonale Affektionen, medikamentös → S. 204)

Kli
- Symptome der Hyperhydratation: Gewicht ↑, Ödeme (nicht beim SIADH)
- Ferner Kopfschmerzen, Übelkeit, Erbrechen, Benommenheit, Verwirrtheit, zerebrale Krämpfe, Koma (durch intrazelluläres Ödem)

Lab
- Hkt ↓ (nur geringfügig, da auch IZF der Erythrozyten ↑), Hb ↓, Serumeiweiß ↓
- Serum-Na^+ ↓, Serumosmolalität ↓, spezifisches Gewicht des Urins ↓

Th
- Flüssigkeitsrestriktion, Diuretika (z.B. Hydrochlorothiazid[2])
- Bei bedrohlichen Zuständen (Krämpfe) Hämodialyse und evtl. Na^+Cl^--Substitution in Kombination mit Diuretikum (Furosemid[1])
- Bei SIADH Therapie-Versuch mit Demeclocyclin

---

[1]Lasix, [2]Esidrix

■□□ **9.2.7   Hypertone Hyperhydratation**

Def   Überschuss von H_2O und Na^+, bei relativ
          höherem Na^+-Überschuss (IZF ↓, EZF ↑, selten)

Ät   Vor allem iatrogen durch exzessive Zufuhr
          hypertoner Na^+Cl^-- oder $Na^+HCO_3^-$-Lösungen
          oder gewisser Antibiotika (Dinatriumsalze)

Kli   • Symptome der Hypervolämie:
             Gewicht ↑, Ödeme, Hypertonie
          • Durst, Fieber, Verwirrtheit und andere
             zerebrale Erscheinungen durch
             intrazellulären Flüssigkeitsverlust

Lab   • Hkt ↓, Hb ↓, Serumeiweiß ↓
          • Serum-Na^+ ↑, Serumosmolalität ↑,
             spezifisches Gewicht des Urins ↑

Th   • Na^+Cl^--Restriktion
          • Saluretika (z.B. Hydrochlorothiazid[1])
          • Dialyse bei bedrohlichen Zuständen

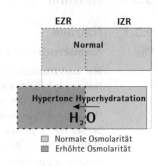

■■■ **9.2.8   Ödeme**

Ät

Generalisierte Ödeme
Herz: Rechtsherzinsuffizienz (→ S. 48) ⇒ Ödeme in abhängigen Körperpartien (Unterschenkel, Knöchel), Anasarka (lagerungsabhängige Ödeme von Flanken- und Rücken), Pleuraerguss, Aszites; Linksherzinsuffizienz ⇒ Lungenstauung und Lungenödem
Niere: Niereninsuffizienz (mit Hypertonie, Anämie, Hyperkaliämie → S. 285); selten bei akuter postinfektiöser GN (mit Hypertonie, Proteinurie, Hämaturie → S. 275)
Hypoproteinämie bei Eiweißverlust (z.B. nephrotisches Syndrom → S. 275, exsudative Enteropathie → S. 167), verminderter Zufuhr (z.B. Kwaschiorkor), verminderter Eiweißsynthese (z.B. Leberzirrhose → S. 180)
Myxödem: prätibial, nicht wegdrückbar, bei Hypothyreose (→ S. 217)
Medikamente: z.B. Nifedipin, Carbenoxolon, Phenylbutazon, Glucocorticoide, NSAR, u.a.
Capillary Leakage: Angioödem durch erhöhte Kapillarpermeabilität bei Sepsis
Lokalisierte Ödeme
Phlebödem (livide verfärbt) bei Phlebothrombose (→ S. 30), chronisch-venöse Insuffizienz (CVI) (→ S. 28)
Lymphödem (schmerzlos, v.a. am Fußrücken) bei Fehlanlage der Lymphgefäße, postoperativ (Mastektomie), Neoplasien, Erysipel, Filariosen
Allergisches Quincke-Ödem: plötzlich auftretend, häufig im Gesicht, Pruritus
Angioneurotisches Ödem bei C_1-Esterase-Inhibitor-Mangel (Gesicht und Larynx, Angioödem)
Entzündliches Ödem mit Überwärmung, Rötung und Schmerzen

[1]Esidrix

9.3 Natrium

■□□ 9.3.1 Natrium

Phy **Normbereich** von Serum-Na$^+$: 135-145mmol/l

Na$^+$ und Osmolalität:
Na$^+$-Ionen befinden sich v.a. im Extrazellulärraum und bestimmen dort überwiegend die Osmolalität. Der Serumnatriumwert veranschaulicht v.a. das Verhältnis von Wasser und Natrium im Extrazellulärraum:
Serum-Na$^+$ ↓ ⇒ im Extrazellulärraum relativ oder absolut zu viel freies Wasser
Serum-Na$^+$ ↑ ⇒ im Extrazellulärraum relativ oder absolut zu wenig freies Wasser

Steigerung der Na$^+$-Rückresorption in Sammelrohren der Niere v.a. durch Aldosteron bei: Na$^+$-Mangel, Hypovolämie, verminderter Nierendurchblutung
⇒ Renin ↑ ⇒ Umbau von Angiotensinogen zu Angiotensin I ↑
⇒ Angiotensin II ↑ durch „angiotensin converting enzyme" (ACE) der Lunge
⇒ Aldosteron ↑ (der NNR)
⇒ Na$^+$-Rückresorption ↑
(RAA-System → S. 229)

Verminderung der Na$^+$-Rückresorption v.a. durch ANP (= atriales natriuretisches Peptid): Dehnung der Vorhöfe bei Hypervolämie (v.a. Herzinsuffizienz) ⇒ ANP ↑
⇒ Hemmung des Renin-Angiotensin-Aldosteron-Systems
⇒ Vasodilatation + Natriurese + Diurese

■□□ 9.3.2 Hyponatriämie

Def Serum-Na$^+$ < 135mmol/l

Ät
• Dilutionshyponatriämie (hypotone Hyperhydratation → S. 302)
• Hyponatriämie bei Hypovolämie (hypotone Dehydratation → S. 301)
• Hyponatriämie bei Isovolämie: Leichter isolierter Na$^+$-Verlust
  ⇒ Serumosmolalität ↓ (<280mmol/l):
  Glucocorticoidmangel, psychogene Polydipsie, Hypothyreose, SIADH
• Pseudohyponatriämie: relativer H$_2$O-Überschuss im EZR durch osmotisch wirksame Moleküle (Serumosmolalität normal bis ↑), Ät: Hyperlipidämie (→ S. 256), Hyperproteinämie, Hyperglykämie (→ S. 242), hypertone Infusion (z.B. Mannit, Glucose 50%)

■□□ 9.3.3 Hypernatriämie

Def Serum-Na$^+$ > 145mmol/l

Ät
• Hypernatriämie bei Hypovolämie (hypertone Dehydratation → S. 301)
  a) renal (Urin-Osmolalität <800mosm/kg): zentraler Diabetes insipidus (ADH-Sekretion ↓ → S. 203), renaler Diabetes insipidus (ADH-Ansprechbarkeit der Tubuluszellen ↓ ⇒ ungenügende Rückresorption freien Wassers), Coma diabeticum (Glucosurie ⇒ osmotische Diurese; Urin-Osmolalität hier höher → S. 250)
  b) extrarenal (Urin-Osmolalität >800mosm/kg): extrarenaler Wasserverlust > Na$^+$-Verlust, z.B. bei Exsikkose, Dursten, Schwitzen
• Hypernatriämie bei Hypervolämie (hypertone Hyperhydratation → S. 303)

9.4   Kalium

■■□ **9.4.1   Kalium**

- **Serumkaliumkonzentration**: 3,5-5,0mmol/l
- K^+-Ionen befinden sich zu 98% intrazellulär, zu 2% extrazellulär, **Quotient K^+_I/K^+_E** (K^+ intrazellulär/K^+ extrazellulär) ca. 30 : 1 ⇒ Ruhepotential an der Zellmembran (Nerv: - 85mV); Aufrechterhaltung durch aktiven Transport (Na^+/K^+-ATPase)
- Tägliche Kaliumzufuhr bei Normalkost ca. 100mmol
  K^+_I/K^+_E abhängig von:
- Säure-Basen-Haushalt: Azidose ⇒ H^+-K^+-Ionen-Austausch an Zellmembran ⇒ Hyperkaliämie; Alkalose ⇒ H^+-K^+-Ionen-Austausch ⇒ Hypokaliämie
- Endokrin: Insulin, Aldosteron, Catecholamine ↑ ⇒ K^+-Fluss von EZR in IZR ↑ ⇒ Hypokaliämie
- Osmolalität: Osmolalität im EZR ↑ ⇒ Ausstrom von H_2O, K^+-Ionen aus der Zelle
- **Akute Veränderungen** des K^+ i.S. ⇒ Störung der neuromuskulären Erregbarkeit
- **Akute Hyperkaliämie** ⇒ K^+_I/K^+_E ↓ ⇒ Ruhemembranpotential wird positiver ⇒ anfänglich Steigerung der Erregbarkeit, bei Überschreiten des Schwellenpotentials (-50mV) Depolarisationsblock mit Muskellähmung
- **Akute Hypokaliämie** ⇒ K^+_I/K^+_E ↑ ⇒ Ruhemembranpotential wird negativer ⇒ neuromuskuläre Erregbarkeit ↓ ⇒ Muskellähmung
- **Chronische Veränderungen** ⇒ gleichsinnige Veränderung des extra- und intrazellulären Kaliums ⇒ geringe Beeinflussung des Ruhemembranpotentials
- **Ausscheidung** von K^+ erfolgt renal (90%) und enteral (10%); bei Niereninsuffizienz kann die enterale Ausscheidung kompensatorisch ansteigen.

■■■ **9.4.2   Hypokaliämie**

Def   Serumkalium < 3,5mmol/l

Ät   **K^+-Verlust**:
- Reduzierte Zufuhr: Stenosen des oberen GI-Trakts, Alkoholismus, Anorexia nervosa
- Intestinal: Diarrhö, Erbrechen, Laxanzienabusus, Fisteln, Mukorrhoe
- Primär renal: chronisch interstitielle Nephritis (→ S. 278), renale tubuläre Azidose, polyurische Phase der ANI (→ S. 282), Bartter-Syndrom (→ S. 294), Gitelman-Syndrom (renale Tubulusstörung mit K^+↓, Mg^{2+}↓, Ca^{2+}↓ → S. 294)
- Sekundär renal (endokrin): primärer und sekundärer Hyperaldosteronismus (→ S. 227), Hypercortisolismus (→ S. 223)
- Sekundär renal (medikamentös, alimentär): Diuretika, Gluco-, Mineralocorticoide, Carbenoxolon, Amphotericin B, Na^+-Salze von Penicillinen, Lakritzabusus, β-Sympathomimetika, Theophyllin
  K^+-Verteilungsstörung:
  Respiratorische und metabolische Alkalose (→ S. 313, → S. 316), Plasmabicarbonatspiegel ↑, Insulin-Therapie bei einem Coma diabeticum (→ S. 250), familiäre hypokaliämische periodische Paralyse

Kli
- **Akut**: Arrhythmien mit gehäuften supraventrikulären und ventrikulären Extrasystolen, Tachy-/Bradykardien, Digitalisüberempfindlichkeit, Adynamie, Reflexe ↓, Paresen; Abnahme der Darmmotilität und Peristaltik ⇒ Obstipation, paralytischer Ileus; Blasenlähmung, metabol. Alkalose (Tetanie), Glucosetoleranz ↓
- **Chronisch**: evtl. Ausbildung einer interstitiellen Nephritis oder vakuolären Tubulopathie ⇒ renaler Diabetes insipidus ⇒ ADH-refraktäre Polyurie, Polydipsie; Kardiomyopathie (NEJM 339, Nr.7 1998)

Di
- Anamnese (z.B. Diuretika-Therapie, Laxanzienabusus, Anorexie-Symptome)
- Lab: Urin-K^+ >20mmol/l $\Rightarrow$ Verlust renal
  Urin-K^+ <20mmol/l $\Rightarrow$ Verlust enteral, Mangelernährung
- EKG: Abflachung der T-Welle, evtl. Negativierung; ST-Strecken-Senkung; U-Welle, TU-Verschmelzungswelle
- Blutgase: häufig metabolische Alkalose

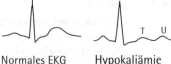

Normales EKG   Hypokaliämie

Th
- **Kausal:** z.B. Einsatz kaliumsparender Diuretika, Absetzen von Laxanzien
- **Kaliumreiche Ernährung:** Obstsäfte, Bananen, Trockenobst
- Orale K^+Cl^--Substitution[1] $\Rightarrow$ Ausgleich von Hypokaliämie und metabol. Alkalose; Dosis: 1 Tbl = 40mmol $\Rightarrow$ Anhebung des K^+ i.S. um ca. 0,3mmol/l; UW: Dünndarmulzera ($\Rightarrow$ Gabe als Brause mit viel Flüssigkeit zu den Mahlzeiten) bei normaler Nierenfunktion keine Gefahr der Überdosierung
- **Parenterale K^+Cl^--Substitution[2]:** Kaliumdefizit im Extrazellulärraum von 1mmol/l im Serum entspricht einem Mangel von insgesamt 100mmol Kalium; **CAVE:** Gabe nicht höher als 20mmol/h $\Rightarrow$ Kammerflimmern; daher möglichst Gabe über Perfusor, häufige K^+-Kontrollen und EKG-Monitoring
- **K^+Cl^- über Infusion[2]:** wegen Venentoxizität Konzentration von 40mmol/l nicht überschreiten; Alternative: Gabe über ZVK
- **K^+Cl^- über Perfusor:** K^+-Konzentrat (1molar) über ZVK mit 10-20mmol/h

■■■ 9.4.3 Hyperkaliämie

Def   Serumkalium > 5,0mmol/l (> 6,5mmol/l akut bedrohlich!)

Ät   **Verminderte renale K^+-Ausscheidung:** akutes Nierenversagen ($\to$ S. 282), chronische Niereninsuffizienz (v.a. bei unkontrollierter K^+-Zufuhr, Gabe von ACE-Hemmern, K^+-sparenden Diuretika $\to$ S. 285), M. Addison (Mineralocorticoidmangel $\to$ S. 226), hyporeninämischer Hypoaldosteronismus (sehr selten)
Übermäßige K^+-Zufuhr: parenterale K^+-Zufuhr, K^+-Penicilline, alte Blutkonserven (bei normaler Nierenfunktion ist orale K^+-Gabe ungefährlich)
K^+-Verteilungsstörung:
- Respiratorische und metabol. Azidose (H^+-K^+-Ionen-Austausch $\to$ S. 313, $\to$ S. 314)
- Coma diabeticum (Insulin $\downarrow$ $\Rightarrow$ K^+-Transport in die Zelle$\downarrow$; Hyperosmolalität i.S. $\Rightarrow$ H_2O-, K^+-Ausstrom aus der Zelle$\uparrow$ $\to$ S. 250)
- Freisetzung bei Zellschaden: Weichteilverletzung mit Myolyse, Op, Verbrennungen, Trauma, Hämolyse, Zytostatika-Th, familiäre hyperkaliämische Lähmung, Tourniquet-Syndrom (verspätetes Eröffnen eines arteriellen Verschlusses)
- Medikamentös: Succinylcholin, β-Blocker

Pseudohyperkaliämie
- Hämolyse bei Blutabnahme ($\Rightarrow$ nur kurzzeitig venös stauen, vorsichtig aspirieren)
- Exzessive Thrombo- oder Leukozytose (z.B. bei chronisch myeloischer Leukämie)

Kli
- Neuromuskulär: Parästhesien, Muskelzuckungen, Hyporeflexie, Paresen
- Kardiovaskulär: Erregungsleitungsstörungen mit AV-Block, Schenkelblock, Bradykardien, Asystolie ($\to$ S. 76), Kammerflimmern ($\to$ S. 56, $\to$ S. 76)
- Vertiefte „Kussmaul"-Atmung (metabolische Azidose)

---

[1]Kalinor, [2]Kaliumchlorid

Di   • Anamnese (z.B. kaliumsparende Diuretika bei Niereninsuffizienz, Zytostatika-Th)
       • Lab: K$^+$ i.S. (**CAVE**: Abnahmefehler),
         Kreatinin, Harnstoff, CK, LDH (Hämo-, Myolyse,
         TU-Zerfall bei Zytostatika-Therapie)
       • EKG: zeltförmige hohe T-Welle, Verlängerung der
         PQ-Zeit, AV-Block, schenkelblockartig veränderter
         QRS-Komplex, Bradykardie
       • Blutgase: häufig metabolische Azidose

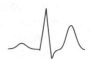

Hyperkaliämie

Th   • **Kausal**: Azidose-Therapie, Absetzen K$^+$-retinierender Medikamente,
         Diät (wenig Obst, Fleisch)
       • **Förderung des intrazellulären Kaliumeinstroms:**
         Glucose-Insulin-Infusion: z.B. 500ml Glucose 10% mit 10-20 IE Altinsulin über 1h
         Calciumglukonat[1]: 20ml Ca^{2+}-Glukonat 10% i.v. über 2min unter EKG-Kontrolle
         (**CAVE**: gleichzeitige Digitalistherapie oder Hypercalcämie)
         Natriumbicarbonat[2]: z.B. 25-100ml Bicarbonat 8,4% i.v. über Perfusor
         Salbutamol[3] (β-Mimetikum): über Inhalator
       • **Förderung der Kaliumelimination**: Schleifendiuretika (forcierte Diurese,
         z.B. Furosemid[4] 40-80mg), Kationenaustauscher[5] (⇒ Austausch von Na$^+$, Ca^{2+}
         gegen K$^+$ im Darmlumen), Dialyse bei terminaler Niereninsuffizienz

9.5   Calcium

■■□ 9.5.1   Calcium

Gesamtmenge:
1-2kg, davon > 98% im Skelett gebunden

Serumcalciumkonzentration (Gesamt-Ca^{2+} i.S.) normal **2,2-2,6mmol/l**, davon:
• 40 % an Eiweiß gebunden (v.a. Albumin)
• 5 % komplexgebunden (an Bicarbonat, Zitrat, Phosphat)
• 55% freie Ca^{2+}-Ionen (biologisch aktiv ⇒ unter hormoneller Kontrolle)

Freies Ca^{2+} (= ionisierte Ca^{2+}-Fraktion) abhängig von:
• Proteinkonzentration i.S. (v.a. Albumin): Proteine ↑ ⇒ freies Ca^{2+} ↓ (Gesamt-Ca^{2+} ↑)
• Blut-pH: Alkalose ⇒ freies Ca^{2+} ↓, Azidose ⇒ freies Ca^{2+} ↑

Regulation
• Calcitriol (Vitamin D$_3$) ⇒ intestinale (und renale) Ca^{2+}-Resorption ↑ ⇒ Ca^{2+} ↑
• Parathormon ⇒ ossäre Mobilisation und indirekt über Calcitriolstimulation renale
  Rückresorption von Ca^{2+} ↑ ⇒ Ca^{2+} ↑
• Calcitonin ⇒ Knocheneinbau ↑ und renale Ausscheidung von Ca^{2+} ↑ ⇒ Ca^{2+} ↓
  (Siehe auch → S. 232, → S. 234)

■■□ 9.5.2   Hypocalcämie

Def   Serumcalcium < 2,2mmol/l

Ät   • **Vitamin-D-Stoffwechselstörung** (→ S. 233): Malassimilations-Syndrom (→ S. 165),
         Diätfehler, UV-Licht-Mangel; Defekt der renalen Calcitriol-Bildung
         (chronische Niereninsuffizienz → S. 285), Defekt der hepatischen
         25-Hydroxycholecalciferol-Bildung (Leberzirrhose → S. 180), Antikonvulsiva
         ⇒ Vitamin-D-Turnover ↑ (durch hepatische Enzyminduktion); periphere Resistenz
         der Vitamin-D-Rezeptoren

---

[1]Calcium, [2]Natriumhydrogencarbonat, [3]Sultanol, [4]Lasix, [5]Resonium

- **Hypoparathyreoidismus:** (Parathormon ↓, meist postoperativ → s. 234, z.B. nach Strumektomie), kongenital mit Aplasie der Nebenschilddrüsen
- **Pseudohypoparathyreoidismus:** (Ansprechen der Zielorgane auf Parathormon ↓)
- **Medulläres Schilddrüsenkarzinom** (→ s. 219): Calcitonin ↑ ⇒ Ca^{2+}-Knocheneinbau ↑ und renale Ca^{2+}-Ausscheidung ↑
- **Osteoplastische Knochenmetastasen:** bei osteoplastischen Prostata-, Mamma- und Bronchialkarzinomen ⇒ Ca^{2+}-Knocheneinbau ↑ (selten)
- **Transfusionen:** Zusatz von EDTA oder Zitrat ⇒ Komplexbildung mit ionis. Ca^{2+}
- **Hypalbuminämie:** proteingebundenes Ca^{2+} ↓ ⇒ Gesamt-Ca^{2+} ↓
- **Schwere Hyperphosphatämie:** Tumorlyse, Rhabdomyolyse, akutes Nierenversagen ⇒ Ablagerung von Calciumphosphat im Gewebe; Th: Phosphatbinder, Dialyse
- **Magnesiummangel** (→ s. 311)
- **Normocalcämische Tetanie:** Alkalose (z.B. bei Hyperventilation → s. 84) ⇒ ionisiertes Ca^{2+} ↓ (Gesamtmenge an Ca^{2+} bleibt erhalten, daher keine eigentliche Hypocalcämie)
- Selten bei akuter Pankreatitis (→ s. 190) ⇒ Fettnekrosen und Ca^{2+}-Ablagerungen

Kli

Akute Hypocalcämie
- Hypocalcämische Tetanie: Krampfanfälle bei erhaltenem Bewusstsein, Parästhesien, „Pfötchenstellung" der Hände mit Innenrotation, evtl. Laryngospasmus
- Hyperreflexie mit
  - **Chvostek-Zeichen:** bei Beklopfen des N. facialis Zucken des Mundwinkels
  - **Trousseau-Zeichen:** Pfötchenstellung der Hände nach Aufblasen einer Blutdruckmanschette am Oberarm auf arteriellen Mitteldruck für 3min.

Chronische Hypocalcämie
- EKG: QT-Strecken-Verlängerung
- Organische Veränderungen: Stammganglienverkalkung, bds. Katarakte, trockene rissige Haut, Alopezie, Nagelveränderungen, evtl. Osteomalaziezeichen (Knochenschmerzen, Gehstörungen), Herzinsuffizienz

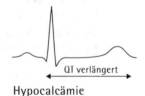

QT verlängert

Hypocalcämie

Th
- Bei Tetanie: 20-40ml Calciumglukonat[1] 10% i.v. über 10min
- Bei Hyperventilationstetanie evtl. Tütenatmung (Rückatmung; Ca^{2+}-Gabe obsolet!)
- Langzeitbehandlung: Ca^{2+}-Brausetabletten und Calcitriol[2] oral unter Serumcalciumkontrolle
- Evtl. Ausgleich einer Hypomagnesiämie

CAVE Nie Ca^{2+} i.v. bei digitalisierten Patienten!

■■□ 9.5.3 Hypercalcämie

Def Serumcalcium > 2,6mmol/l

Ät

Malignome
- Paraneoplastisches Syndrom (→ s. 107) mit Produktion parathormonverwandter Peptide (entspricht PTHrP) (z.B. Nierenzell-Ca → s. 290, Bronchial-Ca → s. 107)
- Osteolyse durch Primärtumor (z.B. Plasmozytom → s. 138)
- Metastasen: z.B. Prostata-Ca, Mamma-Ca, Nierenzell-Ca (→ s. 290), Bronchial-Ca (→ s. 107), Schilddrüsen-Ca (→ s. 219)

[1]Calcium, [2]Rocaltrol

Endokrin
- Primärer Hyperparathyreoidismus (häufig → **S. 235**)
- Hyperthyreose (→ **S. 213**)
- NNR-Insuffizienz (→ **S. 226**)
- Akromegalie (→ **S. 207**)
- Multiple endokrine Neoplasie (MEN I und II → **S. 235**)

Medikamentös
- Vitamin-D- oder Vitamin-A-Überdosierung
- Thiazid-Diuretika, Milch-Alkali-Syndrom, Ca^{2+}-haltige Ionenaustauscher

Granulomatöse Erkrankungen
- Sarkoidose (→ **S. 96**), Tuberkulose (→ **S. 99**)

Nierenerkrankungen
- Tertiärer Hyperparathyreoidismus bei chronischer Niereninsuffizienz (→ **S. 285**)
- Nierentransplantation

Sonstige: Immobilisation, Exsikkose

Kli
- Häufig asymptomatisch (Zufallsbefund)
- Adynamie, Müdigkeit, Polydipsie, evtl. Knochenschmerzen
- Kardiovaskulär: Arrhythmien, Bradykardien (v.a. unter Digitalistherapie), QT-Strecken-Verkürzung im EKG, Gefäßverkalkungen, Hypertonie
- Renal: Nephrolithiasis, Nephrokalzinose, renaler Diabetes insipidus, Niereninsuffizienz
- Gastrointestinal: Übelkeit, Erbrechen, Appetitlosigkeit, Gewichtsverlust, Obstipation, Ulcus duodeni, akute Pankreatitis
- Zerebral: Depression, Psychosen, Verwirrtheit, Somnolenz
- Neuromuskulär: verminderte neuromuskuläre Erregbarkeit, Hyporeflexie
- Periartikuläre Verkalkungen, Weichteilverkalkungen
- **Hypercalcämische Krise**: Polyurie, Polydipsie, Erbrechen, Exsikkose, Fieber, Psychosen, Verwirrtheit bis Koma

QT verkürzt
Hypercalcämie

Di Intaktes PTH (falls ↓ weitere TU-Diagnostik), 24-h-Urin auf Ca^{2+}, Calcitriol

Th
- Ca^{2+}-Zufuhr stoppen, Digitalis und Thiazide absetzen
- Forcierte Diurese mit Furosemid[1] und 0,9% Na^+Cl^--Lösg. (Diurese mind. 6-10 l/24h)
- Bisphosphonate (z.B. Clodronsäure[2] oder Pamidronsäure[3]) oder Zoledronat[6]
- Glucocorticoide (z.B. Hydrocortison[4])
- Calcitonin[5]
- Hämodialyse bei Niereninsuffizienz

9.6 Phosphat

■□□ ### 9.6.1 Phosphat

Gesamtmenge: Ca 1kg, davon 85% im Skelett

Serumphosphatkonzentration normal: 0,8-1,6mmol/l
(Konzentration zeigt zirkadianen Rhythmus; Nierenfunktion wichtig für Homöostase)

---

[1]Lasix, [2]Ostac, [3]Aredia, [4]Hydrocortison, [5]Casalm, [6] Zometa

Bedeutung

- Strukturelement der Knochen, Kohlenhydrate, Proteine und Fette,
  v.a. Membranphospholipide
- Bestandteil des Adenosintriphosphats (ATP): im Körper frei werdende Energie
  kann in Form von ATP gespeichert und schnell mobilisiert werden.
- Bestandteil des 2,3-Diphosphoglycerats (2,3-DPG): 2,3-DPG ist mitbestimmend
  für die Sauerstoffaffinität des Hämoglobins im Erythrozyten;
  Mangel an 2,3-DPG $\Rightarrow$ O_2-Affinität $\uparrow$ $\Rightarrow$ O_2-Minderversorgung der Gewebe

Regulation

Parathormon (PTH) $\uparrow$ $\Rightarrow$ renale Ausscheidung $\uparrow$ $\Rightarrow$ PO_4^{3-} i.S. $\downarrow$

Calcitriol $\uparrow$ $\Rightarrow$ renale PO_4^{3-}-Rückresorption $\uparrow$ $\Rightarrow$ Serum-PO_4^{3-} $\uparrow$

Calcium-Phosphat-Haushalt

Serum-Ca^{2+} $\downarrow$ $\Rightarrow$ PTH $\uparrow$ $\Rightarrow$ renale Phosphatausscheidung $\uparrow$ $\Rightarrow$ Serum-Phosphat $\downarrow$
$\Rightarrow$ Calcitriolbildung der Niere $\uparrow$ $\Rightarrow$ intestinale (und renale) Ca^{2+}-Reabsorption $\uparrow$
+ ossäre Ca^{2+}-Mobilisation $\Rightarrow$ Serum-Ca^{2+} $\uparrow$ ($\rightarrow$ S. 234)

■□□ 9.6.2 Hypophosphatämie

Def Serum-Phosphat < 0,8mmol/l

Ät
- Unzureichende Zufuhr: Alkoholabusus, Anorexia nervosa
  (Tagesbedarf mind. 1000mg)
- Verminderte intestinale Absorption: Antazida, Malabsorptionssyndrom ($\rightarrow$ S. 165)
- Renaler Verlust: primärer Hyperparathyreoidismus ($\rightarrow$ S. 235), Diuretika,
  Phosphatdiabetes (Vitamin-D-resistente Rachitis), polyurische Phase des
  Nierenversagens
- Akute Verlagerung von extrazellulär nach intrazellulär: parenterale
  Hyperalimentation, Kohlenhydratzufuhr nach Fasten, akute respiratorische
  Alkalose ($\rightarrow$ S. 316), Insulintherapie bei ketoazidotischem Koma ($\rightarrow$ S. 250)

Kli
- Meist nur bei ausgeprägter akuter Hypophosphatämie (<0,5mmol/l)
- ZNS: Parästhesien, Sprachstörungen, Krämpfe, Koma durch Energiedefizit
- Blut: 2,3-DPG $\downarrow$ $\Rightarrow$ Hämolyse, O_2-Abgabe des Hämoglobins $\downarrow$;
  Leukozyten- und Thrombozytendysfunktion $\Rightarrow$ Infektneigung, Sepsis,
  Blutungsneigung
- Muskulo-skeletal: Rhabdomyolyse, Kardiomyopathie, pathologische Frakturen

Th
- Therapie der Grunderkrankung
- Kaliumphosphat: vorsichtige (möglichst orale) Substitution in Abhängigkeit von
  der Nierenfunktion (max. Tagesdosis 100mmol; nicht >20mmol/h,
  Gabe über ZVK und Perfusor)

■□□ 9.6.3 Hyperphosphatämie

Def Serum-Phosphat >1,6mmol/l

Ät
- Renal: renale Phosphatexkretion $\downarrow$ bei chronischer Niereninsuffizienz ($\rightarrow$ S. 285)
- Endokrin: tubuläre Phosphat-Rückresorption $\uparrow$ bei Hypoparathyreoidismus
  ($\rightarrow$ S. 234), Hypothyreose ($\rightarrow$ S. 217), Akromegalie ($\rightarrow$ S. 208), Vitamin-D-Intoxikation
- Zellzerfall und Phosphatfreisetzung bei Myolyse, Zytostatika-Therapie
- Iatrogen, v.a. bei intravenöser Phosphatzufuhr (selten)

Kli
- Nephrolithiasis, Nephrokalzinose, Niereninsuffizienz
- Periartikuläre Verkalkungen, Weichteilverkalkungen

Th
- Phosphatrestriktion
- Diurese
- Aluminiumfreie Phosphatbinder (Calciumcarbonat)
- Evtl. Hämodialyse

9.7 Magnesium

■■□ 9.7.1 Magnesium

Gesamtmenge ca. 25g, davon 99% intrazellulär, 1% extrazellulär

Serummagnesiumkonzentration normal: 0,7-1,1mmol/l

Aufteilung im Körper: Ca. 60% im Knochen, ca. 35% in der Skelettmuskulatur; ca. 1% im Plasma (davon ca. 30% an Serumproteine gebunden)

Bedeutung:
- Strukturelement der Knochen
- Faktor bei der neuromuskulären Erregung (calciumähnliche Funktion)
- Faktor bei der kardialen Erregung (kaliumähnliche Funktion)
- Kofaktor zahlreicher Enzyme, v.a. der ATPasen

Kli Vor allem neuromuskuläre und kardiale Symptomatik:
- Bei Hypomagnesiämie Hyperreflexie, Parästhesien, Muskelzuckungen, Tetanie, tonisch-klonische Krämpfe, tachykarde Herzrhythmusstörungen, Extrasystolie, erhöhte Digitalisempfindlichkeit, Koronarspasmen, Darmspasmen
- Bei Hypermagnesiämie Hyporeflexie, Muskelschwäche, Obstipation, Blasenatonie, Somnolenz, „Magnesiumnarkose", bradykarde Herzrhythmusstörungen, AV-Block

Anm Anhebung des Mg^{2+} i.S. auf hochnormale Werte ⇒ günstige Beeinflussung ventrik. Tachyarrhythmien und digitalisinduzierter Arrhythmien (K^+-ähnliche Wirkung)!

■■□ 9.7.2 Hypomagnesiämie

Def Serum-Magnesium < 0,7mmol/l; (häufig zellulärer Mg^{2+}-Mangel, bei normaler Serumkonzentration)

Ät Primäre Hypomagnesiämie (sehr seltene autosomal-rezessive Erkrankung); sekundäre Hypomagnesiämie durch unzureichende Zufuhr (Alkoholismus, Kwaschiorkor, Malabsorption), renale Verluste (diabetische Ketoazidose, Hyperaldosteronismus, Hyperthyreose, Diuretika), erhöhter Bedarf (Gravidität)

Th Mg^{2+}-Ascorbat[1]: vorsichtige Substitution in Abhängigkeit von der Nierenfunktion (**CAVE**: Hypermagnesiämie mit bradykard. Herzrhythmusstrg.), Bedarf10-30mmol/d

■■□ 9.7.3 Hypermagnesiämie

Def Serum-Magnesium >1,1mmol/l
(klinisch: seltener und oft weniger bedeutsam als Hypomagnesiämie)

Ät Niereninsuffizienz (häufigste Ursache), NNR-Insuffizienz, Mg^{2+}-haltige Antazida, übermäßige parenterale Mg^{2+}-Zufuhr

Th
- Schleifendiuretika (z.B. Furosemid[2])
- Evtl. Ca^{2+}-Glukonat[3] bei bradykarden Herzrhythmusstörungen über 5-10min (**CAVE**: digitalisierte Patienten)
- Dialyse bei Niereninsuffizienz

---

[1]Magnorbin, [2]Lasix, [3]Calcium

9.8 Säure-Basen-Haushalt

■■□ 9.8.1 Säure-Basen-Haushalt

Blutgasanalyse (arterielle Normwerte)	pH	7,36-7,44
	pCO_2	35-45mmHg
	Standard-HCO_3^-	22-26mmol/l
	pO_2	70-100mmHg
	O_2-Sättigung	95-99%

Pufferung	Extrazellulär	Bicarbonat (HCO_3^-), Plasmaproteine
	Intrazellulär	Hämoglobin, Phosphat (HPO_4^{2-})

Bicarbonat ist der wichtigste Puffer: $HCO_3^- + H^+ \Leftrightarrow H_2O + CO_2$
(durch Carboanhydrase; CO_2 respirator. eliminierbar, HCO_3^- renal rückresorbierbar)

Respiratorische Regulation der H^+-Konstanz durch Abatmung von CO_2 (schnell)

Renale Regulation (langsam)
- Bicarbonatrückresorption in der Niere durch die Carboanhydrase unter gleichzeitiger Elimination eines H^+-Ions und Rückresorption eines Na^+-Moleküls
- Bildung titrierbarer Säure: im Tubuluslumen H^+-Elimination in Form von NaH_2PO_4
- Bildung und Elimination von Ammoniumionen: $NH_3 + H^+ \Rightarrow NH_4^+$

PPh
- **Metabolische Störung**: veränderte Bicarbonatkonzentration (HCO_3^-)
- **Respiratorische Störung**: verminderte oder vermehrte Abatmung von CO_2
- **Kompensierte Störung**: Störung des Säure-Basen-Status, bei einem pH innerhalb der Grenzen von 7,36 und 7,44
- **Dekompensierte Störung**: Störung des Säure-Basen-Status, bei einem pH >7,44 oder pH <7,36

Blutgas-analyse	Arteriell [aB]	Venös [vB]	Metab. Azidose	Respirat. Azidose	Metab. Alkalose	Respirat. Alkalose
pH	7,36-7,44	7,26-7,46	⇓	⇓	⇑	⇑
pCO_2	35-45 mmHg	38-54 mmHg	⇓	⇑*	⇑	⇓*
HCO_3^-	22-26 mval/l	19-24 mval/l	⇓ (primär)	⇑	⇑*	⇓
BE	-3,4–2,3 mval/l	-2 – 5 mval/l	<0 mval/l	>0 mval/l	>0 mval/l	<0 mval/l
pO_2	70-100 mmHg	36-44 mmHg				
O_2-Sättigung	>95%	60-85%				

- **Basenüberschuss** (base excess, BE; Normwerte -2 bis +2mmol/l): Differenz der aktuell nachweisbaren Pufferbasen zum Normalwert
- **Positiver BE** = Basenüberschuss, v.a. bei metabolischer Alkalose und (teil-) kompensierter respiratorischer Azidose (in beiden Fällen HCO_3^- als Pufferbase ↑)
- **Negativer BE** = Basendefizit, v.a. bei metabolischer Azidose und (teil-)kompensierter respiratorischer Alkalose (HCO_3^- ↓)

■■□ 9.8.2 Azidose

Def Absinken des arteriellen pH-Wertes unter 7,36

Üs

Organ	PPh
Kardiovaskulär	Ansprechbarkeit der Erfolgsorgane auf Catecholamine ↓ ⇒ neg. Inotropie, Herzschlagvolumen ↓, systolischer Gefäßwiderstand ↓, RR ↓ ⇒ Schock
ZNS	Vasodilatation durch Azidose (periphere und zerebrale) plus zerebrale Vasodilatation durch pCO_2 ↑ (CO_2 gut liquorgängig ⇒ CO_2 ↑ im Liquor ⇒ zerebrale Vasodilatation) ⇒ Hirndruck ↑

Üs

Organ	PPh
Niere	Starke Azidose (+Schock) $\Rightarrow$ Nierendurchblutung $\downarrow$ $\Rightarrow$ Anurie
Kalium	H^+-Ionen-Konzentration im EZR $\uparrow$
	$\Rightarrow$ H^+-Ionen-Fluss ins Zellinnere $\uparrow$
	$\Rightarrow$ K^+-Ionen-Fluss in den EZR $\uparrow$ $\Rightarrow$ Hyperkaliämie
Glucose	Glykolyse $\downarrow$, Gluconeogenese $\uparrow$ (und relative Insulinresistenz)
	$\Rightarrow$ Hyperglykämie

■■■ **9.8.3 Metabolische Azidose**

Def Absinken des arteriellen pH-Wertes unter 7,36 bei Absinken des Bicarbonats

Ät **Additionsazidose**
- Ketoazidose: v.a. Coma diabeticum (→ S. 250), chronischer Alkoholismus (→ S. 263), chronische Hungerzustände (gesteigerter Fettabbau)
- Lactatazidose: anaerobe Glykolyse bei Schock, Hypoxie, generalisierten Krampfanfällen, CO-Vergiftung, selten als Komplikation bei Biguanid-Therapie
- Exogene Säurezufuhr: Vergiftung mit Salicylaten, Methanol, Glykol, HCl, NH_4Cl

Retentionsazidose
- Akute und chronische Niereninsuffizienz (→ S. 282)
- Distale tubuläre Azidose (Typ 1) mit verminderter H^+-Ionenelimination
- Chronische NNR-Insuffizienz (→ S. 226)

Subtraktionsazidose
- Renaler HCO_3^--Verlust: proximale tubuläre Azidose (Typ 2), Therapie mit Carboanhydrasehemmern (z.B. Acetazolamid[1], in beiden Fällen verminderte HCO_3^- Rückresorption)
- Enteraler HCO_3^--Verlust: Diarrhö, Dünndarm- und Pankreasfisteln, nach Uretersigmoidostomie bei Blasen-Ca

Kli
- Schockzeichen, Herzrhythmusstörungen ($K^+\uparrow$)
- Hyperglykämie, akutes Nierenversagen
- Hyperventilation (Kussmaul-Atmung: vertiefte Atmung zur CO_2-Elimination)

Di
- Blutgase: HCO_3^- $\downarrow$, kompensatorisch pCO_2 $\downarrow$, pH normal (kompensierte Störung) oder pH <7,36 (dekompensierte Störung), neg. BE, Bestimmung der Anionenlücke

Wert	pH	pCO$_2$	Standard HCO$_3^-$	BE	Anionenlücke
Veränderung	$\Downarrow$	$\Downarrow$	$\Downarrow$ (primär)	<0 mval/l	Nomal/vergrößert

Anionenlücke (vereinfacht): $Na^+ - (Cl^- + HCO_3^-)$;
da $(Cl^- + HCO_3^-)$ = 85% der Anionen; Norm: 8-16mmol/l
Normal bei Subtraktionsazidosen durch HCO_3^- -Verlust ($\Rightarrow$ hyperchloräm. Azidose)
Vergrößert (>16mmol/l) bei Additions-/Retentionsazidosen mit vermehrtem H^+-Anfall ($\Rightarrow$ normochlorämische Azidose)

Th
- Therapie der Grunderkrankung
- Pufferung mit $Na^+HCO_3^-$ [2] bei bedrohlicher Azidose (pH < 7,1): Bedarf an $Na^+HCO_3^-$ (mmol) = (-)base excess x Körpergewicht (kg) x 0,3

CAVE
- Zunächst 50% des Bedarfs an $Na^+HCO_3^-$ ersetzen, den Rest unter Kontrolle der Blutgase und des K^+-Spiegels, da Gefahr der Hypokaliämie!
- Zur Elimination von CO_2 muss die Atmung intakt sein!

---

[1]Diamox, [2]Natriumhydrogencarbonat

■■□ 9.8.4 Respiratorische Azidose

Def Absinken des arteriellen pH-Wertes unter 7,36 bei Zunahme des pCO_2 >45mmHg

Ät
- **Obstruktive bronchopulmonale Störungen**: Asthma bronchiale (→ S. 87), COPD (→ S. 90)
- **Restriktive bronchopulmonale Störungen**: interstitielle Lungenerkrankung (z.B. Lungenfibrose → S. 93), Atelektasen, Lungenödem (→ S. 102), Pneumothorax (→ S. 112), Infiltrate
- **Behinderung der Thoraxbeweglichkeit**: Kyphoskoliose, Zwerchfellhochstand, Myasthenie, Guillain-Barré-Syndrom, Amyotrophe Lateralsklerose
- **Zentral bedingte Atemantriebsstörung**: Schädel-Hirn-Trauma, Obesitas, Hypoventilationssyndrom, Opiate, Sedativa, Barbiturate

PPh Bei Ventilationsstörungen neben Hyperkapnie oft ausgeprägte Hypoxämie ⇒ anaerobe Energiegewinnung ↑ ⇒ Azidose mit lactatazidotischer und respiratorisch-azidotischer Komponente (= gemischte Azidose) ⇒ sehr niedriger pH bei wenig verändertem HCO_3^- und pCO_2

Kli
- Hypoventilation
- Zeichen einer häufig gleichzeitig bestehenden Hypoxämie: Zyanose (→ S. 35), Dyspnoe, Tachykardie
- Herzrhythmusstörungen
- Kopfschmerzen, Verwirrtheit, Tremor, Schwitzen, Müdigkeit, Somnolenz, Koma, Hirndruckzeichen (Übelkeit, Erbrechen)

Di
- Klinik
- Blutgase: pCO_2 ↑, HCO_3^- akut ↓, später kompensatorisch erhöht, pH normal (kompensiert) oder <7,36 (dekompensiert), positiver BE (bei Kompensation); pO_2 meist ↓

Wert	pH	pCO_2	Standard HCO_3^-	BE
Veränderung (* = primär)	⇓	⇑*	⇑	> 0 mval/l

- Rö-Thorax: evtl. Zeichen der pulmonalen Affektion

Th
- Therapie der Grunderkrankung: Zum Beispiel Asthma: Theophylline, β-Sympathomimetika, Corticosteroide (→ S. 87)
- Apparative Ventilationssteigerung bei ausgeprägter Symptomatik, um pCO_2 zu senken
- O_2-Zufuhr nur vorsichtig, da bei chronischer Hyperkapnie ein niedriger pO_2 oft der einzige Atemantrieb ist.

CAVE Bei reiner respiratorischer Azidose ist Bicarbonat-Gabe kontraindiziert!

■■□ 9.8.5 Alkalose

Def Anstieg des arteriellen pH-Wertes über 7,44

Üs

Organ	PPh
Niere	HCO_3^--Ionen-Sekretion ↑ ⇒ Urin meist alkalisch (Ausnahme: Alkalose durch Hypokaliämie extrarenaler Genese ⇒ Rückresorption von K^+-Ionen ↑ ⇒ Rückresorption von HCO_3^--Ionen ↑ ⇒ „paradoxe Azidurie")
ZNS	Abfall des pCO_2 bei respiratorischer Alkalose ⇒ Zerebrale Vasokonstriktion ⇒ Reizbarkeit, Schwindel, Sehstörungen, Bewusstseinsverlust

Üs

Organ	PPh
Hb-O_2	Verschiebung der O_2-Bindungskurve des Hämoglobins nach links ⇒ Hb gibt in geringerem Ausmaß O_2 ab ⇒ Gewebshypoxie
Kalium	H^+-Ionen-Strom vom IZR zum EZR ⇒ entgegengerichteter K^+-Ionen-Strom ⇒ Hypokaliämie; außerdem renale Sekretion von HCO_3^--Ionen ↑ ⇒ distal-tubuläre K^+-Sekretion ↑ ⇒ Hypokaliämie
Calcium	Ca^{2+}-Bindung an Serumproteine ↑ ⇒ freies Ca^{2+} ↓ ⇒ Tetanie
Herz/Gefäße	Reduktion des Koronarflusses ⇒ Angina-pectoris-Schwelle ↓ Kontraktion der Arteriolen ⇒ RR ↑

■■□ 9.8.6 Metabolische Alkalose

Def Anstieg des arteriellen pH-Wertes über 7,44 bei Anstieg des Bicarbonats

Ät
- Verlust von saurem Magensaft: Erbrechen, Dauerabsaugung von Mageninhalt, Anorexia nervosa und Bulimia mit willkürlich herbeigeführtem Erbrechen
- Hypokaliämie: intrazelluläre Verlagerung von H^+-Ionen bzw. gesteigerte renale Sekretion bei Diuretikaabusus, Laxanzienabusus, Bartter-Syndrom (→ S. 294), Gitelman-Syndrom (→ S. 294)
- Mineralocorticoidexzess: verstärkte K^+- und H^+-Sekretion bei Hyperaldosteronismus (→ S. 227), Corticosteroid-Therapie
- Exogene Alkalizufuhr: z.B. zu hohe HCO_3^--Substitution bei Schock

Kli
- Alveoläre Hypoventilation mit verminderter, flacher Atmung (Kompensationszeichen)
- Herzrhythmusstörungen, v.a. Extrasystolie, Muskelschwäche, Müdigkeit, Darmatonie (Zeichen der Hypokaliämie)
- Tetanie-Symptomatik mit Parästhesien, Ohrensausen, tetanischen Krämpfen (ionisiertes Ca^{2+} ↓)
- Reizbarkeit, Schwindel, Sehstörungen, Bewusstseinsverlust (zerebrale Vasokonstriktion)

Di
- Klinik
- Blutgase: HCO_3^- ↑ ; kompensatorisch pCO_2 ↑; pH normal (kompensiert) oder pH > 7,44 (dekompensiert); positiver BE

Wert	pH	pCO_2	Standard HCO_3^-	BE
Veränderung (* = primär)	⇑	⇑	⇑*	> 0 mval/l

- Elektrolyte: K^+ ↓ ; Cl^- je nach Störung normal bis ↓
- Cl^- im 24-h-Urin < 10mmol/l ⇒ Verlust von Magensaft oder Diuretika-Therapie (nach Absetzen der Diuretika) wahrscheinlich; Cl^- im 24-h-Urin > 20mmol/l ⇒ Mineralocorticoidexzess wahrscheinlich

Th
- Therapie der Grunderkrankung, Beseitigung der Ursache (z.B. Absetzen der Diuretika oder Umstellung auf kaliumsparende Diuretika)
- Bei Verlust von Magensaft: Infusion mit 0,9%iger Na^+Cl^--Lösung
- K^+-Substitution[1] bei Hypokaliämie
- Spironolacton[2] (Aldosteronantagonist) bei Hyperaldosteronismus
- Pufferung mit Argininhydrochlorid[3] oder H^+Cl^- nur in Notfällen über ZVK

---

[1]Kalinor, [2]Aldactone, Osyrol, [3]Arginin-Hydrochlorid Braun

■■□ **9.8.7** **Respiratorische Alkalose**

Def Anstieg des arteriellen pH-Wertes über 7,44 bei Abfall des pCO_2

Ät
- Psychogene Hyperventilation (häufigste Ursache, Frauen häufiger als Männer)
- Kompensatorische Hyperventilation bei Hypoxie: z.B. bei Anämie, Fieber, Lungenaffektionen, Herzinsuffizienz (→ S. 48), Shunt-Vitien, Höhenaufenthalt
- Medikamentös, toxisch: Salicylate, Sepsis gramneg. Bakt., hepat. Enzephalopathie
- ZNS-Erkrankungen: Enzephalitis, Meningitis, Schädel-Hirn-Trauma, Tumoren

Kli
- Hyperventilation (höhere Atemfrequenz und Atemtiefe) als kausales Symptom
- Hyperventilationstetanie: Parästhesien, Muskelzittern, Karpopedalspasmen
- Minderung der zerebralen Durchblutung: vermehrte Reizbarkeit, Schwindel, Bewusstseinsverlust, evtl. Provokation epileptischer Anfälle
- Herzrhythmusstörungen, v.a. Extrasystolie (K^+-Mangelzeichen)

Di Klinik, Blutgase: pCO_2 ↓; kompensatorisch HCO_3^- ↓; pH normal (kompensiert) oder pH >7,44 (dekompensiert); durch Kompensation im Verlauf negativer BE; pO_2 beachten, um kompensatorische Hyperventilation bei Hypoxie auszuschließen!

Wert	pH	pCO_2	Standard HCO_3^-	BE
Veränderung (* = primär)	⇑	⇓*	⇓	<0 mval/l

Th
- Behandlung der Grunderkrankung
- Bei psychogener Hyperventilation: Beruhigung, Atmung in Plastikbeutel oder über Giebelrohr ⇒ Anreicherung der Luft mit CO_2, evtl. Gabe von Tranquilizern
- Bei Höhenkrankheit Acetacolamid (Carboanhydrasehemmer = Diamox®) und O_2

10. Rheumatologie

10. Rheumatologie

10.1 Systemkrankheiten

■■■ 10.1.1 Systemkrankheiten, entzündlich-rheumatische Erkrankungen

Def Systemisch-entzündliche Erkrankungen des Binde- und Stützgewebes, bedingt durch Autoimmunprozesse

Ät Immunreaktionen multifaktorieller Genese gegen körpereigenes Gewebe

Eint

Kollagenosen		AK
Systemischer Lupus erythematodes (SLE)	→ S. 318	ANA, ds DNS-AK
Polymyositis und Dermatomyositis	→ S. 320	Jo1-Ak
Progressive systemische Sklerose (PSS; Syn: Sklerodermie)	→ S. 321	ANA, Anti-Scl
Sharp-Syndrom (mixed connective tissue disease, MCTD	→ S. 323	ANA, nRNP-Ak
„Overlap"-Syndrome (Mischkollagenosen)	→ S. 320	Jo1-Ak
Sjögren-Syndrom	→ S. 323	RF, ANA, SS-A, SS-B
Rheumatoide Arthritis (chronische Polyarthritis)		
	→ S. 324	RF
Weitere Systemkrankheiten		
Vaskulitiden und Vaskulitissyndrome	→ S. 331	Siehe dort
Spondarthritiden		
Hauptvertreterin: Spondylitis ankylosans	→ S. 327	
Reaktive Arthritiden	→ S. 349	

Infektarthritiden (auch Lyme-Arthritis)	
Rheumatisches Fieber	→ S. 328

■■□ 10.1.2 Systemischer Lupus erythematodes

Syn Lupus erythematodes disseminatus

Pg **Hypothese:** auslösendes Agens (evtl. auch Virus) verursacht, möglicherweise bei entsprechender genetischer Konstellation, Zytolyse ⇒ massive DNA-Ausschwemmung ⇒ persistierende Immunreaktion gegen körpereigene DNA, Funktionsstörung auf T-Zell-Ebene
⇒ Immunkomplexablagerungen (DNA, Anti-DNA, Komplementfaktoren, Fibrin) in Bindegewebe von Haut und Gefäßen verschiedener Organe ⇒ Arteriitis, Arteriolitis

Epi w : m = 9 : 1, Gipfel: junge Erwachsene; häufiges Vorkommen von HLA-DR3 + HLA-DR2 Ag

Kli **„Buntes Bild"**
- **Allgemein:** **persistierendes Fieber**, Lymphadenopathie, Schwäche, Gewichtsverlust
- **Haut:** schmetterlingsförmiges Gesichtserythem, Photosensibilität, bei diskoidem Lupus „Tapeziernagelschuppung", rote Papeln (Biopsie: „Lupusband"; Immunfluoreszenz: bandförmige IgG- und IgM-Ablagerungen entlang der Basalmembran)
- **Niere:** häufig nephrotisches Syndrom, progressive Niereninsuffizienz
- **Polyarthritis** ohne Destruktionen, aber evtl. mit Deformierungen (= Jaccoud-Arthropathie), Myositis

- **ZNS**: Kopfschmerzen, Psychosen, Krampfanfälle, extrapyramidale Störungen, Hirnnervensymptome
- **Herz, Lunge**: Perikarditis, Endocarditis Libman-Sacks, Pneumonitis, Pleuritis
- **GI-Trakt**: Hepatosplenomegalie, evtl. Übelkeit, Erbrechen, Diarrhö

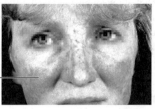

Schmetterlingserythem

Systemischer Lupus erythematodes (SLE)
[Aus „Derma pocket", Börm Bruckmeier Verlag]

Di

Relativ spezifisch:
Hochtitrig antinukleäre **Antikörper** (= **ANA**, in 95%), hochtitrig Ak gegen Doppelstrang-DNA (= Anti-ds-DNA, 80-90% in aktiven Krankheitsphasen; Sm-Ag spezif., aber nur in 30% pos.) **LE-Zellphänomen**: phagozytierte Zellkerne, in 30%
Unspezifisch:
Lab: hämolytische Anämie (Coombs-positiv), Leukopenie, Lymphozytopenie, Thrombozytopenie, BSG ↑, γ-Globuline ↑, Komplement C3 und C4 ↓, evtl. Proteinurie (Histo: Immunkomplexnephritis)
Palpation: Lymphknotenvergrößerung und Splenomegalie
Rö–Thorax: Pleuritis, Pneumonitis

SLE-Kriterien des ACR

(= American College of Rheumatology, früher ARA = American Rheumatism Association)
Bei mindestens 4 Kriterien ist ein SLE wahrscheinlich
Schmetterlingserythem
Diskoider Lupus erythematodes
Photosensibilität
Orale oder nasopharyngeale Schleimhautulzera
Nichterosive Arthritis (an zwei oder mehreren Gelenken)
Serositis (Pleuritis, Perikarditis)
Nierenbeteiligung
ZNS-Beteiligung
Hämatologisch: Zytopenie
Immunserologisch: Anti-ds-DNA, Anti-Sm-Ak, positives LE-Zellphänomen, ANA↑ [wenn Vorliegen eines „Medikamentenlupus" (s.u.) ausgeschlossen wurde] Titer > 1:160

DD

„Medikamentenlupus"
Antiarrhythmika (Procainamid, Chinidin)
Antihypertensiva (Hydralazin, α-Methyldopa, Reserpin)
Antiepileptika (Carbamazepin, Phenytoin, Primidon)
Tuberkulostatika (Isoniazid)
Thyreostatika (Propyl-, Methyl-Thiouracil)
⇒ Vor allem Polyarthritis, Pleuritis, Perikarditis, dabei häufig Anti-Histon-Ak, i.d.R. keine Anti-ds-DNA!
Hämatologische Erkrankungen
Chronische Polyarthritis (→ S. 324), andere Kollagenosen

Th
- Nichtsteroidale Antiphlogistika (z.B. Ibuprofen[1])
- Glucocorticoide (z.B. Prednison[2])
- Chloroquin[3]
- Immunsuppressiva (in schweren Fällen, z.B. Methotrexat[4]; bei ausgedehntem Organbefall Cyclophosphamid[5])
- Plasmapherese (bei Hyperviskositätssyndrom, schwerer Vaskulitis)
- Supportiv: Schutz vor UV-Exposition

Prg
- Letalität 10-15%
- Beteiligung innerer Organe bestimmt die Prognose maßgeblich!

■□□ 10.1.3 Polymyositis

Def
- Polymyositis = Autoimmunerkrankung mit diffusem Parenchymuntergang der Skelettmuskulatur (PM)
- Dermatomyositis = Polymyositis mit Hautbeteiligung (DM)

Epi w > m; 1. Gipfel: 10.-14. Lj., 2. Gipfel: 50. Lj.

Form
- Idiopathische Polymyositis (30%)
- Idiopathische Dermatomyositis (30%)
- „Overlap"-Syndrome mit Dermatomyositis/Polymyositis (25%)
- Neoplasieassoziierte DM/PM (Assoziation mit DM häufiger; 10%)
- DM/PM mit Vaskulitis im Kindesalter (5%)

Di
- **Labor:** Leukozytose, Lymphopenie, Eosinophilie, Anämie, BSG ↑, CK ↑, GOT ↑, LDH ↑, Aldolase ↑, Kreatinin i.U. ↑

Anti-Jo1-Ak	Ak gegen Histidyl-Transfer-RNA-Synthetase (30% bei PM; siehe Anti-Jo1-Syndrom → S. 321)
Anti-Mi2-Ak	(20% bei DM)

- **EMG** in 90% pathologisch
- **Muskelbiopsie:** diffuse, lymphohistiozytäre Entzündung mit begleitendem Muskelparenchymuntergang; bei DM: PM vom perifaszikulären Typ, d.h. zelluläre Infiltrate v.a. perimysial und perivaskulär (häufig auch Vaskulitis kleinster Muskelgefäße mit C5b9-Komplementablagerungen)

Kli
- Schwäche und (fakultativ) Schmerzen v.a. der proximalen Extremitätenmuskeln, Schwierigkeiten beim Aufstehen, Treppensteigen, Radfahren, später auch beim Kämmen (M. deltoideus)
- Zentrifugale Ausbreitung der Lähmung und später der Atrophie
- Ösophageale Dysphagie (Schluckstörungen in 30%)
- Myokarditis (30%), Alveolitis
- Fieber, Gewichtsverlust
- **Dermatomyositis:**
  Rosa- bis lilafarbenes Erythem und ödematöse Schwellung v.a. der Augenlider, Wangen, vorderen Hals-Brust-Region, Streckseiten der Extremitäten („Lila-Krankheit"), Teleangiektasien im Bereich der Nagelfalz, Hautatrophie

Periunguale Teleangiektasien

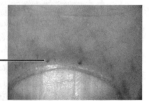

Dermatomyositis
[Aus „Derma pocket", Börm Bruckmeier Verlag]

---

[1]Aktren, [2]Decortin, [3]Resochin, [4]Metex, [5]Endoxan

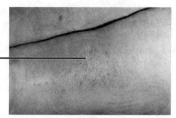

Teigige Schwellung der
Extremitätenstreckseiten

Dermatomyositis
[Aus „Derma pocket", Börm Bruckmeier Verlag]

- Bei Nachweis von Anti-Jo1-Ak häufig:
  Anti-Jo1-Syndrom ($\Rightarrow$ Ak gegen Histidyl-tRNS-Synthetase) mit:
  Polymyositis, nichteroriver Polyarthritis, fibrosierender Alveolitis, seltener auch
  DM-typische Hautveränderungen, Raynaud-Phänomen und Sicca-Symptomatik;
  im Verlauf häufiger Polymyositis klinisch zunehmend irrelevant, stattdessen:
  Progredienz der fibrosierenden Alveolitis limitierend! $\Rightarrow$ regelmäßige Lufu,
  ggf. aggressive Immunsuppression

Ko   Rhabdomyolyse mit Nierenversagen (selten)

Th   - **Glucocorticoide** (z.B. Prednison[1])
- **Immunsuppressiva**: Azathioprin[2], MTX = Methotrexat[3], Cyclophosphamid[4],
  Cyclosporin A[5], Tacrolimus[6] (zu letzterem noch keine ausreichenden
  Studiendaten!)
- Bei DM (ggf. auch bei PM): bei Versagen der klassischen Therapie, Versuch mit
  Immunglobulinen i.v.
- Tumorexstirpation bei paraneoplastischen Syndrom

DD   - Einschlusskörpermyositis („inclusion body myositis")
  Ät unklar; m : w = 3 : 1, meist nach dem 50 Lj. , zunehmend aber auch früher;
  klinisch langsam progrediente Parese der proximalen Extremitätenmuskulatur,
  meist asymmetrisch; elektronenmikroskopisch ultrastrukturelle filamentäre
  Einschlüsse in Randpartien autophagischer Vakuolen und in Muskelkernen; CK↑;
  Glucocorticoide und Immunsuppressiva meist ineffektiv;
  Therapie der Wahl: Gabe von Immunglobulin i.v.
- Polymyalgia rheumatica (oft mit Riesenzell-Arteriitis → **s. 333** assoziiert): BSG↑↑,
  CRP↑ (CK nicht↑), Sehverschlechterung, sehr schnelles Ansprechen auf
  Glucocorticoide (1-3 Tage)
- Myasthenia gravis: Auto-Ak gegen ACh-Rezeptoren (90% d.F.),
  Tensilon-Test (kurzfristige Besserung nach Cholinesterasehemmern), EMG
  (Amplitudenabfall nach Stimulation)
- Muskeldystrophien: Familienanamnese, Muskelschwund, typische EMG-Muster,
  (Di: Kli, EMG, Muskelbiopsie)
- Endokrine und toxische Myopathien

■■■ 10.1.4   Progressive systemische Sklerose

Def   Autoimmunerkrankung des Gefäßsystems und des Bindegewebes

Syn   PSS, Sklerodermie

Epi   w : m = 20 : 1; Gipfel 20.-40. Lj., häufig Träger des Merkmals HLA-DR5

---

[1]Decortin, [2]Imurek, [3]Farmitrexat, [4]Endoxan, [5]Sandimmun, [6]Prograf

Form

Lokalisierte Sklerodermie	Systemische Sklerose		Überlappungs-syndrome
	Diffuse Sklerose	**Limitierte Sklerose**	
Umschriebene Flecken oder lineare Sklerose der äußeren Haut, ohne systemische Beteiligung	- **Diffuse kutane Form** (Syn: prox.-aszend. PSS): Befall von Akren, Rumpf und Extremitäten - **Diffuse Form** (sehr selten): viszeraler Befall ohne Hautbeteiligung („Sklerose ohne Sklerodermie")	- **Limitierte kutane Form** (Syn: akrosklerot. PSS): Befall von Akren und Gesicht	Sklerodermie-symptome + Symptome des SLE → S. 318, der PM → S. 320, der RA → S. 324

Pg Kollagenproduktion der Fibroblasten ↑; Homogenisierung des Kollagens in den betroffenen Organen; submukös und vaskulär/perivaskuläre Fibrosklerose

Kli
- Raynaud-Syndrom, Hand- und Fingerödeme, Hyperpigmentierung, Teleangiektasien, Schrumpfung der Fingerhaut, Kontrakturen (Sklerodaktylie), Nekrosen an den Fingerspitzen (sog. Rattenbissnekrosen)

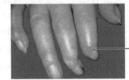

Rattenbiss-nekrosen

Sklerodaktylie
[Aus „Derma pocket", Börm Bruckmeier Verlag]

- Verengung der Mundöffnung (Mikrostomie, Tabaksbeutelmund) durch Straffung der Gesichtshaut, Maskengesicht, glatte Zungenoberfläche
- Sicca-Syndrom
- Evtl. subkutane Kalkeinlagerungen (Calcinosis cutis = Thibièrge-Weissenbach-Syndrom)
- Hautveränderungen am ganzen Körper, zentripetal von Händen zum Rumpf fortschreitend mit Pigmentveränderungen (Histo: Ödem, Atrophie, Induration)
- GI-Trakt: Sklerose des Zungenbändchens, Dysphagie (Wandstarre des Ösophagus, Rö-Breischluck: Weitstellung der distalen 2/3), evtl. Malabsorptionssyndrom

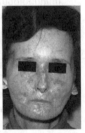

Sklerodermie (Maskengesicht)
[IMPP-Prüfungsabbildung]

- Lunge: Angiopathie der kleinen Arterien, Fibrose, restriktive Ventilationsstörung (→ S. 83), Dyspnoe
- Herz: Myokardfibrose, Angiopathie der kleinen Arterien ⇒ Herzinsuffizienz, Cor pulmonale
- Niere: Infarkte, akute Niereninsuffizienz (50% der letalen Ausgänge), Hypertonie (evtl. sklerodermische maligne Hypertonie)
- Sonderform CREST: Calcinosis cutis, Raynaud-Syndrom (→ S. 323), Ösophagusmotilitätsstörungen, Sklerodaktylie, Teleangiektasien (jedoch ohne generalisiertes Ödem und weitgehend ohne Organbeteiligung)

Di	• Klinik (v.a. Hautveränderungen) • Lab: ANA, Anti-Scl 70 (30% bei diff. PSS), BSG↑, IgG↑, Anti-Centromer-Ak (CREST) • Röntgenaufnahmen der Hände und Vorfüße: Akroosteolysen, Calcinosis cutis • Kapillarmikroskopie der Nagelfalz: Megakapillaren, Kapillarenanzahl ↓ • Ösophagusfunktionsszintigrafie

DD
- **Zirkumskripte Sklerodermie**: keine Beteiligung der Hände, ohne Organbefall, kein Übergang in PSS; Lab: ANA negativ,
- **Sharp-Syndrom** = sog. Mischkollagenose, Mischung von Symptomen von systemischem Lupus erythematodes, Sklerodermie, Polymyositis und chronischer Polyarthritis (Anti-U1nRNP-Ak)
- **Raynaud-Syndrom**:
  - Primär: Ischämien durch Vasospasmen im Bereich der Finger, z.B. ausgelöst durch Kälte (v.a. bei jungen Frauen)
  - Sekundär:
    Thrombangiitis obliterans Winiwarter-Buerger (→ S. 334, v.a. bei jungen Männern, Rauchern), medikamentös ausgelöste Vasospasmen, Kollagenosen, autoimmunhämolytische Anämie vom Kältetyp (→ S. 127, Akrozyanose), M. Waldenström (→ S. 139, Viskosität ↑), Ergotismus, Vibrationstraumen

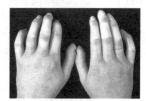

Raynaud-Syndrom
[IMPP-Prüfungsabbildung]

Th
- Symptomatisch: physikalische Therapie zur Erhaltung der Beweglichkeit (Kontrakturprophylaxe), Kälteschutz, fettende und feuchtigkeitshaltige Externa
- Vasoaktive Substanzen (Nifedipin[1]), Glucocorticoide (z.B. Prednison[2]), Immunsuppressiva (z.B. Methotrexat[3], Cyclophosphamid[4])
- Plasmapherese

Prg Kaum beeinflussbar

■■■ 10.1.5 Sjögren-Syndrom

Def Systemische Autoimmunerkrankung mit Augen- und Mundtrockenheit („sekundär" bei chronischer Polyarthritis oder anderer Kollagenose)

Ät Multifaktorielle Genese, evtl. virusinduziert bei genetischer Disposition (HLA-DR3)

Epi
- w : m = 9 : 1
- Gipfel 4.-6. Lebensjahrzehnt

Kli
- Augentrockenheit (Keratoconjunctivitis sicca), Augenbrennen
- Mundtrockenheit (Xerostomie), Zungenbrennen, Parotisschwellung
- Arthralgien, Myalgien
- Evtl. Raynaud-Syndrom (→ S. 323), Ösophagusmotilitätsstörungen, Gastritis, Pankreatitis, Hepatosplenomegalie, ZNS-, PNS-Störungen, Perikardergüsse, Pneumonitis, Lungenfibrose, interstitielle Nephritis, Thyreoiditis
- Maligne Lymphoproliferation (5%): Parotislymphome, v.a. niedrig-maligne B-Zell-Lymphome vom MALT-Typ

Lab BSG↑↑, normochrome Anämie, Leukopenie, Hypergammaglobulinämie (**CAVE**: Hyperviskositätssyndrom), RF hochtitrig positiv; ANA, Anti-SS-A-Ak, Anti-SS-B-Ak

---

[1]Adalat, [2]Decortin, [3]Metex, [4]Endoxan

Di	Kli, Lab, Histo (kleine Speicheldrüsen der Lippenschleimhaut: aktivierte Drüsenepithelzellen und lymphoplasmazelluläre Infiltrate), MRT der großen Speicheldrüsen
Th	• Methylzellulose-Augentropfen, künstlicher Speichel, Mukolytika, viel Flüssigkeit • NSA (bei Arthralgien), niedrigdosiert Glucocorticoide (bei abakterieller Parotitis) • Hochdosiert Glucocorticoide oder Immunsuppressiva (nur bei komplizierter Organmanifestation)

■■□ 10.1.6 Chronische Polyarthritis

Def	Entzündliche Erkrankung des mesodermalen Gewebes mit vorwiegender Manifestation am Bewegungsapparat (Syn: cP, rheumatoide Arthritis, RA)
Epi	1-2% der Bevölkerung in D; w : m = 3 : 1, 70% sind HLA-DR4-Träger
Ät	Multifaktorielle Genese, möglicherweise induziert durch Erreger oder deren Produkte bei genetischer Disposition (HLA-DR4).
Pg	Autoimmunreaktion vom Immunkomplex-Typ: • Infiltration der Gelenkschleimhaut mit autoaggressiven T-Helferzellen $\Rightarrow$ Bildung des Rheumafaktors (= Auto-Ak, v.a. IgM gegen Fc-Fragment des IgG) $\Rightarrow$ Bildung von Immunkomplexen $\Rightarrow$ Aktivierung von Komplement und Zytokinen $\Rightarrow$ Zerstörung des Gelenkknorpels und angrenzenden Knochens, Pannusbildung • Freisetzung und Aktivierung von Kollagenasen und Hydrolasen sowie der Prostaglandine B und E $\Rightarrow$ Aktivierung der Fibrinolyse
Pat	• Granulozytäre, monozytäre und lymphozytäre Infiltration der Synovialhaut • Immunkomplexablagerungen an Synovialhaut und Gelenkknorpel, vermutlich aber auch für extraartikuläre Manifestationen verantwortlich • Rhagozyten = Granulozyten mit phagozytierten Immunkomplexen und anderen korpuskulären Bestandteilen • **Rheumaknoten**: derbe, verschiebliche, subkutane Knoten, v.a. an Streckseiten der Extremitäten, auch in inneren Organen; Histo: nekrotisches Zentrum mit Fibrin und Kollagenfibrillen, umgeben von palisadenförmig angeordneten Epitheloidzellen

Kli		
	Allgemein-symptome	Abgeschlagenheit, subfebrile Temperaturen, Schwitzen, Gewichtsverlust
	Polyarthritis	Meist symmetrischer Beginn an Finger- und/oder Zehengelenken - Morgensteifigkeit, Parästhesien, schmerzhafter Händedruck, Gelenkergüsse, Tendovaginitis, evtl. Karpaltunnelsyndrom (N. medianus-Kompression) - Rheumaknoten, Schwellung und Bewegungsschmerz der Fingergrund- und proximalen Interphalangealgelenke, Muskelatrophien im Finger-Hand-Bereich - Ulnare Deviation, Schwanenhals- und Knopflochdeformitäten, Subluxationen **Zentripetale Ausbreitung** Befall großer Gelenke und Wirbelsäulenbeteiligung (atlantoaxiale Dislokation!)
	Periartikulär reaktives Knochenwachstum	$\Rightarrow$ Gelenkversteifung (Ankylose)
	Weitere Organ-beteiligungen	(Selten) Myokarditis, Perikarditis mit infarktähnlichem EKG, Pleuritis, Vaskulitis, Myositis, Skleritis, Episkleritis

Ulnare Deviation

Knopflochdeformität

Schwanenhalsdeformität

Ko
- Ankylosierung (⇒ Invalidität)
- Amyloidose (10%) mit Nieren- und Herzbeteiligung (Niereninsuffizienz)
- UW der Therapie (z.B. bakterielle Infektionen bei Corticosteroidgabe)

Di

Labor
- Unspezifische Entzündungszeichen: BSG ↑, α_2-/γ-Globuline ↑, CRP ↑, Hb ↓, Fe^{2+} i.S. ↓
- RF (80%), ANA (allenfalls niedrigtitrig)

Röntgen
- Weichteilzeichen: z.B. auseinander gedrängte Metakarpalköpfchen
- Kollateralphänomene: gelenknahe Osteoporose, Periostreaktionen
- Direktzeichen: Schwund der Grenzlamelle, Usuren an Knorpel-Knochengrenzen, Gelenkspalt↓, Destruktionen, Fehlstellungen, Ankylosen

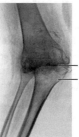

Gelenkspaltdestruktion mit Gelenkfehlstellung

Gelenknahe Osteoporose

Chronische Polyarthritis
[IMPP-Prüfungsabbildung]

ACR-Klassifikationskriterien
(4 von 7 müssen vorliegen)
- Morgensteifigkeit der Gelenke (mind. 1h andauernd)
- Arthritis von mind. 3 Gelenkbereichen
- Arthritis der Hand-, Fingermittel- und Fingergrundgelenke
- Symmetrischer Gelenkbefall (beider Körperhälften)
- Rheumaknoten
- Rheumafaktor i.S. positiv
- Typische Röntgenveränderungen an Finger- und Handgelenken

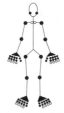

Gelenkbefall bei chronischer Polyarthritis

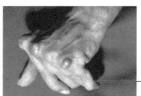

Schwanenhals-deformität

Chronische Polyarthritis
[IMPP-Prüfungsabbildung]

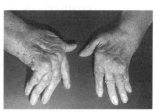

Chronische Polyarthritis
[IMPP-Prüfungsabbildung]

Sonderformen

- **Still-Syndrom**: atypische juvenile cP **(RF und ANA negativ)** mit Fieber, Polyserositis, Exanthem, Hepatosplenomegalie und Myokarditis, häufig Iritis
- **Still-Syndrom des Erwachsenen**: akuter Beginn vor 35. Lj. mit Fieber, Pharyngitis, Leukozytose, Linksverschiebung, BSG ↑↑, evtl. Polyserositis, Hepatosplenomegalie
- **Felty-Syndrom**: schwere Verlaufsform der cP des Erwachsenen (RF hochtitrig pos.) mit Hepatosplenomegalie, Lk-Vergrößerungen, Leuko- und Thrombozytopenie
- **„Alters-cP"**: Polymyalgia-rheumatica-ähnlich, ohne Gelenkdestruktionen
- **Caplan-Syndrom**: cP + Silikose (bei Bergarbeitern)

Th

Physikalisch („keine Tablette ohne Krankengymnastik")

Bewegungsübungen, Massage, Balneo- und Ergotherapie, im akuten Stadium nur Kälteanwendung!

Medikamentös

Basistherapeutika: Chloroquin[1], Sulfasalazin[2], MTX[3], Goldsalze[4], D-Penicillamin[5], Leflunomid[6], nichtsteroidale Antiphlogistika (Rofecoxib[7], Diclofenac[8]) im akuten Schub; Glucocorticoide (z.B. Prednison[9]) im schweren Schub; evtl. Immunsuppressiva: Azathioprin[10], Cyclosporin A[11], Cyclophosphamid[12], Etanercept[13], Infliximab[14], (zum Einsatz TNF-blockierender Substanzen siehe www.dgrh.de), Anakinra[15]; in Erprobung: Kombination verschiedener Basistherapeutika

Lokal-invasiv: intraartikuläre Glucocorticoidinjektion, Synoviorthese (Zerstörung der entzündeten Synovialis durch intraartikuläre Injektionen)

Operativ: Synovialektomie, Sehnen- und Arthroplastik

DD

- SLE (→ S. 318), Myositis (→ S. 320), progr. system. Sklerose (→ S. 321), Mischkollagenose
- Polymyalgia rheumatica (Arteriitis temporalis → S. 333)
- Arthritis psoriatica: Hauterscheinungen, Nagelveränderungen
- Reaktive Arthritis nach gastroint. (z.B. Yersiniose → S. 339) bzw. urogenit. Infekten
- M. Reiter (→ S. 327) = Arthritis, Urethritis, Konjunktivitis
- M. Bechterew (→ S. 327) mit peripherer Gelenkbeteiligung: v.a. junge Männer, HLA-B27 positiv, morgendliche Kreuzschmerzen
- Arthritis bei M. Crohn (→ S. 164), Colitis ulcerosa (→ S. 172), M. Whipple
- Lyme-Arthritis (→ S. 349): Borrelieninfektion
- Arthritis urica (→ S. 259): Großzehengrundgelenk (Podagra), Gichttophi, Hyperurikämie
- Eitrige (septische) Arthritis: eitriges Gelenkpunktat mit Erreger-Nachweis
- Löfgren-Syndrom: akuter M. Boeck (→ S. 96), v.a. Sprunggelenksschwellung, Erythema nodosum, Rö-Thorax: Hilusvergrößerung
- Polyarthritis als paraneoplastisches Syndrom
- Rheumatisches Fieber (→ S. 328): entzündliche Systemerkrankung nach Infektion mit Streptokokken der Gruppe A
- Fingerpolyarthrose mit Heberden-Knötchen (Fingerendgelenk) und/oder Bouchard-Deformitäten (Fingermittelgelenk)

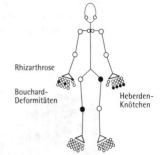

Rhizarthrose

Bouchard-Deformitäten

Heberden-Knötchen

Gelenkbefall bei Arthrosen

Prg

- Volle Remission möglich (Di richtig?)
- Meist chronisch-progredienter, schubweiser Verlauf

---

[1]Resochin, [2]Azulfidine, [3]Farmitrexat, [4]Aureotan, [5]Metalcaptase, [6]Arava, [7]Vioxx, [8]Voltaren, [9]Decortin, [10]Imurek, [11]Sandimmun , [12]Endoxan, [13]Enbrel, [14]Remicade, [15]Kincret (in Dtld. mur in Kombination mit MTX zugelassen)

10.2 Spondarthritiden

■■□ 10.2.1 Spondylitis ankylosans

Syn Ankylosierende Spondylarthritis, M. Bechterew

Def Chronisch-entzündliche Erkrankung des Achsenskeletts, meist auch der
Extremitätengelenke und Sehnenansätze
(seronegative - d.h. RF negativ - Spondarthritis)

Epi 1% in D, Gipfel 15.-30. Lj., 95% Träger des Merkmals **HLA-B27**

Kli
- Initial Sakroiliitis mit morgendlicher Steifigkeit, Klopfschmerzhaftigkeit,
  Menell-Handgriff schmerzhaft, nächtlichen tiefsitzenden **Kreuzschmerzen**,
  Beweglichkeitseinschränkung der Wirbelsäule (Schober-, Ott-Zeichen),
  später Ankylosierung
- Evtl. Arthritis peripherer Gelenke
- Evtl. schmerzhafte Sehnenansätze (Syn: Enthesiopathie, v.a. **Achillessehne**),
  schmerzhaftes Sternum, Symphyse
- Evtl. Aortitis, Herzbeteiligung
- Evtl. Iritis (gehäuft bei Spondylitis ankylosans, gilt aber als eigenständige
  HLA-B27-assoziierte Erkrankung)

Di
- Klinik, Lab: BSG ↑, CRP ↑, HLA-B27 positiv
- Rö: Sklerosierung der Iliosakralgelenke (sog. „buntes Bild" mit Erosionen, Usuren);
  knöcherne Ankylosierung der Wirbelsäule (sog. Bambusstab-Wirbelsäule)

Th
- Krankengymnastik (!)
- Analgetika, nichtsteroidale Antiphlogistika[1], Glucocorticoide[2] im akuten Schub,
  TNF-Blocker[3] (vgl. hierzu aktuelle Empfehlungen der Deutschen Gesellschaft für
  Rheumatologie unter www.dgrh.de)

■■□ 10.2.2 M. Reiter

Def Entzündliche Gelenkerkrankung mehrere Tage bis Wochen nach gastrointestinalen
oder urogenitalen bakteriellen Infekten (= reaktive Arthritis), häufig mit
Überlappungsbefunden (Haut-und Achsenskelettbefall) zu anderen seronegativen
Spondarthritiden

Ät Genetische Disposition (HLA-B27) + Urethritis (→ S. 280, z.B. durch Gonokokken,
Chlamydien, Ureaplasma) oder Enteritis (→ S. 336 ff., z.B. durch Shigellen, Yersinien,
seltener Salmonellen)

Kli
- **Arthritis** (v.a. Kniegelenk, Sprunggelenk),
  Daktylitis („Wurstfinger",„Wurstzehe"),
  Enthesiopathien (= Schmerzen einzelner
  Sehnenansätze)
- Anfangs hohes Fieber, evtl. Sakroiliitis
- **Urethritis**, **Konjunktivitis**, Uveitis,
  Reiter-Dermatose
  (Keratoderma blenorrhagicum,
  Balanitis circinata, Mundaphthen)
- Meistens junge Männer

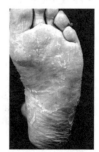

Keratoderma blenorrhagicum
[Aus „Derma pocket"]

---

[1]z.B. Ibuprofen=Brufen, [2]z.B. Prednison=Decortin, [3]z.B. Enbrel, z.b. Remicade

Di	Anamnese (Infekt, 20-30% klinisch stumm), Kli, Lab (BSG ↑, CRP ↑, HLA-B27 sehr häufig positiv), evtl. Erreger-Nachweis (nicht im Gelenkpunktat), serologischer Ak-Nachweis
Th	• Antibiotika bei noch aktiver Enteritis oder Urethritis (Infektsanierung ohne Einfluss auf Arthritis-Verlauf), Krankengymnastik • NSA (z.B. Diclofenac[1]), Glucocorticoide[2] im akuten Schub, bei ausgeprägter Hautbeteiligung MTX[3], bei chronischem Verlauf Sulfasalazin[4]
Prg	Invalidisierung selten

10.3 Rheumatisches Fieber

■■☐ 10.3.1 Rheumatisches Fieber

Def	Entzündliche Systemerkrankung, 1-4 Wochen nach Infektion mit β-hämolysierenden Streptokokken der Gruppe A (z. B. Angina tonsillaris → S. 340)
Epi	Selten, v.a. bei Kindern und Jugendlichen
Pg	Kreuzallergie zwischen M-Protein der β-hämolysierenden A-Streptokokken und Sarkolemm-Ag von Tropomyosin, Myosin, bzw. Ag des Nucleus caudatus und subthalamicus ⇒ postinfektiöse Bildung kreuzreagierender Antikörper
Pat	Rheumaknötchen: sog. Aschoff-Knötchen = fibrinoides Granulom mit sog. Aschoff-Geipel-Riesenzellen, mononukleären Entzündungszellen (Plasmazellen, Lymphozyten), Histiozyten und eosinophilen Granulozyten

Kli	**Rheumatisches Fieber (→ S. 328)**
	Symptome I. Ordnung (Hauptkriterien des rheumatischen Fiebers nach Jones)
	- **S** ubkutane Rheumaknötchen
	- **P** olyarthritis (symmetrischer Befall großer Gelenke)
	- **E** rythema anulare rheumatica (blau-rote Ringe)
	- **C** horea minor Sydenham (extrapyramidales Syndrom: Hyperkinesen und Hypotonie der Muskulatur)
	- **K** arditis
	Symptome II. Ordnung (Nebenkriterien nach Jones)
	Fieber, Gelenkschmerzen, BSG ↑, CRP ↑ ASL-Titer ↑, Leukozytose, EKG (PQ-Zeit-Verlängerung), β-hämolysierende Streptokokken im Rachenabstrich

Ko	• Perikarderguss • Plötzlicher Herztod durch Kammerflimmern oder AV-Block • Herzklappenfehler durch Narbenbildung (nach ca. 2 Jahren)
Di	• Diagnose wahrscheinlich bei zwei Hauptkriterien bzw. 1 Haupt- und 2 Neben-kriterien nach Jones (→ S. 328), bei gleichzeitigem Nachweis von Streptokokken im Rachenabstrich oder entsprechendem Titerverlauf der Streptokokkenserologie • Rö: evtl. Herzvergrößerung • EKG: evtl. Repolarisationsstörungen, Extrasystolen, PQ-Zeit-Verlängerung • Echo: Zeichen einer beginnenden Mitralstenose (→ S. 68), später Aortenklappen-vitium

---

[1]Voltaren, [2]z.B. Prednisolon=Solu-Decortin, [3]Farmitrexat, [4]Azulfidine

Th
- Bettruhe
- **Penicillin G[1]** 3-5 Mio E/d
- NSA (z.B. Diclofenac[2]) und Salicylate (kontraindiziert bei Karditis)
- Glucocorticoide bei Karditis (Prednisolon[3])
- Fokalsanierung, z.B. Tonsillektomie

Pro **Rezidivprophylaxe** mit Depot-Penicillin bis 30. Lj., mindestens aber 5 Jahre lang

Prg Akute Letalität der Karditis ca. 4%, Langzeit-Prg abhängig von Klappenfehler

10.4 Arthritiden

■■□ 10.4.1 Arthritiden

Üs

Akute Arthritiden	Lokalisation	Siehe auch
Rheumatisches Fieber	„Springt" zwischen großen Gelenken	→ S. 328
Reaktive Arthritiden	Monarthritis an großen Gelenken	
M. Reiter	Vor allem Kniegelenk, Sprunggelenk	→ S. 327
Erreger-bedingte Arthritiden	Polyarthritis	
Lyme-Arthritis	Mon-, oder Polyarthritis, große Gelenke (Sprunggelenk)	→ S. 349
Gicht	Monarthritis, häufig Großzehengrundgelenk (Podagra)	→ S. 259
Löfgren-Syndrom	Sprunggelenk	→ S. 326
Septische Arthritis		
Akuter Beginn aller chron. Arthritiden		
Subakut und chronisch verlaufende Arthritiden (akuter Beginn möglich)		
Chronische Polyarthritis	Symmetrischer Befall nahezu aller Gelenke möglich, aber Aussparung der Finger- und Zehenendgelenke	→ S. 324
M. Bechterew	Iliosakral-, Inter- und Kostovertebralgelenke	→ S. 327
Arthritis psoriatica	Symmetrischer Befall der Fingerendgelenke möglich, i.d.R. aber asymmetrisch einzelne Gelenke, häufig alle Gelenke einzelner Finger („Befall im Strahl"); bei Achsenskelettbeteiligung Spondylitis psoriatica	
Enteropathische Arthritiden	Knie-, Sprung-, Hand-, Finger-, Iliosakralgelenke	
Systemkrankheiten	Arthralgien und flüchtige Polyarthritis	
Polyarthrosen	Heberden (Fingerendgelenke), Bouchard (Fingermittelgelenke)	

DD

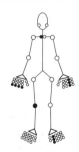

Gelenkbefall bei Arthritis psoriatica

---

[1]Penicillin Grünenthal, [2]Voltaren, [3]Decortin

10.5 Weichteilrheumatisches Schmerzsyndrom

■□□ 10.5.1 Myofasziales Schmerzsyndrom (MSS)

Def Das myofasziale Schmerzsyndrom (MSS) gehört zur Gruppe der nichtentzündlichen rheumatischen Schmerzsyndrome des Bewegungsapparats. Sie haben ihren Ursprung außerhalb der Gelenkkapsel und des Periosts + basieren nicht auf einer manifesten Muskelerkrankung (z.B. entzündlich-rheumatischen oder neurologischen Systemerkrankung).

Ät Multifaktorielle Genese einer akuten oder chronischen Überbeanspruchung durch: Stress und Anspannung, Schlafstörungen und Ermüdbarkeit, chron. Mikrotraumata, Makrotraumata, Muskelschwäche, systemische Einflüsse, postoperative Zustände und neurologische Einflüsse

Kli, Di „Trigger point" mit:
- Taut band" (gestrafftes und damit verkürztes Muskelbündel)
- "Twitch response" (sichtbares lokales Zucken des Muskels und der Haut bei Palpation)
- „Referred pain" (fortgeleiteter Schmerz bei Palpation eines "trigger point")

DD Regionaler Schmerz anderer Genese, bei lokalen, evtl. orthopädischen Erkrankungen oder im Rahmen internistischer oder neurologischer Systemerkrankungen

Th
- Physikalisch-therapeutische Maßnahmen, „dry needling" (Punktion eines „trigger points" mit einer sehr dünnen Nadel [Akupunkturnadel] ohne Injektion z.B. eines Lokalanästhetikums [dry])
- Medikamentös: Myotonolytika (z.B. Tetrazepam[1], Tolperison[2]), Analgetika, in Erprobung: Botulinumtoxin A

■□□ 10.5.2 Fibromyalgie-Syndrom (FMS)

Def Koinzidenz einer polytopen Schmerzhaftigkeit des Bewegungsapparats (v.a. im Bereich der Sehnenansätze sowie der dazugehörigen Muskulatur) mit multiplen vegetativen funktionellen Störungen und psychischen Auffälligkeiten

Ät Unklar, jedoch pathogenetisch von Bedeutung:
- Veränderungen der Konzentrationen und Interaktionen schmerzmodulierender Neurotransmitter sowohl zentral als auch peripher, möglicherweise bei genetischer Disposition getriggert durch „life events", Traumata und/oder Infekte

Kli/Di Erniedrigte Schmerzschwelle (erhöhte Druckschmerzhaftigkeit, sekundäre Hyperalgesie) an einer Vielzahl anatomisch definierter Schmerzpunkte („tender points"; ACR-Klassifikationskriterien, 1990)

DD Myofasziales Schmerzsyndrom (MSS) und dessen DD (→ S. 330)

Th
- Aufklärung, Selbsthilfestrategien und psychotherapeutische Maßnahmen
- Physikalische Therapie
- Medikamentös: Analgetika, Muskelrelaxantien (z.B.Tetrazepam[1], Tolperison[2]) tricyclische Antidepressiva (z.B. Amitriptylin[3]), Serotonin-Wiederaufnahme-hemmer (wie Paroxetin[4]) und 5-HT$_3$-Rezeptorantagonisten (z.B. Tropisetron[5])

---

[1]Musaril, [2]Mydocalm, [3]Saroten, [4]Seroxat, [5]Navoban

10.6 Vaskulitiden

■□□ **10.6.1 Vaskulitiden**

Def	Entzündung der Gefäße ausgelöst durch Immunreaktionen
Form	

Vaskulitis großer Gefäße (1) (Aorta + größte Äste zu Hauptkörperregionen)
Riesenzell-Arteriitis (Arteriitis temporalis, M. Horton → S. 333)
Takayasu-Arteriitis (entzündliches Aortenbogensyndrom, „pulseless disease" → S. 25)
Vaskulitis mittelgroßer Gefäße (2) (hauptviszerale Arterien, z.B. zu Niere, Leber)
Panarteriitis nodosa (→ S. 331)
Kawasaki-Erkrankung
Vaskulitis kleiner Gefäße (3) (mit Verbindung zu Arteriolen)
Wegenersche Granulomatose (ANCA-assoziiert → S. 332)
Churg-Strauss-Syndrom (ANCA-assoziiert)
Mikroskopische Polyangiitis (mikroskopische Panarteriitis, ANCA-assoziiert)
Purpura Schoenlein-Henoch (→ S. 332, → S. 149)
Essenzielle kryoglobulinämische Vaskulitis
Kutane leukozytoklastische Vaskulitis

(Klassifikation gemäß Chapel Hill Consensus Conference, 1992)

■■■ **10.6.2 Panarteriitis nodosa**

Def	Fieberhafte Autoimmunerkrankung mit Entzündung der Arterienadventitia und des umgebenden Bindegewebes v.a. der kleinen und mittelgroßen Arterien.
Syn	Periarteriitis nodosa, Polyarteriitis nodosa
Ät	Unbekannt; möglicherweise überschießende Immunreaktion (evtl. gegen HBs-Antigen, Fremdeiweiße, Medikamente etc.) mit Immunkomplexablagerung, in 30% HBs-Ag i.S. positiv (Z.n. Hepatitis-B-Infektion → S. 177); sekundär?
Epi	m : w = 3 : 1
Pat	• Perlschnurartige Verdickungen der Gefäßabschnitte • Lok: kleine Aa. und Arteriolen, v.a. der distalen Extremitäten und inneren Organe • Histo: Nekrose der Media, Adventitia und Intima, Rundzellinfiltrate, Riesenzellen
Üs	

Organ	Klinik
Allgemein	Fieber, Abgeschlagenheit, Gewichtsverlust, Kachexie
Herz	Angina pectoris, Herzinfarkt
Niere	Glomeruläre Herdnephritis (→ nephrogene Hypertonie), Niereninsuff.
GI-Trakt	Kolikartige Bauchschmerzen, Blutungen, Darminfarkte
Muskeln, Nervensyst.	Schmerzen, Schwäche, Lähmung, Polyneuropathie, selten Arthritis
Haut	Erbsenförmige Knoten in Subkutis

Di	Labor (Leukozytose, Eosinophilie, Thrombozytose, BSG ↑, RF, evtl. HBs-Ag, HBs-Ak), Muskel- und Hautbiopsie mit Histologie, Angiografie
DD	Kollagenosen (→ S. 318), andere Vaskulitiden (z.B. Thrombangiitis obliterans → S. 334), akutes Abdomen (→ S. 198), Polyneuropathien anderer Genese
Th	• Glucocorticoide (z.B: Prednisolon[1]) • In schweren Fällen Immunsuppressiva (Cyclophosphamid[2], nach Besserung Übergang auf Azathioprin[3] oder Methotrexat[4] möglich)
Prg	Ernst (abhängig vom Befall innerer Organe), 5-JÜR bei Therapie ca. 50%

[1]Decortin, [2]Endoxan, [3]Imurek, [4]Metex

■■■ 10.6.3 Kutane leukozytoklastische Angiitis

Def Vaskulitis der kleinen Arterien und Venen der Haut ohne systemische Vaskulitis oder Glomerulonephritis

Ät
- Exogen: Medikamente (z.B. Penicillin, Sulfonamide), Bakterientoxine
- Endogen: bei Kollagenosen, Tumoren, Kryoglobulinämie

Kli
- Fieber, Arthralgien, Hautblutungen (Purpura)
- Nur bei Nachweis von In-situ-Immun- komplexen höheres Risiko für eine gleichzeitig systemisch sich manifestierende Immunkomplexvaskulitis

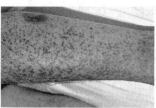

Leukozytoklastische Angiitis
[IMPP-Prüfungsabbildung]

■□□ 10.6.4 Purpura Schoenlein-Henoch

Def Vor allem im Kleinkind- und Jugendalter auftretende Vaskulitis der kleinen Gefäße (z.B. der Kapillaren, Arteriolen) mit überwiegend IgA-haltigen Immundepots in situ, charakteristischerweise mit Beteiligung von Haut, GI-Trakt, Glomerula, ferner mit Arthralgien und Arthritiden (→ S. 331).

Syn Vasculitis allergica, anaphylaktoide Purpura

Kli

Tage nach viraler Infektion meist der Atemwege:	
Haut	Purpura rheumatica: Petechien und Ekchymosen (Hautblutungen > 3mm) an Gesäß und Beinen mit Akzentuierung an Druckstellen (Sockenränder)
Gelenke	Schwellung, Bewegungseinschränkung, periarthrikuläres Ödem, Arthralgien (Schmerzen), aber kein Hämarthros (Blut im Gelenk)
GI-Trakt	Purpura abdominalis: GI-Blutung, kolikartige Bauchschmerzen
Nieren	Schoenlein-Henoch-Nephritis: fokale mesangioproliferative GN (→ S. 273) mit Mikro- oder Makrohämaturie, Proteinurie

Di Lab: Leukozytose, Eosinophilie, Thrombozytose, BSG ↑

Th
- Antigenausschaltung, Therapie der Grundkrankheit, Bettruhe, Analgetika
- Nur bei Nierenbeteiligung Glucocorticoide (Prednisolon[1]), evtl. Immunsupressiva (Azathioprin[2], Methotrexat[3])

Prg Meist Spontanheilung; sehr selten Niereninsuffizienz, v.a. im Erwachsenen-Alter

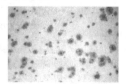

Purpura Schoenlein-Henoch
[IMPP-Prüfungsabbildung]

■□□ 10.6.5 Wegenersche Granulomatose

Def Generalisierte, granulomatöse, nekrotisierende Vaskulitis kleiner bis mittelgroßer Gefäße, gewöhnlich mit nekrotisierender Glomerulonephritis (→ S. 273), (Verlauf als entzündlich-granulomatöser Prozess ohne erkennbare Vaskulitis möglich)

Lok Vor allem Respirationstrakt und Nieren

Kli
- **Initialstadium**: Sinusitis, hämorrhagische Rhinitis (Epistaxis), Mund- und Tonsillen-Ulzera, Otitis, Fieber, Hautausschlag, Myalgien, Arthralgien

---

[1]Decortin, [2]Imurek, [3]Metex

    • **Generalisationsstadium**: Glomerulonephritis, Pneumonie mit Hämoptoe (Lungenrundherd, Pseudokaverne), ZNS-, Herz-, Augenbeteiligung (z.B. Episkleritis, Konjunktivitis)

Di
- Spezifisch: antizytoplasmatische Ak (cANCA, selten pANCA)
- Labor: BSG ↑, Leukozytose, Eosinophilie, Hb ↓, pathologischer Urinbefund
- Rö: Nasennebenhöhlen-Verschattung (ggf. CCT); Lunge: Infiltration, Rundherd, Einschmelzung
- Biopsie von Niere, Nasopharynx und Lunge

DD
- Infektion des Respirationstrakts (→ S. 86, → S. 339), Goodpasture-Syndrom (→ S. 274)
- Panarteriitis nodosa (mit Lungenbeteiligung → S. 331)

Th Glucocorticoide (z.B. Prednisolon[1]), bei Generalisation Kombination mit Cyclophosphamid[2] (Fauci-Schema); Therapieschemata mit MTX ocer Azathioprin nach Induktion einer Remission in Erprobung

Prg Bei frühzeitiger Therapie gut (Nierenschaden entscheidend), ohne Therapie schlecht

■□□ 10.6.6 Churg-Strauss-Syndrom

Def Eosinophilenreiche und granulomatöse Entzündung des Respirationstrakts und nekrotisierende Vaskulitis der kleinen bis mittelgroßen Gefäße, assoziert mit Asthma und Bluteosinophilie

Lok Vor allem Respirationstrakt, aber auch Haut, Nervensystem und Nieren

Kli Verstärkung einer Asthmaanamnese und Entwicklung eines schweren Krankheitsbildes mit Fieber, Gewichtsverlust, allergischer Sinusitis und Rhinitis, nichtthrombozytopenischen Purpura in ca. 70 % der Fälle, bei ca. der Hälfte der Fälle zentralnervöse Symptome oder Mononeuritis multiplex und renale Komplikationen (Glomerulonephritis), seltener auch Kardiomyopathie und Abdominalschmerzen mit Durchfällen; Atemwegssymptomatik tritt im Verlauf wieder in den Hintergrund

Di
- **Labor**: Eosinophilie >10 % im Differenzialblutbild (>1500/mm^3), Gesamt-IgE erhöht, Nachweis IgE-haltiger, zirkulierender Immunkomplexe, Nachweis von pANCA in der Minderzahl der Fälle, ganz selten cANCA, ausgeprägte „Entzündungskonstellation"
- **Röntgen**: passager knotige und diffuse Lungeninfiltrate, ggf. Sicherung vaskulitischer Veränderungen mit bildgebenden Verfahren

DD Initial Infektionen des Respirationstrakts, andere Ursachen einer Eosinophilie, Goodpasture-Syndrom, M. Wegener, alle Vaskulitiden mit pulmonaler und/oder renaler Beteiligung

Th Wie M. Wegener oder PAN

Pro Bei frühzeitiger Therapie gut

■■□ 10.6.7 Riesenzell-(temporal-) Arteriitis

Def Nekrotisierende, granulomatöse Arteriitis der Aorta und ihrer größeren Äste mit Prädilektion für die extrakraniellen Äste der A. carotis (häufig A. temporalis)

Syn M. Horton, Riesenzellarteriitis, Arteriitis temporalis

Epi w > m, v.a. ältere Menschen (>60. Lj.)

---

[1]Decortin, [2]Endoxan

Kli	• Anfallsartiger, einseitig beginnender Schläfenkopfschmerz
	• Oft Kiefer-Kauschmerz (= Claudicatio maxillaris)
	• Fieber, Adynamie, Sehstörungen (bis zur plötzlichen Erblindung, auch der Gegenseite)
	• Zerebrale Ischämie (bei Befall der Zerebralgefäße)
	• Polymyalgia rheumatica (bei 50%): nächtlich beginnende, heftige symmetrische Schmerzen in Schulter- und/oder Beckengürtel mit Morgensteifigkeit und deutlicher Besserung im Tagesverlauf, Druckempfindlichkeit der Oberarme, Depressionen und Gewichtsverlust (CK nicht erhöht!)
Di	• Lab: BSG ↑↑↑ (sog. Sturzsenkung), Leukozytose, Hb ↓, CRP ↑
	• Palpation: evtl. verdickte, druckschmerzhafte, pulslose A. temporalis
	• Fundusspiegelung: Ischämie der Papille, Netzhautödem, Blutungen
	• Biopsie der A. temporalis: Riesenzellarteriitis
Th	Sofortige Glucocorticoid-Therapie (z.B. Prednisolon[1]), jahrelange orale Erhaltungs-Th

■□□ 10.6.8 Thrombangiitis obliterans

Def	Entzündliche, schubweise verlaufende Systemerkrankung der Gefäße
Syn	M. Winiwarter-Buerger, Thrombendangiitis obliterans
Anm	Nicht in Chapel-Hill-Klassifikation gelistet
Ät	Autoimmunerkrankung, möglicherweise induziert durch starken **Nikotinabusus**
Pg	Segmentaler Befall kleiner und mittlerer Aa. und Vv. der distalen Extremitäten, sekundäre Thrombosierung des Lumens ⇒ Ischämie, Nekrose
Epi	m > w, Gipfel 20.-30. Lj.
Kli	• Kältegefühl, Parästhesien, Schmerzen, Zyanose (→ S. 35) an den Endgliedern
	• Verschluss von Unterschenkel-, Unterarm-, Digitalarterien ⇒ Nekrose, Gangrän
	• Rezidivierende Phlebitiden im Anfangsstadium (Thrombophlebitis migrans oder saltans → S. 29)
Di	Anamnese (Rauchen), Klinik, Oszillografie, Angiografie
Th	• Nikotinverzicht
	• Acetylsalicylsäure[2]
	• Ca^{2+}-Kanalblocker (z.B. Nifedipin[3]) und Nitropräparate (z.B. Isosorbiddinitrat[4])
	• Evtl. Prostaglandine, Sympathektomie

---

[1]Decortin, [2]Aspirin, ASS, [3]Adalat, [4]Isoket

11.   Infektiologie

11. Infektiologie

11.1 Allgemeines

■■□ **11.1.1 Grundbegriffe**

Begriff	Erläuterung
Sepsis	Systemische Einschwemmung von Bakterien und/oder bakteriellen Produkten in den Blutkreislauf, die die Aktivierung zahlreicher körpereigener Mediatorsysteme nach sich zieht, mit der Folge inadäquater Perfusion und diffuser inflammatorischer Prozesse in verschiedenen Organen; im Extremfall: Multiorganversagen.
Sepsis lenta	Schleichender Verlauf einer Sepsis
SIRS	**Systemic inflammatory response syndrome:** Septisches Bild ohne Erregernachweis bzw. nichtinfektiös (z.B. bei Pankreatitis)
Bakteriämie	Kurzzeitiges Vorhandensein von Bakterien im Blut
Virämie	Kurzzeitiges Vorhandensein von Viren im Blut
Fieber	Erhöhung der Körpertemperatur (>38°C, subfebril <38°C)
BSG	Blutkörperchen-Senkungsgeschwindigkeit (= BKS, BGS): Sedimentationsgeschwindigkeit von ungerinnbar gemachtem Blut (unspezifischer Entzündungsparameter)
Linksverschiebung	Vermehrung der jugendlichen neutrophilen Granulozyten und Auftauchen von granulopoietischen Vorstufen im peripheren Blut
Toxische Granulation	Reversibles Auftreten von stark eosinophil gefärbten Zytoplasmagranula
Kontagionsindex	(Ansteckungsindex, Infektionsindex) epidemiologisches Maß zur Quantifizierung der Erkrankungswahrscheinlichkeit bei Exposition; Anzahl der Erkrankten bezogen auf 100 nichtimmune Exponierte
Inkubationszeit	Zeit zwischen Eindringen des Erregers in den Körper und Auftreten der ersten Symptome (= Ink)
Prophylaxe	Vorbeugung, Verhütung einer Krankheit (= Pro); bei Infektionen: Expositionsprophylaxe, Chemoprophylaxe, Impfprophylaxe (aktive, passive Immunisierung)

11.2 Bakterien

■■■ **11.2.1 Typhus**

Err Salmonella typhi, Salmonella paratyphi (Enterobacteriaceae, anaerobe Stäbchen)

Epi
- Übertragung fäkal-oral mit Nahrungsmitteln, Wasser (ab ano ad os; Dauerausscheider sind Hauptinfektionsquelle!)
- Ink ca. 1-3 Wochen

Kli
- Beginn (Stadium incrementi) mit Abgeschlagenheit, Benommenheit (typhos = Nebel)
- Langsamer treppenförmiger Fieberanstieg, nach 1 Wo Fieberkontinua (40-41°C; Stadium acmes)

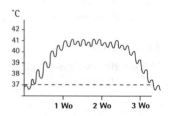

Fieberkurve: Typhus abdominalis

- Kopfschmerzen, Husten, „Typhuszunge" (grau-weißlich belegt)
- Relative Bradykardie (bei Fieber sonst Tachykardie)
- Erst Obstipation, 2. Woche „Erbsbreistühle" im Wechsel mit Obstipation (Stadium decrementi)
- Splenomegalie, Roseolen auf der Bauchhaut (= septische Absiedelungen)

Lab Leukopenie, Linksverschiebung, tox. Granulation, absolute Eosinopenie, BSG normal, Transaminasen leicht ↑, Erreger-Nachweis (1.-2. Wo im Blut; 3.-4. Wo im Stuhl, Urin), Serologie (Ak-Titer, sog. Widal-Reaktion)

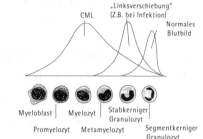

Di Anamnese, Klinik, Labor

DD Malaria, Colitis ulcerosa, andere Darminfektionen

Ko
- Darmblutung, Darmgeschwüre, **Perforation**, Peritonitis
- **Myokarditis**, Bronchopneumonie, Meningitis
- Thrombosen, Salmonellensepsis, Abszesse

Th
- Symptomatisch: Wasser- und Elektrolytersatz, Diät; kein Loperamid!
- Akut: Ciprofloxacin[1] (Gyrasehemmer, Th der Wahl), Ceftriaxon[5] i.v. für 10-14d; bei Schock evtl. zusätzlich hochdosiert Steroide; Eradikation bei Dauerausscheidern: für 4-6 Wochen Cotrimoxazol[2], Amoxicillin[3], Ciprofloxacin[1]

Prg Letalität ca. 1% (unbehandelt bis 15%), (1-5% Dauerausscheider, 2/3 Galle, 1/3 Dünndarm; Def: 10 Wo nach Beginn noch Salmonellen im Stuhl)

Pro
- Hygiene („Cook it, peel it or forget it")
- Typhus-Lebendimpfstoff (Typhoral®) ⇒ Impfschutz 1-2 Jahre (in ca. 70%!)
- Typhus-Totimpfstoff i.m./s.c. ⇒ Impfschutz ca. 3 Jahre

■■■ 11.2.2 Salmonellenenteritis

Err Meist Salmonella enteritidis (zu Enterobacteriaceae, anaerobe Stäbchen)

Inf Übertragung durch infizierte Speisen (Eier, Kartoffelsalat), Inkubationszeit 5-70 Std.

Kli
- Akut beginnend Brechdurchfälle (durch Endotoxine → s. 163), Bauchkrämpfe, Fieber
- Exsikkose, Kreislaufkollaps, Sepsis

Di Erreger-Nachweis in infizierter Speise und im Stuhl

Th
- Symptomatisch: Wasser-, Elektrolytersatz, Schonkost; kausal (bei schweren Fällen): Cotrimoxazol[2], Amoxicillin[3], Ampicillin[4] oder Gyrasehemmer (z.B. Ciprofloxacin[1]); **CAVE**: Entwicklung von Dauerausscheidern

■■□ 11.2.3 Andere bakterielle Enteritiden

Def Lebensmittelvergiftung durch enterotoxinbildende Staphylokokken, Clostridium perfringens, Bacillus cereus

Kli
- Perakut einsetzende Brechdurchfälle (Latenz ca. 2-16 Stunden → s. 163)
- Übelkeit, Speichelfluss, Bauchkrämpfe
- Dauer meist nur 1-2d, i.d.R. mehrere Personen betroffen („Gemeinschaftsküchen")

Th Symptomatisch: Wasser- und Elektrolytersatz

[1]Ciprobay, [2]Bactrim, [3]Amoxypen, [4]Binotal, [5]Rocephin

■■□ **11.2.4 Bakterienruhr**

Syn	Shigellenruhr
Err	Shigella dysenteriae, S. boydii, S. flexneri, S. sonnei (Enterobacteriaceae); Inkubationszeit 2-7 Tage
Epi	Vor allem in Notzeiten bei unhygienischen Verhältnissen; Übertragung durch Wasser, Nahrung
Pg	Endo- und Ektotoxine ⇒ Schleimhautulzera im Dickdarm, toxische Allgemeinschäden
Kli	• Fieber, Erbrechen, Tenesmen • Sehr zahlreiche, blutig-schleimige Durchfälle (→ S. 163) • Exsikkose, Krämpfe, Schock
Ko	Reaktive Arthritis, Darmblutung, Perforation
Di	Serologie, körperwarmer Stuhl auf Bakterien
Th	**Symptomatisch:** Wasser- und Elektrolytersatz; **kausal:** Chinolone (= Gyrasehemmer, z.B. Ciprofloxacin[1]), Cotrimoxazol[2] oder Ampicillin[3], Cephalosporine der 3. Generation

■■■ **11.2.5 Cholera**

Err	Vibrio cholerae, Vibrio El Tor, Vibrio bengal (zu Vibrionaceae, fakultativ anaerobe Stäbchen)
Epi	Übertragung meist durch kontaminiertes Trinkwasser (meldepflichtig!)
Pg	Enterotoxin (Endotoxin) aktiviert Adenylatcyclase der Dünndarmzelle ⇒ Elektrolyt- und Wassersekretion ↑↑ ⇒ „Reiswasserstühle" ⇒ Exsikkose
Kli	• „Reiswasserstühle" (→ S. 163), Exsikkose, Anurie, Hypoglykämie, Azidose, Kollaps, Koma (Anm: bei El Tor in 90% d.F. nur mit milder Diarrhö) • Körpertemperatur ↓↓ (Infektionskrankheit ohne Fieber!) • Herzrhythmusstörungen • Bei schwerster Form Enterotoxinvergiftung mit Tod vor Auftreten von Durchfall
Merke	Nur ca. 15% der Infizierten sind symptomatisch!
Di	Anamnese, Klinik, Bakteriologie (Rektal-, Stuhlabstrich in Speziallösung)
CAVE	Stuhl innerhalb 1 Stunde untersuchen!
Th	• Symptomatisch: Wasser-, Elektrolytersatz (wesentliche Prognoseverbesserung!) • Kausal: Chinolon oder Makrolid oder Doxycyclin jeweils für 3 Tage (Dauer der Erkrankung/Erregerausscheidung evtl. verkürzt)
Prg	Letalität unbehandelt ca. 50%, bei rechtzeitiger Therapie ca. 1%
Pro	Verbesserung der Hygiene, Impfung mit abgetötetem oder lebendem Erreger (⇒ mäßiger Schutz für ca. 6 Monate), Quarantäne und Meldung (WHO) bei V.a. Cholera

■■■ **11.2.6 Pseudomembranöse Kolitis**

Siehe antibiotikaassoziierte Kolitis → S. 174

---

[1]Ciprobay, [2]Bactrim, [3]Binotal

■■■ 11.2.7 Yersinia-Enterokolitis

Err   Yersinia enterocolitica, Yersinia pseudotuberculosis (zu Enterobacteriaceae); (Vermehrung noch bei + 4°C [Kühlschrank] möglich!)

Kli   Ink ca. 10 Tage, kolikartige Bauchschmerzen („Pseudo-Appendizitis"), Durchfälle (Enterokolitis → S. 163, mesenteriale Lymphadenitis), Fieber, Tonsillitis, Pharyngitis, grippe-ähnliche Symptome, meist Spontanheilung nach 7-10 Tagen

Di   Erreger-Nachweis im Stuhl, serologische Titerbestimmung nach 2 Wochen (spielt untergeordnete Rolle)

Th   Wasser- + Elektrolytersatz; Ceftriaxon[1], Cotrimoxazol[2], Ciprofloxacin[3] nur bei septischem Verlauf

Ko   **Postinfektiös**: Erythema nodosum, Yersinia-Arthritis (akute Mono- bzw. Oligoarthritis nach enteraler Yersiniose v.a. bei HLA-B27-positiven Personen → S. 329) ⇒ Therapie mit NSAR

■■■ 11.2.8 Campylobacter-Enteritis

Err   Campylobacter jejuni (Ink ca. 5 Tage), Reservoir Tierprodukte (Rohmilch, Geflügel)

Kli   Blutiger Durchfall (→ S. 163), Bauchschmerzen, Fieber (selten reaktive Arthritis)

Di   Erreger-Nachweis im Stuhl, Serologie (Sensitivität je ca. 60%)

Th   Wasser- + Elektrolytersatz, Antibiotika nur bei Risikopatienten (Ciprofloxacin[3], Erythromycin[4])

Ko   Postinfektiöse reaktive Campylobacter-Arthritis (selten); in 0,5% Dauerausscheider **CAVE:** Helicobacter pylori (Gastritis) ist mit Campylobacter j. nur entfernt verwandt!

■□□ 11.2.9 Keuchhusten

Err   Bordetella pertussis (aerobe, gramnegative Stäbchen)

Epi   Gipfel im Vorschulalter, hoher Kontagionsindex (im Stadium catarrhale), Ink ca. 10 Tage, langdauernde, aber nicht unbedingt lebenslange Immunität

Pg   Pertussis-Toxin ⇒ Entzündung der Atemwegsschleimhäute mit hämorrhagischen Nekrosen, Sekretion eines zähen Schleims, toxische Reizung des Hustenzentrums

Kli   • Stadium catarrhale (1-2 Wochen): Rhinopharyngitis, Konjunktivitis, Temperatur ↑, Husten
   • Stadium convulsivum (3-6 Wochen): typischer Keuchhustenanfall mit stakkatoartigem Husten, vorgestreckter Zunge, juchzendem, ziehenden Inspirium (durch Laryngospasmus, Schleim), Dyspnoe, Zyanose (→ S. 35)
   • Stadium decrementi (ca. 3 Wochen): abnehmende Symptome

Ko   • Toxische Enzephalitis, Bronchopneumonie, Bronchiektasen
   • Neugeborene v.a. gefährdet durch Apnoeanfälle (kein Schutz durch Ak der Mutter)

Di   Klinik, Rö-Thorax (Hilus-Verbreiterung, streifig-fleckige Lungenzeichnung in Unterfeldern), Bakteriologie (Rachenabstrich, Kehlkopfabstrich)

Th   Isolierung, Erythromycin[4] für 14 Tage unterbricht Kontagiosität

Pro   Rechtzeitige Schutzimpfung!

---

[1]Rocephin, [2]Bactrim, [3]Ciprobay, [4]Monomycin

■■□ 11.2.10 Scharlach (Scarlatina)

Err β-hämolysierende Streptokokken der Gruppe A (Streptococcus pyogenes)

Epi Tröpfchen- und Schmierinfektion, Ink 2-7 Tage

Pg Streptokokkentoxine ⇒ Gefäßpermeabilität ↑ ⇒ Exanthem

Kli
- **Fieber**, Schüttelfrost, Halsschmerzen, Erbrechen, Tonsillenvergrößerung, Lk-Schwellung
- **Enanthem**: Pharynx dunkelrot, Zunge initial weiß belegt, nach einigen Tagen „weiße Erdbeerzunge", ab 4. Tag typische „Himbeerzunge"
- **Exanthem** (vgl.→ S. 356): kleinfleckiges generalisiertes Exanthem; Beginn nach 12-36h am Hals, Ausbreitung unter Betonung der großen Körperbeugen auf Stamm und Extremitäten, Aussparung von Palmae und Plantae, periorale Blässe; nach 1-2 Wochen Abklingen des Exanthems unter kleieförmiger Schuppung

Ko
- **Eitrig**: Otitis media, Sinusitis, Peritonsillarabszess, eitrige Lymphadenitis
- **Toxisch**: Myokarditis (→ S. 61), Nephritis (→ S. 278)
- **Allergisch-hyperergisch**: rheumatisches Fieber (→ S. 328), Glomerulonephritis (diffus oder herdförmig ⇒ 2 Wochen nach Beginn Urinkontrolle auf Hämaturie → S. 293), Chorea minor

Di Klinik, Erreger-Nachweis, ASL-Titer, Leukozytose, Linksverschiebung, Eosinophilie

Th Penicillin G[1], Erythromycin[2] bei Penicillinallergie; Infektiosität endet ~24 Std. nach Antibiotika-Einnahme

Pro Evtl. Expositionsprophylaxe bei Personen mit engem Kontakt zu Patienten

Anm Immunität nur gegenüber Toxin; Zweiterkrankungen möglich, da 3 Gruppen

■■■ 11.2.11 Angina tonsillaris

Err β-hämolysierende Streptokokken der Gruppe A (selten Staphylokokken)

Kli Fieber ↑, Schüttelfrost, Halsschmerzen, Druckschmerzhaftigkeit, Lk-Schwellung

Th Schonung, lokale Analgetika und Desinfizienzien, Antibiotika (Penicillin p.o., z.B: Propicillin[3], evtl. Tonsillektomie

Ko Peritonsillarabszess

■■■ 11.2.12 Erysipel

Syn Wundrose

Err β-hämolysierende Streptokokken der Gruppe A (selten Staphylokokken)

Pg Infektion der Lymphspalten des oberen Koriums; Lok: Fuß, Gesicht; Eindringen über Eintrittspforten (Ulcus cruris, Fußmykose)

Kli Flächiges, scharf begrenztes Erythem mit zungenförmigen Ausläufern, plötzlich hohes Fieber, Schüttelfrost, Kopfschmerzen, Krankheitsgefühl

Ko Elephantiasis (Lymphödem durch Obliteration der Lymphgefäße), Glomerulonephritis (→ S. 273)

Lab Leukozytose, BSG ↑, ASL-Titer

[1]Penicillin Grünenthal, [2]Monomycin, [3]Baycillin,

Th	• Bettruhe (Low-dose-Heparin!),
	• Antibiotika (penicillinasefeste P., z.B. Oxacillin[1], Cephalosporine, z.B. Cefixim[2]), bei rezidivierenden Erysipelen Langzeitprophylaxe mit Depotpenicillin (Benzylpenicillin-Procain[3])
	• Sanierung der Eintrittspforten (z.B. Fußmykose)

■■■ 11.2.13 Diphtherie

Err	Corynebacterium diphtheriae (grampositives Stäbchen)
Epi	Tröpfchen-, Schmierinfektion, sehr selten, Zunahme in Osteuropa, Ink 1-7 Tage
Pg	Toxinbildung ⇒ lokale Epithelzellnekrose (⇒ Pseudomembranbildung), Myokarditis, Neuritis
Kli	• Plötzlicher Beginn: Kopfschmerz, Fieber, Schluckbeschwerden
	• Rötung des Rachens; grau-weißliche, nicht auf Tonsillen beschränkte Pseudomembranen (Blutung beim Abstreifen)
	• Charakteristischer faulig-süßlicher Mundgeruch (Foetor ex ore)
Ko	• Kreislaufversagen, Kollaps (toxische Zeichen: Erbrechen, Blässe, Tachykardie)
	• Myokarditis (leiser 1. Herzton, Arrhythmien, AV-Block!, ST-Strecke ↑) als Früh- (nach 8-10d) oder Spätform (nach 4-8 Wochen), Herzinsuffizienz
	• Neuritis (Gaumensegellähmung mit Nasalstimme), Polyradikuloneuritis
	• Toxische Nephropathie mit akutem Nierenversagen
Di	Anamnese, Klinik (Bakteriologie nur zur Bestätigung!)
DD	Mononukleose (→ S. 353), Angina tonsillaris (→ S. 340), Angina Plaut-Vincenti, venerische Erkrankungen (→ S. 345 ff), Agranulozytose (→ S. 134)
Th	Isolierung, Antitoxingabe, Penicillin (z.B.Penicillin V=Isocillin®) oder Erythromycin (Monomycin®) über 10 Tage
Pro	• Aktive Immunisierung (Säugling/Kleinkind: Diphterie/Pertussis/Tetanus-Impfung, Auffrischung alle 10 Jahre), Antitoxingabe (schon bei klinischem Verdacht);
	• Bei gesunden Kontaktpersonen prophylaktische Antibiotikagabe

■■■ 11.2.14 Mykoplasmenpneumonie

Err	Mycoplasma pneumoniae (Bakterien ohne feste Zellwand)
Kli	Pharyngitis, Otitis media, Bronchitis, Pneumonie
Ko	Meningoenzephalitis, Myokarditis, Perikarditis, hämolytische Anämie, Arthralgien, Erythema exsudativum multiforme (Stevens-Johnson-Syndrom)
Lab	BSG ↑, Leukozyten normal
Di	Erreger- und serologischer Ak-Nachweis (KBR, Titer↑), Hämolyse + Kälteagglutinine, Röntgen (interstitielle Zeichnung)
Th	1. Wahl: Makrolid, z.B. Erythromycin (Monomycin®) > 2 Wochen
	Alternativ: Tetracyclin, z.B. Doxycyclin

■■■ 11.2.15 Legionärskrankheit

Err	Legionella pneumophila (gramnegative aerobe Stäbchen)
Epi	Erreger-Vorkommen: Süßwasser; Übertragung aerogen (Klimaanlage, Dusche), Vermehrung bei 20-60°C, Ink 2-10 d; m > w

[1]Stapenor, [2]Suprax, [3]Jenacillin O2

Kli	1. asymptomatisch (90%) ⇒ 2. Pontiac-Fieber (grippeähnlich ohne Pneumonie) ⇒ 3. Übelkeit, Fieber ↑↑, schwere Lobärpneumonie (Letalität ca. 20%), relative Bradykardie
Di	Labor: BSG ↑, Leukozyten ↑; serologischer Ak-Nachweis (nach 2 Wo); früher: Antigennachweis im Urin (Sensitivität 70%); Genomnachweis durch PCR (Sensitivität ca. 80%)
Th	Makrolid: z.B. Erythromycin (Monomycin®), Clarithromycin (Klacid®); alternativ: Chinolon, z.B. Ciprofloxacin (Ciprobay), bei schwerem Verlauf zusätzlich Rifampicin
Anm	Erstmals beschrieben 1976 nach Treffen von US-Kriegsveteranen (180 Erkr., 29 Tote)
Prg	Letalität bei gravierender Vorschädigung bis 45%; keine Immunität! Meldepflicht namentlich bei Erregernachweis

■■■ 11.2.16 Ornithose

Err	Chlamydia psittaci (zu Chlamydiaceae; gramneg., obligat intrazelluläre Bakterien)
Syn	Papageienkrankheit, Psittakose (ornis griech. = Vogel, psittakos griech. = Papagei)
Epi	Infektion durch Inhalation chlamydienhaltigen Vogelkots, Ink ca. 2 Wochen
Kli	• Langsamer Beginn mit Kopfschmerzen, trockenem Husten • Dann schweres Krankheitsbild mit Schüttelfrost, Fieber (Kontinua), Apathie • Entwicklung einer atypischen, interstitiellen Pneumonie + Splenomegalie in 10-70% d.F.
Ko	Myokarditis (toxische Schädigung), Perikarditis ⇒ Herz-, Kreislaufinsuffizienz
Di	• Klinik, Anamnese (Kontakt zu Vögeln: Hausvögel, Tauben, Geflügelzucht, Tierarzt) • Direkter Erreger-Nachweis (Kultur); serologischer Ak-Nachweis (KBR) ab 12. Krankheitstag positiv
Th	Tetracycline (z.B. Doxycyclin[1]), Makrolid (z.B. Erythromycin[2]) >3 Wochen
Prg	Hohe Letalitätsrate bei älteren Patienten
Pro	Sanierung des infektiösen Vogelbestandes durch tetracyclinhaltiges Futter (3 Mo)
Anm	Siehe auch Chlamydia trachomatis (→ S. 347)

■■□ 11.2.17 Q-Fieber

Err	Coxiella burnetti (zu Rickettsiaceae; obligat intrazelluläre Bakterien)
Syn	Balkangrippe, Krimfieber, Pneumorickettsiose (q für engl. query = Fragezeichen)
Epi	Übertragung durch Zecken, evtl. auch ohne Vektor durch Inhalation erregerhaltigen Staubes oder Einnahme kontaminierter Milchprodukte. Zoonose, Reservoir: Haustiere, Waldtiere; Ink ca. 20 Tage
Kli	• 30-70% asymptomatisch oder nur grippeähnliche Symptome • Atypische Pneumonie mit hohem Fieber, Husten, blutigem Auswurf • Kopf- und Muskelschmerzen • Kein Exanthem (für Rickettsiosen sonst typisch) • Chronische Verlaufsform: chronische Hepatitis, Peri-Myokarditis, selten Endokarditis
Di	Klinik, serologischer Ak-Nachweis, PCR: Genomnachweis

[1]Vibramycin, [2]Monomycin

Th	• Tetracyclin (z.B. Doxycyclin[1]) oder Chinolone (z. B. Ciprofloxacin[2]), bei chronischem Verlauf Doxycyclin+ Ciprofloxacin (für ~ 2 Jahre)
Pro	• Sanierung des infizierten Tierbestandes • Pasteurisierung von Milch • Aktive Immunisierung exponierter Personen

■■□ 11.2.18 Fleckfieber

Err	Rickettsia prowazeki (Rickettsiaceae)
Syn	Läusefleckfieber, Flecktyphus, Typhus exanthematicus
Epi	Übertragung durch Läuse, Ink 1-2 Wochen
Kli	• Hohes Fieber, Kopfschmerzen, Muskelschmerzen, Hepatosplenomegalie • Makulöses Exanthem, Roseolen (1. Woche) • Enzephalitis, Myokarditis, Kollaps (2. Woche) • Polyneuritis (4. Woche)
Ko	• Tod durch Herz-, Nierenversagen, Pneumonie • Thrombophlebitis, Gangrän
Di	BSG ↑↑, Erreger-Nachweis (Eikultur), serologisch (KBR)
Prg	Letalität ca. 15%; evtl. Spätrezidiv nach Jahren
Th	Tetracyclin (z.B. Doxycyclin[1])

■■□ 11.2.19 Brucellosen

Err	Brucella abortus (M. Bang), B. melitensis (Maltafieber; gramnegative Stäbchen)
Epi	• Erregerreservoir Rind (B. abortus), Ziege, Schaf (B. melitensis) • Infektion durch Kontakt mit erkranktem Tier (Landwirt, Tierarzt) oder peroral durch Milch • = Anthropozoonose; Erreger überleben intrazellulär in Granulozyten und Lymphozyten und verbreiten sich über das RES (Lk, Milz, Leber, KM) • Mensch ist nicht infektiös; Ink ca. 2 Wo
Kli	• Prodromalstadium: Kopf- und Gliederschmerzen, Lk-Schwellung (fehlt bei Brucella melitensis) • Bakteriämie: unregelmäßiges, selten undulierendes (= wellenförmiges) Fieber, Hepatosplenomegalie, Bradykardie, Gelenkschmerzen, evtl. GI-Symptome • Organmanifestation mit Granulombildung
Di	• Anamnese + Klinik • Erreger-Nachweis im Blut (KM, Lk), serologischer Ak-Nachweis (KBR, Immunfluoreszenz) • Histo (Lk, Organpunktate)
Ko	Endokarditis, Osteomyelitis, Meningoenzephalitis, chronische Verlaufsform (alle 2-3 Wochen Symptome, bis zu 1 Jahr Dauer)
Th	Tetracyclin (z.B. Doxycyclin[1]) 7 Wochen + Aminoglycosid (z.B. Gentamicin[3]) 3 Wochen, dann Rifampicin für 4 Wochen. Alternative: Doxycyclin+ Rifampicin für 7 Wochen
Prg	Oft keine Ausheilung, Rezidive bis zu 20 Jahre später, Letalität < 2%
Pro	Sanierung der infizierten Tiere; Milchpasteurisierung; aktive Schutzimpfung

---

[1]Vibramycin, [2]Ciprobay, [3]Refobacin

■■□ 11.2.20 Listeriose

Syn	Granulomatosis infantiseptica (kein Synonym, sondern besondere Verlaufsform)
Err	Listeria monocytogenes (Lactobacillaceae, grampositive, aerobe Stäbchen)
Epi	Zoonose (Haustiere); selten Übertragung auf Mensch (20-30 Fälle/Jahr in D)
Kli	• Immungeschwächte: grippeähnlich; Meningoenzephalitis, Monozytenangina • **Granulomatosis infantiseptica**: diaplazentare Infektion des Fetus ⇒ Sepsis mit Bakterienembolien (granulomatöse Gewebsreaktionen), pustulöse Effloreszenzen, Meningoenzephalitis, Hepatosplenomegalie ⇒ Totgeburt, Frühgeburt, evtl. Icterus gravis prolongatus, geistige Spätschäden
Di	Erreger-Nachweis (Stuhl, Urin, Liquor, Blut), Serologie (Agglutination, KBR; Titer↑), PCR: Genomnachweis
Th	Ampicillin[1], evtl. kombiniert mit Aminoglycosid (z.B: Gentamicin[2])
Proph	Küchenhygiene (**CAVE**: rohes Fleisch, Fisch, Milchprodukte)

■■□ 11.2.21 Milzbrand

Syn	Anthrax
Err	Bacillus anthracis (Bacillaceae, grampositive, endosporenbildende Stäbchen)
Epi	Zoonose (Haustiere, berufliche Belastung)
Kli	• Hautmilzbrand: Pusteln, Karbunkel, Eiterung, Fieber, Lk-Schwellung • Lungen-, Darmmilzbrand: Splenomegalie, Fieber, Herzinsuffizienz (Prg schlecht)
Th	Penicillin G

■■□ 11.2.22 Weil-Krankheit

Err	Leptospira icterohaemorrhagiae (Spirochäten, gramnegative Schraubenbakterien)
Epi	Erregerreservoir: Vor allem Ratten, Mäuse (Anthropozoonose), Ink 1-2 Wochen

Kli	• Leichte Form: Fieber, Kopf-/Muskelschmerz für 3-5 Tage
	• Schwere Form:
	  - Septikämische Phase: akuter Beginn, Fieber ↑↑, Schüttelfrost, Myalgie, Konjunktivitis
	  - Phase der Organschäden: erneut: Fieber ↑, Ikterus, interst. Nephritis, Meningitis

Ko	Hepatorenale Beteiligung (⇒ akutes Nierenversagen → S. 282)
Di	Anamnese, Erreger-Nachweis (Blut, Liquor, Urin), Ak-Nachweis (IgM), Lab: erst Leukopenie, dann Leukozytose, BSG ↑, alkalische Phosphatase ↑
Th	Bei Verdacht: Penicillin G (z.B. Penicillin Grünenthal®) **CAVE:** Herxheimerreaktion nach 1. Gabe möglich; Tetracyclin (z.B. Doxycyclin = Vibramycin®)

Fieberkurve: Weil-Krankheit

[1]Binotal, [2]Refobacin

■■□ 11.2.23 Botulismus

Def Intoxikation durch Toxine des Clostridium botulinum (Lebensmittelvergiftung), anaerob, sporenbildend; sich in Wunden vermehrend

Kli • Übelkeit, Erbrechen, Obstipation (nach Stunden bis Tagen)
• Später ZNS-Symptome: Augenflimmern, Doppeltsehen, Schluckstörungen
• Speichelsekretion ↓, evtl. Bulbärparalyse
• Tod durch zentrale Atemlähmung

Di Toxinnachweis im Blut
(Anm: immer Verdacht bei gastrointestinalen + neurologischen Symptomen)

Th Intensiv- Überwachung! Antidot Botulismus-Serum, Magenspülung, Laxanzien (z.B. Bisacodyl = Agaroletten®), Beatmung bei Atemlähmung, Schock-Therapie; bei Wund-Botulismus: chirurgische Sanierung + Penicillin (**CAVE**: Aminoglycoside verstärken Toxinwirkung)

■■□ 11.2.24 Gasbrand

Def Wundinfektion mit Nekrosen durch Exotoxine des Clostridium perfringens (grampositive, endosporenbildende Stäbchen)

Kli • Wundschmerz ↑, Wundverfärbung (braun, schwarz), braun-blutiges Wundsekret
• Gasbildung mit Krepitation (Knistern) der Wunde durch Gasblasen

Ko Muskelgangrän; Tachykardie, RR ↓, Zyanose, Kussmaul-Atmung, tox. Schock, Tod

Th • Schaffung aerober Wundverhältnisse (chirurgisch), O_2-Überdruck-Therapie
• Penicillin G[1] oder Tetracycline (z.B. Doxycyclin[2]), Antitoxin-Gabe, Schock-Th
(**CAVE**: Therapie schon bei Verdacht; Letalität selbst bei frühzeitiger Th ca. 30%!)

■■□ 11.2.25 Tetanus

Syn Wundstarrkrampf

Def Intoxikation durch Toxine des Clostridium tetani (grampositive, endosporen-bildende Stäbchen)

Kli Nach Inkubationszeit Krampf der Kaumuskulatur (= **Trismus**), Krampf der Gesichtsmuskulatur („**risus sardonicus**" = „hämisches Lachen"), multiple schmerzhafte **Muskelkrämpfe** (Extremitäten nicht beteiligt)

Th Tetanus-Hyperimmunglobulin, Penicillin G oder Metronidazol[6] für 10 Tage i.v., Sedation (Diazepam[3]), periphere Muskelrelaxanzien[4], β-Blocker[5], Tracheotomie, Beatmung;
Letalität ohne Therapie ca. 85%, mit Therapie ca. 25%!

Pro • 1. Aktive Immunisierung
• 2. Passive Immunisierung bei Verletzungen mit Schmutzeinlagerung

■□□ 11.2.26 Gonorrhoe

Syn „Tripper", Go

Err Neisseria gonorrhoeae (= Gonokokken, gramnegative Diplokokken)

Epi Häufigste bakterielle Geschlechtskrankheit; sexuelle Infektion (genital, rektal, oral)

Merke Ca. 25% der infizierten Männer / 50% der infizierten Frauen sind asymptomatische Keimträger

---

[1]Penicillin Grünenthal, [2]Vibramycin, [3]Valium, [4]z.B. Pancuronium, [5]z.B. Metoprolol=Beloc®, Prelis®, [6]Clont

Kli

Frau	
Untere Gonorrhoe (unterhalb des inneren Muttermundes): Urethritis (95%), Zervizitis (80%), Bartholinitis (20%); symptomarm: zervikaler Fluor, Dysurie, Pruritus	
Obere Gonorrhoe (oberhalb des inneren Muttermundes, Aszension): Infektion v.a. während Menstruation, nach Abrasio, Geburt ⇒ Endometritis, Adnexitis, Pelveoperitonitis: symptomreich mit Unterbauchschmerzen, Fieber, Übelkeit, Obstipation, Schmierblutung, Fluor	
Mann	
Akute Urethritis mit Algurie, eitrigem Ausfluss; Proktitis	

Ko
- Gonokokkensepsis, reaktive Arthritis, Reiter-Syndrom, Sterilität
- Bei Frau: Tuboovarialabszess; beim Mann: Prostatitis, Epididymitis

Di Erreger-Nachweis: Kultur, mikroskopisch (Gram-/Methylenblaufärbung des Urethra-, Zervix-, Rektumabstrichs)

Th
- Cephalosporin 3. Generation (z.B. Cefixim[1], [Therapie der Wahl] oder Ceftriaxon[2]) als Einmalgabe; (Alternative: Chinolone (z.B. Ciprofloxacin)+ Doxycyclin[3] für 7Tage (wegen Gefahr der Chlamydien-Co -Infektion)
- Bei disseminierter Verlaufsform (Sepsis, Arthritis etc.): Ceftriaxon oder Ciprofloxacin + Doxycyclin bis klinische Besserung + 7Tage
- Bei oberer Go strenge Bettruhe
- Sexualpartner mitbehandeln!

■■■ 11.2.27 Lues

Syn Syphilis

Err Treponema pallidum (Spirochäten, gramnegative, spiralförmige Bakterien)

Epi Übertragung durch Geschlechtsverkehr oder diaplazentar; zyklische Inf in 3 Stadien

Kli

Stadium I	Primäraffekt (Ink ca. 3 Wochen): derbes, schmerzloses Geschwür (Ulcus durum), v.a. an Vulva, Vaginalwand oder Portio bzw. Glans penis mit indolenter Lk-Schwellung; sehr infektiös; spontane Rückbildung nach 4-6 Wochen
Stadium II Dauer bis 5J., 30% spontane Heilung	Sekundäraffekt durch hämatogene Aussaat (nach ca. 9 Wochen): generalisiertes Exanthem, Condylomata lata (nässende Papeln) am äußeren Genitale, Haarausfall, Iritis, Hepatitis, generalisierte Lk-Schwellung
Stadium III	(Latenz bis 50 Jahre) Gummen (ulzerierende Granulome); Tabes dorsalis (Demyelinisierung der Hinterstränge mit Ataxie, Verlust von Sensibilität und Schmerzempfinden); Argyll-Robertson-Syndrom (einseitig enge, lichtstarre Pupille bei erhaltener Akkommodationsmiosis); progressive Paralyse; Demenz

Di
- Anamnese, Klinik, Erreger-Nachweis aus dem Ulkusgrund (im Stadium I)
- Serologie (ab Stadium II): TPHA (positiv nach 4-6 Wochen, Suchtest), FTA-Abs-Test (IgM-AK-Nachweis, Bestätigungstest); VDRL-Test (Nachweis von Ak gegen Kardiolipin, Genomnachweis (PCR) aus z.B. Liquor, Blut Therapiekontrolle: Titerabfall von mind. 3 Stufen ⇒ erfolgreiche Therapie)

Th Penicillin G[4] 1 Mio IE/d i.v. (2-3 Wo); Gefahr der Jarisch-Herxheimer-Reaktion auf Toxine der zerfallenden Treponema ⇒ Fieber, Myalgie, Hypotonie (Th: ASS, Bettruhe) Alternative: Doxycyclin

---

[1]Suprax, [2]Rocephin, [3]Vibramycin, [4]Penicillin Grünenthal

■□□ 11.2.28 Lues connata

Syn Lues congenita; syphilitische Fetopathie

Epi Diaplazentare Infektion durch an Lues erkrankter Mutter; nach dem 4. Schwangerschafts-Monat möglich

Kli
- Unbehandelt in ca. 30% d.F. Spätabort, Früh- oder Mangelgeburt
- Postnatal: Früh-(Säuglingssyphilis) und Spätmanifestation (Syphilis connata tarda)

Säuglingssyphilis (spätestens im 2. Lebensjahr):

Kli
- Haut- und Hautanhangsgebilde:
  Makulopapulöses Exanthem, syphilitischer Pemphigus, flächenhafte Infiltrate an Körperöffnungen (z.B. am Mund als sog. Parrot-Furchen), Handflächen und Fußsohlen (Glanzhaut), Paronychie, Alopezie, Condylomata lata
- Blutig-schleimige Rhinitis („Coryza syphilitica"; später Sattelnase)
- Hepatosplenomegalie („Feuersteinleber"), interstitielle Pneumonie („Pneumonia alba"), Nierenerkrankung (Herdnephritis, Nephrose), Myokarditis, Osteochondritis und Periostitis, basale Meningitis (mit Hydrocephalus internus)

Syphilis connata tarda (nach dem 2. Lebensjahr):

Ät Unzureichend behandelte Säuglingssyphilis

Kli
- **Hutchinson-Trias** (Keratitis, Innenohrschwerhörigkeit und Hutchinson-„Tonnenzähne")
- Periostosen (z.B. sog. Säbelscheidentibia), Sattelnase, Neurosyphilis (evtl. mit Demenz, juveniler Paralyse); Anämie, Ikterus, kaffeefarbene Haut, Wachstumsstörungen)

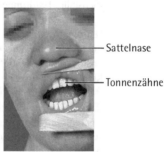

Sattelnase

Tonnenzähne

Lues connata tarda
[Aus „Derma pocket", Börm Bruckmeier Verlag]

■■□ 11.2.29 Lymphogranuloma inguinale

Err Chlamydia trachomatis L1–L3 (zu Chlamydiaceae, gramnegative obligat intrazelluläre Bakterien)

Epi Ink 1–3 Wochen; v.a. in Tropen verbreitete Geschlechtskrankheit

Kli
- Primärläsion: begrenzte, kleine, einzelne Ulzeration am äußeren Genitale
- Lokale Lk-Schwellung, dann Lk-Erkrankung: verschieblicher, bis faustgroßer Leistentumor (mit Einschmelzung, Eitersekretion, Fistel-, Narbenbildung)
- Evtl. auch Affektion der Becken-Lk
- Evtl. Fieber, Schüttelfrost, Kopfschmerzen, Sepsis

Ko
- Perikarditis, Meningitis, Konjunktivitis, Arthritis
- Rektale Striktur, Elephantiasis des äußeren Genitales (Obliteration der Lymphgefäße)

Di
- Erreger-Nachweis (mikroskopisch, Kultur)
- Serologischer Ak-Nachweis (KBR, Immunfluoreszenz), DNA-Nachweis (PCR) aus Abstrichen/Urin

Th Tetracycline (z.B. Doxycyclin[1], Erythromycin[2] oder Cotrimoxazol[3])

---

[1]Vibramycin, [2]Monomycin, [3]Bactrim

Eint

Chlamydien	Infektion
Chlamydia trachomatis A-C	Trachom
Chlamydia trachomatis D-K	Urethritis, Salpingitis, Einschlusskörperkonjunktivitis
Chlamydia trachomatis L1–L3	Lymphogranuloma inguinale
Chlamydia psittaci	→ S. 342

■□□ 11.2.30 Lepra

Syn   Aussatz, M. Hansen

Err   Mycobacterium leprae (säurefeste Stäbchen)

Epi   Ink 2–5 Jahre; geringer Kontagionsindex; Verbreitung in Afrika, Asien, Lateinamerika

Kli
- Tuberkuloide Lepra (TL, sog. Nervenlepra, Immunabwehr intakt, positive Leprominreaktion, neg.Bakterienbefund): Hyperergische Gewebsreaktion, solitäre Maculae, Nervenschädigungen (Sensibilitätsstörungen, Lähmungen); (Prognose gut)

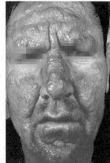

Lepra lepromatosa (Knotenlepra)
[Aus „Derma pocket", Börm Bruckmeier Verlag]

- Lepromatöse Lepra (LL, sog. Knotenlepra, bei Immunschwäche, negative Leprominreaktion; positiver Bakterienbefund): Keine, d.h. anergische Gewebsreaktion, Infiltration der Haut, Knotenbildung (Leprom, v.a. im Gesicht), Haarausfall, Nerveninfiltration, Sensibilitätsverlust, schwere Verstümmelungen; (Prognose schlecht)
- Meist Mischformen!

Ko   Sog. Leprareaktion: (sub)akute Verschlechterung der Abwehrlage und des Krankheitsbildes mit Polyneuritis, -adenitis, -arthritis, Orchitis, Periostitis, Iridozyklitis; Erythema nodosum

Di   Klinik, Histologie mit Erreger-Nachweis (keine Reaktion bei LL), Genomnachweis (PCR), Serologie: Nachweis von anti-phenolischem Glycolipid-1-IgM (Di /Verlauf)

Th   Dapson[1], Rifampicin[2], Clofazimin, Prothionamid[3] (meist Zweier-/Dreierkombination, Th-Dauer mind. 2 Jahre); plastische Chirurgie bei Verstümmelungen, Rehabilitation

Pro   Impfung mit attenuierten (= geschwächten) Leprabakterien

■■□ 11.2.31 Aktinomykose

Err   Actinomyces israeli (grampositive Bakterien, partiell säurefest, obligat anaerob)

Pg   Aktinomyzeten gehören zur normalen Flora des Nasen-Rachen-Raums, Infektion meist sekundär nach lokalen Erkrankungen mit Taschenbildung

Kli
- Knotige, bretthart, oberflächlich gerötete Infiltrate der Halsweichteile
- Eitrige Einschmelzung, ausgeprägte Fistelbildung
- Knochenbeteiligung häufig, keine Lk-Beteiligung

Di   Drusen im Direktpräparat, Erreger-Nachweis (anaerobe Kultur)

Th   Inzision und Drainage, Penicillin G[4] (Therapie der Wahl) über Wochen und Monate

---

[1]Dapson-Fatol, [2]Rifa, [3]Ektebin, [4]Penicillin Grünenthal

■■□ 11.2.32 Nokardiose

Err Nocardia (grampositive Stäbchen)

Kli • Pulmonal: Bronchopneumonie, Abszess
• Systemisch: Abszesse, Meningitis, Sepsis
• Kutan: Schleimhautinfektionen, Augeninfektion, Abszesse

Di Erreger-Nachweis

Th Sulfonamid (z.B. Sulfadiazin[2]), Fusidinsäure[2]; evtl. operative Sanierung

■■□ 11.2.33 Lyme-Borreliose

Err Borrelia burgdorferi (Spirochäten, schraubenförmig); B. afzelii/garinii (nur Europa)

Epi Übertragung durch Zeckenbiss (Ixodes ricinus = Holzbock), Ink 2-3 Wochen,
ca. 10 Erkr./10000/Jahr (Merke: nur ca. 30% der Pat. erinnern sich an Zeckenbiss!)

Kli

Stadium I (1-2 Wo nach Zeckenbiss)
Erythema (chronicum) migrans (ca. 70% der Pat. = beweisend!), Meningismus, Arthralgien
Stadium II (Wo bis Mo nach Zeckenbiss)
- Lymphozytom (Lymphadenosis cutis benigna), Erythema nodosum - Lymphozytäre Meningoradikulitis (Bannwarth-Syndrom); neurologische Symptome bei ca. 10% der Untherapierten (radikuläre Schmerzen, periphere Paresen, v.a. N. facialis), Meningitis, Enzephalitis - Myelitis, sog. Lyme-Arthritis (v.a. Knie) bei ca. 50% der Untherapierten - Myokarditis (AV-Block) bei ca. 10% der Untherapierten
Stadium III (Mo bis Jahre nach Zeckenbiss)
Acrodermatitis chronica atrophicans, Enzephalomyelitis, Polyneuropathie; Arthritis (s.o.)

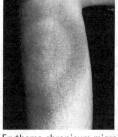

Erythema chronicum migrans
[IMPP-Prüfungsabbildung]

CAVE Erstmanifestation kann in jedem Stadium erfolgen

Di • Serologischer Ak-Nachweis (IgM↑ bei Akut-/Erstinfektion, später IgG↑):
in früher Phase oft negativ, Titer kein Parameter für erfolgreiche Therapie,
bei V.a. Neuroborreliose Blut- und Liquor-Paar untersuchen
• Lues ausschließen, da Kreuzreaktion möglich
• Erreger-Nachweis (Kultur, PCR), DNA aus Urin/Synovia/Haut

Th • Stadium 1: Tetracyclin (z.B. Doxycyclin[3]), Amoxicillin[4] für 3-4 Wochen
• Stadium 2/3: Ceftriaxon[5] für 4 Wochen
Therapiekontrolle: Ag-/Erreger-Nachweis im Urin

Prg • Ausheilung in ≤100%, bei ca. 50% erst nach ≤6 Monaten keine Symptome mehr
• In ca. 10-15% am 1. Tag der Therapie Verschlechterung durch
Jarisch-Herxheimer-Reaktion

Pro Prophylaktische Therapie nach Zeckenbiss nicht sinnvoll!

---

[1]Sulfadiazin-Heyl, [2]Fucidine, [3]Vibramycin, [4]Amoxicillin-ratiopharm, [5]Rocephin

■□□ 11.2.34 Erregerspezifische Therapie

Antibiotikum	Handelsname
Vancomycin	Vancomycin Lilly
Imipenem	Zienam
Metronidazol	Clont
Cotrimoxazol	Bactrim
Ciprofloxacin	Ciprobay
Gentamicin	Refobacin
Erythromycin	Monomycin
Doxycyclin	Supracyclin
Cefixim	Suprax
Cefotaxim	Claforan
Cefoxitin	Mefoxitin
Cefuroxim	Zinacef
Cefazolin	Elzogram
Amp. + Sulb.	Unacid
Mezlocillin	Baypen
Ampicillin	Binotal
Oxacillin	Stapenor
Penicillin V	Megacillin oral
Penicillin G	Penicillin G

Keim (Spalten): Streptokokken A, B, C, G · Pneumokokken (Str. pn.) · Streptococcus viridans · Enterokokken · Staph. aureus (MSSA) · Staph. aureus (MRSA) · Corynebact. diphtheriae · Gonokokken (Neiss. g.) · Meningokokken (Neiss. m.) · Haemophilus influenzae · Pseudomonas aeruginosa · Escherichia coli · Klebsiella · Enterobacter · Serratia · Salmonella · Shigella · Proteus mirabilis · Vibrio cholerae · Borrelia · Legionella · Actinomyces · Clostridien (ohne Cl. diff.) · Bacteroides fragilis · Treponema · Chlamydien · Mykoplasmen · Rickettsien

Zeilen unten: Intrazell. · (An-)aerob · Gram (+/–)

Legende:

(grau, dunkel)	Gut wirksam
(grau, hell)	Wirksam
	Nicht wirksam
/	Keine Angabe
■	Therapie 1. Wahl
□	Alternativtherap.
⊕	Grampositiv
⊖	Gramnegativ
O	Aerob
—	Anaerob
⊙	Intrazellulär

11.3 Viren

■■□ 11.3.1 Herpes-Virus-Infektionen

Err
- Herpes-simplex-Virus
  (HSV Typ1, HSV Typ 2),
  Varizella-Zoster-Virus (VZV),
  Zytomegalievirus (CMV),
  Epstein-Barr-Virus (EBV);
  (alle DNA-Viren, Herpesviridae)
- Vermehrung im Zellkern,
  latente Persistenz als ins Zellgenom
  inkorp. virale DNA
- Reaktivierung durch Stress, UV-Licht,
  Fieber, Trauma, Infekt, Immunsuppression

Epi
Kontakt-, Schmierinfektion
(VZV auch aerogen);
Durchseuchungsraten ca. 75%

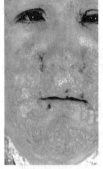

Eczema herpeticatum
[Aus „Derma pocket", Börm Bruckmeier Verlag]

Üs

Virus	Erkrankung
VZV	**Varizellen** (→ S. 351), **Zoster** (→ S. 352)
EBV	**Mononukleose** (Ko: Burkitt-Lymphom, Nasopharynx-Ca → S. 353)
CMV	**Zytomegalievirus-Infektion** (→ S. 352)
HSV	**Gingivostomatitis herpetica** (Typ 1) (Erstinfektion, v.a. bei Kleinkindern): Erosionen, Verkrustungen an Lippen und Mundschleimhaut; Herpes labialis: Reaktivierung der Gingivostomatitis herpetica nach Latenzperiode bei geschwächter Immunabwehr
	Eczema herpeticatum: ausgedehnte HSV-Infektion bei Neurodermitis
	Herpes genitalis (Typ 2): Bläschen, Erosionen, Ulzera, Lk-Schwellungen, Allgemeinsymptome (in 80% HSV-2)
	HSV-Enzephalitis: Fieber, Temporallappennekrosen, neurologische Herdsymptomatik, (Prognose schlecht) ⇒ Liquor/Kernspin!
	Neonatal: häufig Sepsis, disseminierter Organbefall (v.a. HSV2, Mortalität hoch)
	Keratitis herpetica: Erosionen, Kornea-Ulzera, häufig Narbenbildung

■■□ 11.3.2 Varizellen

Syn Windpocken

Err Varizella-Zoster-Virus (VZV, Herpesviridae, DNA-Virus)

Epi Schmier- oder Tröpfcheninfektion; hochkontagiös; Ink 2-3 Wochen

Kli
- Vesikuläres Exanthem von Haut und Schleimhäuten, v.a. an Kopf und Stamm; Handflächen und Fußsohlen bleiben frei (DD Masern, vgl.→ S. 356)
- Gleichzeitiges Vorliegen verschiedener Entwicklungsstadien wie Flecken, Papeln, Vesikel, Eruptionen, Krusten über mehrere Tage, „Heubnersche Sternenkarte"
- Mäßiger bis starker Juckreiz
- Allgemeinsymptome v.a. bei Erwachsenen (Fieber)

Varizellenexanthem
(„Heubnersche Sternenkarte")
[IMPP-Prüfungsabbildung]

Ko Postinfektiöse Enzephalitis, narbige Abheilung bei Impetiginisation (bakterielle Superinfektion)

Di Klinik, serologischer Ak-Nachweis (IgM mittels ELISA)

DD Zoster generalisatus (→ S. 352), Strophulus infantum (Nahrungsmittelallergie bei Kleinkindern)

Th Symptomatisch, bei Juckreiz Antihistaminika (z.B. Clemastin = Tavegil®), ggf. Hyperimmunglobulin bei Immunsuppression/schwerer Verlauf, Aciclovir (Zovirax®)

Pro Passive Immunisierung (Varizella-Zoster-Immunglobulin) bei abwehrgeschwächten, gefährdeten Patienten; evtl. aktive Immunisierung

■■□ 11.3.3 Zoster

Syn	Herpes zoster, Gürtelrose
Err	Varizella-Zoster-Virus (VZV, Herpesviridae, DNA-Virus)
Pg	Reaktivierung des in Gliazellen der Spinalganglien persistierenden VZV bei Abwehrschwäche (z.B. AIDS), höherem Lebensalter, Stress
Epi	Immunsupprimierte Individuen, Gipfel 50.-70. Lj.
Kli	• Prodromalstadium (3-5 Tage): neuralgiforme, plötzlich einschießende brennende oder stechende Schmerzen, Allgemeinsymptome • Aufschießen von herpetiform gruppierten Bläschen und Pusteln auf erythematösem Grund; gelegentlich hämorrhagisch nekrotisierender Verlauf

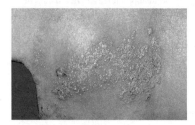

Zoster (Gürtelrose)
[Aus „Derma pocket", Börm Bruckmeier Verlag]

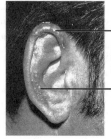

Bläschen, Pusteln

Zoster oticus
[IMPP-Prüfungsabbildung]

Ko	• Postzosterische Neuralgien • Zoster ophthalmicus, Zoster oticus, Zoster generalisatus
Th	• Lokal austrocknend (Vioform-Lotio, Vioform-Zinköl) • Aciclovir[1], Famciclovir[2], Valaciclovir[3], Brivudin[4] (per os oder i.v.; nur sinnvoll bei Beginn <3 Tagen nach Exanthembeginn) Merke: Bei Immunkompetenten <50 Jahre + ohne Augenbeteiligung keine zwingende Indikation) • Carbamazepin[5] bei Neuralgien
Impf	• Passiv: innerhalb 3d nach Exposition bei gefährdeten Personen ohne Immunität • Aktiv: mit abgeschwächtem Lebendimpfstoff (noch keine allg. Empfehlungen)

■■□ 11.3.4 Zytomegalievirus-Infektionen

Err	Zytomegalievirus (CMV, Herpesviridae, DNA-Virus), persistiert nach Erstinfektion ⇒ evtl. Reaktivierung; in Europa ca. 50% infiziert
Übertr	Diaplazentar (häufigste Pränatalinfektion), Schmierinfektion, parenteral (z.B. Bluttransfusion), Geschlechtsverkehr • **Primärinfektion in der Schwangerschaft:** Bei ca. 3% ⇒ 1/3 der Feten infiziert ⇒ bei 10% der Feten CMV-Krankheit • **Reaktivierung in Schwangerschaft:** Bei ca. 10% der Seropositiven ⇒ <10% der Feten infiziert

---

[1]Zovirax, [2]Famvir, [3]Valtrex, [4]Helpin, [5]Tegretal

Kli
- **Neugeborene**: Frühgeburt, Hepatitis, Icterus prolongatus, Hepatosplenomegalie, thrombozytopenische Purpura, Chorioretinitis, hämolytische Anämie; später Schwerhörigkeit, Sprachstörungen, geistige Retardierung
- **Immunkompetente**: meist asymptomatisch (Lymphadenopathie, Hepatitis)
- **Immungeschwächte** (bei malignen Tumoren, immunsuppressiver Therapie, AIDS; Virus- Reaktivierung, Erstinfekt.; häufig letal): Fieber, mononukleoseähnliches BB, interstitielle Pneumonie (Letalität: 50%), Hepatitis, Kolitis, Enzephalitis, Retinitis („Cotton-wool-Exsudate", Blutungen), Immunkomplex-Glomerulonephritis

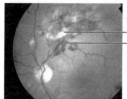

—„Cotton-wool-Exsudate"
—Blutungsherde

Zytomegalie-Retinitis
[IMPP-Prüfungsabbildung]

Lab Leukopenie, relative Lymphozytose, Thrombozytopenie

Di Klinik, Zytologie (Einschlusskörperchen in Epithelien), Erreger-Nachweis aus Urin, Blut, Endotracheal-Sekret, Biopsat (PCR), Ak-Nachweis (IgM; nicht bei Immunschwäche!), Ag-Nachweis mittels monoklonaler Ak (pp 65- early Ag)

Th Ganciclovir[1], Foscarnet[2]; Hyperimmunglobulin (auch als Pro)- nur bei Immunschwäche nötig

■■□ 11.3.5 Mononukleose

Syn Mononucleosis infectiosa, Pfeiffer-Drüsenfieber, M. Pfeiffer

Err Epstein-Barr-Virus (EBV, Herpesviridae, DNA-Virus)

Pg Virus dringt in oro-/nasopharyngeales Epithel und B-Lymphozyten ein (über spezifische Rezeptoren) ⇒ Zellen meist zerstört

Epi Tröpfcheninfektion („kissing disease"), Ink ca. 3 Wochen, Gipfel Jugend- bis junges Erwachsenenalter (> 95% der >30-jährigen infiziert)

Kli
- Kopfschmerzen, Gliederschmerzen, Leibschmerzen
- Fieberhafte Angina tonsillaris, generalisierte Lk-Schwellung, evtl. Splenomegalie mit Rupturgefahr (glanduläre Form = 50%)
- Hepatitis, Hepatomegalie (hepatische Form = 3%)
- Evtl. multiformes Exanthem (exanthematische Form = 5%)

Ko Bakterielle Superinfektion, Meningoenzephalitis, Myokarditis, Milzruptur, autoimmunhämolytische Anämie, Thrombopenie, chronische Verlaufsform (sehr selten), Nasopharynx-Ca, Burkitt-Lymphom

Di BB (Leukozytose mit 60-80% mononukleären Zellen); serologischer Ak-Nachweis (u.a. Paul-Bunnell-Test)

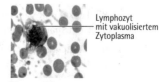

Lymphozyt
mit vakuolisiertem
Zytoplasma

Mononukleose

[1]Cymeven, [2]Foscavir

Th	Symptomatisch, bei bakterieller Sekundärinfektion Antibiotika (**CAVE**: KI für Ampicillin, da UW makulöses Exanthem); antivirale Therapie ohne Benefit!

■■□ 11.3.6 Exanthema subitum

Syn	Dreitagefieber
Err	Humanes Herpesvirus 6 (Herpesviridae, DNA-Virus)
Epi	Ink 5-15 Tage, Vorkommen v.a. bei Kleinkindern
Kli	• Fieber ↑ ↑, guter AZ (Dauer 3-5 Tage), keine Lk-Schwellungen • Blassrosa Makulae (3-5mm) an Stamm und Extremitäten nach Entfieberung, Gesicht frei
DD	Masern (→ S. 355), Scharlach (→ S. 340), Erythema infectiosum (→ S. 354), Enterovirusinf.
Th	Symptomatisch

■■□ 11.3.7 Erythema infectiosum

Syn	Ringelröteln
Err	Parvovirus B19 (Parvoviridae, DNA-Virus)
Kli	• Vor allem bei Kindern, Ink 6-17 Tage • Makulopapulöse, livide Erytheme (1-5mm) (DD → S. 356), häufig nur auf Wangen und Nase, landkartenähnliche Plaques an Thorax und Armen, Mundpartie bleibt frei • Abheilung unter Pigmentierung ohne Schuppung
Ko	Bei Infektion der Schwangeren ⇒ Hydrops fetalis, Abort (20-30%); Anämie
DD	Röteln (→ S. 356), Masern (→ S. 355), Enterovirus-Infektion, Arzneimittelexanthem
Th	Symptomatisch

■■□ 11.3.8 Grippe

Err	Influenzavirus Typ A, B, C (Myxovirus influenzae, Orthomyxoviridae, RNA-Virus); (A: häufigste; B: v.a. Kinder/Jugendliche, leichter Verlauf; C: keine Bedeutung)
Epi	• Epidemien (ca. alle 2 Jahre durch „Antigendrift", v.a. im Winter), Pandemien (ca. alle 20 Jahre aufgrund Ag-„Shift" [= Genaustausch Mensch-Tier]) durch Typ A • Tröpfcheninfektion, Kontagiosität 30%, Ink 2 Tage, Immunität nur kurzfristig
Pg	Zerstörung der respiratorischen Schleimhautzellen, Eintritt von viralen Toxinen, bakterielle Superinfektion
Kli	• Akuter Beginn mit Schüttelfrost, Fieber, Husten • Kopf-, Gliederschmerzen, Erbrechen, Durchfälle, Nasenbluten • Hypotonie, Bradykardie
Ko	• Sekundärinfektion: Bronchitis, Pneumonie, Sinusitis, Otitis media • Toxisch: Myokarditis (Kreislaufinsuffizienz), Neuritiden, Meningitis
Di	• Kli, BB (Leukopenie, Linksverschiebung, relative Lymphozytose, Eosinopenie), BSG ↑ • Direkter Virusnachweis im Rachenabstrich, serologischer Ak-Nachweis
Th	• Sympt.: Antipyretika (z.B. Paracetamol[1]), Wadenwickel; Flüssigkeitsersatz • Antibiotika bei Sekundärinfektion, Hyperimmunglobulin, Amantadin[2] (antiviral)

---

[1]Ben-u-ron, Paracetamol, Pyromed, [2]Grippin-Merz

Pro Schutzimpfung bei gefährdeten Personen (Herz-Kreislauf-Erkrankung; Personen >60J.) = Totimpfstoff (Zusammenstzung durch WHO je nach Erregerlage)

CAVE Nach Schutzimpfung kann HIV-Test ca. 3 Wochen falsch negativ sein

■■□ 11.3.9 Masern

Syn Morbilli

Err Morbillivirus (Masernvirus = Briarcus morbillorum, Paramyxoviridae, RNA-Virus)

Epi Tröpfchen- oder Schmierinfektion (Atemwegssekrete, Stuhl); Ink ca. 10 Tage; Krankheitsgipfel im Grundschulalter; lebenslange Immunität nach durchstandener Erkrankung

Kli
- Prodromalphase (Dauer 3-4 Tage): Fieber, Kopfschmerz, Lichtscheu, Husten, Schnupfen, Konjunktivitis, generalisierte Lymphadenopathie
- Enanthem: weiße Stippchen an der Wangenschleimhaut (Koplik-Flecken)
- **Exanthem** (vgl. → S. 356): grobfleckige, konfluierende, dunkelrot-bräunliche Erytheme; Beginn hinter den Ohren, kraniokaudale Ausbreitung, inkl. Palmae und Plantae

Ko
- Otitis media, Enzephalitis, Pneumonie
- Subakut sklerosierende Panenzephalitis (SSPE, slow virus infection; Häufigkeit: ca. 1:1oo ooo): 5-10 Jahre nach Maserninfektion, zunehmende psychische Veränderungen, Dekortikation, stets letal
- Immunsuppression ⇒ Anergie

Di Kli, Leukopenie, Ak-Nachweis (IgM, Titeranstieg in KBR oder Hämagglutinations-Hemmtest)

Th Isolierung, symptomatisch, Antibiotika bei V.a. Superinfektion

Pro
- Aktive Immunisierung ab 15. Lebensmonat mit attenuierten Lebendvakzinen
- Passiv Hyperimmunglobulin binnen 3 Tagen nach Virusexposition

■■□ 11.3.10 Mumps

Syn Parotitis epidemica, Ziegenpeter, Wochentölpel, Bauernwetzel

Err Mumpsvirus (Rabula inflans, Paramyxoviridae, RNA-Virus)

Epi Tröpfchen- oder Schmierinfektion, Ink ca. 3 Wochen, Gipfel Vorschulalter

Kli
- Fieber, Kopfschmerzen, Gliederschmerzen
- Meist beidseitige, schmerzhafte Schwellung der Ohrspeicheldrüse (in 75% beidseits!)
- Evtl. Mitbeteiligung anderer Mundspeicheldrüsen
- Entzündete Mundschleimhaut

Ko
- Pankreatitis, Orchitis (in/nach Pubertät, mit Gefahr der Sterilität)
- Meningitis, Enzephalitis, Neuritis vestibulocochlearis (Gefahr der Taubheit)

Di Klinik, Ak-Nachweis (KBR, Titeranstieg!)

Th Isolierung, symptomatisch (Diät, warme Verbände)

Pro
- Aktive Immunisierung mit attenuierten Lebendvakzinen (im Rahmen der Dreifachimpfung Masen-Mumps-Röteln)
- Passiv Hyperimmunglobulin nach Virusexposition

■□□ 11.3.11 Röteln

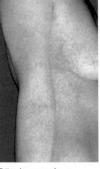

Syn	Rubeola, German measles
Err	Rötelnvirus (Rubivirus, Togaviridae, RNA-Virus)
Epi	Tröpfchen- und Schmierinfektion, Ink ca. 2 Wo, Gipfel im Vorschulalter, Durchseuchung ca. 90%; Rötelnembryopathie meldepflichtig
Kli	• Katarrhalisches Prodromalstadium (ca. 2 Tage), Fieber • Kleinfleckiges, makulopapulöses, hellrotes Exanthem (DD → S. 356) mit Beginn im Gesicht und rascher kraniokaudaler Ausbreitung • Druckdolente Lk-Schwellungen (retroaurikulär, okzipital, zervikal) • Inapparenter Verlauf möglich

Rötelnexanthem
(Makulopapulös, nicht konfluierend)
[Aus „Derma pocket"]

Ko	Rötelnembryopathie bei Infektion im 1. Trimenon der Schwangersch. bei nichtimmunis. Schwangeren; Enzephalopathie, Arthritis, Purpura
Di	Klinik, BB (erst Leukozytose, dann Leukopenie, Plasmazellen↑), Serologie
Th	Symptomatisch; passive Immunisierung in Inkubationsphase nach Virusexposition
Pro	• Aktive Immunisierung im Kindesalter (Masern, Mumps, Röteln) • Passive Immunisierung evtl. bei Schwangeren • Vor Schwangerschaft Röteln-Ak-Titer kontrollieren!

■■□ 11.3.12 DD Infektionen mit Exanthem

	Masern (→ S. 355)	Röteln (→ S. 356)	Scharlach (→ S. 340)	Windpocken (→ S. 351)	Ringelröteln (→ S. 354)
Ink	8-12d	2-3 Wo	2-5d	10-21d	7-14d
Enanthem	Vor Exanthem, Koplik'flecken	⊕	Düsterrot	⊖	⊖
Exanthem	Rot, bis 1cm, unregelmäßig konfluierend	Blass, bis 3mm, nicht konfluierend, leicht erhaben	Dicht, bis 1mm, samtartig	Blass, bis 5mm, „Sternen-himmel"	Girlanden-/schmetter-lingsförmig
- Beginn	Retroaurikulär	Retroaurikulär	Arm-/Leistenbeuge	Überall	Wangen
- Aus-breitung	Zentrifugal	Zentrifugal	Zentrifugal, v.a. Streckseiten	In Schüben, auch Kopfhaut	Streckseiten, Gesäß
Fieber	Bis 41°C	Bis 38°C	Plötzlich, bis 40°C	Bis 38°C	Gering
Begleit-symptome	Husten, Lichtscheu	Nuchale Lymphadenitis	Pharyngoton-sillitis, Zunge!	Juckreiz	Selten Juckreiz
Ko	Otitis, Enzephalitis, Pneumonie	Embryopathie, Enzephalitis	Glomerulo-nephritis, Karditis, Rheu-mat. Fieber	Enzephalitis, Super-infektion	Aplast. Anämie, Hydrops fetalis
Dauer	4-7d	Bis 3d	1-2d unter Antibiotika	7-14d	10d
Immunität	Lebenslang	Lebenslang	Nur gegen Toxin	Lebenslang, Reaktiviert als Zoster	Vermutlich lebenslang

■■□ 11.3.13 Poliomyelitis

Syn   Epidemische Kinderlähmung, M. Heine-Medin

Err   Poliomyelitisviren (Enterovirus, zu Picornaviridae, RNA-Virus, drei Antigentypen)

Epi   Übertragung fäkal-oral (Schmutz-, Schmier-, Wasserinfektion);
Ink 1-2 Wochen, Gipfel v.a. Kinder, jugendliche Erwachsene

Kli   4 Phasen: inapparent, abortiv („Grippe"), aseptisch-meningitisch, paralytisch
(Erkrankung kann in jeder Phase enden, Paralyse nur in 0,1% d.F.)
- **Abortive Phase**: Virämie mit Fieber, Kopf-, Gliederschmerzen („Sommergrippe"), Durchfall, dann Entfieberung
- **Meningitische Phase**: erneuter Fieberanstieg, lymphozytäre Meningitis (Pleozytose)
- **Paralytische Phase**: mit Entfieberung schlaffe, asymmetrische, dauernde Lähmungen (v.a. untere Extremitäten), Areflexie, Sensibilität erhalten

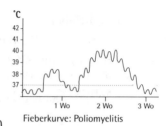

Fieberkurve: Poliomyelitis

Di   Klinik, Err-Nachweis (Anzüchtung; Probe: Liquor, Stuhl), serol. Ak-Nachweis (Titer↑)

Th   Intensive Pflege, Beatmung (bei Befall der Atemmuskulatur), Rehabilitation

Pro   Totvakzine i.m. (nach Salk); Lebendschluckimpfung nach Sabin wird nicht mehr eingesetzt (Komplikationsgefahr)

■■□ 11.3.14 Herpangina

Err   Coxsackie-Virus Typ A (Enterovirus, Picornaviridae, RNA-Virus)

Epi   Meist bei Kindern, v.a. im Sommer, Ink 3-4 Tage

Kli
- Häufig subklinisch oder inapparent
- Hohes Fieber, Übelkeit, Kopfschmerzen, evtl. Meningitis
- Rasch erodierende, kleine Papulovesikeln an Gaumenbögen, Uvula und Tonsillen

Th   Symptomatisch

■■□ 11.3.15 Hand-Fuß-Mund-Exanthem

Err   Coxsackie-Virus Typ A 16 (Enterovirus, Picornaviridae, RNA-Virus)

Epi   Epidemien und Endemien meist bei Kindern, Ink 5-8 Tage, Dauer 8-12 Tage

Kli
- Ulzeröse Stomatitis (rasch erodierende Bläschen an der Mundschleimhaut)
- Papeln und Papulovesikeln an Fingern, Palmae, Zehen und Plantae; Exanthem
- Leichtes Fieber, geringe Allgemeinsymptomatik

Th   Symptomatisch, Mundspülungen, Antibiotika nur bei Sekundärinfektion

■■□ 11.3.16 Pleurodynie

Syn   Myalgia epidemica, Bornholmer Krankheit

Err   Coxsackie-Virus Typ B (Enterovirus, Picornaviridae, RNA-Virus)

Kli
- Plötzliches Fieber
- Plötzliche stechende Brustschmerzen (v.a. beim Einatmen), evtl. trockene Pleuritis
- Plötzliche stechende Bauchschmerzen (sog. „Teufelsgriff")
- Myokarditis, Enzephalitis d. Neugeborenen: Tachykardie, Dyspnoe, Zyanose (→ S. 35)

■■□ 11.3.17 Virusschnupfen

Err Rhinovirus (Picornaviridae, RNA-Virus, mehr als 100 Typen)

Kli • Milde afebrile Erkältungskrankheit („common cold"):
Rhinitis, Halsschmerzen, Reizhusten, Krankheitsgefühl (Dauer ca. 8 Tage)
• Bei Kleinkindern: Laryngitis (Pseudokrupp), Tracheobronchitis, Pneumonie

Th • Symptomatisch
• Pseudokrupp: feuchte kalte Luft, evtl. Corticoide (Suppositorien)

■■□ 11.3.18 Gelbfieber

Err Gelbfiebervirus (Flavivirus, Togaviridae, RNA-Virus)

Epi Erregerreservoir: Affen in tropischen Wäldern (Anthropozoonose);
Übertragung durch Stechmücken, evtl. auch Zecken; Ink 3-6 Tage

Üs

Phase	Kli
1	Plötzlicher Fieberanstieg, Schüttelfrost, Kopf-, Gliederschmerzen, Übelkeit, Erbrechen, relative Bradykardie (Virämie: 3 Tage)
2	Kurze Remission (3-4 Tage), evtl. Abheilung
3 (=Intoxikation.); bei 20-30% letal	Erneuter Fieberanstieg, Hepatitis (Ikterus), Nephritis (Proteinurie), hämorrhagische Diathese (Darmblutungen), Kreislaufkollaps, „Vomito negro"

Ko Leber-, Nierenversagen, Meningoenzephalitis

Lab Leichte Leukopenie, Quick ↓, Transaminasen ↑, Bilirubin ↑

Di Kli, Ak-Nachweis (IgM), autoptisch-histologisch (Koagulationsnekrosen in Leber)
(nie im Akutstadium wegen Blutungsrisiko!), Nachweis von Virus und/oder RNA
und/oder Ag

Th Symptomatisch (Letalität ca. 10%); evtl. Versuch mit antiviralen Substanzen
(Ribavirin = Rebetol®) in vitro wirksam)

Pro Schutzimpfung mit attenuiertem Lebendimpfstoff (nur bei von der WHO
zugelassenen Impfstellen), Beginn der Wirkung 10 Tage nach Impfung bis ca. 10J.

■□□ 11.3.19 Denguefieber

Syn Siebentagefieber, Pokalfieber

Err Denguevirus (Flavivirus, Togaviridae, RNA-Virus)

Epi • Übertragung durch Mücken (Arbovirose), Ink ca. 1 Woche
• Vorkommen in Subtropen, Tropen

Diagn PCR (Genomnachweis), Serologie (Ak nach 8-10d), Erregernachweis (Kultur, nach 7d)

Üs

Phase	Kli
1	Akutes hohes Fieber, Erbrechen, Muskel-, Gelenkschmerzen
2	Fieberremission am 3. Tag, masernähnliches Exanthem
3	erneutes Fieber um 7. Tag

Ko Kreislaufkollaps, Pneumonie

Th Symptomatisch, Wasser- und Elektrolytersatz

Pro Expositionsprophylaxe: Schutz vor Stich (Kleidung), Mückenbekämpfung

Merke Bei den drei Flavivirus-Erkrankungen Gelbfieber, Dengue-Fieber und FSME ist der
zweigipflige Fieberverlauf charakteristisch (siehe auch M. Weil → s. 344)

■■□ 11.3.20 Frühsommer-Meningoenzephalitis

Syn	FSME, Zeckenenzephalitis
Err	FSME-Virus (Flavivirus, Togaviridae, RNA-Virus)
Epi	Übertragung durch Zeckenbiss (Zeckengattung: Ixodes ricinus = Holzbock), Ink 2-28 Tage, Endemiegebiete: Bayern, Österreich, Ungarn, Tschechien, Slowakei Reservoir: Mäuse, Vorkommen: März-November

Üs

Phase	Kli
	Häufig asymptomatisch (ca. 70 - 90%)
1	Subfebrile Temperaturen, Müdigkeit, Kopfschmerzen (grippeähnlich)
2	Symptomfreies Intervall (ca. 1 Woche)
3	(Ca. 15% der symptomatisch Erkrankten): Meningitis, Enzephalitis, Myelitis

Di	• Anamnese, Klinik • Serologischer Ak-Nachweis (IgM ↑ akut, bei Erstinfektion; später IgG↑) • Erregernachweis mit PCR
Th	• Symptomatisch • FSME-Immunglobulin bis 2 Tage nach Biss (nicht bei Kindern <14 J.)
Prg	Letalität ca. 1% bei Meningoenzephalitis (= 0,05% der Infizierten)
Pro	Aktive Immunisierung, (= 3 Teilimpfungen, Auffrischung nach 3 Jahren), Schutz vor Zeckenbiss (Kleidung), für Kinder ab 1. Lj. (spezieller Impfstoff) möglich

■■□ 11.3.21 Tollwut

Syn	Rabies, Lyssa, Hundswut
Err	Rabiesvirus (Rhabdoviridae, RNA-Virus)
Epi	Erregerreservoir wildlebende Karnivoren (Füchse, Marder, Wölfe, auch Hunde), Übertragung durch Biss (Anthropozoonose), Ink 3 Wochen - 3 Monate
Kli	• Rötung der Bissnarbe, Hyperästhesien, Lähmung der Extremität • Enzephalitis, tonische Krämpfe der Schlund-, Kehlkopf-, Atemmuskulatur • Starker Speichelfluss, Durst, ohne schlucken zu können (Hydrophobie) • Herzmuskellähmung
Di	• Erreger-Nachweis (Speichel) • Autopsie: typische Negri-Körperchen (= intraplasmatische Zelleinschlüsse) im Gehirn und Kornea-Abklatschpräparat
Prg	100% letal
Th	Therapie-Versuch: Spülung und Desinfektion der Wunde, Gabe von passiver und aktiver Immunisierung (je 1ml an Tag 1, 3, 7, 14, 28, 90 nach Exposition)
Pro	Schutzimpfung (gefährdeter Personen) mit Totimpfstoff (Tage 0, 7, 21, 365), Auffrischung ca. alle 5 Jahre

■■□ 11.3.22 HIV-Erkrankung

Err	• HIV-0, HIV-1 (9 Subtypen), HIV-2 • „Human immunodeficiency virus", Lentivirus, Retroviridae, RNA-Virus
Epi	• Übertragung parenteral (Geschlechtsverkehr, Transfusion; 65% Homosexuelle, 15% Heterosexuelle, 15% Drogen), pränatal, perinatal (Risiko des Kindes ca. 30%) • Infektiosität <HBV, Ink 2-6 Wochen, Ak-Nachweis nach 4-7 Wochen (Serokonversion in 90% innerhalb von 3-6 Monaten); Klinik oft erst nach ≥ 10J.!

Pg
- Zielzellen des HIV: CD_4-Rezeptor-tragende Zellen, z.B. T_4-Lymphozyten (= Helfer-/CD_4-Zellen), Makrophagen (Reservoir), Langerhans-Zellen der Mukosa, Mikrogliazellen (= neurotrop)
- Zerstörung der infizierten Zelle ⇒ Helferzellen ↓ ⇒ zelluläre Immunität ↓ ⇒ Infektionen mit opportunistischen Erregern ↑ (z.B. Pneumocystis-carinii-Pneumonie), spezifische Malignome ↑ (z.B. Kaposi-Sarkom)

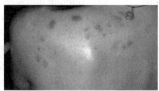

Kli
- Mononukleoseähnliches Krankheitsbild (bei nur wenigen Patienten) (→ S. 353)
- Immundefekt nach 6 Monaten bis 10 Jahren (ca. 10% der Infizierten nach 10 Jahren o.B.!)

Kaposi-Sarkom
[IMMP-Prüfungsabbildung]

Di
- Anamnese, Klinik (Stadieneinteilung)
- Serologischer Ak-Nachweis: Anti-HIVc, Anti-HIVe, durch ELISA als Suchtest (falsch negativ: bis ≤6 Monaten nach Infektion; bei Immunsuppression, Agammaglobulinämie; falsch positiv: in 0,0007%; evtl. nach HIV-Impfung [in Studien!]), Westernblot immer zur Bestätigung; Sensitivität 99,5%), direkter Ag-Nachweis (p24), Nachweis von Virus (-bestandteilen) (nach 1-3 Monaten positiv), Quantifizierung durch PCR (→ Therapieindikation ? [→ S. 362], Verlaufskontrolle)
- Lab: Helferzellen ↓, Leukopenie, Thrombopenie, leichte Anämie, β_2-Mikroglobulin ↑, Neopterin i.S. und i.U. ↑ (= Metabolit in Makrophagen), T_4/T_8-Ratio <1,2, T_4 <400 /µl
- Lk-Histologie: Lymphopenie, follikuläre Hyperplasie
- Kutane Anergie (keine Hautreaktion z.B. bei Tuberkulintest)

Eint Stadieneinteilung nach CDC 1993 (Centers of Disease Control)

Laborkategorien	1	2	3
Helferzellen/µl	>500	200–499	<200
Lymphozyten/µl	>2000	1000–1999	<1 000

Klinische Eint.		
A	Stadium 1	Stadium 2
B		
C	Stadium 3 (AIDS)	

Klinische Kategorien

A Asymptomatische HIV-Infektion, persistierende generalisierte Lymphadenopathie (Lk >2cm, ≥ 2 extrainguinalen Stellen) (= LAS), symptomatische HIV-Infektion (mononukleoseähnlich)

B Störungen der Immunität (nach 6 Monaten -10 Jahren), rezidivierende bakterielle Pneumonien, Meningitiden, Septikämien, oropharyngeale, vulvovaginale, Candidose, zervikale Dysplasien, Karzinome, orale Haarleukoplakie, Fieber >38,5°C, Diarrhö (> 4 Wo), Gewichtsverlust (>10%), pulmonale Tuberkulose, periphere Polyneuropathie, Zoster mehrerer Dermatome, idiopathische thrombozytopenische Purpura

C AIDS Acquired Immunodeficiency Syndrome definierende Erkrankungen: Pneumocystis-carinii-Pneumonie, Toxoplasmen-Enzephalitis, Candidose von Ösophagus, Trachea, Bronchien, Lunge, chronischer Herpes simplex, Herpesbronchitis, Herpespneumonie, -ösophagitis, Zytomegalie-Retinitis, symptomatische Zytomegalieerkrankung anderer Organe, rezidivierende Salmonella-Septikämien, extrapulmonale Kryptokokkosen, chronische symptomatische intestinale Kryptosporidiose, atypische Mykobakteriose, Kaposi-Sarkom, maligne NHL, invasives Zervix-Ca, HIV-Enzephalopathie, progressive multifokale Leukenzephalopathie, „wasting syndrome"

Eint Gruppeneinteilung nach CDC (Centers of Disease Control)

Gruppe	
I	Bei 10-20% nach 6 Tagen - 6 Wochen; Test meist noch negativ, evtl. mononukleose-ähnliche Symptome
II	Asymptomatische Latenzphase (bis >10 Jahre: keine Symptome, ansteckungsfähig; Test ⊕) **A:** Labor normal **B:** Labor pathologisch (Lymphozyten/Thrombozyten/Granulozyten ↓, T_H-Zellen normal)
III	Lymphadenopathiesyndrom (= LAS; generalisierte LK-Vergrößerung): bei ca. 40% der Infizierten, Test ⊕, keine Allgemeinsymptome; in ca. 30% seborrhoische Dermatitis **A:** Labor normal **B:** Labor pathologisch
IV	HIV-assoziierte Erkrankungen (B-E = AIDS) **A:** (Aids related complex): Nachtschweiß, Gewicht, Fieber, Diarrhö, path. Labor **B:** HIV-assoziierte neurologische Erkrankungen **C1:** Opportunistische Infektionen (PcP, Pilze, CMV, HSV, atypische Mykobakterien) **C2:** Andere Inf. (Candidiasis, Zoster, Tb, Nokardiose, Kryptokokkose, Kryptosporidiose) **D:** Malignome (z.B. Kaposi-Sarkom, Non-Hodgkin-Lymphom, primäres ZNS-Lymphom) **E:** Andere HIV-assoziierte Erkrankung (z.B. waste syndrome)

Anm Es können mehrere Gruppen gleichzeitig betroffen sein. Die Stufen in Gruppe IV sind nicht hierarchisch geordnet (Kombination möglich). Rückstufung (z.B. III auf II) nicht erlaubt.

Üs

HIV-wirksame Virustatika (Ind: siehe Pharmakologie)	
1.	**Nukleosidanaloga (RTI** = Reverse-Transkriptase-Inhibitoren, Nukleosidanaloga): Azidothymidin (AZT, Zidovudin, Retrovir®) Didesoxyinosin (DDI, Didanosin, Videx®; UW: Pankreatitis, Polyneuropathie) Didesoxycytidin (DDC, Zalcitabin, HIViD®; UW: Polyneuropathie, Pankreatitis) 3TC (Lanivudin, Epivir®; UW: Übelkeit, Pankreatitis) d4T (Stavudin, Zerit®; UW: periphere Polyneuropathie)
2.	**Nichtnukleosidale Reverse-Transkriptase-Inhibitoren (NNRTI)** Delaviridine (Rescriptor®), Nevirapine (Viramune®); UW: Hautausschlag, Transaminasen↑
3.	**Proteaseinhibitoren (= PI,** hemmen HIV-Protease, die replizierte Polypeptide in funktionsfähige Endprodukte auftrennt ⇒ unreife, nichtinfektiöse Virushüllen) Indinavir (Crixivan®; UW: Urolithiasis) Saquinavir (Invirase®; UW: Diarrhö, Übelkeit) Ritonavir (Norvir®; UW: Diarrhö, perorale Parästhesien) Nelfinavir (Virasept®; UW: Durchfall)

Ind	• Stadium CDC I bzw. ab 6 Monate nach Serokonversion
	• Symptomatische HIV-Infektion
	• Symptomatische Infektion, wenn T_4-Zellen <350-500/mm^3 oder Viruslast >20000 copies/ml
Merke	Immer 3er-Kombination: 2 RTI + (1 PI oder 1 NNRTI) oder 3 RTI
Th	• (Kreuz-) Resistenzen häufig ⇒ Kombinationstherapie (2 RTI + [1 PI oder 1 NNRTI])
	• Prophylaxe/ der Pneumocystis-carinii-Pneumonie (CD$_4$ <200): Pentamidin (Pentacarinat®), Cotrimoxazol (Bactrim®)
	• Prophylaxe der Toxoplasmose: Cotrimoxazol (Bactrim®); Therapie: Pyrimethamin (Daraprim®) und Clindamycin (Clindahexal®) i. v.
	• Therapie der CMV-Infektion: Ganciclovir (Cymeven®) oder Foscarnet (Foscavir®)
	• Therapie der Kryptokokken-Infektion: mit Amphotericin B (Amphotericin B®) und Flucytosin (Ancotil®) i.v.; Sekundärprophylaxe: Fluconazol (Diflucan®)
	• Prophylaxe/Therapie von Soor (CD$_4$ < 100): Fluconazol (Diflucan®)
	• Psychosoziale Unterstützung
Prg	Ca. 50% der Infizierten haben nach zehn Jahren noch keine Beschwerden!

11.4 Pilze

■□□ 11.4.1 Candida-Mykose

Syn	Candidiasis, Candidose, Soormykose
Err	Vor allem Candida albicans (Hefepilz)
Rif	Gravidität, Diabetes mellitus, Immundefekt, schwere Erkrankung, Trauma, Zytostatika-, Antibiotikatherapie, Alkoholkrankheit

Üs

Form	Lokalisation	Klinik
Kutan	Vor allem Achselhöhle, äußeres Genitale, interdigital, intertriginös, Säugling: „Windeldermatitis"	Nässende Rötung
Mukokutan	Mundschleimhaut, Speiseröhre	Weiße Beläge, evtl. Dysphagie
Viszeral	Pneumonie, Endokarditis, Meningitis, Nephritis, Hepatitis	Organdysfunktionen, Sepsis

Vork	Viszerale Candidose nur bei Immunsuppression oder Immundefekt (z.B. AIDS)
Di	Erreger-Nachweis (Kultur), Ag-Nachweis i.S., Ak-Nachweis (Titeranstieg, IgM, umstritten!)
Th	• Lokal: Nystatin[1], Krystall-Grün, Gentiana-Violett
	• Systemisch: Fluconacol[2], bei Resistenz Amphotericin B[3] i.v.

■□□ 11.4.2 Aspergillose

Err	Aspergillus fumigatus (Schimmelpilz)
Form	• Allergische bronchopulmonale Aspergillose: Asthma bronchiale, allerg. Alveolitis; Typ-III-Reaktion auf Aspergillus-Ag, Eosinophile ↑
	• Aspergillom: sekundäre Besiedlung von Lungenkavitäten nach Tuberkulose oder Sarkoidose, Rö: Rundherd
	• Aspergillus-Pneumonie: invasive Aspergillose mit nekrotisierender Bronchopneumonie, nur bei Immundefekt, z.B. AIDS

[1]Moronal, [2]Diflucan, [3]Amphotericin B

Di	Erreger-Nachweis (Kultur), Histologie, Ak-Nachweis (hohe IgG-Titer im Sputum bei Aspergillom)
Th	• Allergisch-bronchopulmonlae Aspergillose: Antiobstruktive Therapie bei Bedarf, evtl. Versuch mit Itraconazol[3] • Aspergillom: Chirurgische Sanierung, keine genauen Daten zur antimykotischen Therapie • Aspergillus- Pneumonie: Voriconazol[4], alternativ: Amphotericin B[1], Itraconazol[3] (Spiegelkontrolle nötig)

■□□ 11.4.3 Kryptokokkose

Err	Cryptococcus neoformans (Hefepilz)
Kli	Nur bei Immundefekt: Herdpneumonie, Meningoenzephalitis, Fieber, Kopfschmerz, Hepatosplenomegalie
Di	Erreger-Nachweis, Ag-Nachweis (i.S., Liquor)
Th	• Meningitis: Amphotericin B[1] bis Pat. afebril, dann Fluconazol[2] für 10 Wochen • Keine Meningitis: Fluconazol[2] für ca. 8 Wochen

■■□ 11.4.4 Pneumocystis-carinii-Pneumonie

Err	Pneumocystis carinii (= opportunistischer Parasit, der natürlicherweise in der Lunge vorkommt [Zuordnung zu Pilzen umstritten])
Vork	• Bei Immundefekten (häufigste Erstmanifestation von AIDS → S. 359, häufigste opportunistische Infektion bei AIDS) • Bei Immunsuppression (Corticosteroide, Zytostatika, chronische Infektion)
Pat	Alveolitis (Alveolen angefüllt mit Pneumocystis carinii)
Kli	• Schleichende Verlaufsform mit uncharakteristischer Symptomatik • Akute Verlaufsform: Dyspnoe, Tachypnoe, trockener Husten, Fieber
Rö	Pulmonale Infiltration (verzögert)
Di	• Klinik, Anamnese (Fieber, Husten, Krankheitsgefühl) • Auskultation und Rö-Thorax oft anfangs o.B. • Erreger-Nachweis (Lavageflüssigkeit, Grocott-Versilberungsfärbung) • Histo (Biopsie) • Lufu: pO_2 ↓, Vitalkapazität/Diffusionskapazität ↓, Labor: LDH ↑
Th	Cotrimoxazol[5], Pentamidin[6] (systemisch oder als Aerosol), Clindamycin[7]+Primaquin+Atovaquon
Pro	Bei AIDS (HIV-Inf Stadium III): Cotrimoxazol[5], Pentamidin[6] + Dapson + Folinsäure

11.5 Protozoen

■■□ 11.5.1 Malaria

Syn	Wechselfieber
Err	• Plasmodium malariae (Malaria quartana) • Plasmodium vivax / ovale (Malaria tertiana) • Plasmodium falciparum („maligne" Malaria tropica ≙ 2/3 der Fälle; 80% aus Afrika)

[1]Amphotericin B , [2]Diflucan, [3]Sempera, [4]VFEND, [5]Bactrim, [6]Pentacarinat, [7]Clindahexal

Entw Stich der Anophelesmücke überträgt Sporozoiten
⇒ Sporozoiten dringen in Leberparenchymzellen ein
⇒ Vermehrung durch ungeschlechtliche Vielteilung
(Schizogonie) zu Schizonten, die Tausende
Merozoiten enthalten ⇒ Merozoiten dringen in
Erythrozyten ein (P. falciparum in alle Reifestufen,
die übrigen nur in Retikulozyten

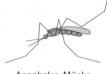

Anopheles-Mücke

⇒ Erythrozyten-Zerfall bei M. tropicana unbegrenzt, bei anderen max. 2%), werden
zu Schizonten, lysieren zyklisch Erythrozyten (⇒ Fieberzyklen); andere Merozoiten
werden zu Gametozyten ⇒ Aufnahme durch Anophelesmücke
⇒ dort Bildung von Sporozoiten

Epi • 40% der Weltbevölkerung ist exponiert
• 300-500 Mio Menschen erkranken pro Jahr, 2 Mio sterben!
(in D: ca. 1000 Erkrankungen/Jahr, 30 Todesfälle)
• Übertragung durch Stich der weiblichen Anophelesmücke, auch parenteral,
perinatal (sehr selten!)
• Ink: M. tertiana, M. tropica 1-2 Wochen, M. quartana 3-4 Wochen
In 90% tritt Erkrankung innerhalb des 1. Monats auf;
aber: auch Beginn nach bis zu 2 Jahren ist möglich!

Malariaprophylaxe 2003
Einteilung in Zonen mit unterschiedlicher medizinischer Chemoprophylaxe

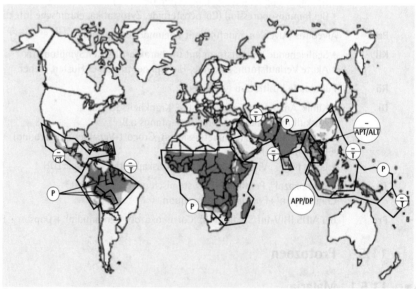

● Gebiete mit Malariaübertragung   ◐ Gebiete mit sehr beschränktem Malariarisiko;   ○ Gebiete, in denen Malaria nicht oder
Malariaübertragung selten   nicht mehr vorkommt

Kli
- Kopfschmerzen, Gliederschmerzen
- Fieber, Schüttelfrost, charakteristischer Fieberrhythmus:
  M. quartana Fieber alle 72h, M. tertiana alle 48h,
  bei Malaria tropica evtl. subfebrile Temperaturen, unregelmäßiger Rhythmus
- Hepato-, Splenomegalie, Schmerzen im rechten Oberbauch, evtl. Ikterus
- Übelkeit, Erbrechen, Durchfall
- Hämolytische Anämie, Leuko-, Thrombozytopenie, DIC

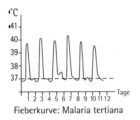
Fieberkurve: Malaria tertiana

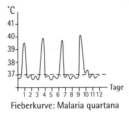
Fieberkurve: Malaria quartana

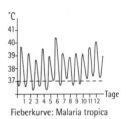
Fieberkurve: Malaria tropica

Ko
- Hämolytische Krise (meist durch Therapie ausgelöst) mit Hämoglobinurie, Olig-, Anurie, Azidose, Koma (sog. „Schwarzwasserfieber", häufig letal)
- Durch Mikrozirkulationsstörungen (Wandadhärenz von befallenen Erythroz. bei M. tropica) ⇒ Organischämie ⇒ Lungenödem, Kollaps, Schock, zerebrale Malaria (Paresen, Meningismus, Koma)
- Immunkomplex-Glomerulonephritis (→ S. 273)
- **Komplizierte Malaria tropica nach WHO:** an mind. 1 Tag folgende Befunde:
  Zerebrale Beteiligung (Bewusstsein↓ ⇒ unbehandelt Letalität 100%),
  Hb <7,8, Kreatinin >3mg/dl ±, Ausscheidung <400ml/d, pO_2 <60,
  $RR_{syst.}$ <70mmHg, Bilirubin >3mg/dl, BZ <40 mg/dl, Quick <50% + PTT >40 oder
  Spontanblutungen, $pH_{art.}$ <7,25 bzw. $Na^+HCO_3^-$ <15mmol, Parasitendichte >5%
  ⇒ Therapieunterschiede!

Di
- Mikroskopischer Erreger-Nachweis:
  Blutausstrich, „dicker Tropfen"
  (Blut auf Objektträger verrühren,
  Lufttrocknung, Giemsa-Färbung)
- Bei klinischem Verdacht ggf. für 2-3 Tage
  alle 6 Std. wiederholen
- Evtl. serologischer Ak-Nachweis
  (Immunfluoreszenz, KBR)
- Streifentest zur Selbstdiagnose
  nicht gleichwertig!

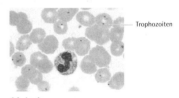
Trophozoiten
Malaria
[IMPP-Prüfungsabbildung]

Th
- Malaria tertiana/quartana: Chloroquin[1] (Pat. aus SO-Asien/Pazifik: Mefloquin[2])
  M. tertiana: anschließend Primaquin[3] p.o. für 2 Wochen (Rezidivprophylaxe)
- Unkomplizierte M. tropica: Chloroquin, Pat. aus Gebieten mit Chloroquinresistenz:
  Mefloquin, aus Gebieten mit Mefloquinresistenz (selten: Nordthailand/Afrika):
  Atovaquon/Proguanil[4], Gebieten mit Atovaquon/Proguanil-Resistenz (Einzelfälle):
  Arthemeter/Lumefantrin[5]
- Komplizierte M. tropica: Intensivüberwachung, Chinin[6] i.v. für 7-10d
  +/- Doxycyclin[7] i.v. für 7-10d (Pat. aus Afrika)

---

[1]Resochin, [2]Lariam, [3]int. Apotheke, [4]Malarone, [5]Riamet, [6]Chininum hydrochloricum, [7]Doxyhexal

Pro

Expositionsprophylaxe	
Tragen von hautbedeckender Kleidung, unbedeckte Stellen mit Repellenzien einreiben (z.B. Autan®)	
Aufenthalt in mückensicheren Räumen (Fliegengitter, Moskitonetz) v.a. bei Dämmerung + nachts (Aktivitätszeit der Mücke)	
Chemoprophylaxe: (Jeweils aktuell bei Tropeninstitut informieren)	**Notfalltherapie**
P Mefloquin oder Atovaquon/Proguanil oder Doxycyclin	
APP/DP Atovaquon/Proguanil oder Doxycyclin	
– Keine Chemoprophylaxe empfohlen **APT/ALT**	Atovaquon/Proguanil oder Arthemeter/Lumefantrin
– Keine Chemoprophylaxe empfohlen **T**	Mefloquin oder alternativ Atovquon/Proguanil oder alternativ Arthemeter/Lumefantril
– Keine Chemoprophylaxe empfohlen **CT**	Chloroquin
Übrige Gebiete Mückenschutz (minimales Risiko, siehe Länderliste)	aus www–dtg.mwn.de

Prg   M. tertiana, M. quartana: gut; M. tropica unbehandelt Letalität ca. 5%

■■□ 11.5.2 Amöbiasis

Syn   Amöbenruhr, Amöbendysenterie

Err   Entamoeba histolytica (Protozoen; 3 Formen: **Zysten-** [in Außenwelt monatelang infektiös; persistent gegen Magensäure; orale Aufnahme], Minuta-, Magnaform)

Ink   1-4 Wochen; Abszesse nach Monaten bis Jahren

Entw   Infektion durch orale Aufnahme der Zystenform mit verunreinigtem Wasser oder Nahrungsmittel ⇒ Umwandlung der Zysten- in Minutaform ⇒ asymptomatische Darmlumeninfektion ⇒ Umwandlung der Minuta- in schleimhautinvasive Magnaform durch Stressfaktoren (Resistenzminderung, Diätwechsel) ⇒ Amöbenruhr mit Ulzerationen der Dickdarmmukosa

Kli   Himbeergeleeartige Durchfälle (glasig-schleimig, Blutbeimengungen), Tenesmen, Leberabszess (extraintestinale Form) mit Druckgefühl, Temperatur ↑; auch ausschließlich extraintestinal

Di   Mikroskopischer Erreger-Nachweis im Stuhl (nur Magnaform beweisend); Ag-Nachweis, PCR ⇒ Spezies; extraintestinale Form: Sono, CT + serologischer Ak-Nachweis

Ko   Darmblutung, Perforation, Kolonfistel; chronische Verlaufsform, Rezidiv, Granulom

Th   Metronidazol[1], bei Leberabszess evtl. zusätzlich Chloroquin[2]. Bei Abszess: Therapie für 10 Tage, dann Diloxanid für 10 Tage; wenn nach ca. 3 Tagen keine klinische Besserung ⇒ Drainage und Spülung des Abszesses

---

[1]Clont, [2]Resochin, [3]Imodium

■■□ 11.5.3 Kryptosporidiose

Err	Cryptosporidium (Protozoa)
Kli	Wässrige Durchfälle, Bauchschmerzen, Fieber; bei Immundefekt schwerer Verlauf
Di	Erreger-Nachweis im Stuhl
Th	Wasser- und Elektrolytersatz, Loperamid[3] (Antidiarrhoikum)

■■□ 11.5.4 Toxoplasmose

Err	Toxoplasma gondii (intrazellulär wachsendes Protozoon)
Entw	Endwirt Katze scheidet Oozyste aus; Zwischenwirt (Mensch, Hund, Rind, Schwein) bildet infektiöse Zysten in Muskulatur und anderen Organen
Inf	Oral: Zysteninfektion (infiziertes Fleisch), Oozysteninfektion (Katzenkot), diaplazentar
Kli	• Immunkompetente: asymptomatisch (hohe Durchseuchungsrate der Bevölkerung), evtl. Lk-Schwellung, Fieber • Immungeschwächte (AIDS): Hirntoxoplasmose, septische Streuung • Konnatale Toxoplasmose (Infektion im 2. + 3. Trimenon): Hydrozephalus, Chorioretinitis, Hirnverkalkungen, Hepatosplenomegalie; evtl. Früh-, Totgeburt • Latente konnatale Toxoplasmose (späte Fötus-Infektion): leichtere Verlaufsform der konnatalen Toxoplasmose, später neurologische Defizite
Di	• Serologischer Ak-Nachweis: IgG (Sabin-Feldmann-Test, Immunfluoreszenz), IgM (frische Infektion), KBR • Erreger-Nachweis, Lk-Histo (Epitheloidzellherde)
Th	Pyrimethamin[1] + Folsäure + Clindamycin[2] i.v. für 3-4 Wochen (Ind: Abwehrschwäche, Erstinfektion während Schwangerschaft)
Pro	Rohes Fleisch, Katzen meiden; Schwangere screenen! HIV: bei <200 Helferzellen: Bactrim

■■□ 11.5.5 Leishmaniosen

Err	Leishmania (Trypanosomatidae, Protozoa)
Epi	Übertragung durch Sandfliegen (Phlebotomus, Lutzomyia) im Mittelmeerraum; Sandfliegen stechen in den Abendstunden (nur bis 3m oberhalb des Erdbodens)

Eint/ Kli

Kutane Leishmaniose (Orientbeule, L. donovani, L. mexicana)
- Insektenstichartiges Bild; zunehmender Juckreiz, zentrale Exulzeration, bakterielle Superinfektion, eitriges Exsudat, Größenzunahme
- Narbige Abheilung von zentral nach ca. 1 Jahr

Mukokutane Leishmaniose (Espundia, Leishmania brasiliensis)
- Infektion der Gesichtshaut, Befall der Schleimhaut des Nasen-Rachen-Raums
- Schwere Mutilationen (Verstümmelungen)
- Prognose schlechter, Spontanheilung seltener

Viszerale Leishmaniose (Kala-Azar, systemische Infektion mit L. donovani)
- Langanhaltende Fieberschübe, Gewichtsverlust, Leukopenie, Anämie, Hepatosplenomegalie, Organomegalien, Lymphadenopathie
- Zunahme der Hautpigmentierung, v.a. im Gesicht nach 6-12 Monaten
- Ohne Therapie letaler Verlauf

---

[1]Daraprim, [2]Clindahexal, [3]Imodium

Di	Mikroskopischer Erreger-Nachweis in den Makrophagen im Knochenmarkausstrich, Serologie, PCR, Ulkusrand-Biopsie
Th	Pentostam, Liposomales Ampho B (AmBisome)

11.6 Meldepflicht

■■□ 11.6.1 Meldepflichtige Erkrankungen

Meldepflichtige Erkrankungen (nach Infektionsschutzgesetz)	
Namentlich zu melden (durch Arzt) bei Verdacht / Erkrankung / Tod	**Namentlich zu melden bei Auftreten**
Botulismus	Bedrohliche Krankheit/Epidemie (Vermutung genügt)
Cholera	**Nichtnamentlich zu melden**
Diphtherie (→ S. 341)	Nosokomiale Infektionen ⇒ Epidemie
Humane spongiforme Enzephalopathie	**Namentlich zu melden bei Auftreten**
Akute Virushepatitis (A, B, C, D, E) (→ S. 177)	Bedrohliche Krankheit/Epidemie (Vermutung genügt)
Enteropathisches hämolytisches urämisches Syndrom (HUS)	**Namentlich zu meldende Krankheitserreger (durch Labor)**
Virusbedingtes hämorrhagisches Fieber	Adenovirus (Konjunktivalabstrich), Bacillus
Masern (Morbilli) (→ S. 355)	anthracis, Borrelia recurrentis, Brucella sp.,
Meningokokken-Meningitis oder Sepsis	Campylobacter sp., Chlamydia psittaci,
Milzbrand (Anthrax) (→ S. 344)	Clostridium botulinum/Toxin, Corynebateriun
Poliomyelitis (→ S. 357)	diphteriae/Toxin, Coxiella burnetti,
Pest	Cryptosporidium parvum, Ebolavirus, EHEC,
Tollwut (→ S. 359)	E.coli/sonstige darmpathogene Stämme,
Typhus abdominalis, Paratyphus (A, B, C) (→ S. 336)	Francisella tularensis, FSME-Virus, Gelbfieber-Virus, Giardia lamblia, Haemophilus
Namentlich zu melden bei Erkrankung und Tod	influenzae, Hanta-Virus, Hepatitis A-E-Virus,
Tuberkulose (→ S. 99), auch Therapieverweigerer	Influenza-Virus, Lassa-Virus, Legionella sp., Leptospira interrogans, Listeria
Namentlich zu melden bei Verdacht und Erkrankung	monocytogenes, Marburg-Virus, Masern-Virus, Mycobacterium leprae/tuberculosis/
Mikrobiell bedingte Lebensmittelvergiftung*	africanum/bovis, Neisseria meningitidis,
Akute infektiöse Gastroenteritis*	Norwalk-ähnl. Virus, Polio-Virus, Rabies-Virus,
Namentlich zu melden bei Verdacht	Rickettsia prowazekii, Rota-Virus, Salmonella
Impfschaden	Paratyphi/Typhi/sonstige, Shigella sp., Trichinella spiralis, Vibrio cholerae, Yersinia enetrocolitica/pestis, andere Erreger hämorrhagischer Fieber
Namentlich zu melden bei Verletzung eines Menschen	**Nichtnamentlich zu meldende Krankheitserreger (durch Labor)**
Tollwut (→ S. 359), (bei Erkrankung, V.a. Erkrankung oder Berührung eines solchen Tieres/Tierkörpers)	Treponema pallidum, HIV, Echinococcus sp., Plasmodium sp., Rubella-Virus (konnatale Infektion), Toxoplasma gondii (konnatale Infektion)
*Bei Tätigkeit im Lebensmittelbereich oder epidemiologischem Zusammenhang bei >2 gleichartigen Erkrankungen	

Meldepflichtige Geschlechtskrankheiten

(nach Gesetz zur Bekämpfung der Geschlechtskrankheiten)

Syphilis (→ **S. 346**), Gonorrhoe (→ **S. 345**), Ulcus molle, Lymphogranuloma venereum
Namentliche Meldung bei Therapieverweigerung

1. Angiologie

1.1 Allgemeines

1.1.1 Erläutern Sie die digitale Subtraktionsangiografie und deren Vorteile gegenüber der klassischen Angiografie.

Leerbild wird von deckungsgleichem Füllungsbild nach intraarterieller KM-Gabe subtrahiert.
Vorteil: höhere Auflösung, weniger Kontrastmittel nötig, geringere Strahlenbelastung

1.1.2 Nennen Sie angeborene Risikofaktoren einer Thrombembolie. (10)

APC-Resistenz (Faktor-V-Defekt), Prothrombin (Faktor II)-Mutation, quantitative und qualitative Defekte von Protein S, Protein C, Antithrombin III, Prothrombin-Mutation (G 20210 A);
seltener: Defekte von Fibrinogen, Plasminogen, Heparin-Cofaktor II, Faktor XII, Gewebsplasminogenaktivität; familiäre Belastung

1.1.3 Welche internistischen Patienten unterliegen einem hohen Thrombembolierisiko (8) und welche prophylaktischen Maßnahmen ergreifen Sie? (4)

Hohes Thrombembolierisiko: Schlaganfall, Alter > 70, Adipositas, kardiale Dekompensation, Schock, Thrombembolie-Vorgeschichte; Thrombophilie, nephrotisches Syndrom

Prophylaktische Maßnahmen: Physikalische Maßnahmen, Thromboseprophylaxe-Strümpfe, niedermolekulares Heparin (z.B. 4000-5000 Anti-FXa-Einheiten/d) oder orale Antikoagulation)

1.2 Arterien

1.2.1 Nennen Sie histologische Früh- und Spätveränderungen der Gefäße bei Arteriosklerose. (4)

Frühveränderungen: Einlagerung von Lipiden, Intimaverdickung

Spätveränderungen: Proliferation der glatten Muskelzellen in der Gefäßwand, Verkalkungen

1.2.2 Worin besteht die Soforttherapie eines akuten Arterienverschlusses? (6)

5000-10000 IE Heparin1 i.v., anschließend PTT-wirksame Heparinisierung; bei Schmerzen Analgesie (Morphinderivate); Optimierung der Rheologie (Polyglobulie, Anämie beseitigen); Tieflagerung der Extremität, Schutz vor Auskühlung mit Wattebinden

1.2.3 Was ist das Tourniquet-Syndrom und welche weitere Komplikation droht?

= Stauschlauchsyndrom: Auftreten nach Lösen einer länger bestehenden Ischämie mit Hyperkaliämie, Myoglobinämie, Hypovolämie
⇒ drohendes Nierenversagen, Schock, Azidose

1.2.4   Beschreiben Sie die Phasen eines akuten Mesenterialarterienverschlusses. (3)

Stadium	Dauer	Kli
St. I	< 6 h	Abdomineller Schmerz, Schock, Brechreiz, Durchfall
St. II	< 12 h	Besserung der Symptomatik, verringerte Peristaltik, schlechter AZ, beginnende Leukozytose
St. III	> 12 h	Blutiger Stuhlgang, paralytischer Ileus, akutes Abdomen, Durchwanderungsperitonitis

1.2.5   Was ist eine TIA?

= Transitorische ischämische Attacke = Mangeldurchblutung des Gehirns mit neurologischen Ausfällen, vollständige Rückbildung nach max. 24 h (z.B. Amaurosis fugax)

1.2.6   Beschreiben Sie die Thrombendarteriektomie.

Thrombendarteriektomie: Herauslösen einer atheromatösen Intimaauflagerungen mit Dissektoren ⇒ direkte Naht/Patchverschluss (Erweiterungsplastik mit Kunststoff-/Venenflicken)

1.2.7   Beschreiben Sie die konservative Therapie eines Apoplexes. (6)

- Sicherung der Vitalfunktionen Atmung, Kreislauf, Wasser, Elektrolyte)

- Thrombembolie-Pro: Thrombozytenaggregationshemmer (ASS oder Clopidogrel), ggf. PTT-wirksame Heparinisierung (nur nach Ausschluss einer zerebralen Blutung möglich), Stützstrümpfe, Bewegung (soweit möglich)

- Blutdruckregulation (schonend!), **CAVE**: beim ischämischen Insult keine Normalisierung des RR im Akutstadium (Werte bis 200 mmHg systolisch werden bei fehlender Angina-pectoris-Symptomatik durchaus akzeptiert).

- Einstellung eines ggf. vorhandenen Diabetes mellitus

- Physikalische Medizin: Atemgymnastik, Dekubitusprophylaxe, frühe KG, Ergotherapie, Logopädie

- Sekundärprävention mit ASS bzw. Clopidogrel bei ASS-Unverträglichkeit oder Reapoplex unter ASS-Therapie

1.2.8   Welche verschiedenen Typen der arteriellen Verschlusskrankheit gibt es? (3)

Beckentyp (Aorta abdominalis, Aa. iliacae)

Oberschenkeltyp (A. femoralis)

Unterschenkeltyp (A. tibialis ant. o. post.)

1.2.9   Welche operativen Möglichkeiten gibt es bei der Therapie der arteriellen Verschlusskrankheit? (2)

- Thrombendarteriektomie

- Bypass (im Stadium IIb bis IV)

1.2.10 Beschreiben Sie die Symptomatik des Leriche-Syndroms. (3)

Schmerzen in Gluteal- und Oberschenkelmuskulatur, Impotentia coeundi, ischialgiforme Symptome

1.2.11 Erklären Sie den Goldblatt-Mechanismus.

Stenose der A. renalis ⇒ Durchblutung der Niere↓
⇒ Aktivierung des Renin-Angiotensin-Aldosteron-System ⇒ RR↑

1.2.12 Wie wird die Symptomatik des Skalenus-Syndroms bzw. des kostoklavikulären Syndroms ausgelöst?

Skalenus-Syndrom: Auslösung durch Blick nach hinten oben der gleichen Seite

Kostoklavikuläres Syndrom: Auslösung durch Hyperabduktion des gleichseitigen Armes

1.2.13 Wie wird das Subclavian-Steal-Syndrom ausgelöst?

Belastung des gleichseitigen Armes bedingt Strömungsumkehr in der A. vertebralis, dadurch Minderdurchblutung im vertebrobasilären Stromgebiet

1.2.14 Was verstehen Sie unter dem Aortenbogensyndrom?

Stenose oder Verschluss mindestens einer vom Aortenbogen abgehenden Stammarterie

1.2.15 Wie kommt es zum sogenannten Ergotismus?

Ergotismus wird auch als Kribbelkrankheit bezeichnet und entsteht durch eine Vergiftung mit Mutterkornalkaloiden, z.B. Ergotamin.

1.2.16 Wie kommt es zur Ausbildung eines Aneurysma dissecans?

Nach Intimaeinriss und Einblutung, Kanalisierung innerhalb der Media

1.2.17 Beschreiben Sie die drei verschiedenen Typen des Aneurysma dissecans aortae.

Typ (nach De Bakey)	Lokalisation
Typ I (60%)	Gesamte Aorta
Typ II (15%)	Nur Aorta ascendens
Typ III (25%)	Nur Aorta descendens (distal des Abgangs der A. subcl. sin.)

1.2.18 Wie hoch ist die Letalität bei der Ruptur eines Aneurysmas der Aorta abdominalis?

Letalität ca. 3-10% bei elektiven Eingriffen, ca. 70% bei Ruptur!

1.2.19 Welche Komplikation kann bei größerem Shuntvolumen die chronische Volumenbelastung des Herzens durch eine arteriovenöse Fistel mit sich bringen?

Nur bei größerem Shuntvolumen
⇒ chronische Volumenbelastung des Herzens ⇒ Herzinsuffizienz

1.3   Venen

1.3.1   Durch welche Mechanismen wird der venöse Blutrückfluss zum Herzen unterstützt? (3)

Venenklappen, Muskelpumpe und arterielle Pumpwirkung der Pulswelle

1.3.2   Welche Gefäße werden jeweils beim Perthes-Test, beim Trendelenburg-Test und beim Pratt-Test überprüft?

Perthes-Test: Durchgängigkeitsprüfung der tiefen Beinvenen und Vv. perforantes

Trendelenburg-Test: Prüfung der Vv. perforantes und der V. saphena magna

Pratt-Test: Prüfung einzelner Vv. perforantes

1.3.3   Nennen Sie konservative (2), operative (1) und weitere Therapiemöglichkeiten (2) einer Varikosis.

Konservativ: Kompressionsbehandlung, Sklerosierung

Operativ: Stripping

Weitere Therapieverfahren: Physikalische Maßnahmen: z.B. Abduschen der Beine mit kaltem Wasser, Antivarikosa (z.B. Aescin-Rosskastanienextrakt

1.3.4   Definieren Sie die Begriffe Thrombophlebitis und Phlebothrombose.

Thrombophlebitis = Entzündung einer oberflächlichen Vene („Thrombophlebitis superficialis")

Phlebothrombose = Thrombose (und auch Entzündung) einer tiefen Vene

1.3.5   Erläutern Sie den Lowenberg-Test, den Homanns-Test sowie das Payr-Zeichen.

Lowenberg-Test: Schmerzen bei Manschettendruck zwischen 60 und 120 mmHg

Hohmanns-Test: Wadenschmerz bei Dorsalflexion des Sprunggelenkes

Payr-Zeichen: Druckschmerz der Plantarmuskulatur

1.3.6   Welches ist die häufigste Ursache eines Ulcus cruris?

Ca. 85% chronisch-venöse Insuffizienz (CVI)

1.3.7   Welche Komplikationen drohen bei einer Phlegmasia coerulea dolens? (5)

- Gangrän

- Lungenembolie

- Hypovolämischer Schock

- DIC

- Postthrombotisches Syndrom

1.4 Lymphgefäße

1.4.1 Welche Keime verursachen besonders häufig eine infektiöse Lymphangitis? (2)

Staphylococcus aureus, β-hämolysierende Streptokokken

2. Kardiologie

2.1 Allgemeines

2.1.1 Benennen Sie die in nebenstehender Abbildung jeweils mit einer Nummer markierten anatomischen Strukturen. (19)

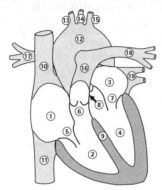

1	Rechter Vorhof	10	Vena cava superior
2	Rechter Ventrikel	11	Vena cava inferior
3	Linker Vorhof	12	Aorta
4	Linker Ventrikel	13	Truncus brachiocephalicus
5	Trikuspidalklappe	14	A. carotis communis sin.
6	Pulmonalklappe	15	A. subclavia sin.
7	Mitralklappe	16	Truncus pulmonalis
8	Aortenklappe	17	A. pulmonalis dextra
9	Ventrikelseptum	18	A. pulmonalis sinistra
		19	Venae pulmonales

2.1.2 Benennen Sie die Erregungsbildungs- und -leitungsstrukturen auf nebenstehender Abbildung. (7)

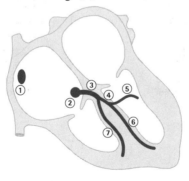

Erregungsbildungs- und -leitungssystem

1 Sinusknoten
2 AV-Knoten
3 His-Bündel
4 linker Tawara-Schenkel
5 linksposteriorer Schenkel
6 linksanteriorer Schenkel
7 rechter Tawara-Schenkel

2.1.3 Was ist eine Synkope?

= Kurzdauernde Bewusstlosigkeit unterschiedlicher Genese

2.1.4   Was kann durch eine Echokardiografie nachgewiesen werden? (13)

Nachweis von Mitralklappen-, Trikuspidal- und Aortenklappenvitien, kongenitalen Herzvitien, Aortenaneurysmen, Kardiomyopathien, Myokardhypertrophien, Ventrikeldysfunktion, Prothesen, Vorhof-/ Ventrikelthromben, Vorhoftumoren, Perikarderguss, pulmonaler Hypertonie

2.1.5   Nennen Sie die einzelnen Elemente des EKGs und beschreiben Sie, in welcher Phase der Erregung sich das Herz jeweils befindet. (8)

EKG-Anteil	Definition
P-Welle	Vorhoferregungswelle
PQ-Zeit	Erregungsüberleitungszeit
Q-Zacke	Ventrikelseptumerregung
S-Zacke	
QRS-Komplex	Erregungsausbreitung der Ventrikel
ST-Strecke	Vollständige Erregung der Ventrikel
T-Welle	Erregungsrückbildungswelle
QT-Strecke	Dauer der gesamten Erregungsausbreitung und -Rückbildung (bei Herzfrequenz 50-130/min)

2.1.6   Skizzieren Sie die Vektoren der kardialen Erregungsausbreitung, die durch die Extremitätenableitungen I, II, III, aVL, aVF und aVR dargestellt werden.

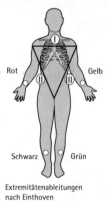

Extremitätenableitungen nach Einthoven

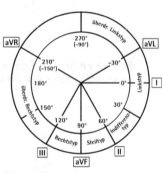

Cabrerakreis, Lagetyp

2.1.7 Die EKG - Auswertung sollte stets nach einem bestimmtem Schema erfolgen. Nennen Sie die einzelnen Schritte, so wie sie auf dem folgenden exemplarischen EKG-Auswertungsbogen vorgesehen sind (13)

2.1.8 Wann darf ein Belastungs-EKG nicht durchgeführt werden? (8)

- Instabiler AP

- Frischem Herzinfarkt

- Kritischer Aortenstenose

- Dekompensierter Hypertonie ($RR_{syst.}$ > 220 mmHg)

- Akuter Myo- oder Perikarditis

- Dekompensierter Herzinsuffizienz

- Bedrohlichen Rhythmusstörungen

- Frischen thrombembolischen Prozessen

2.1.9 **Welche Größen können bei einer Herzkatheterisierung gemessen werden? (9)**

- Blutdruck

- Pulmonaler Druck

- Pulmonaler Kapillardruck (PCP)

- Linker Vorhofdruck (LAP)

- Linksventrikulärer enddiastolischer Druck (LVEDP)

- O_2-Partialdruck

- Schlagvolumen

- Herzzeitvolumen

- KM-Gefäßdarstellung

2.1.10 **Erläutern Sie die einzelnen Phänomene der nebenstehend aufgelisteten Herzkurven während der Anspannungs- und Austreibungsphase in der Systole.**

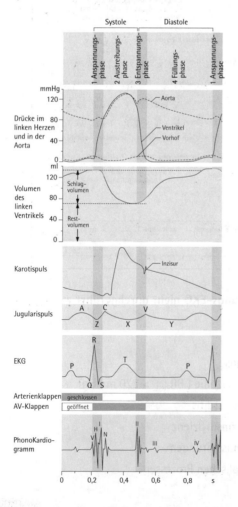

2.2 Koronarerkrankungen

2.2.1 Welche Manifestationsformen der KHK kennen Sie? (6)

- Stumme Ischämie (ca. 30%)

- Angina pectoris (AP, stabile/instabile Form): retrosternale Schmerzen und Druckgefühl, häufig Ausstrahlung in linken Arm und Hals, Abnahme der Symptome bei Gabe von Nitroglyzerin(Nitrolingual®), kurze Dauer

- Herzinfarkt: stärkere Symptome als bei AP, aber keine Besserung auf Nitroglyzerin (Nitrolingual®)

- Linksventrikuläre Insuffizienz

- Herzrhythmusstörungen

- Plötzlicher Herztod

2.2.2 Wie erkennt man eine KHK im Langzeit-EKG und warum wird dieses überhaupt durchgeführt?

Langzeit-EKG: dient der Erfassung von Ischämien bei alltäglicher Belastung.

Bei KHK: ST-Senkungen (umstritten, Artefakte), Rhythmusstörungen

2.2.3 Nennen Sie die drei Gefäße, die typischerweise das Herz versorgen, jeweils mit ihren Versorgungsgebieten. (9)

RIVA (= Ramus interventricularis anterior der left coronary artery = LCA), versorgt Vorderwand des linken Ventrikels und vordere 2/3 des Septums.

RCX (= Ramus circumflexus der LCA), versorgt Hinter- und Seitenwand des linken Ventrikels.

RCA (right coronary artery) versorgt rechten Ventrikel und Hinterwand des linken Ventrikels und hinteres Drittel des Septums.

2.2.4 Nennen Sie die vier Wirkstoffgruppen und jeweils einen Vertreter, die bei der Therapie der KHK angewendet werden. (8)

Nitrate: Glyceryltrinitrat (Nitroglyzerin = Nitrolingual®)

β-Blocker: (z.B. Metoprolol = Beloc®, Prelis®)

Ca^{2+}-Kanalblocker: (z.B. Verapamil, Nifedipin (= Adalat®)

Thrombozytenaggregationshemmer: ASS (= Aspirin®, Colfarit®)

2.2.5 Nennen Sie allgemeine (4) und invasive Maßnahmen der Therapie einer koronaren Herzkrankheit. (3)

Allgemein: Diät, körperliche Bewegung, RR- und Blutzuckereinstellung

Invasiv: PTCA (perkutane transluminale koronare Angioplastie), Dilatation von Stenosen mittels Ballonkatheter, Implantation eines Stents (= Drahtgitter als Gefäßstütze)

2.2.6 **Was verstehen Sie unter einer Prinzmetal-Angina und wann tritt diese auf? (2)**

= vasospastische Angina durch Koronarspasmus; tritt ohne Provokation auf, mit reversibler ST-Hebung, ohne infarkttypische EKG-Veränderungen, ohne Enzymentgleisung, kein koronarangiografischer pathologischer Befund im Intervall.

2.2.7 **Wie behandeln Sie einen Patienten mit akuter Koronarinsuffizienz? (6)**

- Bettruhe, O_2-Gabe

- Diazepam (Sedierung)

- ASS (Analgesie, Thrombozytenaggregationshemmung)

- Nitroglyzerin sublingual (Vor-/Nachlast↓)

- β-Blocker

- Ca^{2+}-Kanalblocker (z.B. Amlodipin: RR↓)

2.2.8 **Wie unterscheiden sich die Schmerzen bei einem Herzinfarkt von der klassischen Angina pectoris?**

Leitsymptom (bei 2/3 der Pat.): schweres Druckgefühl und Schmerzen hinter dem Brustbein, ähnlich der Angina pectoris, aber intensiver und länger andauernd, nicht beeinflussbar durch Ruhe oder Nitrate!!

2.2.9 **Beschreiben Sie Q, ST und T beim Stadium II des Herzinfarkts.**

Stadium	Alter	EKG-Bild	Merkmal	
Früh-stadium	wenige Minuten		Erstickungs-T	akut
Stadium I	bis 6 Std.		ST-Hebung R noch groß Q noch klein	akut
Zwischen-stadium	> 6 Std.		ST-Hebung mit T-Negativierung R-Verlust, Infarkt-Q	akut
Stadium II	Folge-stadium		Infarkt-Q T-Negativierung ST-Normalisierung	chronisch
Stadium III	End-stadium		persist. Q R-Verlust T-Normalisierung	chronisch

2.2.10 In welchen EKG-Ableitungen finden Sie Veränderungen bei einem Vorderwandinfarkt?

Infarktlokalisation (betroffener Gefäßverschluss)										
	I	II	III	aVL	aVF	rV4	V2	V3	V4	V5	V6
VW-Spitze (prox. RIVA)	+			+			+	+	+		
anteroseptal (septale Äste RIVA)							+	+			
anterolateral (R. diagonalis RIVA)	+			+						+	+
posterolateral (R. marginalis sin.)			+		+					+	+
Hinterwand (RCA, RCX)		+	+		+						
rechtsventrikulär			+			+	+	(+)			

LCA Left coronary artery   **RCX** Ramus circumflexus (der LCA)
RIVA Ramus interventricularis anterior (der LCA)   **RCA** Right coronary artery

2.2.11 Welche Frühkomplikationen eines Herzinfarkts kennen Sie? (7)

Die erste Stunde ist die gefährlichste!!

- Herzrhythmusstörungen: ventrikuläre Extrasystolen, Bradykardie mit AV-Block, Kammertachykardie, Kammerflimmern
- Linksherzinsuffizienz: Nekrose > 20% des LV ⇒ Insuffizienz; Nekrose > 40% ⇒ Letalität > 90% !!
- Kardiogener Schock: durch Herzinsuffizienz ausgelöster Schock
- Herzruptur mit Herzbeuteltamponade
- Septumperforation: auskultatorisch neues Systolikum
- Papillarmuskelabriss bei Papillarmuskelnekrose ⇒ akute Mitralinsuffizienz
- Perikarditis

2.2.12 Welche Maßnahmen führen Sie bei einem Patienten mit Myokardinfarkt sofort durch? (7)

- Sitzende Lagerung, O_2-Gabe per Nasensonde, i.v. Zugang
- Nitroglyzerin 2 Sprühstöße (0,8ml) sublingual
- Sedierung (Diazepam 5-10mg langsam i.v.), wenn RR normal
- Analgesie (z.B. Morphium 10mg langsam i.v.) ⇒ Hämodynamik verbessert (RR ↓)
- **CAVE**: Insuffizienz, andere KI!)
- ASS i.v., evtl. Lyse i.v., Heparin 5000 IE i.v. als Bolus, dann Perfusor
- EKG-Monitoring, Klinikeinweisung mit ärztlicher Begleitung
- ACE-Hemmer (z.B. Captopril)

2.3 Herzinsuffizienz

2.3.1 Von welchen Faktoren hängt die Pumpleistung des Herzens ab? (4)

- Kontraktilität des Herzens
  (= Inotropie, maximale Druckanstiegsgeschwindigkeit)

- Vorlast (enddiastolischer Ventrikeldruck; Frank-Starling-Mechanismus:
  Ventrikelfüllungsdruck↑ ⇒ Schlagvolumen↑)

- Nachlast (= peripherer Widerstand, arterieller RR)

- Herzfrequenz

⇒ Beeinträchtigung einer oder mehrerer dieser Faktoren ⇒ Herzinsuffizienz

2.3.2 Nennen Sie klinische Zeichen einer Linksherzinsuffizienz. (9)

Dyspnoe, Orthopnoe, Asthma cardiale (Husten + Orthopnoe), Lungenödem,
evtl. Pleuraerguss, Sputum mit „Herzfehlerzellen" (= bei Stauung im Lungenkreislauf ablösende Alveolardeckzellen mit phagozytiertem Hämosiderin aus
zerfallenen Erythrozyten), Zyanose, Tachykardie, Nykturie

2.3.3 Nennen Sie (6) Therapie-Maßnahmen der akuten Herzinsuffizienz.

- Sitzende Lagerung

- O_2-Gabe

- Sedierung

- Vorlastsenkung: Nitrat + Schleifendiuretikum

- Evtl. Dopamin/Dobutamin

- Kausale Therapie: z.B. Hypertone Krise: RR-Senkung, Perikardtamponade:
  Drainage etc.

2.3.4 Welche Voraussetzungen müssen neben der Indikation bei einer Herztransplantation erfüllt sein? (5)

Unter anderem ähnliches Gewicht und Größe von Spender und Empfänger,
ABO-Blutgruppengleichheit, große HLA-Übereinstimmung,
Cross-match negativ (keine zytotoxischen Ak)

2.4 Rhythmusstörungen

2.4.1 Welche Reizleitungsstörungen des Herzens kennen Sie? (3)

- Sinuatrialer Block (SA-Block)

- Atrioventrikulärer Block (AV-Block)

- Intraventrikulärer Block (Schenkelblock)

2.4.2 Nennen Sie therapeutische Ansätze (4) bei Sinusbradykardie.

Therapie der Ursache; nur bei Kreislaufinstabilität: Parasympatholytika
(z.B. Atropin) oder β-Sympathomimetika (z.B. Orciprenalin),
evtl. Schrittmacher (DDD)

2.4.3 **Zu welchen Symptomen kann es im Rahmen eines Sinusknotensyndroms bei den dabei auftretenden Bradykardien bzw. bei den Tachykardien kommen? (6)**

Bradykardien ⇒ rezidivierende Schwindelanfälle, Herzinsuffizienz, Dyspnoe, Synkopen (Adams-Stokes-Anfälle)

Tachykardien ⇒ Herzklopfen, Dyspnoe, AP

2.4.4 **Beschreiben Sie typische EKG-Zeichen von supraventrikulären, von Sinusknoten-, Vorhof- und AV-Knoten-Extrasystolen.**

- Normal formierter, frühzeitiger QRS-Komplex, kompensatorische Pausen

- Sinusknoten-ES: P normal, PQ normal

- Vorhof-ES: P deformiert, PQ verkürzt

- AV-Knoten-ES: negatives P vor, während oder nach QRS-Komplex (durch retrograde Vorhoferregung)

2.4.5 **Beschreiben Sie das EKG bei einer paroxysmalen supraventrikulären Tachykardie. (3)**

Abnorme P-Wellen mit fester zeitlicher Beziehung zu den normal formierten QRS-Komplexen, regelmäßige Frequenz

2.4.6 **Wie hoch ist die Vorhoffrequenz jeweils bei Vorhofflattern und bei Vorhofflimmern?**

Vorhofflattern: Vorhoffrequenz von 220-350/min

Vorhofflimmern: Vorhoffrequenz von 350-600/min

2.4.7 **Wie lange vor bzw. nach Kardioversion eines Vorhofflimmerns wird eine Antikoagulation durchgeführt ? (2)**

Wenn Vorhofflimmern länger als 48 Stunden besteht: Antikoagulation (4 Wochen vor bis 4 Wochen nach Kardioversion), bzw. bei Vorliegen von Risikofaktoren als Dauertherapie.

2.4.8 **Was verstehen Sie unter dem sog. R-auf-T-Phänomen? (1)**

Früh einfallende VES (R-auf-T-Phänomen)

2.4.9 **Nennen Sie nichtkardiale Ursachen ventrikulärer Extrasystolen. (9)**

- Idiopathisch

- Monomorphe VES bei Gesunden durch Vagotonus ↑

- Genussmittel

- Hyperthyreose

- Hypokaliämie

- Hypomagnesiämie

- Arterielle Hypertonie

- Glykoside

- Antiarrhythmika

2.4.10 Wie behandeln Sie akut eine ventrikuläre Tachykardie? (5)

Lidocain, Ajmalin, Antidot bei Digitalis-Intoxikation, K^+ „hochnormal" (> 5 mmol/l) einstellen, evtl. Elektrokardioversion

2.4.11 Durch welche Elektrolytverschiebungen kann es zu Kammerflimmern kommen? (2)

Hypokaliämie, Hypomagnesiämie

2.4.12 Wie stellen Sie die Diagnose eines sinuatrialen Blocks? (2)

EKG, Langzeit-EKG

2.4.13 Beschreiben Sie das EKG-Bild eines atrioventrikulären Blocks Typ Mobitz I und Typ Mobitz II.

Typ Mobitz I (Wenckebach): PQ-Zeit wird immer länger (Normwert ist frequenzabhängig), bis eine Kammeraktion vollständig ausfällt

Typ Mobitz II: intermittierender totaler Block, Überleitung nur jeder x-ten Aktion

2.4.14 Grenzen Sie einen Schenkelblock 1., 2. und 3. Grades voneinander ab.

1°: inkompletter Block

2°: intermittierender Block

3°: totaler Block

2.4.15 Was ist ein Präexzitationssyndrom?

Vorzeitige Erregung des Myokards durch anomale, kongenitale Kurzschlussleitung (Kent-Bündel) zwischen Vorhof und Kammer

2.4.16 Was bedeutet der 1., der 2. und der 3. Buchstabe bei der international üblichen Beschreibung eines Herzschrittmachers?

1. Buchstabe: Ort der Stimulation (Pacing): V = Ventrikel, A = Atrium, D = dual (Atrium + Ventrikel)

2. Buchstabe: Ort der Wahrnehmung (Sensing): wie pacing

3. Buchstabe: Arbeitsweise:
I = inhibiert (Impuls bei Spontanerregung des Herzens inhibiert)
T = getriggert (Impulsgabe fällt bei Spontanerregung in die Refraktärzeit)
D = demand (Schrittmacher gibt Impuls nur bei Ausfall der natürlichen Erregung ab)

2.4.17 Nennen Sie absolute (4) und relative (1) Indikationen für einen ICD.

Absolute Indikation: Supraventrikuläre/ventrikuläre Tachykardien mit drohendem kardiogenen Schock, Kammerflattern, Kammerflimmern

Relative Indikation: Versagen einer medikametösen Regularisierung eines Vorhofflatterns/-flimmerns

2.4.18 Nennen Sie jeweils das Hauptindikationsgebiet der Antiarrhythmika der Klassen Ia, Ib, Ic, II, III und IV.

Ia: Atriale und ventrikuläre Arrhythmien

Ib: Ventrikuläre Arrhythmien

Ic: Ventrikuläre Arrhythmien

II: Supraventrikuläre Tachykardien

III: Atriale und ventrikuläre Tachykardien

IV: Supraventrikuläre Tachyarrhythmien

2.5 Myokard

2.5.1 Welche Laborwerte interessieren Sie bei einem Patienten mit Verdacht auf Myokarditis? (8)

CK/CK-MB ↑, Entzündungszeichen (BSG ↑, Blutbild), CRP, Virusserologie, Kulturen, Auto-Ak

2.5.2 Was ist eine restriktive Kardiomyopathie und welche Formen kennen Sie?

Definition: Störung der diastolischen Ventrikelfüllung bei normaler systolischer Funktion

Formen: Endocarditis fibroplastica Löffler, Endomyokardfibrose, Endokardfibroelastose

2.5.3 Welche Folgen hat die Verminderung des Herzminutenvolumens bei einer dilatativen Kardiomyopathie? (2)

HMV ↓ ⇒ Vorwärtsversagen und Rückwärtsversagen (Stauungen)

2.5.4 Welcher Begriff wird für die hypertrophische obstruktive Kardiomyopathie auch synonym verwendet?

Idiopathische hypertrophe Subaortenstenose = IHSS

2.6 Perikard

2.6.1 Beschreiben Sie die Symptomatik einer Herzbeuteltamponade. (6)

Herzbeuteltamponade (Erguss >400 ml): obere Einfluss-Stauung (pralle Jugularvenen), Kussmaul-Zeichen (inspiratorischer Druckanstieg in Jugularvenen), Low-cardiac-output-Syndrom mit RR ↓, Tachykardie, Pulsus paradoxus (inspiratorisch schwächerer Puls), evtl. kardiogener Schock

2.6.2 Welche symptomatisch-therapeutischen Möglichkeiten kennen Sie bei einer akuten Perikarditis? (4)

Nichtsteroidale Antiphlogistika und Diuretika (bei Erguss), Analgetika, evtl. Perikardpunktion (bei Herzbeuteltamponade)

2.7 Endokard

2.7.1 Unter welchen Voraussetzungen kann es zu einer infektiösen Endokarditis, insbesondere der Herzklappen kommen? (3)

Bei vorgeschädigtem Herz (z.B. rheumatische Endokarditis, kongenitale Herzvitien; nicht obligatorisch) + Abwehrlage ↓ + Bakteriämie virulenter Erreger

2.7.2 Nennen Sie die fünf Hauptkriterien des rheumatischen Fiebers nach Jones. (5)

- Subkutane Rheumaknötchen

- Polyarthritis

- Erythema anulare rheumatica (blau-rote Ringe)

- Chorea minor Sydenham

- Karditis

2.8 Herzklappenfehler

2.8.1 Definieren Sie die Begriffe Herzklappenstenose und Herzklappeninsuffizienz.

Angeborene oder erworbene Schlussunfähigkeit (Insuffizienz) oder Verengung (Stenose) der Herzklappen (isoliert oder kombiniert)

2.8.2 Nennen Sie 4 Einengungen der linksventrikulären Ausflussbahn.

- Supravalvuläre Aortenstenose

- Valvuläre Aortenstenose

- Membranöse subvalvuläre Aortenstenose

- Idiopathische hypertrophe Subaortenstenose (IHSS)
  = Hypertrophe obstruktive Kardiomyopathie (HOCM)

2.8.3 Beschreiben Sie Puls und Karotispulskurve bei einer Aortenklappenstenose.

- Pulsus parvus et tardus

- „Hahnenkamm"-förmige Karotispulskurve

2.8.4 Beschreiben Sie Puls und Karotispulskurve bei einer Aortenklappeninsuffizienz.

- Pulsus celer et altus („Wasserhammer")

- Karotispulskurve: Anstieg steil, Sattelgipfel (niedriger diastolischer RR
  = wichtiges Kriterium zur Schweregradabschätzung)

2.8.5 **Wo kann eine Aortenisthmusstenose lokalisiert sein und welche pathophysiologischen Folgen ergeben sich daraus?**

Proximal des offenen Ductus Botalli
⇒ Rechts-Links-Shunt ⇒ Rechtsherzbelastung, Rechtsherzinsuffizienz

Distal des geschlossenen Ductus Botalli
⇒ Hypertonie der oberen Körperhälfte, Hypotonie der unteren (RR-Differenz)

2.8.6 **Grenzen Sie die auskultatorischen Geräusche der beiden Aortenisthmusstenosetypen gegeneinander ab.**

Präduktaler Typ: Meso- bis Spätsystolikum über Aorta

Postduktaler Typ: Frühsystolisches Klick, Meso- oder Spätsystolikum über der Aorta

2.8.7 **Wie kommt es bei einer Mitralklappenstenose zu einem Rückstau in den venösen Kreislauf? (6)**

Mitralstenose ⇒ Druckbelastung li Vorhof
⇒ Lungenstauung, pulmonale Hypertonie
⇒ Druckbelastung re Ventrikel
⇒ Rechtsherzhypertrophie
⇒ Trikuspidalinsuffizienz
⇒ Rückstau in venösen Kreislauf

2.8.8 **Beschreiben Sie den auskultatorischen Befund einer Mitralklappenstenose. (5)**

Lauter, paukender 1. HT, Systole frei, 2. HT normal, Mitralöffnungston kurz nach 2. HT, dann niederfrequentes, (proto-)diastolisches HG
(v.a. über Herzspitze und in Linksseitenlage)

2.8.9 **Wann treten bei einer Mitralinsuffizienz Symptome auf und wie äußern sie sich? (6)**

Erst bei Linksherzinsuffizienz: Dyspnoe, Zyanose, Stauungsbronchitis, rostbrauner Auswurf, Asthma cardiale, Lungenödem

2.8.10 **Was kann sich möglicherweise aus einem Mitralklappenprolaps-Syndrom entwickeln? (1)**

Evtl. Entwicklung einer Mitralinsuffizienz; insgesamt gute Prognose

2.8.11 **Nennen Sie die drei Formen der Pulmonalstenose, jeweils mit einer Therapiemöglichkeit.**

Valvulär (auf Klappenebene)

Subvalvulär (infundibulär hypertrophische Muskulatur unter Pulmonalklappe)

Supravalvulär (peripher)

Op-Ind bei Δ P > 50mmHg:
- Ballondilatation (valvuläre P.),
- Resektion der hypertrophischen Muskulatur (subvalvuläre P.),
- Plastik (supravalvuläre P.)

2.9 Herzfehler

2.9.1 Beschreiben Sie die Symptome (7) eines Vorhofseptumdefekts und wann treten diese auf?

Häufig asymptomatisch; bei LRS > 30%: Blässe, graziler Körperbau, Belastungsdyspnoe, Palpitationen, absolute Arrhythmie, Zyanose (Shuntumkehr), pulmonale Infekte

2.9.2 Beschreiben Sie die Klinik des Ventrikelseptumdefekts in Abhängigkeit von der Defektgröße.

Kleiner VSD (< 0,5 cm^2/m^2 KO): Herzgeräusch, aber asymptomatisch („viel Lärm um nichts")

Mittelgroßer VSD (0,5-1 cm^2/m^2 KO): Pulmonaler RR↑, Belastungsdyspnoe

Großer VSD (>1 cm^2/m^2 KO): Pulmonaler RR ↑↑, Schwirren, Herzinsuffizienz, Gedeihstörungen bei Säuglingen, häufige Infekte, Trommelschlegelfinger, Uhrglasnägel

2.9.3 Welche pathophysiologischen Folgen hat die Shuntumkehr bei einem offenen Ductus arteriosus Botalli?

1.) Volumenbelastung des linken Herzens, Linksherzinsuffizienz

2.) Reversible pulmonale Hypertonie, Druckbelastung des rechten Herzens ⇒ irreversible Pulmonalsklerose ⇒ erneute Shuntumkehr, zentrale Zyanose (Eisenmenger)

2.9.4 Unterscheiden Sie zwischen akuten und chronischen Folgen der Hypoxämie einer Fallot-Tetralogie. (8)

Akut: hypoxämische Anfälle (evtl. letal), Synkopen, Krämpfe

Chronisch: Polyglobulie (**CAVE**: Thrombembolien), Uhrglasnägel, Trommelschlegelfinger, Herzbuckel, Entwicklungsstörungen

2.9.5 Wann und warum ist ein Neugeborenes mit einer Transposition der großen Arterien lebensfähig?

Überlebensfähigkeit nur bei zusätzlichen Shuntverbindungen: Vorhofseptumdefekt, VSD, offener Ductus Botalli (⇒ Vermischung des oxigenierten und desoxigenierten Bluts)

2.10 Kreislauf

2.10.1 Was verstehen Sie unter einer primären und einer sekundären Hypertonie und in welchem Häufigkeitsverhältnis stehen diese zueinander?

Primäre (essenzielle) Hypertonie (90%): Ursache unbekannt

Sekundäre Hypertonie (10%): Ursache bekannt

2.10.2 Wie diagnostizieren Sie eine Hypertonie? (10)

Anamnese: familiärer Hochdruck, Apoplex, Herzinfarkt, Nierenkrankheiten, Komplikationen in Schwangerschaft, Herzerkrankungen, Medikamente/ Ovulationshemmer, RR-Krisen, Rauchen, sekundäre Hypertonie ausschließen!

Mehrfache RR-Messungen: im Liegen, Stehen, an beiden Armen, zu verschiedenen Tageszeiten, 24h

Befunde: Übergewicht, Pulse (Arm/Leiste/Fuß), Herz-, Gefäßauskultation (Aa. renales./carotides/femorales)

Labor: Elektrolyte, Kreatinin, Glukose

Urin: Protein, Sediment, Glukose

Rö-Thorax, **EKG** (Hypertrophiezeichen)

Abdomen-**Sono** (Nieren), **Echo**

Fundoskopie

2.10.3 Wonach richtet sich die Behandlung der Hypertonie?

Die Behandlung wird von der höchsten RR-Kategorie bestimmt.

2.10.4 Was sind zwingende Indikationen, die in der Hypertonietherapie beachtet werden müssen? (6)

- Herzinsuffizienz

- Post-Myokardinfarkt

- Hohes KHK-Risiko

- Diabetes

- Chronische Nierenerkrankung

- Prävention von Schlaganfallrezidiven

2.10.5 Wie äußert sich eine arterielle Hypotonie klinisch? (8)

Müdigkeit, Blässe, Erbrechen, Schwäche, Sehstörungen, Schwindel, Kollapsneigung, Synkopen

2.10.6 Beschreiben Sie die sechs essenziellen Schritte des sogenannten Adult Basic Life Support? (6)

Bewusstsein prüfen

Atemwege frei machen

Atmung prüfen

Beatmen

Lebenszeichen, Kreislauf prüfen (nur 10 Sek.)

Wenn kein Kreislauf vorhanden: Kardiopulmonale Reanimation (CPR)

2.10.7 **Nennen Sie mögliche reversible Ursachen eines Atem-Kreislauf-Stillstands. (8)**

- Hypoxie

- Hypovolämie

- Hypothermie

- Hyper-/Hypokaliämie u.a. metabolische Störungen

- Spannungspneumothorax

- Herzbeuteltamponade

- Toxische Schädigungen

- Thromboembolische/mechanische Obstruktion

3.   Pneumologie

3.1   Allgemeines

3.1.1   Beschreiben Sie die anatomische Unterteilung der rechten und linken Lunge in Lappen.

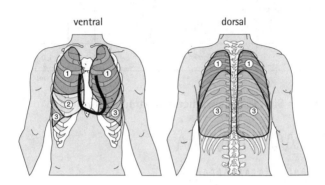

ventral   dorsal

Lungenlappen

1 Oberlappen
2 Mittellappen
3 Unterlappen

3.1.2   Beschreiben Sie die anatomische Gliederung der Lunge in Segmente.

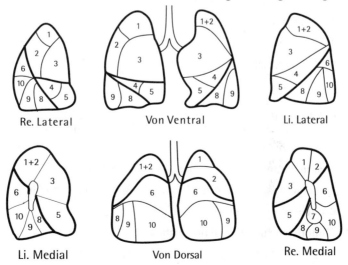

Re. Lateral   Von Ventral   Li. Lateral

Li. Medial   Von Dorsal   Re. Medial

3.1.3 Welche Lungenvitalkapazität und welches Residualvolumen hat ein durchschnittlicher 28-Jähriger?

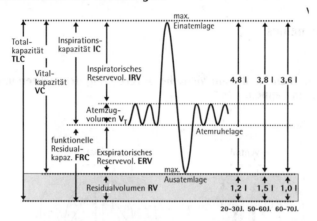

3.1.4 Benennen Sie die untenstehenden Atmungsformen.

1. ⋀⋀⋀⋀⋀⋀⋀⋀⋀⋀⋀

2. ⋀⋀⋀⋀⋀⋀⋀⋀⋀⋀⋀⋀⋀⋀⋀

3. ⋀⋀⋀⋀⋀⋀⋀⋀⋀⋀⋀⋀⋀⋀⋀

4. ⋀⋀⋀⋀⋀⋀⋀⋀⋀⋀⋀

5. ⋀⋀⋀⋀⋀⋀⋀⋀⋀

1. Normale Atmung (14–20/min)

2. Tachypnoe

3. Kussmaul-Atmung

4. Cheyne-Stokes-Atmung

5. Biot-Atmung

3.1.5 Beschreiben Sie den Perkussions- und Auskultationsbefund, sowie mögliche Rasselgeräusche bei Asthma bronchiale.

Perkussionsschall: Hypersonor

Auskultation: Exspiratorischer Stridor, polyphon

Rasselgeräusche: Meist trocken, Giemen, Brummen, Pfeifen

Bronchophonie: Normal bis verstärkt

Stimmfremitus: Normal bis verstärkt

3.2 Atemstörungen

3.2.1 Welche Hypoventilationssyndrome kennen Sie? (4)

- Schlafapnoesyndrom (obstruktiv, zentral, gemischt)
- Pickwick-Syndrom
- Hohe zervikale Querschnittslähmung
- Lähmung bzw. Zerstörung des Atemzentrums (Heroin, Enzephalitis) oder der Atemmuskulatur

3.2.2 Welche Ursachen einer extrathorakalen Obstruktion kennen Sie? (4)

- Trachealstenose
- Stenosen durch Tumoren
- Rekurrensparese
- Glottisödem
- Fremdkörperaspiration (auch intrathorakal)

3.2.3 Welche pulmonalen Ursachen einer restriktiven Ventilationsstörung kennen Sie? (3)

- Lungenfibrose
- Lungenstauung
- Lungenresektion

3.2.4 Wie kann es bei einer alveolären Hypoventilation zu einer Perfusionsstörung kommen und wie nennt sich dieser Zusammenhang?

Alveoläre Hypoventilation $\Rightarrow$ reflektorische Minderdurchblutung (= **Euler-Liljestrand-Reflex**)

3.2.5 Beschreiben Sie das typische klinische Bild eines akuten Hyperventilationsanfalls.

Akuter Anfall: Hyperventilation, Parästhesien, Pfötchenstellung, (normocalcämische Tetanie)

3.2.6 Wie behandeln Sie einen Patienten mit Kussmaul-Atmung symptomatisch und wann ist diese Therapie indiziert?

Symptomatisch bei Azidose: $Na^+HCO_3^-$ (Natriumhydrogencarbonat) bei pH < 7,1

3.2.7 Durch welche Faktoren wird eine Obstruktion der Atemwege während des Schlafs begünstigt? (5)

Tonus der Pharynxmuskulatur $\downarrow$ $\Rightarrow$ Ventilationsausfall mit frustranen Atemexkursionen $\Rightarrow$ Hypoxämie bis zur sympathikotonen Weckreaktion.

Begünstigt durch: Rückenlage, Adipositas, Tonsillenhyperplasie, Makroglossie, Alkohol, Sedativa

3.2.8 **Warum sollte bei einer respiratorischen Insuffizienz kontrolliert, d.h. mittels Respirator beatmet werden?**

Bei chronischer Hyperkapnie entfällt der CO_2-Atemantrieb, bei unkontrollierter O_2-Gabe entfällt auch der Atemantrieb durch Hypoxämie $\Rightarrow$ Apnoe.

3.3 Untere Atemwege

3.3.1 **Welche Viren (8) können Ursache einer akuten Bronchitis sein und welche Keime können bei der Bronchitis des Kindes zu einer bakteriellen Superinfektion führen? (3)**

(Para-)Influenza-, Rhinoviren, Mykoplasmen (v.a. bei Erwachsenen); RS-, Adeno-, Coxsackie-, ECHO-Viren (bei Kindern, mit bakterieller Superinfektion durch Streptococcus pneumoniae, Haemophilus influenzae, Branhamella catarrhalis)

3.3.2 **Was ist eine Bronchiolitis obliterans und wie behandeln Sie diese?**

Definition: Akute Entzündung der kleinsten Bronchien (Bronchioli terminales, respiratorii I, II, III)

Therapie:

- O_2-Insufflation, bei respiratorischer Insuffizienz kontrollierte Beatmung (Respirator)

- Antibiotika, Glucocorticoide (z.B. Beclometason), Bronchospasmolytika (z.B. Theophyllin)

3.3.3 **Erläutern Sie den Begriff Extrinsic-Asthma.**

Allergische IgE-vermittelte Sofortreaktion nach Inhalation von Pollen, Hausstaubmilben, Tierhaaren und -schuppen, Schimmelpilzsporen; auch berufsbedingt (z.B. Bäckerasthma)

3.3.4 **Beschreiben Sie die Atmung des Asthmatikers, sowie den Auskultations- und Perkussionsbefund.**

Dyspnoe: exspiratorischer Stridor, verlängertes Exspirium mit Giemen, Brummen, trockene RG, hypersonorer Klopfschall; bei extremer Bronchokonstriktion massive Überblähung (Volumen pulmonum auctum) mit „silent chest"

Auskultations- und Perkussionsbefund siehe Frage 3.1.5

3.3.5 **Nennen Sie die Asthmatherapie (nach Stufenplan) für die Stufe 4.**

- Inhalative Glucocorticoide (hohe Dosis) +

- Orale Glucocorticoide

- Langwirkende β_2-Sympathomimetika

- Theophyllin

3.3.6 **Welche Applikationsformen von Glucocorticoiden werden in der Asthmatherapie verwendet und wann? (6)**

Inhalative Glucocorticoide (z.B. Beclometason): antiinflammatorisch, auch zur Prophylaxe.

Orale Glucocorticoide (z.B. Prednison, Erhaltungsdosis: 5-7,5mg/24 h): parenteral beim Asthmaanfall, volle Wi frühestens nach 2-4 h).

3.3.7 **Welche Medikamente setzen Sie bei der Therapie des Status asthmaticus ein? (4)**

– β_2-Sympathomimetika

- Theophyllin

- Glucocorticoide

- O_2-Gabe

3.3.8 **Nennen Sie Ursachen einer chronisch obstruktiven Bronchitis.**

Primär: Rauchen, Schadstoffe, Stäube, feucht-kaltes Klima

Sekundär: rezidivierende Infekte, chronische Sinusitis, Emphysem, Lungenfibrosen, chronische Herzinsuffizienz

Endogen: α_1-Proteaseninhibitormangel, primäre ziliare Dyskinesie, zystische Fibrose

3.3.9 **Erläutern Sie die Blutgase des „pink puffers" bzw. des „blue bloaters".**

Pink Puffer: pO_2 normal bzw. leicht ↓

Blue Bloater: pO_2 ↓, pCO_2 ↑↑

3.3.10 **Wie kann es zu einem Andauen der Lunge und zur Entwicklung eines Lungenemphysems kommen?**

Pulmonale Infekte ⇒ Proteasen aus neutrophilen Granulozyten ↑; Proteaseninhibitoren ↓

3.3.11 **Was lernt der Patient mit Lungenemphysem in der Atemschule?**

Atmen mit „Lippenbremse" zur Vermeidung des Bronchialkollaps

3.3.12 **Erläutern Sie die konservative Therapie bei Bronchiektasen.**

„Bronchialtoilette" (morgendliches Abhusten in Knie-Ellbogen-Lage), Atemgymnastik, Vibrationsmassage, ggf. Antibiotika

3.3.13 **Erläutern Sie den pathophysiologischen Zusammenhang zwischen Lungenfibrose und Cor pulmonale.**

Lungenfibrose ⇒
1.) restriktive Ventilationsstörung (alle Lungenvolumina ↓)
⇒ Diffusionsstörung ⇒ kompens. Hyperventilation mit Belastungs-, später Ruhedyspnoe
2.) Perfusionsstörung ⇒ pulmonale Hypertension, Rechtsherzbelastung
⇒ Zyanose, Cor pulmonale, respiratorische Insuffizienz

3.4 Lungenparenchym

3.4.1 Beschreiben Sie das Röntgenbild eines Patienten mit diffuser Lungenfibrose.

Netzzeichnung: fein bei akutem Aufflammen, grob und strangförmig, bis zur Wabenlunge bei fibrotischen Endzuständen "destroyed lung"; Linien durch interstitielles Ödem; im akuten Stadium auch fleckige Infiltrate; Knötchen (im Gegensatz zu Alveolar-Rosetten scharf begrenzt) durch Granulome bei Sarkoidose, Asbestose, Silikose (grobknotig!), Transparenz diffus↓

3.4.2 Was verstehen Sie unter dem Caplan-Syndrom? (2)

Chronische Polyarthritis + Silikose

3.4.3 In welchen Materialien (3) sind Asbestfasern enthalten? Warum können diese bei Inhalation nicht adäquat aus der Lunge eliminiert werden?

- Asbestzement, Isolationsmaterialien, Bremsbeläge

Inhalation von Asbestfasern ⇒ inadäquate Elimination, da keine mukoziliäre Klärung und keine Phagozytose von Asbestfasern >15 µm erfolgt.

3.4.4 Beschreiben Sie die akute Symptomatik einer exogen allergischen Alveolitis.

Gippeähnlich mit Fieber, Schüttelfrost, Gliederschmerzen, trockenem Husten, (Belastungs-)Dyspnoe

3.4.5 Wie entsteht eine Sarkoidose?

Immundysregulation: gestörte T-Zellfunktion nach Antigenkontakt mit B-Zellproliferation und massiver Ak-Produktion (genetische Disposition)

3.4.6 Wie behandeln Sie einen Patienten mit Sarkoidose?

Glucocorticoide p.o. 40-60mg/d (Reduktion bei klinischer Besserung); 2. Wahl: Antirheumatika, Chloroquinderivate und Immunsuppressiva

3.4.7 Nennen Sie Erreger, die primär nicht in der Lage sind, eine Pneumonie zu verursachen. (6)

Primär nicht pneumotrope Erreger (bei Immunsuppression): Pneumocystis carinii, CMV, HSV, VZV, Aspergillus fumigatus, Cryptococcus neoformans

3.4.8 Nennen Sie die vier Stadien der Lobärpneumonie.

Anschoppung (1.Tag): seröse Exsudation in Alveolen (Auskultation: Crepitatio indux)

Rote Hepatisation (2./3. Tag): Abscheidung von Fibrin, Erthrozyten-Übertritt

Graue Hepatisation (4.-8. Tag): Leukozyteneinwanderung

Gelbe Hepatisation (Lysis): proteolytische Verflüssigung des Exsudats ⇒ Abhusten des eitrigen Exsudats oder Karnifikation (Ausk: Crepitatio redux)

3.4.9 **Beschreiben Sie das Thorax-Röntgenbild eines Patienten mit Lobärpneumonie.**

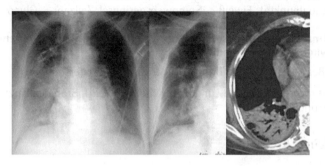

Großflächige, relativ scharf begrenzte, deutliche Verschattung, positives Bronchopneumogramm)

3.4.10 **Zu welchen Sekundärinfektionen kann es bei einer Viruspneumonie kommen? (4)**

Bakterielle Bronchitis, Pneumonie, Sinusitis, Otitis media

3.4.11 **Nennen Sie mindestens 8 Risikofaktoren, die durch eine Schwächung des Immunsystems einer Tuberkuloseinfektion Vorschub leisten.**

Mangelernährung, Diabetes mellitus, Alkoholkrankheit, Stress, Alter, Z.n. Magenresektion, Immunsuppressive Therapie (Glucocorticoide), Infektionskrankheit (AIDS, Masern, Keuchhusten), Silikose, Lymphome, Leukämie

3.4.12 **Durch welche Merkmale kann der Status einer Tuberkulose beschrieben werden? (6)**

- Pathogenese

- Aktivitätsgrad

- Entwicklungs-Tendenz

- Immunsituation

- Bakteriologischer Status

- Rö-Status

3.4.13 **Nennen Sie die Vorteile einer Kombination mehrerer Wirkstoffe bei der Therapie der Tuberkulose. (2)**

- Resistenz gegen drei verschiedene Präparate unwahrscheinlich

- Keine sekundäre Resistenzentwicklung

3.4.14 **Was verstehen Sie unter einem Erythema nodosum?**

Symmetrische, rote, druckschmerzhafte Knoten, v.a. an Unterschenkelstreckseiten

3.4.15 Welche Zeichen einer tuberkulösen Meningitis kennen Sie? (8)

Fieber ↑↑, Übelkeit, Meningismus, Hirnnervenausfälle;
Lumbalpunktat: Eiweiß ↑, Spinnwebsgerinnsel, Zellzahl ↑, Glucose ↓

3.4.16 Wann kann es insbesondere zur Manifestation einer atypischen Mykobakteriose kommen? (4)

- Bei AIDS-Patienten (Multi-drug-resistant-Erregerstämme)

- Bei vorbestehenden Lungenkrankheiten (COPD, Bronchialkarzinom, Bronchiektasen)

3.5 Kleiner Kreislauf

3.5.1 Grenzen Sie Prälungenödem und manifestes Lungenödem voneinander ab.

- Transsudat im Interstitium (**Prälungenödem** ⇒ moderate Hypoxie bei Hyperventilation, pCO_2 ↓

- Transsudat in den Alveolen (**manifestes Lungenödem**) ⇒ schwere Hypoxie + pCO_2 ↑; im Extremfall > 2 l Ödemflüssigkeit

3.5.2 Beschreiben Sie einen Patienten mit manifestem Lungenödem. (5)

Orthopnoe, Zyanose, schaumiges Sputum mit Herzfehlerzellen; Bronchophonie, feuchte RG („Kochen" über der Brust)

3.5.3 Welche Lungengefäße sind jeweils betroffen bei einer Lungenembolie vom Schweregrad I, II, III und IV?

Grad I: Verschluss peripherer Äste

Grad II, III: Verschluss von Segmentarterien, Pulmonalarterienästen

Grad IV: Verschluss des Pulmonalarterienstamms

3.5.4 Beschreiben Sie das Röntgen-Thoraxbild einer Lungenembolie. (4)

Gestaute Hili, Zwerchfellhochstand, Pleuraerguss, Gefäßzeichnung ↓

3.5.5 Wann und wie kommt es zur Ausbildung eines akuten Cor pulmonale?

Pulmonaler Druck ↑, z.B. bei fulminanter Lungenembolie, Status asthmaticus, evtl. mit letalem Rechtsherzversagen

3.5.6 Woran erkennen Sie ein chronisches Cor pulmonale im EKG? (4)

- Sagittaltyp (S_I-Q_{III}-Typ, S_I-S_{II}-S_{III}-Typ)

- Sokolow-Index: $RV_1 + SV_5 \geq 1{,}05$mV

- P-dextroatriale (Rechtshypertrophie)

- Negatives T in V_{1-3} (Repolarisationsstörung)

3.5.7 Wie kommt es zur Entwicklung einer Schocklunge?

Schädigung der Lungenkapillaren + Alveolarepithel (Surfactant-Faktor ↓)

3.5.8   Wie behandeln Sie eine Schocklunge? (7)

- Therapie der Grunderkrankung, Ausschalten der Noxe

- Frühzeitige Respiratorbehandlung mit PEEP

- ECMO (extracorporal membrane oxygenation): CO_2-Elimination + Oxygenierung

- IVCO (intravaskulärer Oxygenator), transbronchiale Surfactant-Gabe

- Heparinisierung zur Prophylaxe und Behandlung einer DIC

- Flüssigkeitsrestriktion, Diuretika (Furosemid)

- Positiv inotrop wirkende Medikamente (Dopamin)

3.6   Neoplasien

3.6.1   Welche drei Typen von malignen Thoraxtumoren kennen Sie?

- Primärtumoren

- Metastasen

- Fortgeleitete Tumoren

3.6.2   Was verstehen Sie unter dem sog. Eisberg-Phänomen bei der Bronchoskopie eines Bronchialkarzinoids?

Endobronchial ist meist nur ein Teil der gesamten Tumormasse sichtbar.

3.6.3   Beschreiben Sie die Röntgen-Thoraxaufnahme eines Patienten mit Alveolarzellkarzinom.

Ein oder multiple periphere Rundherde (miliare Form, häufiger);
bei lokaler Ausbreitung Infiltration eines ganzen Lungenlappens;
bei bronchogener Ausbreitung diffus-noduläres Bild (pneumonisch-diffuse Form)

3.6.4   Nennen Sie die häufigsten histologischen Typen des Lungenkarzinoms.

- Kleinzelliges Bronchialkarzinom

- Nicht kleinzelliges Bronchialkarzinom:

- Plattenepithelkarzinom

- Adenokarzinom

- Großzelliges Bronchialkarzinom

3.6.5   Wie können Lungenkarzinome hinsichtlich ihrer Lokalisation eingeteilt werden? (3)

- Zentrales, hilusnahes Ca (70%)

- Peripheres Ca (25%)

- Diffus wachsendes Ca (3%)

3.6.6 **Nennen Sie paraneoplastische Syndrome (5), die bei einem Lungenkarzinom auftreten können, mit den dazugehörigen Hormonen.**

- Cushing-Syndrom (ACTH)

- Maligne Hypercalcämie (parathormonverwandte Peptide PTHrP)

- Hyperthyreose (TSH, meist kardiovaskuläre Symptome: Tachykardie)

- Schwartz-Bartter-Syndrom (= SIADH, Syndrom der inadäquaten ADH-Sekretion, mit Verdünnungshyponatriämie, H_2O-Intoxikation)

- Lambert-Eaton-Syndrom (Schwäche und schnelle Ermüdbarkeit der proximalen Extremitätenmuskulatur = Pseudomyastheniesyndrom)

3.6.7 **Erläutern Sie die präoperative Diagnostik des Lungenkarzinoms.**

Lufu (FEV_1 muss > 2,5 l sein, sonst sind - je nach Ausmaß der Resektion - ein quantifiziertes Perfusionsszintigramm und weitere Lungenfunktions-untersuchungen erforderlich ⇒ Errechnung der postoperativen FEV_1 > 1 l); Blutgasanalyse

3.6.8 **Erläutern Sie die Therapie eines nichtkleinzelligen Lungenkarzinoms.**

Operativ bei NSCLC bis Stadium IIIa: Resektion mit kurativer Zielsetzung, d.h. Lobektomie oder Bilobektomie, Pneumektomie, Lymphknotendissektion (adjuvant Radiatio)

3.7 **Pleura**

3.7.1 **Durch was wird ein Pleuramesotheliom häufig ausgelöst?**

90% durch Asbest; Rauchen überadditiver Faktor

3.7.2 **Welche klinischen Zeichen einer Pleuritis sicca kennen Sie? (4)**

Bei forcierter Atmung Pleurareibeschmerz, Reizhusten ohne Auswurf, meist kein Fieber, Auskultation: atemabhängiges Reibegeräusch (Lederknarren)

3.7.3 **Grenzen Sie Exsudat und Transsudat gegeneinander ab.**

	Exsudat	Transsudat
Protein	> 30 g/l	< 30 g/l
Spez. Gew.	> 1016	< 1016
LDH	> 200 U/l	< 200 U/l
Glucose	< Serumkonzentration	= Serumkonzentration
Leukos	> 1000/µl	< 1000/µl
Farbe	Bersteinfarben	Serös
Ätiologie	Lokale Entzündung, Tbc, metast. Mamma-Ca, Bronchial-Ca, Mesotheliom, Trauma	Kardiale Stauung,Leberzirrhose, Meigs-Syndrom (bei benignem Ovarial-TU), Nephritis, Myxödem

3.7.4 Erläutern Sie die pathophysiologischen Vorgänge beim Spannungspneumothorax.

Ventilmechanismus ⇒ Luft strömt ein, aber nicht aus ⇒ totaler Lungenflügelkollaps, zunehmender Überdruck ⇒ Mediastinalverlagerung zur gesunden Seite, Zwerchfelltiefstand, Stau der großen thorakalen Venen

3.7.5 Wie behandeln Sie einen Spannungspneumothorax? (1)

Sofortige Punktion mit großkalibriger Kanüle (nach Monaldi: 3. ICR in MCL oder nach Bülau: 5.-7. ICR in der vorderen Axillarlinie)

4. Hämatologie

4.1 Allgemeines

4.1.1 Für welche Erkrankung sind Auer-Stäbchen pathognomonisch?

Für die akute myeloische Leukämie

4.1.2 Wann können im Blutausstrich Fragmentozyten gefunden werden? (6)

- Mikroangiopathie (Veränderung der Kapillarstrombahn)
- Hämolytisch-urämisches Syndrom
- M. Moschcowitz
- HELLP-Syndrom = „hemolysis, elevated liver enzymes, low platelets"
- DIC: disseminierte intravasale Gerinnung
- Künstliche Herzklappen (mechanisch)

4.1.3 Was sind Retikulozyten und wie werden Retikulozyten nachgewiesen? (1)

Retikulozyten sind kernlose, aber noch Ribosomen enthaltende Vorläufer der Erythrozyten.
Bestimmung durch spezielle Färbung des Blutausstrichs:
Supravitalfärbung (= Färbung der lebendigen Zelle) mit Brillantkresylblau

4.2 Rote Blutzellen

4.2.1 Nennen Sie mindestens acht Anämieformen, die durch gesteigerten Erythrozytenabbau (Hämolyse) zustande kommen.

- Sphärozytose, Elliptozytose
- G-6-PDH-Mangel
- Pyruvatkinasemangel
- Sichelzellanämie
- Thalassämie
- Paroxysmale nächtliche Hämoglobinurie
- Autoimmunhämolytische Anämien, Transfusionszwischenfall
- Medikamentös, Alkoholismus
- Hämolytisch-urämisches Syndrom

4.2.2   Nennen Sie 9 wichtige Laborwerte im Rahmen einer Eisenmangelanämie.

- Retikulozyten ↓

- Erythrozyten ↓

- Hämoglobin ↓

- HbE ↓↓

- MCV ↓

- MCH ↓

- Eisen ↓

- Transferrin ↑

- Ferritin ↓

4.2.3   Welches ist die häufigste Ursache einer Eisenmangelanämie?

Verluste durch chronische Blutungen (häufigste Ät): Ulcus ventriculi et duodeni, erosive Gastritis, Harnwegsblutungen, bei Frauen Genitalblutungen

4.2.4   Wie verabreichen Sie Eisen bei einer Eisenmangelanämie, begründen Sie dies!

Oral Fe^{2+} (bessere Resorption als Fe^{3+}).

4.2.5   Unter welches Syndrom wird die sideroblastische Anämie idiopathischer Genese eingeordnet?

Myelodysplasie-Syndrom

4.2.6   Wie können Sie laborchemisch eine Eisenmangelanämie von einer Begleitanämie bei Tumoren oder Entzündungen unterscheiden? (4)

- Begleitanämie bei Tumoren oder Entzündungen: Hb ↓, Serum-Fe ↓, Transferrin ↓, Ferritin ↑

- Andere hypochrome Anämien, Eisenmangelanämie: Ferritin ↓, Transferrin ↑

4.2.7   Wann kann es zu einem Mangel an „intrinsic factor" kommen? (2)

Bei Z.n. Magenresektion Autoimmungastritis bei perniziöser Anämie

4.2.8   Was sind Megaloblasten?

Megaloblasten = große, im normalen KM nicht vorkommende Erthrozyten-Vorläufer, keine malignen Zellen!)

4.2.9   Beschreiben Sie den Schilling-Test!

1. Teil: Orale Gabe von radioaktiv markiertem Vit. B_{12}; nach 2 h i.m. Gabe von nichtradioaktivem Vit. B_{12} in hoher Dosis (Ausschwemmdosis); Urin sammeln und die ausgeschiedene Menge an radioaktivem Vit. B_{12} bestimmen; bei weniger als 2% des zuerst gegebenen Vit. B_{12} im Urin ⇒ mangelhafte Resorption

2. Teil: Durchführung wie Teil 1, nur zusätzlich Gabe von Intrinsic-Factor, bei Mangel an Intrinsic-Factor ⇒ Aufnahme und Urinausscheidung von Vit. B_{12} jetzt normal

4.2.10 Nennen Sie mindestens sechs Ursachen einer Hämolyse!

Korpuskuläre Hämolyse (Störung im Erythrozyten)
Erythrozytenmembrandefekte: Sphärozytose
Enzymdefekte: G-6-PDH-Mangel (Favismus) Pyruvatkinasemangel
Hämoglobin-Störung: Sichelzellanämie, Thalassämie
Stammzellstörung: paroxysmale nächtliche Hämoglobinurie

Extrakorpuskuläre Hämolyse
Durch Ak: durch Iso-Ak (gegen Ag genetisch verschiedener Individuen, z.B. bei Transfusionszwischenfall; oder durch Auto-Ak (z.B. Wärme-Ak = IgG)
Medikamente
Infektionskrankheiten: z.B. Malaria (Parasiten in Erythrozyten)
Chemisch, physikalisch (Verbrennung, künstliche Herzklappe, toxisch, Medikamente)
Mikroangiopathie: z.B. hämolytisch-urämisches Syndrom
Alkoholismus: Zieve-Syndrom (hämolytische Anämie, Hyperlipidämie, Ikterus)

4.2.11 Welche Laboruntersuchung bestätigt die Verdachtsdiagnose Kugelzellanämie?

Die osmotische Resistenz der Erythrozyten ist vermindert.
(normale Erythrozyten platzen erst in einer Na^+Cl^--Lösung < 0,46%, Kugelzellen schon bei einer Na^+Cl-Lösung > 0,46%)

4.2.12 Was ist eine Elliptozytose?

= Seltene, autosomal-dominant erbliche Anomalie der Erythrozyten, die wegen eines Membrandefekts eine ovale bis elliptische Form annehmen

4.2.13 Wann kann es bei einem G-6-PDH-Mangel zu einer hämolytischen Krise kommen?

Ein bis zwei Tage nach Aufnahme bestimmter Nahrungsmittel (z.B. Favabohnen), von Medikamenten (z.B. Sulfonamide, Phenacetin, Acetylsalicylsäure, Malariamittel), bei Infektionen hämolytische Krisen ⇒ Bauchschmerzen, Ikterus, brauner Urin, Müdigkeit, evtl. Schock

4.2.14 Beschreiben Sie die Symptomatik einer Sichelzellanämie! (3)

- Krisenhafte Organinfarkte: akute Bauchschmerzattacken, Knocheninfarkte mit Neigung zu Salmonellenosteomyelitis, Netzhautinfarkte mit Sehstörungen, evtl. Hirninfarkte mit Krämpfen und psychomotorischer Retardierung

- Bei Kleinkindern Hand-Fuß-Syndrom: schmerzhafte Schwellung und Hyperämie von Fingern, Händen und Füßen durch Gefäßverschluss

- Milz zunächst vergrößert, dann narbig geschrumpft

4.2.15 Wodurch entsteht bei einer Beta-Thalassämie eine Hämolyse?

Freie α-Ketten, HbF und HbA_2 präzipitieren leicht ⇒ Hämolyse

4.2.16 Wie bestätigen Sie die Verdachtsdiagnose einer Thalassaemia major?

Hb-Elektrophorese: HbF ↑↑, HbA_2 ↑ (Th. major); HbF ↑, HbA_2 ↑ (Th. minor)

4.2.17 Wie behandeln Sie eine paroxysmale nächtliche Hämoglobinurie? (3)

- Antikoagulantien zur Thromboseprophylaxe mit Cumarinen, z.B. Phenprocoumon, da Heparine Komplement aktivieren können

- Bei Bedarf gewaschene Erythrozyten

- Knochenmarkstransplantation (kurativ, selten nötig)

4.2.18 Beschreiben Sie den direkten Coombs-Test.

Coombs-Serum (Ak gegen Ak-beladene Erythrozyten) agglutiniert IgG-beladene Erythrozyten

4.2.19 Warum sollte bei der Erstdiagnose „idiopathische autoimmunhämolytische Anämie" nach einiger Zeit erneut eine Diagnostik durchgeführt werden? (1)

Bei der sekundären Form kann Hämolyse der Grundkrankheit vorausgehen.

4.2.20 Wie unterscheidet sich die Symptomatik einer autoimmunhämolytischen Anämie durch Kälteantikörper von einem Raynaud-Phänomen?

Autoimmunhämolytische Anämie:
Blaue, schmerzende Akren bei Kälteexposition

Raynaud-Syndrom: schmerzende, zunächst blasse, dann blau-rote, später rote Akren

4.2.21 Wann tritt das hämolytisch-urämische Syndrom auf? (2)

5-10 Tage nach unspezifischer, meist gastrointestinaler Infektion (häufig durch meist EHEC: enterohämorrhagische E. coli)

4.2.22 Wie manifestiert sich die thrombotisch-thrombozytopenische Purpura (TTP)? (5)

- Fieber

- Neurologische Störungen

- Kompensierte Niereninsuffizienz (**CAVE**: akutes Nierenversagen!)

- Hämorrhagische Diathese mit symmetrischen Hautblutungen

- Symptome der hämolytischen Anämie

4.2.23 Beschreiben Sie die Hautfarbe eines niereninsuffizienten Patienten und deren Ursache.

Gelb-braune Haut (sog. Café-au-Lait-Farbe) durch anämische Blässe und Ablagerung von Urochromen

4.3 Knochenmark

4.3.1 Welche 3 Krankheiten zählen zu den myeloproliferativen Erkrankungen?

Erythropoese: Polycythaemia vera

Granulozytopoese: chronische myeloische Leukämie

Thrombopoese: essenzielle Thrombozythämie

4.3.2 **Nennen Sie mindestens drei Differenzialdiagnosen der Polycythaemia vera.**

- Polyglobulie bei O_2-Mangel (Höhenaufenthalt, Herz- und Lungenerkrankungen, Raucher)

- Nierenerkrankungen (z.B. Zystennieren)

- Paraneoplastisch (M. Cushing, Nierenzellkarzinom)

4.3.3 **Warum kommt es in der chronischen Phase der CML nicht zu einer Abwehrschwäche? (1)**

Die Granulozyten sind funktionsfähig ⇒ keine Abwehrschwäche

4.3.4 **Welche Untersuchungen sind für die Diagnose der CML entscheidend?**

- Differenzial-Blutbild

- Alkalische Leukozytenphosphatase ↓↓

- KM: Granulopoese ↑

4.3.5 **Nennen Sie Indikationen für eine Knochenmarkstransplantation! (6)**

- Schwere aplastische Anämie

- Akute Leukämien

- Rezidiv eines Morbus Hodgkin oder hochmalignen NHL

- Plasmozytom

- Chronische myeloische Leukämie

- Thalassaemia major

4.3.6 **Welche Formen der „Graft-versus-Host-Reaktion" kennen Sie? (2)**

- Akute GvHR (innerhalb der ersten 3 Mon)

- Chronische GvHR (Beginn > 3 Monate nach Transplantation)

4.3.7 **Welche Symptome stehen bei der essenziellen Thrombozythämie im Vordergrund? (3)**

- Mikrozirkulationsstörungen (40%)

- Thrombembolische Komplikationen (25%)

- Blutungen (15%)

4.3.8 **Warum sind bei Osteomyelosklerose unreife Vorstufen im Blut zu finden?**

Unreife Vorstufen der weißen und roten Reihe durch Wegfall der KM-Blutschranke bei extramedullärer Blutbildung

4.3.9 **Wie manifestiert sich das Myelodysplasiesyndrom im Blutbild und im Knochenmark?**

Typisch sind periphere Zytopenie bei fehldifferenziertem, oft zellreichem KM

4.3.10 Wie wird das Myelodysplasie-Syndrom von einer akuten myeloischen Leukämie abgegrenzt?

Blasten im KM 20-30%; wenn >30%: AML

4.3.11 Nennen Sie einige Ursachen der aplastischen Anämie!

- **Angeboren**: Fanconi-Anämie

- **Erworben**: autoimmunologischer Stammzellschaden.
  Ursache meist unbekannt. In wenigen Fällen ionisierende Strahlen oder toxisch (Zytostatika, Gold, Chloramphenicol; Benzol), allergisch-medikamentös (z.B. Metamizol), nach Hepatitis-Virus-Infektion

4.4 Weiße Blutzellen

4.4.1 Nennen Sie Ursachen einer Leukozytose! (17)

Bakterielle Infekte, Herzinfarkt, Coma diabeticum, hepaticum und uraemicum, akuter Gichtanfall, Morbus Cushing, Glucocorticoidtherapie, Neoplasien, myeloproliferative Syndrome, Hämolysen, akute Blutung, Schock, Transfusionsreaktion, Gravidität, rheumatisches Fieber, Kollagenosen

4.4.2 Nennen Sie Ursachen einer Eosinopenie (5) bzw. einer Eosinophilie(7).

Eosinophilie:

- Allergien, Asthma bronchiale

- Parasitosen (z.B. Trichinose, auch eosinophiles Lungeninfiltrat bei Lungenpassage der Askaridenlarven)

- Hypocortisolismus (Morbus Addison)

- Scharlach (in der Rekonvaleszenz)

- Bakterielle Infektionen (in der sog. lymphozytär-eosinophilen Heilphase)

- Malignome, v.a. Morbus Hodgkin

- Purpura Schoenlein-Henoch

Eosinopenie:

- Typhus

- Morbus Cushing

- Steroidtherapie

- Masern

- Sepsis

4.4.3 Welches histologische Merkmal ist pathognomonisch für den Morbus Hodgkin?

Sternbergsche Riesenzellen: mehrkernig, deutliche Nucleoli, basophiles Zytoplasma; aus Verschmelzung von Hodgkin-Zellen hervorgegangen.

4.4.4   Was verstehen Sie unter den B-Symptomen des Morbus Hodgkin?

B-Symptome = mit Fieber und / oder Nachtschweiß und / oder
Gewichtsverlust > 10% in 6 Monaten

**4.4.5   Nennen Sie akute und chronische unerwünschte Wirkungen der
Strahlentherapie eines Morbus Hodgkin!**

Akut: Erbrechen, Diarrhö, KM-Depression (Leukozyten ↓)

Chronisch: Strahlenpneumonitis (Reizhusten, Dyspnoe, Gefahr der
Lungenfibrose); Zweitneoplasien nach Jahren, meist AML, v.a. wenn
Radio- + Chemotherapie

4.4.6   Was sind Non-Hodgkin-Lymphome ?

= Heterogene Gruppe maligner Neoplasien des lymphatischen Gewebes;
30% manifestieren sich leukämisch (= mit Einschwemmung maligner Zellen
in das Blut)

4.4.7   Welche Non-Hodgkin-Lymphome der B-Zell-Reihe kennen Sie?

B-Zellen-Lymphome	
Updated Kiel-Klassifikation 1988	Neue WHO-Lymphom-Klassifikation (Feb. 1999)
Precursor-Zellen-Neoplasien	
B-lymphoblastisch	Precursor-B-lymphoblastische Leukämie (B-ALL)/Lymphom (B-LBL)
Neoplasien reifer (peripherer) Zellen	
B-lymphozytisch; B-CLL; B-prolymphozytisch	Chronische lymphatische Leukämie (B-CLL)/ kleinzellig lymphozytisches Lymphom
Lymphoplasmozytoides Immunozytom	B-CLL-Variante mit monoklonaler Gammopathie/ plasmozytoider Differenzierung
B-prolymphozytische Leukämie	B-Zell-prolymphozytische Leukämie
Lymphoplasmozytisches Lymphom; Immunozytom	Lymphoplasmozytisches Lymphom (LPL)
Zentrozytisch	Mantelzell-Lymphom
Zentroblastisch-zentrozytisch (follikulär/diffus)	Follikuläres Lymphom (Varianten: Grad 1, 2)
Zentroblastisch, follikulär	Follikuläres Lymphom, Variante Grad 3 Kutanes Keimzentrumslymphom **Marginalzonen-B-Zell-Lymphom (MZL) vom MALT-Typ**
Monozytotisch (einschließlich Marginalzone)	Marginalzonen-Lymphom des Lymphknotens Marginalzonen-Lymphom der Milz (SLVL)
Haarzellenleukämie	Haarzellenleukämie (HCL)
Plasmozytisch	Plasmozytom/Plasmazellmyelom
Zentroblastisch, B-immunoblastisch, großzellig-anaplastisch	Diffuses großzelliges B-Zell-Lymphom
Burkitt	Burkitt-Lymphom; Atyp. (pleomorphes) Burkitt-Lymphom

4.4.8 **Welche mittlere Überlebenszeit haben niedrig maligne Non-Hodgkin-Lymphome und wie weit sind diese therapeutisch beeinflussbar?**

MÜZ 2-10 Jahre, therapeutische Beeinflussbarkeit gut, jedoch hohe Rezidivrate, i.d.R nicht heilbar

4.4.9 **Nennen Sie zwei Gründe für die erhöhte Infektanfälligkeit eines Plasmozytompatienten!**

- Sekundärer Ak-Mangel ⇒ Infektanfälligkeit

- KM-Insuffizienz mit thrombozytopenischer Purpura, Anämie (Müdigkeit, Blässe), Granulozytopenie ⇒ Infektanfälligkeit

4.4.10 **Definieren Sie das Stadium III des Plasmozytoms!**

Stadium III	Hb < 8,5 g/dl oder Ca^{++} ↑ oder fortgeschrittene Osteolysen oder hohe Paraproteinkonzentration i.S. oder Urin
Stadium III A	Serum-Kreatinin < 2,0
Stadium III B	Serum-Kreatinin ≥ 2,0

4.4.11 **Beschreiben Sie die Möglichkeiten einer palliativen Therapie beim Plasmozytom. (6)**

- Ca^{2+}-Werte normalisieren: reichlich Flüssigkeit, Corticosteroide, Bisphosphonate

- Plasmapherese bei Hyperviskositätssyndrom

- IgG i.v. , Antibiotika bei Antikörpermangel und Infekten

- Bei Knochenherden mit starken Schmerzen oder Frakturgefahr: Bestrahlung

- Schmerztherapie (Stufentherapie)

- Orthopädische Th: Stützkorsett, Krankengymnastik, physikalische Therapie

4.4.12 **Wie kommt es beim Morbus Waldenström zu einer hämorrhagischen Diathese?**

Hämorrhagische Diathese durch IgM: Bindung von Gerinnungsfaktoren, Behinderung der Thrombozytenaggregation

4.4.13 **Mit welchen diagnostischen Methoden werden Leukämiezellen charakterisiert? (3)**

Differenzial-BB: Leukos ↑ (-100 000/mm^3), Lymphozytenanteil ↑, Gumprecht-Kernschatten (= im Ausstrich lädierte Zellkerne)

KM: massenhaft Lymphozyten, immunzytologisch B-Lymphozyten

Evtl. **Lk-Histologie**

4.4.14 **Welches ist ein prognostisch ungünstiges Zeichen bei der CLL?**

Hb <10 g/dl und/oder Thrombozyten <100 000/mm3
(Verdrängung des normalen KM ⇒ Hb ↓ ⇒ Prg ↓)

4.4.15 **Welches ist das häufigste Malignom des Kindesalters?**

Akute lymphatische Leukämie.

4.4.16 Wie ist bei akuten Leukosen das Blutbild typischerweise verändert?

- Leukozytenzahl ↑ oder normal oder ↓ (sog. subleukämische Leukämie)

- Hiatus leucaemicus: unreifzellige Blasten (normalerweise nicht im Blut) neben „übriggebliebenen" reifen Zellen, vollständiges Fehlen der Zwischenstufen

4.4.17 In welcher Weise werden Patienten mit einer Leukämie unterstützend behandelt? (3)

- Infektprophylaxe (Hygiene, selektive Darmdekontamination)

- Bekämpfung interkurrenter Infekte mit bakteriziden Antibiotika

- Bei Bedarf Thrombozyten- bzw. Erykonzentrate

4.4.18 Beschreiben Sie das meningeale Syndrom! (6)

Nackensteifigkeit, Lichtscheu, Übelkeit, Kopfschmerz, Nüchternerbrechen, allgemeine Reizempfindlichkeit

4.5 Gerinnung

4.5.1 Welcher Laborparameter misst überwiegend die extrinsische, welcher die intrinsische Gerinnung?

Extrinsische Gerinnung: Test: Quick (Thromboplastinzeit)

Intrinsische Gerinnung: PTT (partielle Thromboplastinzeit)

4.5.2 Nennen Sie Blutungskrankheiten durch vererbte Koagulopathien

- Hämophilie A + B

- von Willebrand-Jürgens-Syndrom

4.5.3 Erläutern Sie den Begriff „PTT".

= Suchtest für die Faktoren, die bei der durch Oberflächenkontakt aktivierten Gerinnung beteiligt sind

4.5.4 Ein an Hämophilie erkrankter Mann heiratet eine gesunde Frau, die keine Konduktorin ist. Beschreiben Sie den Geno- und Phänotyp der Söhne und Töchter dieser Ehe! (2)

Ein männlicher Bluter hat ein krankes X ⇒ seine Söhne sind gesund, seine Töchter Konduktorinnen.

4.5.5 Definieren Sie den Begriff Hemmkörperhämophilie und beschreiben Sie die therapeutischen Möglichkeiten. (3)

„Hemmkörperhämophilie": Bildung inaktivierender IgG-Ak gegen Faktor VIII

Therapie:

- Dosiserhöhung, spezielle Faktor-VIII-Präparate

- Plasmapherese (Plasmaentfernung): Entfernung der Ak

- Immunsuppression: Prednison, Azathioprin, Cyclophosphamid

4.5.6   Wie sind die Gerinnungsparameter beim von-Willebrand-Jürgens-Syndrom verändert?

- Quick normal

- PTT ↑

- Blutungszeit ↑

- vWF ↓ (oder defekt), Ristocetin-Cofaktor ↓ (= Bestandteil von vWF)

4.5.7   Wie sind die Gerinnungsparameter beim Faktor-XIII-Mangel verändert?

- Quick und PTT normal

- Blutungszeit normal, weil Thrombozytenadhäsion und -agglutination ungestört

- Thrombozyten normal

- Faktor XIII ↓

4.5.8   Was ist das Waterhouse-Friderichsen-Syndrom?

= Meningokokkensepsis mit NNR-Nekrose

4.5.9   In welcher Phase der DIC ist die Gabe von Heparin indiziert, wann kontraindiziert? (3)

- **Aktivierungsphase:** Low-dose-Heparin

- **Früher Verbrauch:**
  Prinzip: nachliefern, was fehlt, z.B. Thrombozytenkonzentrate, AT-III-Konzentrat, "fresh frozen plasma" (FFP); Heparin in dieser Phase umstritten

- **Später Verbrauch:** Heparin kontraindiziert, sonst wie bei frühem Verbrauch

4.5.10   Wie sind die Gerinnungsparameter bei Thrombozytopathien verändert?

- Quick, PTT normal

- Thrombozytenzahl normal

- Blutungszeit ↑/n

4.5.11   Wodurch unterscheidet sich der Spontanverlauf des Morbus Werlhof bei Erwachsenen von dem bei Kindern?

Akute ITP: v.a. im Kindes- und Jugendalter, meistens Spontanremission

Chronische ITP (> 6 Monate): v.a. im Erwachsenenalter, allmählicher Beginn, Spontanremission in ca. 15%

4.5.12   Nennen Sie drei Differenzialdiagnosen der ITP!

- Medikamentös induzierte Thrombopenie (z.B. Heparin)

- Sekundär: Immunthrombozytopenien (z.B. bei SLE, malignen Lymphomen)

- Thrombozytenbildungsstörungen (z.B. aplastische Anämie, Zytostatika-Th, Radiatio, Infiltration des KM durch Malignome, hereditäre Fanconi-Anämie)

4.5.13 Wie äußert sich eine Thrombophilie klinisch?

Thrombosen und Embolien, z.B. Herzinfarkt in jüngeren Jahren

4.6 Milz

4.6.1 Nennen Sie die Befund-Trias, die den Hypersplenismus kennzeichnet! (3)

- Panzytopenie (auch isolierte Granulozytopenie und / oder Thrombopenie)

- Hyperplastisches KM

- Splenomegalie

4.7 Gefäße

4.7.1 Welche Organsysteme können bei einer Purpura Schoenlein-Henoch betroffen sein? (4)

- Haut

- Gelenke

- GI-Trakt

- Nieren

5.   Gastroenterologie

5.1   Ösophagus

5.1.1   Was ist eine Achalasie und wie kommt es dazu?

Definition: Seltene Motilitätsstörung des Ösophagus mit Verlust der koordinierten Erschlaffung des Ösophagussphinkters

Ätiologie: Vermutlich Degeneration des Plexus myentericus (Auerbach)

Pathophysiologie: Mangelnde Erschlaffung und meist erhöhter Ruhedruck im distalen Ösophagussphinkter; propulsive Peristaltik mit Hypo-/ Akontraktilität im tubulären Ösophagus (hypomotile und amotile Form), selten Hyperkontraktilität (hypermotile Form)

5.1.2   Welches ist die Methode der Wahl bei der Therapie der Achalasie?

Endoskopische Ballondilatation der Kardia; Erfolg 70%; langfristige Remission < 40%; oft Wdh nötig; Ko: Perforation 1%)

5.1.3   Wie wird eine Ösophagusatresie behandelt? (2) Worin besteht die Gefahr?

Fistelverschluss und End-zu-End-Anastomosierung in den ersten Lebensstunden (Aspirationsgefahr!)

5.1.4   Grenzen Sie echtes und falsches Divertikel voneinander ab.

Echtes Divertikel: Ausbuchtung der gesamten Wand

Falsches Divertikel: (Pseudodivertikel): Ausstülpung der Lamina mucosa und Submukosa durch anatomische Muskellücken

5.1.5   Wie kann es zu einem gastroösophagealen Reflux kommen? (5)

Durch Insuffizienz des unteren Ösophagussphinkters (inadäquate Erschlaffung oder reduzierter Ruhedruck) oft mit Hiatushernie, postoperativ, bei Sklerodermie, Gravidität, Adipositas

5.1.6   Welche allgemeinen Maßnahmen zur Therapie einer Ösophagitis kennen Sie? (7)

Kleine häufige Mahlzeiten; Verzicht auf Alkohol, Nikotin + Kaffee; Schlafen mit erhöhtem Oberkörper; Gewichtsnormalisierung; Auslöser meiden

5.1.7   Erläutern Sie das Roemheld-Syndrom bei paraösophagealer Hernie.

= Gastrokardial-reflektorisch ausgelöste funktionelle Herzbeschwerden

5.1.8   An welchen Stellen des Ösophagus kommt das Ösophaguskarzinom hauptsächlich vor? (4)

- Vor allem an physiologischen Engen: Speiseröhreneingang, Trachealbifurkation, Hiatus
- 50% im mittleren Drittel

5.1.9 **Welche palliativen Therapieverfahren bei der Betreuung eines Patienten mit Ösophaguskarzinom kennen Sie? (4)**

Laserkoagulation, Stent (Endoprothese), PEG (perkutane endoskopische Gastrostomie) oder Witzel-Fistel (operativ angelegte äußere Magenfistel, bei undurchgängigem Ösophagus)

5.2 Magen

5.2.1 **Erläutern Sie die anatomische Unterteilung des Magens. (5)**

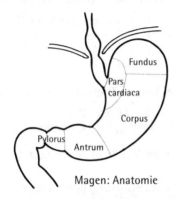

Magen: Anatomie

5.2.2 **Wie kommt es zur Ausbildung einer sog. Typ-B-Gastritis und wo ist diese vornehmlich lokalisiert?**

Antrumgastritis durch Helicobacter-pylori-Infektion (HP-Gastritis), aszendierende Ausbreitung, keine Gastrinerhöhung, da auch Befall der gastrinproduzierenden Antrumzellen, v.a. im Alter zunehmend

5.2.3 **Wie entsteht ein peptisches Ulkus? (1)**

Durch Störung des Gleichgewichts von Schleimhautprotektion und -aggression.

5.2.4 **Warum sollen beim Magenulkus während einer Endoskopie multiple Biopsien entnommen werden?**

Multiple Biopsien sind obligat, da „jedes Magenulkus der endoskopisch-bioptischen Kontrolle zum Karzinomausschluss bedarf".

5.2.5 **Nennen Sie medikamentöse Therapiemöglichkeiten des peptischen Ulkus und wie sind deren jeweilige Wirkungen zu erklären? (10)**

Mit HP-Nachweis: HP-Eradikation Triple-Therapie mit PPI 2xd in Standarddosierung und zwei Antibiotika (Clarithromycin, Metronidazol, Amoxicillin), z.B. Omeprazol (2 x 20mg/d p.o.), Clarithromycin (2 x 500mg/d p.o.), Metronidazol (2 x 1000mg/d p.o.) für 7 Tage

Ohne HP-Nachweis:
1. Wahl: Protonenpumpenhemmer (z.B. Omeprazol) für 4 Wochen
$\Rightarrow$ Hemmung der H^+-K^+-ATPase
2. Wahl: H_2-Blocker (z.B. Ranitidin) $\Rightarrow$ histaminvermittelte
Magensäuresekretion $\downarrow$, evtl. Schleimhautprotektiva (Sucralfat)

5.2.6   Wie können benigne Magentumoren klinisch in Erscheinung treten?

- Meist asymptomatisch

- Anämie bei Sickerblutung

- Bei zunehmender Größe Stenosebeschwerden

5.2.7   Nennen Sie Risikofaktoren für das Auftreten eines Magenkarzinoms. (7)

HP-Gastritris (bei >90% der Pat. mit Magen-Ca konnte Helicobacter pylori nachgewiesen werden), genetische Faktoren (z.B. Blutgruppe A, E-Cadherin-Mutationen), Nitrosamine in geräucherten, gesalzenen Speisen, chronisch-atrophische Gastritis-Typ A, Z.n. Magenresektion, M. Ménétrier, adenomatöse Polypen

5.2.8   Wie und wohin metastasiert das Magenkarzinom?

Hämatogen: in Leber (über Pfortader) $\Rightarrow$ Lunge $\Rightarrow$ Knochen

Lymphogen (früh): perigastrisch am Truncus coeliacus, paraaortal (Ductus thoracicus $\Rightarrow$ Virchow-Drüse = links supraklavikulär tastbarer Lk)

Per continuitatem: Kolon, Pankreas; Duodenum

Per contiguitatem, Bauchfellkarzinose mit Aszites, Abtropfmetastasen (am Ovar = Krukenberg-TU)

5.2.9   Nennen Sie kurative Therapie-verfahren des Magenkarzinoms und wann sind diese indiziert?

Komplette TU-Entfernung (R0) mit ausreichendem Sicherheitsabstand (totale Gastrektomie, subtotale Gastrektomie, Kardiaresektion je nach Lokalisation) und Lk-Dissektion

5.2.10   Wann und warum tritt das sog. Frühdumping bzw. Spätdumping auf?

Frühdumping (15 min): durch relative Hyperosmolarität der Nahrung Flüssigkeitseinstrom in Darmlumen $\Rightarrow$ Relative Hypovolämie $\Rightarrow$ Überdehnung der Darmwand $\Rightarrow$ Vasomotorische und vegetative Störungen

Spätdumping (1-4 h): durch rasche Kohlenhydratresorption
$\Rightarrow$ Insulinausschüttung $\uparrow\uparrow$ $\Rightarrow$ reaktive Hypoglykämie

5.3 Dünndarm

5.3.1 Wie behandeln Sie eine akute Enterokolitis? (6)

- Orale (evtl. parenterale) Elektrolyt-Glucose-Substitution

- Evtl. Spasmolytika bei Abdominalkrämpfen (z.B. Butylscopolamin),

- Evtl. Antidiarrhoika (z.B. Loperamid)

- Evtl. Antibiotika

5.3.2 Beschreiben Sie das histologische Bild des Morbus Crohn. (5)

Transmurale Entzündung (alle Wandschichten) mit Verdickung der segmental betroffenen Wandabschnitte, Epitheloidzellgranulomen, Aphthen, Ulzera, Fissuren, „Pflastersteinrelief"

5.3.3 Beschreiben Sie die medikamentöse Therapie des Morbus Crohn.

Bei leichtem Schub: 5-Aminosalicylsäurepräparate (z.B. Mesalazin, Salazosulfapyridin 3-4g/d)

Bei stärkerem Schub/Aktivität: orale Glucocorticoide: Budenosid (bei vorwiegend ileozoekalem Befall, z.B. 9mg/d), Prednisolon (z.B. 60mg/d ggf. auch i.v.), langsame Dosisreduktion nach Beschwerden

Bei fehlendem Ansprechen Kombination mit Immunsuppresuppressiva, Infliximab (anti-TNFα-Antikörper - **CAVE**: z.T. schwere NW), Antibiotika (bei Fieber, z.B. Metronidazol, Ciprofloxacin)

Bei schwerem oder steroidabhängigen Verlauf Rezidivprophylaxe bzw. Steroideinsparung mit Immunsuppressiva (Azathioprin (2-2,5 mg/kg KG), 6-Mercaptopurin, Methotrexat); zusätzlich zur Remissionserhaltung bei allen Pat. Nikotinkarenz

Symptomatisch: z.B. Antidiarrhoika (z.B. Loperamid)

5.3.4 Welche Ursachen einer Maldigestion kennen Sie? (4)

- Primärer oder sekundärer Laktasemangel

- Z.n. Magenresektion

- Exokrine Pankreasinsuffizienz

- Gallensäuremangel

5.3.5 Nennen Sie Vitaminmangelsymptome, die beim Malassimilationssyndrom auftreten können. (4)

- Vit. A ⇒ Nachtblindheit, trockene Haut

- Vit. D ⇒ Rachitis (Kinder), Osteomalazie (Erwachsene)

- Vit. K ⇒ Gerinnungsfaktorenmangel (II, VII, IX, X) ↓ ⇒ Blutungsneigung

- Vit. B12, Folsäure ⇒ Anämie

5.3.6   Wie weisen Sie eine jejunale Malabsorption nach? (1)

Xylose-Belastungstest (bei Malabsorption im Jejunum wird oral verabreichte D-Xylose vermindert im 5-h-Sammelurin nachgewiesen).

5.3.7   Wie weisen Sie eine Zöliakie nach? (3)

Dünndarm-Histologie: Zottenatrophie, Kryptenhyperplasie, Lymphozyteninfiltration

5.3.8   Welche Erkrankungen können einer exsudativen Enteropathie zugrunde liegen? (9)

Lymphstauung: mechanische Stauungen, Lymphangiektasie, malignes Lymphom, konstriktive Perikarditis (⇒ Druck in Lymphgefäßen ↑)

Schleimhauterkrankung: M. Crohn, Colitis ulcerosa, Adenomatosis coli, Strahlenenteritis, M. Ménétrier (Riesenfaltenmagen)

5.3.9   Beschreiben Sie den auskultatorischen Befund eines paralytischen bzw. eines mechanischen Ileus.

Paralytischer Ileus„: Totenstille"

Mechanischer Ileus: Klingende Geräusche

5.3.10   Beschreiben Sie das Karzinoidsyndrom und wie entsteht dieses?

Karzinoidsyndrom mit Hyperserotonismus (nur bei extraintestinalem Befall bzw. Metastasierung, sonst Abbau des Serotonins in der Leber):

Diarrhö (Hypermotilität), kolikartiger Bauchschmerz, Heißhungeranfälle, Asthmaanfälle

Flush (Hautrötung, Hitzegefühl durch Gefäßerweiterung), RR-Abfall, Tachykardie

Kardiale Symptome: RR-Abfall, Tachykardie; ggf. Endokardfibrose des rechten Herzens u.U. mit Pulmonalstensoe, Trikuspidalinsuffizienz

Gewichtsverlust

5.4   Dickdarm

5.4.1   Beschreiben Sie die Symptomatik des sog. Reizdarmsyndroms. (5)

- Obstipation, alternierend mit Diarrhö

- Änderung der Stuhlform/-konsistenz

- Abdominalschmerzen unterschiedlicher Stärke und Lokalisation

- Meteorismus

- Gefühl inkompletter Darmentleerung

5.4.2   Wie wird eine Divertikulose meistens festgestellt? (1)

Zufallsbefund bei Koloskopie, KM-Darstellung des Magen-Darmtrakts

5.4.3 Beschreiben Sie operative Therapieverfahren (2) und deren Indikationen bei einer Divertikulitis.

Einzeitige Op im freien Intervall: Resektion,
Indikation: rezidivierende Divertikulitis; beste Prognose

Zweizeitige Op bei drohender Peritonitis: Resektion mit temporärem Anus praeter und Blindverschluss der Rektums (= Hartmann-OP),
spätere Rekonstruktion der Darmkontinuität

5.4.4 Kennzeichnen Sie die Besonderheiten einer Alters-, Schwangeren- und einer Kleinkindappendizitis.

Altersappendizitis häufig larviert

Schwangerenappendizitis durch abnorme Lage der Appendix

Kleinkindappendizitis: foudroyante Verläufe

5.4.5 Welche diagnostischen Zeichen bei der körperlichen Untersuchung einer akuten Appendizitis kennen Sie? (5)

Peritonismus-Zeichen:

- Druck- und Klopfschmerz (McBurney-Punkt und Lanz-Punkt),

- Blumberg-Zeichen (kontralateraler Loslassschmerz)

- Douglas-Schmerz

- Rovsing-Zeichen (Ausstreichen des Kolons zum Zökum hin ⇒ Schmerz),

- Psoas-Schmerz (peritoneale Reizung bei retrozökalen Prozessen)

5.4.6 Welches ist das Leitsymptom einer Colitis ulcerosa?

Bis zu 30 blutig-schleimige Durchfälle pro Tag

5.4.7 Beschreiben Sie radiologische Zeichen einer Colitis ulcerosa bei Kolonkontrasteinlauf. (5)

- Lumenreduzierung

- Wandstarre

- Pseudopolypen

- Haustrenschwund, sog „Fahrradschlauch"

- Vulnerabilität der Schleimhaut ↑

5.4.8 Wie häufig kommen jeweils Fisteln, Stenosen, Abszesse und das toxische Megakolon bei Morbus Crohn und bei Colitis ulcerosa vor?

Morbus Crohn:
- Häufig Fisteln,
- Häufig Stenosen,
- Häufig Abszesse
- Selten toxisches Megakolon

Colitis ulcerosa:
- Selten Fisteln,
- Selten Stenosen,
- Gelegentlich Abszesse,
- Gelegentlich toxisches Megakolon:

5.4.9   Welche Ursachen einer ischämischen Kolitis kennen Sie? (6)

- Arteriosklerose der Mesenterialarterien

- Herzinsuffizienz, Schock

- Aortenaneurysma

- Embolie

- Vaskulitis

- Mesenterialvenenthrombose

5.4.10   Erläutern Sie den Begriff Adenom-Karzinom-Sequenz

Adenome können entarten und gelten als Vorstufen des Kolonkarzinoms. Den einzelnen Stadien können genetische Veränderungen zugeordnet werden: Aktivierung von Onkogenen, Störungen der Apoptose (natürlicher Zelltod) und Proliferation sowie Inaktivierung von Tumorsuppressorgenen.

5.4.11   Beschreiben Sie das Peutz–Jeghers-Syndrom.

Polyposis v.a. des Dünndarms (Hamartome), Hyperpigmentierung an Lippen und Mundschleimhaut; erhöhtes Risiko für gastrointestinale Tumoren

5.4.12   Welche Risikofaktoren für die Entstehung eines kolorektalen Karzinoms kennen Sie und wo ist dieses besonders häufig lokalisiert? (5)

- Ernährung (fleisch-, fettreiche Kost, Alkohol)

- Adenomatöse Polypen

- Colitis ulcerosa

- Z.n. Ureterosigmoidostomie

- Positive Familienanamnese (1. gradige Verwandte mit kolorektalem Karzinom; FAP; ca. 5% hereditäres, nicht polypöses Kolonkarzinom = sog. „HNPCC" mit frühem Auftreten und weiteren, möglichen Neoplasien ausserhalb des Dickdarms)

5.4.13 **Beschreiben Sie radiologische Zeichen eines kolorektalen Karzinoms bei Kolonkontrasteinlauf. (5)**

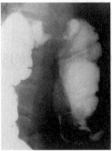

Karzinom im Colon transversum
[IMPP-Prüfungsabbildung]

Wandstarre, Konturveränderungen, asymmetrische, konstante Stenose, polypöse Läsionen, zentrale Ulzerationen

5.4.14 **Beschreiben Sie die Nachsorge eines kolorektalen Karzinoms.**

In Abhängigkeit vom primären Stadium:
Klinik, Sono-Abdomen, Tumormarker, Rö-Thorax, Koloskopie

5.5 Leber

5.5.1 **Wie werden Hepatitis A, B und C hauptsächlich übertragen?**

HAV: Fäkal-oral

HBV: Parenteral, sexuell, perinatal

HCV: Parenteral, sexuell, perinatal

5.5.2 **Nennen Sie Zeichen einer ikterisch verlaufenden Virushepatitis. (4)**

Dunkler Urin, heller Stuhl, Ikterus (Skleren und Haut), Pruritus

5.5.3 **Wie häufig kommt es bei einer Virushepatitis B zu einer Ausheilung, einer Viruspersistenz und zum Tod des Patienten?**

Ausheilung (90%; Anti-HBs-positiv)

Tod (< 1%)

Viruspersistenz (10%) mit Trägerstatus (Hbs positiv) oder chronische Hepatitis: (HBe, HBV-DNA positiv)

5.5.4 **Welche Ursachen einer Fettleber kennen Sie? (6)**

Alkoholabusus, Überernährung, Unterernährung, Diabetes mellitus, Hyperlipoproteinämie, toxisch (z.B. Steroide, Tetracycline, Tetrachlorkohlenstoff)

5.5.5   Bei welchem täglichen Alkoholkonsum besteht beim Mann bzw. bei der Frau die Gefahr der Entwicklung einer Leberzirrhose?

Zirrhoserisiko 14- (w) bis 20- (m) fach erhöht bei >60g/d im Vergleich zu <60g/d (0,5 l Wein, 1,2 l Bier).

"Risikoarme maximale" Trinkmenge:
Bei Männern 40g/d, bei Frauen 20g/d; CAVE: individ. Schwellenunterschiede

5.5.6   Nennen Sie sonografische Zeichen einer Leberzirrhose. (6)

Sonografie (Methode der Wahl): inhomogenes Echomuster, knotige Oberfläche, abgerundete Leberkontur, Pfortaderfluss, Aszites, Splenomegalie

5.5.7   Unterscheiden Sie prähepatische, intrahepatische und posthepatische Ursachen einer portalen Hypertension.

Prähepatisch: Pfortaderthrombose, Milzvenenthrombose

Intrahepatisch (80%)
- Präsinoidal: Lebermetastasen, myeloproliferatives Syndrom
- Sinoidal: Leberzirrhose
- Postsinoidal: Vee occlusive disease (VOD) z.B. nach allogener Knochenmarktransplantation, Immunsuppressiva

Posthepatisch: Budd-Chiari-Syndrom (Verschluss der Vv. hepaticae), Rechtsherzinsuffizienz, Panzerherz (Cirrhose cardiaque)

5.5.8   Wie behandeln Sie die Blutung einer portalen Hypertension?

Varizenblutung: Volumensubstitution, ggf. Gerinnungsfaktoren; endoskopische Blutstillung durch Varizensklerosierung bzw. -ligatur, oder Histoacrylinjektion;
medikamentös: Terlipressin, Somatostatin, Octreotid;
bei Versagen der endoskopischen/medikamentösen Th: Ballontamponade (max. 24 h), TIPS (transjugulärer-intrahepat.-porto-systemischer Shunt);
selten: Shunt-OP (z.B. portokaval, splenorenal); zur Verhinderung von Komplikationen (Enzephalopathie, Infektionen): Antibiose, Lactulose oral/ rektal, Eiweißrestriktion

5.5.9   Kennzeichnen Sie das Stadium IV der hepatischen Enzephalopathie. (5)

Koma, d.h. Patient nicht mehr weckbar, keine Reaktion auf Schmerzreize, Reflexe erloschen, tiefe Atmung, Fötor

5.5.10   Was ist ein Exsudat, was ist ein Transsudat?

Exsudat:
Eiweiß > 3,0g/dl, Serum/Aszites-Albumin-Quotient <1,1g/dl, LDH ↑)

Transsudat: Eiweiß < 3,0 g/dl, Serum-Aszites-Albumin-Quotient >1,1 g/dl

5.5.11   Nennen Sie Ätiologie, Klinik und Erkrankungsgipfel des Reye-Syndroms.

Ätiologie: Acetylsalicylsäure

Klinik/Erkrankungsgipfel: Akute Steatohepatitis + Enzephalopathie (v.a. bei Kindern)

5.5.12 Wie therapieren Sie einen Leberabszess? (2)

- Antibiotika: Cephalosporine (z.B. Cefotaxim), Fluorochinolone (z.B. Ciprofloxacin, nach Erreger), ggf. + Metronidazol

- Bei Amöbiasis: Metronidazol, evtl. Chloroquin, Anschluss-Therapie mit z.B. Diloxanid, ggf. Abszessdrainage perkutan transhepatisch oder operativ

5.5.13 Mit welcher Medikamentengruppe können benigne Lebertumoren ursächlich in Beziehung stehen? (1)

Kontrazeptiva

5.5.14 Wie diagnostizieren Sie ein Leberzellkarzinom? (7)

Sonografie, ggf. CT , α_1-Fetoprotein (90% d.F.), Hepatitis-Serologie, Rö-Thorax, Histologie des Resektats, nur bei unklaren TU evtl. Biopsie (Gefahr der TU-Ausaat)

5.6 Galle

5.6.1 Welche Risikofaktoren für die Entstehung von Cholesterinsteinen kennen Sie? Erläutern Sie die sog. „5-f"-Regel. (9)

Geschlecht (Gravidität, Östrogene, Kontrazeptiva), Alter, längere parenterale Ernährung, Übergewicht.
Merke: 5x „f": fat, female, fourty, fertile (fruchtbar), fair

5.6.2 Welche Komplikationen der Cholelithiasis kennen Sie? (12)

- Hydrops der Gallenblase

- Akute Cholezystitis

- Empyem

- Perforation (selten auch in Darmtrakt mit Gallensteinileus)

- Chronische Cholezystitis

- Schrumpfgallenblase, Porzellangallenblase (Ca-Risiko ↑)

- Verschlussikterus

- Cholangitis

- Pankreatitis (bei Papillenstein)

- Cholangiosepsis

- Gallenblasen-Ca (bei Steinträgern 10x häufiger)

- Mirizzi-Syndrom

5.6.3 Welches ist die therapeutische Methode der Wahl bei symptomatischer Cholelithiasis?

Laparoskopische Cholezystektomie

5.6.4 Welche Faktoren können zu einem sog. Postcholezystektomie-Syndrom führen? (4)

Residualsteine in den Gallenwegen, postoperative Gallengangsstriktur, Papillenstenose, Schmerzen primär durch andere Abdominalerkrankungen bedingt

5.6.5 Welche gemeinsamen klinischen Zeichen der primären und der sekundären biliären Zirrhose kennen Sie? (5)

Pruritus, Ikterus, Symptome der Leberzirrhose und portalen Hypertension, evtl. Malabsorption (Gallensäurenexkretion↓)

5.6.6 Welche Symptome schildert ein Patient mit Gallenblasenkarzinom? (4)

- Häufig lange symptomlos

- Gewichtsverlust

- Unspezifische Oberbauchschmerzen

- Bei Infiltration des D. hepaticus bzw. D. choledochus Ikterus

5.6.7 Was verstehen Sie unter dem Courvoisier-Zeichen?

= Schmerzlos vergrößerte Gallenblase bei Ikterus

5.7 Pankreas

5.7.1 Nennen Sie häufige Ursachen einer akuten Pankreatitis. (2)

- Gallenwegserkrankungen (z.B. Gallensteine mit Papillenverschluss)

- Alkoholabusus: (DD: akuter Schub einer chronischen Pankreatitis)

5.7.2 Nennen Sie jeweils zwei auffällige Befunde der akuten Pankreatitis bei Sonografie und CT.

Sonografie: Organvergrößerung, echoarme Auflockerung, umschriebene Veränderungen, z.B. liquide Nekrosen, peripankreatische Flüssigkeit und Fettgewebsnekrosen, im weiteren Verlauf evtl. Pseudozysten, Pleuraergüsse, Aszites; Cholestase, Cholezystolithiasis, präpapilläres Konkrement (evtl. auch Endosono)

CT mit KM: Organvergrößerung, Perfusionsausfälle, hypodense Nekrosen, peripankreatische Fettgewebsnekrosen, Nekrosestraßen, später evtl. Pseudozysten

5.7.3 Wann ist bei einer akuten Pankreatitis eine operative Therapie indiziert und welche?

Op: Nekrosektomie und Bursalavage

Indikation: (nicht drainierbare) infizierte Nekrosen und Abszesse, progressive Verschlechterung des klinischen Verlaufs

5.7.4 Welche Ursachen einer obstruktiven chron. Pankreatitis kennen Sie? (2)

Narbige oder TU-bedingte Stenosen der Papille oder des D. pancreaticus, Duodenalwandveränderungen

5.7.5 Zu welchen Sekundärkomplikationen kann die Bildung von Pseudozysten bei einer chronischen Pankreatitis führen? (7)

Zum Beispiel Einblutung, Abszess, Ruptur, Kompression von Nachbarorganen, Pleuraergüsse, Perikardergüsse, Retentionszysten

5.7.6 Erläutern Sie den Nachweis einer exokrinen Pankreasinsuffizienz.

Sondenlose Tests (humane Pankreas-Elastase im Stuhl, Pancreolauryl®-Test; weniger sensitiv und spezifisch: Chymotrypsin im Stuhl);
Goldstandard, aber aufwendig: intraduodenale Pankreasfunktionsprüfung mit Secretin und Ceruletid (Cholezystokininanalogon)

5.7.7 Wie erklären Sie ein mögliches Therapieversagen einer Enzymsubstitution bei chronischer Pankreatitis und wie wirken Sie dem entgegen?

Therapie-Versagen trotz Compliance durch mangelhafte Pufferung des sauren Speisebreis, wenn bereits auch die HCO_3^--Sekretion erniedrigt ist ⇒ Gabe von H_2-Blockern oder Protonenpumpenhemmern ⇒ pH ↑

5.7.8 Wann ist eine operative Therapie der chron. Pankreatitis indiziert? (4)

Bei konservativ nicht zu beherrschenden Schmerzen, V.a. gleichzeitiges Vorliegen eines Karzinoms, nicht interventionell behandelbare, symptomatische Pseudozysten und Gangobstruktionen

5.7.9 Welche Risikofaktoren für die Entstehung eines Pankreaskarzinoms kennen Sie (3) und wo ist es am häufigsten lokalisiert?

Risikofaktoren: Rauchen, chronische Pankreatitis, intraduktale papillär-muzinöse Tumore

Lokalisation: Pankreaskopf, Papille (70%); Pankreaskörper (25%); Pankreasschwanz (5%)

5.7.10 Welche invasive diagnostische Maßnahme weist eine hohe Sensitivität und Spezifität auf?

ERCP

5.7.11 Wie lang ist die mittlere Überlebenszeit eines Patienten mit Pankreaskarzinom?

MÜZ ca. 6-12 Monate, 5 JÜR: < 2%, periampulläre Karzinome haben eine bessere Prognose!

5.7.12 Bei welchen anderen Erkrankungen (außer Gastrinom) kann es zu einer Erhöhung des Gastrins kommen?

Chronisch atrophische Gastritis, medikamentöse Säureblockade, postoperativ am Duodenum belassener Antrumrest ⇒ kein Feedback durch Säure

5.8   Akutes Abdomen

5.8.1   Definieren Sie den Begriff des akuten Abdomens und beschreiben Sie das typische klinische Beschwerdebild.

Plötzlich auftretende, zunehmend bedrohliche Erkrankung des Bauchraums, die eine sofortige Diagnostik und therapeutische Entscheidung erfordert.

5.8.2   Führen Sie denkbare Differenzialdiagnosen des aktuen Abdomens an, die mit typischer Symptomatik im Bereich des rechten Oberbauchs einhergehen. (9)

Ulkusperforation, Cholezysto-/Cholangiopathien mit oder ohne Perforation, akute Pankreatitis, Leberruptur, subphrenischer Abszess, Kolontumor der rechten Flexur, Nephrolithiasis, Pyelonephritis

5.8.3   Führen Sie denkbare Differenzialdiagnosen des aktuen Abdomens an, die mit typischer Symptomatik im Bereich des rechten Unterbauchs einhergehen. (10)

Appendizitis, Adnexitis, Ureterstein, inkarzerierte Hernie, Morbus Crohn, Meckel-Divertikel, Invagination, Magenperforation, Stiehldrehung einer Ovarialzyste, Tubargravidität nach Ruptur

5.8.4   Erläutern Sie die Begriffe Hämatemesis, Meläna, Hämatochezie.

Hämatemesis = Bluterbrechen: kaffeesatzähnliches oder blutiges Erbrechen

Meläna = Teerstuhl: rötlich-schwarz verfärbter Stuhl nach achtstündiger Verweildauer des Blutes im Darm) bei oberer GI-Blutung

Hämatochezie = durchfallartige, rote Darmblutungen bei unterer oder massiver oberer GI-Blutung

5.8.5   Was versteht man unter dem Mallory-Weiss-Syndrom und dem Boerhaave Syndrom?

Mallory-Weiss-Syndrom: Längliche Mukosarisse im gastroösophagealen Übergang mit Blutung, v.a. bei plötzlicher Druckerhöhung, z.B. bei Erbrechen, Pressen, Husten)

Boerhaave-Syndrom: Ruptur der Speiseröhre v.a. im Zusammenhang mit sehr heftigem Erbrechen ⇒ Schocksymptomatik

6. Endokrinologie

6.1 Hypophyse, Hypothalamus

6.1.1 Welche Hormone werden im Hypophysenvorderlappen produziert? (6)

Gonadotropine: FSH = follikelstimulierendes Hormon und LH (= luteinisierendes Hormon, ICSH)

Prolactin

TSH = thyreoideastimulierendes Hormon

ACTH = adrenocorticotropes Hormon

STH = Wachstumshormon, human growth hormone, hGH, somatotropes Hormon

MSH = melanozytenstimulierendes Hormon

6.1.2 Beschreiben Sie die klinische Trias des Diabetes insipidus!

Polyurie (24-h-Urin > 3 l) (bei Kleinkindern Diarrhö!)

Polydipsie (= Durst und gesteigerte Flüssigkeitsaufnahme)

Asthenurie (= fehlende Harnkonzentrierungsfähigkeit)

6.1.3 Erläutern Sie den ADH-Test!

Durstversuch: (12 - evtl. 18h, fraktioniertes Sammeln von Urin und Wiegen des Patienten alle 2 Std., ADH i.S. bei Beginn und Ende, Gewichtskontrolle)
$\Rightarrow$ Urinosmolarität (UO, ca. 200 mosmol/l, nicht steigend)
< Plasmaosmolarität (PO).
CAVE: Test abbrechen, wenn Körpergewicht um mehr als 4% fällt,
bei UO > 800 mosmol/l (schließt Diabetes insipidus aus),
bei Urinausscheidung < 30 ml/h, bei RR-Abfall, bei intolerablem Durst, Fieber, Bewusstseinseintrübung
- ADH ↓ (bei zentralem Diabetes insipidus)
- ADH ↑ (bei renalem Diabetes insipidus; ADH-Bestimmung nur sinnvoll bei Durstversuch oder Gabe hypertoner Na^+Cl^--Lösung i.v.)

6.1.4 Welche Folgen hat eine erhöhte ADH-Sekretion? (4)

- Hyponatriämie, korrespondierende Plasmahypoosmolarität (< 280 mosm/kg)

- Na^+ im Urin meist > 20mmol/d, da atrialer natriuretischer Faktor↑, meist Urinosmolalität > Plasmaosmolalität

- Euvolämie (max. Retention von 3-4 l, die im venösen System gut ohne Ödeme gehalten werden) $\Rightarrow$ keine Ödeme

6.1.5 Was verstehen Sie unter einem Sheehan-Syndrom?

= Postpartale ischämische Nekrose der Hypophyse durch starke Blutverluste der Mutter sub partu (v.a. bei Patient mit Gerinnungsströrungen)

6.1.6 Beschreiben Sie das klinische Bild des sekundären Hypogonadismus! (5)

Sekundäre Amenorrhoe, Libido- und Potenzstörungen, Abnahme der
Sekundärbehaarung, Agalaktie, wächserne, bleiche Haut

6.1.7 Was muss bei der Glucocorticoidsubstitution beachtet werden? (1)

Anpassung der Glucocorticoidsubstitution an Stress-Situationen
(Trauma, Op, Infektion), Erhöhung der üblichen Dosis um das 3 -10fache!

6.1.8 Nennen Sie endokrin aktive Hypophysentumoren! (3)

Prolactinom (60%), hGH-produzierendes Adenom (Akromegalie, 20%),
ACTH-produzierendes Adenom (M. Cushing, 10%), TSH-produzierender TU

6.1.9 Was wird durch das HVL-Hormon Prolactin stimuliert? (1)

Prolactin stimuliert die Milchproduktion (Galaktopoese).

6.1.10 Beschreiben Sie die Therapie eines Prolactinoms!

Medikamentös: Bromocriptin, Lisurid, Cabergolin, Quinagolid
(Dopaminagonisten);
Wi: wie PIF = prolactininhibierender Faktor = Dopamin

Operativ: transsphenoidale Resektion, möglichst zuvor medikamentöse
tumorverkleinernde Therapie, dann Dopamin-agonistische Terapie,
z.B. Bromocriptin

6.1.11 Was ist eine Akromegalie?

= Vermehrte Sekretion von hGH, die zu gesteigertem Wachstum von u.a.
Knochen und Bindegewebe führt
(Akromegalie wörtlich: Vergrößerung der Akren).

6.1.12 Beschreiben Sie Symptome der Akromegalie (8)

- Vergröberung der Gesichtszüge (Wachstum des Gesichtskeletts, des
  Bindegwebes und der Haut: Cutis gyrata)

- Vergrößerung der Zunge und des Kehlkopfs ⇒ kloßige, tiefe Stimme, obere
  Atemwegsobstruktion (Schlafapnoe-Syndrom)

- Vergrößerung der Hände ("Pratzenhände"), der Füße, des Kopfumfangs
  (⇒ Handschuhe, Schuhe, Hüte zu klein!), Karpaltunnelsyndrom
  (= Kompression des N. medianus im Karpaltunnel ⇒ Atrophie der
  Daumenballenmuskulatur, Parästhesien der Finger I-III, IV zur Hälfte)

- Viszeromegalie: Kardiomegalie (Mortalität↑), euthyreote Struma diffusa

- Arthropathie: unphysiologisches Wachstum der gelenkbildenden
  Strukturen (Invalidität↑)

- Insulinantagonismus (pathologische Glucosetoleranz bis Diabetes mellitus
  Mortalität↑)

- Arterielle Hypertonie (Mortalität↑)

- Hyperprolactinämie (ca. 30%)

6.1.13 Beschreiben Sie die Lokalisationsdiagnostik bei Akromegalie!

MRT in Dünnschichttechnik (90% der Tumoren > 1cm;
selten: ektope GRH-Sekretion durch Karzinoide, Inselzelltumoren:
histologisch kein Hypophysenadenom abgrenzbar),
Ausschluss eines primären Hyperparathyreoidismus

6.1.14 Worin besteht die Gefahr eines Kraniopharyngeoms? (1)

Gefährlich wegen seiner Lokalisation in und oberhalb der Hypophyse

6.2 Schilddrüse

6.2.1 An welche Transportproteine und in welchem Maße ist Thyroxin im Blut gebunden?

T_3 und T_4 sind im Blut zu 99,9% an Transportproteine gebunden.
(TBG = thyroxinbindendes Globulin, T_4-bindendes Präalbumin, Transthyretin)

6.2.2 Wann ist die Konversion von T_4 zu T_3 herabgesetzt? (4)

Bei Malnutrition, Trauma, schwerer Allgemeinerkrankung und Medikamenten
(Glucocorticoide, Propanolol, Kontrastmittel), Selenmangel

6.2.3 Wann kommt es zu einer Erhöhung der TBG-Konzentration und was bedeutet dies für die Schilddrüsendiagnostik?

Konzentrationsänderungen führen zu gleichsinnig veränderten
Konzentrationen der Gesamtschilddrüsenhormone (z.B. TBG ↑ ⇒ TT_4, TT_3 ↑).

- TBG ↑ bei: Schwangerschaft, chronisch aktiver Hepatitis, Medikamente
(Östrogene, Salicylate, Sulfonamide), genetisch x-chromosomal

6.2.4 Welche Autoantikörper sind bei der Hyperthyreose vom Typ Basedow erhöht? (3)

- Thyreoglobulinantikörper (Tg-AK)

- TPO-AK = Antikörper gegen thyreoidale Peroxidase)

- TSH-Rezeptor-Antikörper (TSH-R-Ak)

6.2.5 Welche Aussagen können Sie durch Beurteilung von TSH, FT_3 und FT_4 treffen?

TSH supprimiert (TSH < 0,03 mU/l)	
FT_3, FT_4 normal	Latente Hyperthyreose, bei Schilddrüsen-Substitutions-Th
FT_3, FT_4 ↑	Hyperthyreose
FT_3, FT_4 ↓	Sekundäre (hypophysäre) Hypothyreose
TSH subnormal (TSH > 0,03 mU/l und < 0,3 mU/l, V.a. Schilddrüsenfunktionsstrg.)	
TSH erhöht (TSH > 4,0 mU/l)	
FT_3, FT_4 normal	Latente Hypothyreose, extremer Jodmangel, Jodverwertungsstörung
FT_3, FT_4 ↓	Hypothyreose

6.2.6 **Wann sprechen Sie von einer Struma diffusa, wann von einer Struma nodosa?**

Struma diffusa: Uniforme Hyperplasie

Struma nodosa: Fokale Hyperplasie, mit normaler, fehlender oder autonomer Funktion

6.2.7 **Wann sollte Jodid nicht gegeben werden? (2)**

Bei latenter Hyperthyreose, Autonomie

6.2.8 **Nennen Sie mindestens vier Ursachen einer Hyperthyreose! (5)**

- Immunogene Hyperthyreose (M. Basedow)

- Thyreoidale Autonomie: autonome Adenome (solitär oder multilokulär) oder disseminierte Autonomie

- Passagere Hyperthyreose bei Thyreoiditis

- Hyperthyreosis factitia (exogene T_3-, T_4-Zufuhr)

- Inadäquate TSH-Sekretion (Hypophysenadenom, unzureichende Feedback-Wirkung bei hypophysärer Resistenz gegen T_3/T_4)

6.2.9 **Wie äußert sich eine Hyperthyreose oft beim älteren Patienten? (5)**

Bei älteren Patienten ist die Hyperthyreose oft oligosymptomatisch: Kräfteverfall, Apathie, Herzinsuffizienz, Vorhofflimmern!

6.2.10 **Wie behandeln Sie eine thyreotoxische Krise?**

Intensivpflichtig!

Kausal: Hemmung der Hormonproduktion: Thiamazol 40-80mg/d i.v. alle 8d (Anm: in Deutschland ist die früher angewendete hochdosierte Gabe von Jod zur Hemmung der Schilddrüsenhormonresektion nicht mehr üblich)

Op: (sub)totale Thyreoidektomie

Symptomatisch: Flüssigkeits-, Elektrolyt-, Kalorienersatz, Propranolol 40mg i.v. über 6h, Sedativa, Hydrocortison 100mg als Bolus, dann 250mg/24h (relative NNR-Insuffizienz!); bei jodinduzierter thyreotoxischer Krise evtl. zusätzlich Plasmapherese, Schilddrüsenresektion

Adjuvant: physikalische Temperatursenkung, Thromboseprophylaxe, hohe Flüssigkeitszufuhr, hohe Kalorienzufuhr (3000 kcal/d)

6.2.11 **Nennen Sie seltene, aber potenziell gefährliche Nebenwirkungen einer thyreostatischen Therapie! (5)**

Cholestatisch verlaufende Hepatitis, Agranulozytose (0,2%), aplastische Anämie, Thrombozytopenie, allergische Vaskulitits

6.2.12 **Wie hoch ist das Strahlenrisiko bei einer Radiojodtherapie einzuschätzen?**

Genetische/somatische Strahlenrisiken sind nicht messbar.

6.2.13 Wie diagnostizieren Sie einen Morbus Basedow? (6)

TSH basal↓, FT_3↑, FT_4↑ (90%), TSH-R-Ak↑ (80%), TPO-Ak↑ (80%)
(keine Korrelation zwischen AK-Titer und Ausprägung der Hyperthyreose!)

6.2.14 Nennen Sie klinische Zeichen der endokrinen Ophthalmopathie! (4)

- Lichtempfindlichkeit, Tränensekretion, Druckgefühl, Doppelbilder

- Oberlidretraktion; Sklera oberhalb der Kornea sichtbar (Dalrymple-Zeichen)

- Zurückbleiben des Oberlides bei Blick nach unten (Graefe-Zeichen)

- Konvergenzschwäche (Möbius), seltener Lidschlag (Stellwag)

6.2.15 Was ist häufig der Vorläufer einer thyreoidalen Autonomie? (1)

Häufig Entwicklung in lange vorbestehender Struma bei älteren Patienten

6.2.16 Nennen Sie Ursachen einer kongenitalen Hypothyreose! (7)

- Athyreose, Schilddrüsendysgenesie (z.B. Zungengrundstruma)

- Jodmangel, Noxen (Thyreostatika)

- Jodstoffwechsel- und Hormonbiosynthesedefekte

- TSH-Insensitivität (diaplazentare Übertragung von rezeptorblockierenden Antikörpern: transient, extrem selten)

6.2.17 Beschreiben Sie das klinische Bild einer angeborenen Hypothyreose! (9)

Icterus neonatorum prolongatus, Trinkfaulheit, Obstipation,
Bewegungsarmut; später geistig-psychische Retardierung, dysproportionaler
Minderwuchs, breite Nase, Makroglossie, Schwerhörigkeit
(Bild des Kretinismus heute selten)

6.2.18 Welche Faktoren sind oft Auslöser eines hypothyreoten Komas? (4)

Sedativa, Kälte, Trauma, Infektion

6.2.19 Beschreiben Sie die medikamentöse Therapie der verschiedenen Thyreoiditis-Formen!

Akute Thyreoiditis: Antibiotika, bei Abszess: Drainage (Kultur, Zytologie)

Subakute Thyreoiditis (de Quervain): Nichtsteroidale Antirheumatika,
in schwereren Fällen: Corticosteroide (30-50mg Prednison [= Decortin®]
initial, dann 10-20mg/d)

Chronische Thyreoiditis (Hashimoto): T_4-Substitution (Euthyrox®) bei
Hypothyreose

6.2.20 Was ist eine multiple endokrine Neoplasie Typ I bzw. Typ II?

MEN Typ I: Phäochromozytom, Hyperparathyreoidismus

MEN Typ II: Medulläres Ca, Phäochromozytom, multiple Neurinome,
marfanoider Habitus

6.2.21 Nennen Sie Zeichen der Kompression und der Infiltration eines Schilddrüsenkarzinoms! (6)

Heiserkeit, Stridor (N. recurrens), Horner-Syndrom (Miosis, Ptosis, Enophthalmus, durch Sympathikus-Läsion), Dysphagie, obere Einflussstauung, ausstrahlende Schmerzen in Kieferwinkel und Ohren

6.2.22 Beschreiben Sie die postoperative Nachsorge bei Schilddrüsenkarzinompatienten!

Kontrolluntersuchungen auf Rezidiv oder Metastasen:

- Tumormarker: Thyreoglobulin (differenziertes Ca), Calcitonin und CEA (C-Zell-Ca)

- ^{131}J-Ganzkörper-Szinti bei positivem Thyreoglobulinnachweis

6.2.23 Was wird bei der Sonografie der Schilddrüse dargestellt und und wann wird sie durchgeführt? (8)

- Darstellung von Lage, Größe, Binnenstruktur, Nachbarorganen in Grau-Skala

- Dient dem Screening

6.2.24 Wozu dient die Schilddrüsenszintigrafie?

Darstellung von Lage, Form, Größe und funktioneller Aktivität des Schilddrüsengewebes durch Aufzeichnung der Radionuklidverteilung mit der Gamma-Kamera

6.3 Nebenniere

6.3.1 Welche Wirkungen (3) besitzt das NNR-Hormon Aldosteron und wie wird es inaktiviert und ausgeschieden? (5)

- Na^+-Retention, K^+-Ausscheidung, Extrazellulärvolumen ↑

- Inaktivierung in der Leber, renale Elimination

6.3.2 Warum sollten Glucocorticosteroide morgens verabreicht werden? (1)

Durch morgendliche Steroidgaben, zur Zeit des natürlichen Maximums, wird der Regelkreis am geringsten beeinträchtigt!

6.3.3 Beschreiben Sie die Wirkungen des Cortisols auf den Glucose- und Proteinstoffwechsel!

Glucosestoffwechsel: Hepatische Gluconeogenese ↑ ⇒ Inhibition peripherer Glucoseaufnahme in Muskel- und Fettgewebe ⇒ Hyperinsulinismus, diabetogene Stoffwechsellage

Proteinstoffwechsel: Proteinsynthese ↓, Proteinabbau ↑ (Osteoporose, Haut-, Muskelatrophie, Myopathie)

6.3.4 **Welche Laborparameter sprechen für das Vorhandensein eines Cushing-Syndroms? (4)**

- Cortisol ↑ i.S. und i.U. über 24 h (sehr zuverlässiger Test), zirkadianer Rhythmus aufgehoben (Cortisoltagesprofil!)

- Glucosetoleranz ↓ (75%, OGTT)

- Hypokaliämische Alkalose (Mineralocorticoid-Wi)

- Hypercalcämie ⇒ Nierensteine (15%)

6.3.5 **Erläutern Sie den Dexamethasonhemmtest!**

Dexamethason (D) hemmt durch negatives Feedback die Cortisolproduktion.

Kurztest (Screening):
2mg D p.o. um 23h, am Morgen danach (8h) Cortisolbestimmung:
- Cortisolabfall auf < 3µg/dl ⇒ Ausschluss eines Cushing-Syndroms (zu 90%)

Dexamethasonlangtest:
An 2 Tagen alle 6h 2mg Dexamethason, am 3. Tag um 8h Cortisol bestimmen:
- Geringe Cortisolsuppression ⇒ V.a. hypothalamo-hypophysäres Cushing-Syndrom
- Keine Suppression ⇒ V.a. paraneoplastisches ACTH-Syndrom

6.3.6 **Nennen Sie Komplikationen einer transsphenoidalen Adenomektomie!**

Panhypopituitarismus (= totale Hypophyseninsuffizienz), Diabetes insipidus (ADH-Mangel), Hirnnervenläsion (v.a. N. opticus, N. trochlearis, N. abducens)

6.3.7 **Wie hängen primäre bzw. sekundäre NNR-Insuffizienz und der ACTH-Spiegel i.S. voneinander ab?**

Primäre (adrenale) NNR-Insuffizienz (= M. Addison)
Glucocorticoide ↓, Mineralocorticoide ↓ ⇒ ACTH ↑
Sekundäre (hypophysär-hypothalamische) NNR-Insuffizienz
ACTH ↓ ⇒ Glucocorticoide ↓ (Mineralocorticoide meist normal, RAA-System intakt!)

6.3.8 **Nennen Sie Symptome des Morbus Addison! (14)**

- Schwäche, Adynamie (100%)

- Pigmentation der Haut und Schleimhäutem (98%, ACTH-Wirkung), v.a. Zahnfleisch, Wangenschleimhaut und Hautareale, die Druckbelastung ausgesetzt sind.

- Dehydratation, Gewichtsverlust, Hypotonie (88%), Salzhunger (20%, Na^+↓, K^+↑)

- GI-Symptome (56%): Anorexie, Nausea, Erbrechen, Bauchschmerzen, Diarrhö

- Amenorrhoe, Verlust von Achsel-, Schambehaarung (adrenale Androgene ↓)

6.3.9 **Warum führen Sie bei einer sekundären NNR-Insuffizienz eine Gesichtsfeldprüfung durch? (1)**

Gesichtsfeldprüfung wg. möglicher Verdrängung des Chiasma opticum bei suprasellerärer Raumforderung

6.3.10 Welche therapeutische Maßnahme ist bei einer Addison-Krise neben einer kontrollierten Cortisolgabe entscheidend? (3)

- Na^+-Substitution 1-2g/24h

- Glucose und kaliumfreie Flüssigkeitssubstitution (mehrere Liter Na^+Cl^--Lsg.)

- K^+-Kontrolle

6.3.11 Welche Folgen hat die durch einen Hyperaldosteronismus ausgelöste Hypokaliämie? (6)

Muskelschwäche, Ekg-Veränderungen, Polyurie, Polydipsie, Hyposthenurie (vakuoläre Tubulopathie), hypokaliämische Alkalose mit Parästhesien

6.3.12 Nennen Sie die drei Säulen der Diagnose eines Conn-Syndroms.

- Klinik

- Lab, evtl. zusätzlich Bestimmung der Renin-Aktivität nach 50mg Captopril

- Lokalisationsdiagnostik: Sono, MRT, Szinti mit 131J-6-ß-Jodmethyl-19-Cholesterol in 2. Linie, seitengetrennte Aldosteron- und Cortisolbestimmung in Vv. renales

6.3.13 Definieren Sie das adrenogenitale Syndrom! (1)

= Autosomal rezessiv vererbte Gruppe von Enzymdefekten der NNR-Steroidsynthese, die zu einem Cortisolmangel und einem Androgenüberschuss führen.

6.3.14 Erläutern Sie die Klinik des Pseudohermaphroditismus femininus! (3)

Klitorishypertrophie, Virilisierung, primäre Amenorrhoe

6.3.15 Wodurch wird das Renin-Angiotensin-Aldosteron-System aktiviert? (4)

- Na^+-Mangel (Messung durch Macula densa der Niere)

- Hypovolämie

- Nierendurchblutung↓ (RR↓ in afferenten Glomerula-Arteriolen)

- Über β_1-adrenerge Stimulation

6.3.16 Was verstehen Sie unter dem Pseudo-Barrter-Syndrom und bei welcher Personengruppe kommt es besonders häufig vor?

Vor allem bei jungen Frauen mit Anorexia nervosa; übertriebener Laxanzien-, Diuretikaabusus ⇒ Hypovolämie ⇒ Aldosteron ↑ (Gegenregulationsversuch) ⇒ Hypokaliämie und metabolische Alkalose

6.3.17 Grenzen Sie Hirsutismus und Hypertrichose voneinander ab!

Hirsutismus: Männlicher Behaarungstyp bei Frauen durch Zunahme der androgenabhängigen Sekundärbehaarung

Hypertrichose = vermehrte unspezifische Behaarung

6.3.18 Nennen Sie das Leitsymptom des Phäochromozytoms! (2)

Dauernde oder paroxysmale Hypertonie mit hypertensiven Krisen

6.3.19 Was ist bei der operativen Therapie eines Phäochromozytoms zu beachten? (2)

Tumorexstirpation nach präoperativer α-Blockade und Volumenauffüllung (**CAVE**: RR-Sturz)

6.4 Nebenschilddrüse

6.4.1 Welche Parameter beeinflussen die Ca^{2+}-Konzentration i.S.?

- Proteinkonzentration i.S.: Proteine ↑ ⇒ nach Regulation: freies Ca^{2+} konstant, Gesamt-Ca^{2+} ↑

- Blut-pH: Alkalose ⇒ freies Ca^{2+} ↓, Azidose ⇒ freies Ca^{2+} ↑

6.4.2 Welches Vitamin D ist das eigentlich wirksame? Wo wird es gebildet?

1,25-Dihydroxycholecalciferol (= Calcitriol, metabolisch wirksames Vit. D; Produktion (in der Leber) ↑ bei Hypocalcämie durch PTH; Produktion ↑ bei Hypophosphatämie unabhängig von PTH)

6.4.3 Erläutern Sie den Regelkreis des Ca^{2+}-Phosphathaushalts!

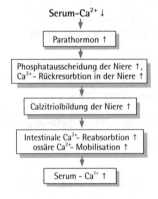

6.4.4 Welches ist die häufigste Ursache eines Hypoparathyreoidismus? (1)

Postoperativ durch Schädigung bzw. Entfernung von Epithelkörperchen bei Strumaresektion

6.4.5 Was sollte bei der Verabreichung von Calcium stets beachtet werden? (2)

- Regelmäßige Ca^{2+}-Kontrollen, da Gefahr der Nephrokalzinose und Niereninsuffizienz

- Digitalisiertem Patienten Ca^{2+} i.v. nur unter EKG-Monitoring geben!!

6.4.6 **Welche pathologischen Veränderungen liegen dem primären Hyperparathyreoidismus zugrunde? (4)**

- Solitäres Adenom (80%), multiple Adenome (5%) der Epithelkörperchen

- Hyperplasie aller Epithelkörperchen (15%)

- Selten im Rahmen einer multiplen endokrinen Neoplasie

6.4.7 **Nennen Sie je ein Symptom der Niere, des Skeletts, des Gastrointestinaltrakts und des Nervensystems beim primären Hyperparathyreoidismus! (4)**

Stein-Bein-Magenpein ("bones, stones, abdominal groans, psychic moans")!

6.4.8 **Wie verhalten sich beim primären Hyperparathyreoidismus die Konzentrationen von Ca^{2+} und Phosphat im Serum und im Urin?**

	Ca^{2+}	Ph	PTH
Im Serum	↑	↓	↑
Im Urin	↑	↑	

6.4.9 **Wie kommt es bei einer Niereninsuffizienz zu einer Störung des Calcium-Phosphat-Haushalts (Regelkreis)?**

Niereninsuffizienz (ab Kreatinin-Clearance <20ml/min bei nahezu 100%)
⇒ Verminderte renale Phosphatausscheidung
⇒ Intestinale Ca^{2+}-Reabsorption und ossäre Ca^{2+}-Mobilisation ↓
⇒ Hypocalcämie
⇒ Calcitriolbildung ↓ (durch Parenchymverlust + Hemmung der 1α-Hydroxylase ⇒ Phosphat i.S.↑) ⇒ Vermehrte PTH Ausschüttung

6.4.10 **Wann darf beim sekundären Hyperparathyreoidismus mit der Gabe von Calcium begonnen werden?**

Frühzeitig bei GFR ca. 60ml/min, bzw. wenn intaktes PTH 2-3-Faches der oberen Norm

6.4.11 **Wann kommt es zu einem Vitamin-D-Mangel? (6)**

- Malassimilationssyndrom: Malabsorption, Pankreasinsuffizienz, hepatobiliäre Erkrankung, Sprue

- Mangelnde Zufuhr, Mangel an UV-Licht (v.a. bei älteren Menschen)

6.4.12 **Nennen Sie typische Skelettbefunde bei Rachitis!**

Bei Kindern:

- Kraniotabes (= Hinterkopfabplattung)

- Rachitischer Rosenkranz (Auftreibungen an Knorpel-Knochen-Grenze der Rippen)

- „Perlschnurfinger" (becherförmige Erweiterungen an distalen Phalangen)

- Verzögerte Dentition, Schmelzdefekte

6.4.13 Beschreiben Sie das histologische Bild einer Osteoporose! (3)

- Trabekelanzahl ↓

- Anzahl der verknüpften Trabekel ↓ (= statisch wirksame Trabekel)

- Tiefe Resorptionslakunen

6.4.14 Nennen Sie häufige Frakturen bei der Postmenopausenosteoporose bzw. der senilen Osteoporose!

Postmenopausen-Osteoporose: Frakturen von Wirbelkörpern

Senile Osteoporose: Frakturen von Schenkelhals, Radius, Humerus, Wirbelkörpern

6.4.15 Nennen Sie drei röntgenologisch sichtbare Wirbelkörperdeformierungen bei Osteoporose! (3)

Fischwirbel, Keilwirbel, Rahmenbetonung: Hervortreten der kortikalen Strukturen durch Verlust an Trabekeln

6.5 Pankreas

6.5.1 Wie klassifiziert man die neuroendokrinen Zellsysteme des Gastrointestinaltrakts?

Histochemisch und anhand Lokalisation im GI-Trakt

6.5.2 Wie äußert sich ein Insulinom klinisch? (10)

Hyperinsulinämie ⇒ Hypoglykämie ⇒ Tachykardie, Unruhe, Schwitzen, Tremor, Kopfschmerzen, Verwirrtheit, Aggressivität, Krämpfe, Somnolenz bis Koma; evtl. Adipositas

7. Stoffwechsel

7.1 Kohlenhydratstoffwechsel

7.1.1 Was ist der Diabetes mellitus?

= Syndrom der Hyperglykämie und Glucosurie bei relativem oder absolutem Insulinmangel

7.1.2 Wie kann es bei Überernährung zur Ausbildung eines Diabetes mellitus kommen?

Überernährung, Postrezeptordefekt mindert Insulinwirkung
⇒ Hyperinsulinämie ⇒ Insulinrezeptorzahl ↓ und Glucosetransportprotein im Zielgewebe↓ ⇒ Insulinwirkung↓ (Down-Regulation) ⇒ Hyperglykämie
⇒ Insulinresistenz, potentiell reversible Erschöpfung der β-Zellen
⇒ manifester DM (Circulus vitiosus!)

7.1.3 Nennen Sie fünf wesentliche Symptome des Diabetes mellitus! (5)

- Polyurie

- Durst (Hyperosmolarität)

- Heißhunger und Schwitzen (kurzfristige Hyperinsulinämie ⇒ Hypoglykämie)

- Leistungsminderung, Schwäche

- Kopfschmerzen, diffuser Schwindel

7.1.4 Nennen Sie akute und chronische Komplikationen des Diabetes mellitus!

Akut: hyperglykämisches Koma: ketoazidotisches, hyperosmolares Koma; hypoglykämisches Koma

Chronisch: Makroangiopathie (Arteriosklerose) ⇒ KHK, pAVK, zerebrale VK; Mikroangiopathie ⇒ Polyneuropathie (häufigste Komplikation), Glomerulosklerose (Kimmelstiel-Wilson), Retinopathie, autonome Neuropathie

7.1.5 Über welchen Zeitraum gibt das Fructosamin Aufschluss über die Stoffwechsellage eines Diabetikers?

Fructosamin reflektiert BZ-Spiegel der vergangenen 2 Wochen.

7.1.6 Nennen Sie vier Ziele der Diabetestherapie! (4)

- Nahezu normoglykämische BZ-Einstellung

- Mittlere Blutglucosekonzentration (Tagesprofil) < 150mg/dl, BG-Werte zwischen 80-160mg/dl, Hypoglykämien vermeiden

- Keine Glucosurie

- HbA_{1c} bei Typ 1 < 7%, Typ 2 < 6,5%

7.1.7 **Wie hoch ist der tägliche Energiebedarf eines Menschen bei leichter körperlicher Arbeit?**

Sollgewicht x 32

7.1.8 **Wann setzen Sie Sulfonylharnstoffe, wann Biguanide ein?**

Sulfonylharnstoffe:
Bei Typ-2-DM wenn Gewichtsreduktion alleine nicht ausreicht.

Biguanide: Vor allem bei übergewichtigen Typ-2-DM-Patienten als Monotherapie oder in Kombination mit Sulfonylharnstoffderivaten (bei Versagen einer Mono-Th mit Sulfonylharnstoffen)

7.1.9 **Nennen Sie die Nebenwirkungen von Acarbose. (4)**

- Meteorismus

- Flatulenz

- Bauchschmerzen

- Diarrhö

7.1.10 **Welche Auswirkungen haben Insulinsensitizer auf die Glucoseaufnahme in Fett und Muskel, auf die Lipogenese und die Glykogenolyse?**

- Glucoseaufnahme in Fett + Muskel ↑

- Lipogenese ↑

- Glykogenolyse ↓

7.1.11 **Nennen Sie Indikationen für eine Insulintherapie! (5)**

- Typ-1-DM

- Typ-2-DM (bei unzureichender diätetischer + medikamentöser Th)

- Gravidität

- Diabetische Komplikationen

- Perioperativ

7.1.12 **Nennen Sie Vorteile und Nachteile der Insulinpumpentherapie!**

Vorteile: gute Stoffwechseleinstellung möglich, freie Einteilung der Essenszeiten

Nachteile: Infektion an Injektionsstelle, Entgleisung bei mechanischem Defekt, Patient muss motiviert und fähig sein, Dosis an selbst gemessene Glucosewerte + besondere Situationen (Fieber, Sport, Tageszeit) anzupassen (= conditio sine qua non)

7.1.13 **Wie würden Sie vorgehen, wenn Sie bei einem Patienten mit Diabetes mellitus, der wegen einer nicht dringlichen Operation auf dem Op-Plan steht, einen HbA$_{1c}$-Wert > 9% oder einen Nüchtern-BZ >180mg/dl messen?**

Bei HbA$_{1c}$ > 9% oder Nüchtern-BZ >180mg/dl
⇒ Op (wenn möglich) verschieben

7.1.14 Wann kann es zu einer Insulinüberdosierung kommen? (4)

Relative Insulinüberdosierung bei DM (Sulfonylharnstoffüberdosierung):
Auslassen einer Mahlzeit, nach Neueinstellung eines DM durch verbesserte
Insulinsensitivität, starke körperliche Belastung;
absolute Insulinüberdosierung: akzidentiell, suizidal, kriminell

**7.1.15 Über was klagt ein Diabetespatient bei Auftreten von nächtlichen
Hypoglykämien? (3)**

Nachtschweiß, Albträume, morgendlicher Kopfschmerz

7.1.16 Wie kommt es zu einem hyperosmolaren Koma?

Relativer Insulinmangel
$\Rightarrow$ Hyperglykämie $\Rightarrow$ Hyperosmolalität des Blutes $\Rightarrow$

1.) $\Rightarrow$ Dehydrierung der Hirnzelle $\Rightarrow$ Koma ohne Azidose

2.) $\Rightarrow$ Osmotische Diurese (K^+-Verlust!) $\Rightarrow$ Hypovolämie $\Rightarrow$ Schock

7.1.17 Beschreiben Sie den Patienten im hyperglykämischen Koma. (6)

Schock: Puls $\uparrow$, RR $\downarrow$, ZVD $\downarrow$, Olig-, Anurie; Herzrhythmusstörungen

7.1.18 Nennen Sie die vier Therapiesäulen des hyperglykämischen Komas!

Therapie des / der

- Flüssigkeitsverlustes

- Insulinmangels

- Gestörten Kaliumhaushalts

- Der Azidose!

7.1.19 Welche endokrinologischen Ursachen eines Komas kennen Sie? (9)

- Hyperglykämie

- Hypernatriämie

- Hypoglykämie

- Lactatazidose

- Hyperthyreose

- Hypothyreose

- HVL-Insuffizienz

- NNR-Insuffizienz

- Hypercalcämie

**7.1.20 Welche Befunde erwarten Sie bei der Augenhintergrundspiegelung eines
Diabetikers?**

Nichtproliferative Retinopathie (Frühstadium, kapilläre Leckage):
Mikroaneurysmen, intraretinale Blutungen, perlschnurartige Venen,
intraretinale mikrovaskuläre Anomalien

Proliferative Retinopathie (Kapillarneubildung): Neovaskularisationen an Pupille + Retina, präretinale Blutungen

7.1.21 Welche kardiovaskulären Folgen hat eine autonome diabetische Neuropathie? (3)

Ruhetachykardie, keine reflektorische Tachykardie bei Belastung ⇒ orthostatische Hypotonie

7.1.22 Wie viel Prozent adipöser Frauen mit einem manifesten Gestationsdiabetes entwickeln im Laufe ihres weiteren Lebens einen Diabetes mellitus.

2-4% der Schwangeren

7.2 Fettstoffwechsel

7.2.1 Wie kann es zum sog. Pickwick-Syndrom kommen?

Diaphragmahochstand, Schlafapnoe ⇒ restriktive Ventilationsstörung, alveoläre Hypoventilation ⇒ Hyperkapnie ⇒ Hypersomnolenz

7.2.2 Beschreiben Sie den Weg der Chylomikronen.

Bildung in Darmmucosa, Transport der Nahrungsfette von Darm über Lymphe ins Blut, dort Spaltung durch Lipoproteinlipase LPL in
1.) freie Fettsäuren (⇒ Muskulatur, Fettgewebe) und
2.) Chylomikronen-Remnants (⇒ Aufnahme in die Leber über LDL-Rezeptoren)

7.2.3 Nennen Sie die fünf Hauptlipoproteinklassen und das jeweils darin am meisten vorkommende Fett!

Lipoproteinklasse	Hauptbestandteil
Chylomikronen	Nahrungstriglyzeride
VLDL (very low-density Lipoproteine)	Endogene Triglyzeride
IDL (intermediate density Lipoproteine)	Cholesterin, Triglyzeride
LDL (low-density Lipoproteine)	Cholesterin
HDL (high-density Lipoproteine)	Cholesterin

7.2.4 Nennen Sie Ursachen einer sekundären Hyperlipoproteinämie (15)

Diabetes mellitus, M. Cushing, Hypothyreose, Anorexia nervosa, Adipositas, Alkoholismus, Cholestase, akute Hepatitis, nephrotisches Syndrom, Urämie, SLE, Stress, β-Blocker, orale Kontrazeptiva, Glucocorticoide

7.2.5 Welche Folge hat der Lipoproteinlipasemangel, welche der Apoprotein-CII-Mangel?

Lipoproteinlipasemangel: Lipoproteinlipase ↓ ⇒ Chylomikronen ↑↑

Apoprotein-CII-Mangel: Apoprotein CII (Kofaktor der Lipoproteinlipase)↓ ⇒ Aktivität der Lipoproteinlipase↓ ⇒ Chylomikronen↑, VLDL↑

7.2.6 **Beschreiben Sie die typischen Hautveränderungen bei der familiären Dysbetalipoproteinämie und bei der familiären Hypercholesterinämie.**

Familiäre Dysbetalipoproteinämie:
Xanthome: gelbe Handlinien, tuberöse Xanthome (v.a. an Knie, Ellbogen)

Familiären Hypercholesterinämie:
Sehnenxanthome (v.a. Achillessehne), Xanthelasmen (Augenlid)

7.2.7 **Wie behandeln Sie die polygene Hypercholesterinämie, wie die familiäre Hypertriglyzeridämie?**

Polygene Hypercholesterinämie: Diät (ungesättigte Fettsäuren, Reduktion von Cholesterin und gesättigten Fettsäuren);
HMG-CoA-Reduktasehemmer (z.B. Lovastatin), Cholestyramin + evtl. Nicotinsäurederivat (z.B. Xantinolnicotinat)

Familiäre Hypertriglyzeridämie: Kontrolle exazerbierender Faktoren, Diät (Fischöldiät);
Clofibrinsäurederivat (Gemfibrozil) oder Nicotinsäurederivat (z.B. Xantinolnicotinat)

7.2.8 **Beschreiben Sie die Symptomatik der familiären kombinierten Hyperlipidämie! (2)**

Vorzeitige Arteriosklerose (Herzinfarktrisiko ↑), keine Xanthome

7.3 **Purinstoffwechsel**

7.3.1 **Bei welchen anderen Stoffwechselkrankheiten kommt es gehäuft zum Auftreten einer Hyperurikämie? (5)**

Hyperlipoproteinämie, Diabetes mellitus, Adipositas, Fasten, Hypertonie

7.3.2 **Durch welche Faktoren kann ein akuter Gichtanfall ausgelöst werden?**

Auslösung häufig durch übermäßigen Nahrungs-, Alkoholkonsum, Stress

7.3.3 **Bei welchen Harnsäurewerten im Blut kommt es fast immer zur Auslösung eines akuten Gichtanfalls?**

Bei Werten > 9mg/dl Gichtanfall bei nahezu allen Patienten)

7.3.4 **Wie behandeln Sie einen akuten Gichtanfall? (2)**

- Antiphlogistika: Indometacin, Phenylbutazon

- Colchicin

7.4 **Porphyrien**

7.4.1 **Was ist eine Porphyrie?**

= Angeborene oder erworbene Biosynthesestörung des Häms, mit Steigerung der Produktion, Akkumulation oder Exkretion von Porphyrinen

7.4.2   **Nennen Sie die Hauptsymptome, die klinische Trias der akuten intermittierenden Porphyrie!**

- Abdominalkoliken mit Obstipation, Erbrechen, Meteorismus

- Roter Urin (dunkle Flecken in der Unterwäsche)

- Periphere Polyneuropathie, Lähmungen

7.4.3   **Wodurch kann eine chron. hepatische Porphyrie ausgelöst werden? (4)**

Durch Alkohol, Kontrazeptiva, Lebererkrankung, Hämochromatose

7.5   **Eisen**

7.5.1   **Welche sekundären Formen einer Hämochromatose kennen Sie?**

Hämatologische Erkrankungen mit defekter Hämoglobinsynthese (z.B. Thalassämie), parenterale Eisenzufuhr (Tranfusionen), bei Alkoholikern (Pg unbekannt, möglicherweise Träger der heterozygoten Mutation)

7.6   **Kupfer**

7.6.1   **Nennen Sie neurologische Symptome des Morbus Wilson! (6)**

Extrapyramidalmotorisches Syndrom mit Hyperkinesen, Intentionstremor, Rigor, Spastik; später Psychosen, Demenz (45%)

7.6.2   **Welcher Alkoholiker-Typ ist durch einen Kontrollverlust gekennzeichnet?**

γ **(Gamma)**: Zunächst psychische, später auch physische Abhängigkeit, Kontrollverlust, Toleranzentwicklung, soziale Spätfolgen zu erwarten

7.6.3   **Zu welchen Folgeerkrankungen im Gastrointestinaltrakt, (3) der Leber (4) und des Pankreas (4) kann es bei einem Alkoholismus kommen?**

Gastrointestinaltrakt: Akute Ösophagitis, Refluxoesophagitis mit Risiko für Ösophagus-Ca steigt, Gastritis

Leber: Fettleber, Fettleberhepatitis (⇒ Ikterus, Malabsorption), Leberzirrhose, Leberkoma

Pankreas: Akute Pankreatitis, Pankreasnekrose, chronisch-calcifizierende Pankreatitis, Pankreasinsuffizienz (⇒ Steatorrhö, Diabetes mellitus)

7.6.4   **Durch welche medikamentösen Maßnahmen kann eine Alkoholentzugsbehandlung unterstützt werden? (2)**

Meist unterstützt durch Clomethiazol-Gabe oder Clonidin, evtl. auch Carbamazepin

8. Nephrologie

8.1 Allgemeines

8.1.1 Welche anatomischen Strukturen passiert Flüssigkeit, die aus dem Plasmavolumen in den Harn filtriert wird? (6)

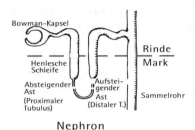

Nephron

8.1.2 Grenzen Sie die Begriffe Polyurie, Oligurie und Anurie gegeneinander ab!

Polyurie: Harnmenge > 2000 ml/24 h

Oligurie: Harnmenge < 500 ml/24 h

Anurie: Harnmenge < 200 ml/24 h

8.1.3 Wann sieht der Urin dunkel aus? (6)

Bei konzentriertem Urin mit hohem spezifischen Gewicht.
CAVE: Bilirubinurie, Hämaturie, Hämoglobinurie, Myoglobinurie, Porphyrie

8.1.4 Welche Arten von Zylindern können im Urinsediment gefunden werden und bei welchen Krankheiten treten sie gehäuft auf?

Erythrozytenzylinder (v.a. bei Glomerulonephritiden)

Hyaline Zylinder (u.a. bei glomerulärer Proteinurie)

Leukozytenzylinder (v.a. bei Pyelonephritis)

8.1.5 Erläutern Sie den Begriff orthostatische Proteinurie!

= Meist harmloser Befund bei jungen Männern mit geringer Proteinurie am Tage bei eiweißfreiem Nachturin

8.1.6 Wie wird die Kreatinin-Clearance berechnet und welchen Vorteil bietet sie gegenüber der einfachen Bestimmung von Kreatinin und Harnstoff?

$C_k = U_k \times UV/P_k \times t$
(C_k = Kreatinin-Clearance in ml/min; U_k = Konzentration von Kreatinin i.U.;
P_k = Kreatininkonzentration im Plasma; UV = Urinvolumen;
t = Sammelzeit 24h = 1440 min).
Schon leichte Funktionseinschränkungen der glomerulären Filtrationsrate bei noch normalem Serumkreatinin können damit erfasst werden;
mit zunehmendem Alter physiologische Abnahme der Kreatinin-Clearance.

8.1.7 Wie entsteht Kreatinin und wie verhält es sich bezüglich renaler Filtration, Rückresorption und Sekretion?

Entstehung: im Muskel durch Abbau des Kreatinphosphats, wird glomerulär filtriert, nicht rückresorbiert und nur in geringen Mengen sezerniert ⇒ Maß für glomeruläre Filtrationsrate (GFR).

Erst bei Einschränkung der GFR < 50% steigt Kreatinin i.S. an; die Werte sind abhängig von Muskelmasse.
- Höhere Werte bei Ketoazidose, großer Muskelmasse und Muskelläsionen
- Niedrige Werte bei Hyperbilirubinämie und kleiner Muskelmasse.

8.1.8 Was kann durch eine i.v. Urografie dargestellt werden? (5)

Nachweis von Obstruktionen, Steinen, Anomalien, Verdrängungsprozessen (z.B. Tumoren); Erkennen von Nierenbeckenkelchdeformationen bei chronischer Pyelonephritis

8.2 Nephritiden

8.2.1 Was ist eine Glomerulonephritis?

Primäre oder sekundäre, bilaterale, diffuse oder herdförmige Entzündungsvorgänge v.a. im Bereich der Nierenglomerula mit unterschiedlichem Verlauf, Pathogenese und Histologie, charakterisiert durch Hämaturie, dysmorphe Erythrozyten im Urin und Erythrozytenzylinder

8.2.2 Wann spricht man bei einer Antibasalmembran-Glomerulonephritis von einem Goodpasture-Syndrom? (1)

Bei Goodpasture-Syndrom treten zusätzlich Auto-Ak gegen pulmonale Basalmembranen auf.

8.2.3 Welche Prognose hat eine chronische Glomerulonephritis?

Langsam progrediente Einschränkung der Nierenfunktion, meist ohne die Möglichkeit einer Ausheilung oder kausalen Therapie

8.2.4 Erklären Sie den Begriff ANCA-assoziierte RPGN, welche beiden Formen dieser Glomerulonephritis kennen Sie und bei welchen Erkrankungen kommen sie vor?

= Extrakapilläre, proliferierende Glomerulonephritis mit diffuser Halbmondbildung

- Antineutrophile zytoplasmatische Antikörper mit zentralem Fluoreszenzmuster = **c-ANCA** bzw. PR3- ANCA bei Wegener-Granulomatose

- Antineutrophile zytoplasmatische Antikörper mit perinukleärem Fluoreszenzmuster = **p-ANCA** bei Panarteriitis nodosa bzw. mikroskopischer Polyangiitis.

8.2.5 Wie behandeln Sie einen Patienten mit einer Antibasalmembran-RPGN?

- Plasmapherese

- Immunsuppressiva (Cyclophosphamid)

- Glucocorticoide (initial hoch dosiert „steroid pulse therapy")

8.2.6 **Beschreiben Sie das klinische Bild der akuten postinfektiösen Glomerulonephritis!**

- Erneutes Krankheitsgefühl ca. 14 Tage nach Streptokokkeninfekt (z.B. Scharlach, Angina tonsillaris)

- Bild eines akuten nephritischen Syndroms mit Hämaturie, Proteinurie, Oligurie, Hypertonie und Ödemen (v.a. Lidödeme), evtl. Kopf- und Gliederschmerzen

8.2.7 **Wie kommt es beim nephrotischen Syndrom zu einer Erhöhung der Blutfette?**

- Niedriger onkotischer Druck $\Rightarrow$ hepatische Lipoproteinsynthese ↑ $\Rightarrow$ LDL, VLDL ↑

- Hypalbuminämie $\Rightarrow$ Aktivität Lecithin-Cholesterin-Acyl-Transferase (LCAT)↓ $\Rightarrow$ Cholesterinumbau + Triglyzeridabbau↓ $\Rightarrow$ Cholesterin, Triglyzeride↑

8.2.8 **Nennen Sie verschiedene histologische Formen der Glomerulonephritiden mit nephrotischem Syndrom. (4)**

- Minimal proliferierende interkapilläre GN („Minimal-change"-GN)

- Membranöse GN

- Fokal segmental sklerosierende GN

- Membranoproliferative GN

8.2.9 **Wie unterscheiden sich selektive und nichtselektive glomeruläre Proteinurie voneinander? (2)**

Selektive glomeruläre Proteinurie: Ausscheidung niedermolekularer Proteine (z.B. Albumin)

Nichtselektive glomeruläre Proteinurie: zusätzlich Ausscheidung von Proteinen mit hohem Molekulargewicht (z.B. Immunglobuline, α_2-Makroglobulin)

8.2.10 **Welche Therapiemöglichkeiten gibt es bei IgA-Nephropathie?**

- ACE-Hemmer (insbesondere bei Proteinurie >1g/24h

- Corticosteroide, ggf. mit Azathioprin oder Cyclophosphamid

- Ω-3 mehrfach ungesättigte Fettsäuren (Fischöl)

- Nierentransplantation bei terminaler Niereninsuffizienz

8.2.11 **Beschreiben Sie das histologische Bild einer diabetischen Glomerulosklerose! (3)**

- Hyalinablagerungen zwischen den Kapillarschlingen der Glomerula

- Verbreiterung der glomerulären Basalmembran und des Mesangiums

- Schwere Arteriolosklerose

8.2.12 **Welche ursächlichen Gruppen nichtbakterieller interstitieller Nephritiden kennen Sie? Nennen Sie jeweils ein Beispiel! (7)**

Medikamentös-toxisch: z.B. als akute allergische Verlaufsform bei Antiphlogistika oder als chronische Verlaufsform bei Analgetikanephropathie oder Schwermetallvergiftung

Metabolisch: Hypercalcämie, Hypokaliämie, Hyperurikämie, Oxalose, Zystinose

Immunologisch: Mitreaktion bei primären und sekundären Glomerulopathien, Transplantatabstoßung, Sjögren-Syndrom, Sarkoidose, Amyloidose

Hereditär: Zystennieren, Alport-Syndrom (chronische Nephritis mit zusätzlich glomerulärer Beteiligung, v.a. Hämaturie, Innenohrschwerhörigkeit und Augenmissbildungen)

Viral: z.B. Hantavirusnephritis

Neoplastisch: Plasmozytom, Lymphome, Leukämie

Allgemein: Balkannephritis, Nephritis nach Radiatio

8.2.13 **Beschreiben Sie die Symptomatik einer Analgetikanephropathie. Zu welchen Komplikationen (4) kann es kommen?**

Symptomatik: Anämie, Kolik, sterile Leukozyturie, Konzentrierungsfähigkeit↓, Polyurie, tubuläre Azidose

Komplikationen: bakterielle Harnwegsinfekte, Papillennekrose, Niereninsuffizienz, Malignome der ableitenden Harnwege (Spät-Ko)

8.3 Infektionen

8.3.1 **Nennen Sie prädisponierende Faktoren(6), sowie häufige nosokomiale Erreger (3) einer Harnwegsinfektion!**

Prädisponierende Faktoren:

- Harnabflussstörungen: anatomische Anomalien, Obstruktionen (meist angeboren, z.B. Ureterabgangsstenosen, auch Prostatahyperplasie, Urethrastrikturen), Blasenfunktionsstörungen beim Querschnittssyndrom, vesikoureterorenaler Reflux

- Instrumentelle Eingriffe (z.B. Blasenkatheterisierung, Zystoskopie)

- Stoffwechselerkrankungen (z.B. Diabetes mellitus)

- Analgetikaabusus

- Allgemeine Abwehrschwäche, Immunsuppression

- Andere Faktoren wie Schwangerschaft, sexuelle Aktivität, Unterkühlung

Nosokomiale Erreger: Pseudomonas, Proteus, resistente Staphylokokken

8.3.2 **Wann darf bei einer Harnwegsinfektion „blind" anbehandelt werden? (1)**

Bei akutem, fieberhaftem Krankheitsbild kann eine Antibiotikatherapie vor Keimdifferenzierung erforderlich sein.

8.3.3 Wie diagnostizieren Sie eine Urethritis? (3)

- Kultur mit Antibiogramm

- Urethraabstrich (auf Chlamydien, Mykoplasmen, Trichomonaden)

- Urinsediment

8.3.4 Wie behandeln Sie einen Patienten mit Zystitis?

- Warme Kleidung, erhöhte Diurese

- Spasmolytika (z.B. Butylscopolamin)

- Antibiotika (Kurzzeitantibiose bei unkompliz. Infekt: Cotrimoxazol für 3d)

- Urinansäuerung (z.B. Methionin)

8.3.5 Nennen Sie die Infektionswege einer akuten Pyelonephritis! (3)

Kanalikulär aszendierend, selten hämatogen oder per continuitatem

8.3.6 Welche Laborwerte sprechen für eine chronische Pyelonephritis? (6)

Bakteriurie, Leukozyturie, Anämie, BSG ↑, bei progredienter Niereninsuffizienz evtl. Retentionswerte ↑, Kreatinin-Clearance ↓

8.3.7 Wann spricht man von einer Urosepsis?

Bei einer von den Nieren ausgehenden Sepsis

8.4 Funktionsstörungen

8.4.1 Grenzen Sie die 2 Formen der renal tubulären Azidose voneinander ab.

Distal tubuläre Azidose (Typ 1): distal tubuläre H^+-Ionensekretion ↓ ⇒ schwere metabolische Azidose, alkalischer Urin, Polyurie, Nephrolithiasis, Nephrokalzinose, Osteopathien

Proximal tubuläre Azidose (Typ 2): proximal tubuläre HCO_3^--Rückresorption ↓ ⇒ leichte metabolische Azidose, Hypokaliämie, Osteomalazie, Wachstumsstörungen im Kindesalter

8.4.2 Welche primär funktionellen Ursachen einer intrarenal bedingten akuten Niereninsuffizienz kennen Sie?

Zirkulatorisch-ischämisch zum einen prärenaler Ätiologie ⇒ Anfangsstadium

Zirkulatorisch-ischämisch zum anderen intrarenaler Ätiologie ⇒ Folgestadium durch Autoregulation; bei Hypovolämie, Schock unterschiedlicher Genese

Toxisch bei Hämolyse, Myolyse, Medikamente (z.B. Aminoglykoside, NSAR, Rö-Kontrastmittel, Amphotericin B, Cisplatin, Cyclosporin), Chemikalien (z.B. Glykol)

8.4.3 **In welchen Phasen (4) verläuft die akute Niereninsuffizienz klassischerweise? Nennen Sie zu diesen Phasen jeweils die Diuresemenge!**

I: **Schädigungs-Phase**: Oligurie oder Normurie

II: **Oligourische, anurische Phase**: Oligurie, Anurie

III: **Polyurische Phase**: Polyurie

IV: **Restitutions-Phase**: Rückgang der Retentionswerte mit Normurie

8.4.4 **Nennen Sie die 4 entscheidenden pathophysiologischen Folgen der akuten Niereninsuffizienz mit ihren jeweiligen Auswirkungen auf das Herz!**

Exkretion harnpflichtiger Substanzen ↓ ⇒ Retention von Kreatinin und Harnstoff ⇒ Perikarditis, Perikarderguss, -tamponade

Störung des Elektrolythaushalts ⇒ Hyperkaliämie ⇒ EKG-Veränderungen (zeltförmiges T, Schenkelblock u.a.), v.a. bradykarde Herzrhythmusstörungen, negative Inotropie

Störung des Wasserhaushalts ⇒ Hypervolämie ⇒ RR↑, Herzinsuffizienz, Perikarderguss

Störung des Säure-Basen-Haushalts ⇒ H^+-Ionen-Exkretion ↓ ⇒ metabolische Azidose ⇒ verminderte Ansprechbarkeit der Gefäße auf Catecholamine, negative Inotropie

8.4.5 **Wann ist bei einem akuten Nierenversagen eine Dialyse indiziert? (4)**

Dialyse bei zunehmender Urämiesymptomatik, konservativ nicht beherrschbarer Überwässerung, Hyperkaliämie oder Azidose (Grenzwerte: Harnstoff > 200mg/dl, Kreatinin > 10mg/dl, Kalium > 7mmol/l)

8.4.6 **Definieren Sie das Stadium der kompensierten Retention der chronischen Niereninsuffizienz!**

Einschränkung der Kreatinin-Clearance; Erhöhung der Retentionswerte bei fehlender Urämiesymptomatik, Azotämie, zunehmender sekundärer Hyperparathyreoidismus

8.4.7 **Wann kommt es im Rahmen einer chronischen Niereninsuffizienz zu einem Anstieg der Retentionswerte? (1)**

Anstieg erst wenn > 50% des Nierenparenchyms ausfallen (Glomerulumfiltrat < 60ml/min [normal 120ml/min])

8.4.8 **Durch welche allgemeinen Symptome fällt ein Patient mit chronischer Niereninsuffizienz auf? (6)**

- Allgemein: Schwäche, Müdigkeit

- Foetor uraemicus (Uringeruch aus dem Mund)

- Kopfschmerz

- Evtl. Gewichtsanstieg und Ödeme

- Impotenz, Infertilität

8.4.9   Wie wird ein Patient nach Nierentransplantation langfristig behandelt?

Immunsuppression: Cyclosporin A, Tacrolimus, Mucophenolat, Sirolimus, Azathioprin, Steroide; nach 4-6 Wo Cyclosporin A + Steoide, später Cyclosporin-A-Mono-Th; bei drohender Abstoßung evtl. Antilymphozytenglobulin oder/und monoklonale Antikörper (OKT 3)

8.4.10   Erklären Sie das Funktionsprinzip der Dialyse!

Über eine semipermeable Membran findet aufgrund eines Konzentrationsgefälles ein Austausch gelöster Substanzen zwischen Blut und Dialysat statt.

8.4.11   Nennen Sie die Hauptsymptome einer EPH-Gestose! (4)

- Hypertonie

- Proteinurie

- Ödeme

- Evtl. Krampfanfälle

8.5   Nephrolithiasis

8.5.1   Nennen Sie je eine prärenale, renale und postrenale Ursache der Nephrolithiasis!

Prärenal: Hyperurikämie

Renal: Renale tubuläre Azidose

Postrenal: Harnabflussstörungen

8.5.2   Beschreiben Sie die Symptome (5), die ein Blasenstein verursachen kann.

- Stakkatomiktion (stotternde Miktion bei Verlegung des Blasenhalses durch den Stein)

- Blasentenesmen

- In Labien oder Penis ausstrahlende Schmerzen

- Dysurie

- Fremdkörpergefühl

8.5.3   Wie behandeln Sie eine Nierenkolik? (7)

- Spasmolytika i.v. (z.B. N-Butylscopolaminbromid)

- Analgetika i.v.
(bei Dauerkoliken wenig spasmogene Morphinderivate, z.B. Pethidin)

 -Phytotherapeutika zur Förderung der Steinaustreibung

- Antiphlogistika zur Reduzierung des Schleimhautödems

- Viel Flüssigkeit, körperliche Betätigung

- Wärmezufuhr (fördert den Spontanabgang)

- Evtl. forcierte Diurese

8.6 Nierentumoren

8.6.1 Welche epithelialen Nierentumoren kennen Sie? (4)

- Nierenzellkarzinom
- Nierenrindenadenome
- Nierenbeckenpapillome
- Onkozytom (selten

8.6.2 Welche Hormone können im Rahmen eines paraneoplastischen Syndroms bei einem Nierenzellkarzinom erhöht sein? (4)

- Parathormon ⇒ Hypercalcämie
- Erythropoetin ⇒ Polyglobulie
- Glucocorticoide ⇒ Cushing-Syndrom
- Renin ⇒Hypertonie

8.6.3 Welche Verfahren setzen Sie bei der Metastasensuche eines Nierenzellkarzinoms ein? (4)

Rö-Thorax, Knochenszintigrafie, Sonografie, CT

8.7 Missbildungen

8.7.1 Was ist eine Markschwammniere? Welche Komplikationen (3) drohen?

Angeborene, zystische Dilatation der Sammelrohre, meist beidseits; häufig Zufallsbefund im Erwachsenenalter; evtl. Komplikationen durch Konkrementbildung und Pyelonephritiden; sonst gute Prognose

8.7.2 Nennen Sie fünf Differenzialdiagnosen einer solitären Nierenzyste.

- Nierenzellkarzinom
- Echinokokkuszyste
- Hämangiom
- Abszess
- Hämatom; Tuberkulöse Kaverne

8.8 Nierenarterienstenose

8.8.1 Erläutern Sie den sogenannten Goldblatt-Effekt mit seinen Folgen!

Stenose der A. renalis (Lumeneinengung > 60%) ⇒ Nierendurchblutung ↓ ⇒ Aktivierung des Renin-Angiotensin-Systems (Goldblatt-Effekt) ⇒ Renin ↑ ⇒
1. Vasokonstriktion (Angiotensin II) ⇒ Hypertonie ⇒ auf Dauer irreversible angiosklerotische Gefäßschäden („renale Fixierung") ⇒ operativ nicht mehr behebbare Hypertonie,
2. Na⁺-Retention und Flüssigkeitsretention (Aldosteron) ⇒ Hypertonie

8.8.2 Was geschieht beim sogenannten Captopril-Test?

Gabe eines ACE-Hemmers ⇒ Renin ↑↑, RR ↓

8.9 Differenzialdiagnosen

8.9.1 Ein Patient mit Hämaturie und Miktionsschmerzen wird Ihnen vorgestellt. Welche differenzialdiagnostischen Überlegungen stellen Sie an?

■ Regelmäßig
□ Fakultativ

	Glomerulo-nephritis	Akute Pyelonephritis	Akute Niereninsuffizienz	Chronische Niereninsuffizienz	Nephrolithiasis / Tumor
Allgemeinsymptome					
Fieber		■			
Schmerzen		■			■
Hypertonus	■	■		■	
Ödeme	■			□	
Harnstatus					
Leukozyturie		■			
Hämaturie	□				■
Proteinurie	■	□		■	
Miktion/Diurese					
Polyurie			□	■	
Olig-/ Anurie			■	□	
Dysurie		■			□

8.9.2 Warum führt eine Alkoholintoxikation zu einer Dehydrierung? (1)

Hemmung der ADH-Sekretion ⇒ Dehydrierung

8.9.3 Wann kann fälschlicherweise eine Hämaturie angenommen werden? (2)

- Kontamination des Urins bei Menstruation

- Ernährung mit roter Beete

8.9.4 Beschreiben Sie die Unterschiede einer Proteinurie bei Glomerulonephritis und Pyelonephritis! (6)

Glomerulonephritis: eher großmolekulare Proteine (Albumin mit Molekulargewicht [MG] ca. 66000 und größer),

Pyelonephritis: eher kleinmolekulare Proteine (MG < 66000, v.a. α_1- und β_2-Mikroglobulin)

8.9.5 Wann kommt es zu einer funktionellen Oligurie? (1)

Vor allem bei zu geringer Trinkmenge

9. Wasser, Elektrolyte

9.1 Allgemeines

9.1.1 Was ist eine Hypervolämie?

Erhöhung des intravasalen Flüssigkeitsvolumens

9.1.2 Über welche Organe (4) gibt der menschliche Körper Wasser ab, und wie groß ist jeweils die Menge? (8)

Niere 1000-1500ml, Haut 500ml, Lunge 400ml, Darm 100ml
⇒ Summe 2000-2500ml

9.1.3 Durch welche Größen wird der Flüssigkeitsaustausch zwischen Intravasalraum und Interstitium bestimmt?

Durch die Differenz aus onkotischem Druck und hydrostatischem Druck

9.1.4 Skizzieren Sie den Hormonregelkreis bei einer Erhöhung des Plasmavolumens.

Plasmavolumen ↑ ⇒ (über Volumenrezeptoren im Verlauf)
⇒ Atriales natriuretisches Peptid (ANP) ↑ ⇒ H_2O, Na^+ ↓

9.1.5 Wie verhalten sich Hämatokrit, Serumosmolalität und spezifisches Gewicht des Urins bei einer isotonen Dehydratation? (3)

- Hkt ↑

- Serumosmolalität normal

- Spezifisches Gewicht des Urins ↑

9.1.6 Wie behandeln Sie eine hypotone Dehydratation und mit welchen Komplikationen rechnen Sie dabei?

- Langsame Substitution 0,9%iger Na^+Cl^--Lösungen

- Höhermolare Na^+Cl^--Substitution nur bei hochgradiger Hyponatriämie, mit z.B. Krämpfen

CAVE: Bei zu schnellem Anstieg der Serumosmolalität Gefahr der Kreislaufüberbelastung und zerebralen Schädigung (durch zu schnelle Senkung des Hirndrucks)

9.1.7 Warum steigt der Hämatokrit bei einer hypertonen Dehydratation nur geringfügig an? (1)

Nur geringfügiger Anstieg, da auch IZF der Erythrozyten ↓

9.1.8 Beschreiben Sie das klinische Bild eines Patienten mit isotoner Hyperhydratation! (6)

Gewicht ↑, generalisierte Ödeme (selten bei Cushing-Syndrom und Hyperaldosteronismus), Pleuraergüsse, Aszites, „fluid lung", ZVD ↑, praller Hautturgor

9.1.9 **Nennen Sie Symptome der hypotonen Hyperhydratation, die durch ein intrazelluläres Ödem verursacht werden! (6)**

Kopfschmerzen, Übelkeit, Erbrechen, Benommenheit, Verwirrtheit, zerebrale Krämpfe, Koma

9.1.10 **Wie verhalten sich Hämatokrit, Serumosmolalität und spezifisches Gewicht des Urins bei einer hypertonen Hyperhydratation?**

- Hkt ↓

- Serumeiweiß ↓

- Spezifisches Gewicht des Urins ↑

9.1.11 **An welchen Stellen des Körpers bilden sich bei einem Patienten mit Rechtsherzinsuffizienz Ödeme aus?**

- Ödeme in abhängigen Körperpartien (Unterschenkel, Knöchel)

- Anasarka (lagerungsabhängige Ödeme von Flanken- und Rücken)

- Pleuraerguss

- Aszites

9.2 Natrium

9.2.1 **Wann und wie wird die Na^+-Rückresorption in den Sammelrohren der Niere gesteigert?**

In Sammelrohren der Niere v.a. durch Aldosteron bei:
Na+-Mangel, Hypovolämie, verminderter Nierendurchblutung
⇒ Renin ↑ ⇒ Umbau von Angiotensinogen zu Angiotensin I ↑
⇒ Angiotensin II ↑ durch „angiotensin converting enzyme" (ACE) der Lunge
⇒ Aldosteron ↑ (der NNR)
⇒ Na^+-Rückresorption ↑

9.2.2 **Was ist eine Pseudohyponatriämie und welche Ursachen kann sie haben?**

= Relativer H_2O-Überschuss im EZR durch osmotisch wirksame Moleküle (Serumosmolalität normal bis ↑)

Ätiologie: Hyperlipidämie, Hyperproteinämie, Hyperglykämie, hypertone Infusion (z.B. Mannit, Glucose 50%)

9.3 Kalium

9.3.1 **Warum kann sowohl eine Hypokaliämie als auch eine Hyperkaliämie zu einer Muskellähmung führen?**

Akute Hyperkaliämie ⇒ K^+_I/K^+_E ↓ ⇒ Ruhemembranpotential wird positiver ⇒ anfänglich Steigerung der Erregbarkeit, bei Überschreiten des Schwellenpotentials (-50mV) Depolarisationsblock mit Muskellähmung

Akute Hypokaliämie ⇒ K^+_I/K^+_E ↑ ⇒ Ruhemembranpotential wird negativer ⇒ neuromuskuläre Erregbarkeit ↓ ⇒ Muskellähmung

9.3.2 **Welche akuten Auswirkungen kann eine Hypokaliämie auf das Herz und andere Organe haben? (6)**

Arrhythmien mit gehäuft supraventrikulären und ventrikulären Extrasystolen, Tachy-/Bradykardien, Digitalisüberempfindlichkeit, Adynamie, Reflexe ↓, Paresen; Abnahme der Darmmotilität und Peristaltik
⇒ Obstipation, paralytischer Ileus; Blasenlähmung, metabolische Alkalose (Tetanie), Glucosetoleranz↓

9.3.3 **Welche EKG-Veränderungen können bei einer Hypokaliämie auftreten?**

- Abflachung der T-Welle, evtl. Negativierung

- ST-Strecken-Senkung

- U-Welle

- T/U-Verschmelzungswelle

9.3.4 **Wie kann es zu einer sog. Pseudohyperkaliämie kommen und wie kann dies verhindert werden?**

Durch eine Hämolyse bei Blutabnahme (⇒ nur kurzzeitig venös stauen, vorsichtig aspirieren).

9.3.5 **Welche diagnostischen Maßnahmen ziehen Sie zur Abklärung einer Hyperkaliämie heran? (6)**

- Anamnese (z.B. kaliumsparende Diuretika bei Niereninsuffizienz, Zytostatika-Therapie)

- Labor: K^+ i.S., Kreatinin, Harnstoff,

- CK, LDH (Hämo-, Myolyse, TU-Zerfall bei Zytostatika-Therapie)

- EKG: zeltförmige hohe T-Welle, Verlängerung der PQ-Zeit, AV-Block, schenkelblockartig veränderter QRS-Komplex, Bradykardie

- Blutgase: häufig metabolische Azidose

9.4 **Calcium**

9.4.1 **Welchen Einfluss hat eine Alkalose auf das ionisierte Calcium ? (1)**

Alkalose ⇒ freies Ca^{2+} ↓

9.4.2 **Nennen Sie Störungen des Vitamin-D-Haushalts, die zu einer Hypocalcämie führen können! (6)**

Malassimilations-Syndrom, Diätfehler, UV-Licht-Mangel; Defekt der renalen Calcitriol-Bildung (chronische Niereninsuffizienz), Defekt der hepatischen 25-Hydroxycholecalciferol-Bildung (Leberzirrhose), Antikonvulsiva ⇒ Vit.-D-Turnover↑ (durch hepatische Enzyminduktion); periphere Resistenz der Vit.-D-Rezeptoren

9.4.3 **Erläutern Sie das Chvostek- und das Trousseau-Zeichen!**

Chvostek-Zeichen: bei Beklopfen des N. facialis Zucken des Mundwinkels

Trousseau-Zeichen: Pfötchenstellung der Hände nach Aufblasen einer Blutdruckmanschette am Oberarm auf arteriellen Mitteldruck für 3 min.

9.4.4 **Welche Tumoren gehen häufig mit einer Hypercalcämie einher? (6)**

Zum Beispiel Plasmozytom sowie Metastasen von z.B. Prostata-Ca, Mamma-Ca, Nierenzell-Ca , Bronchial-Ca, Schilddrüsen-Ca

9.4.5 **Nennen Sie gastrointestinale Symptome einer Hypercalcämie! (7)**

Übelkeit, Erbrechen, Appetitlosigkeit, Gewichtsverlust, Obstipation, Ulcus duodeni, akute Pankreatitis

9.5 Phosphat

9.5.1 **Skizzieren Sie den Calcium-Phosphat-Haushalt ausgehend von einer Senkung des Calciumspiegels im Serum!**

Serum-Ca^{2+} ↓ ⇒ PTH ↑ ⇒ renale Phosphatausscheidung ↑
⇒ Serum-Phosphat ↓ ⇒ Calcitriolbildung der Niere ↑
⇒ intestinale (und renale) Ca^{2+}-Reabsorption ↑ + ossäre Ca^{2+}-Mobilisation
⇒ Serum-Ca^{2+} ↑

9.5.2 **Wie äußert sich klinisch eine Hypophosphatämie?**

Meist nur bei ausgeprägter akuter Hypophosphatämie (< 0,5mmol/l):
ZNS: Parästhesien, Sprachstörungen, Krämpfe, Koma durch Energiedefizit
Blut: 2,3-DPG↓ ⇒ Hämolyse, O_2-Abgabe des Hämoglobins ↓ ;
Leukozyten- und Thrombozytendysfunktion ⇒ Infektneigung, Sepsis, Blutungsneigung

Muskulo-skeletal: Rhabdomyolyse, Kardiomyopathie, pathologische Frakturen

9.5.3 **Welche Folgen kann eine Hyperphosphatämie haben? (5)**

Nephrolithiasis, Nephrokalzinose, Niereninsuffizienz, Periartikuläre Verkalkungen, Weichteilverkalkungen

9.6 Magnesium

9.6.1 **Welche Symptome überwiegen bei einer Änderung der physiologischen Magnesiumserumkonzentration? (2)**

Vor allem neuromuskuläre und kardiale Symptome

9.6.2 **Wie behandeln Sie einen Patienten mit Hypermagnesiämie? (3)**

- Schleifendiuretika (z.B. Furosemid)

- Evtl. Ca^{2+}-Glukonat bei bradykarden Herzrhythmusstörungen über 5-10min (**CAVE:** digitalisierte Patienten)

- Dialyse bei Niereninsuffizienz

9.7 Säure-Basen-Haushalt

9.7.1 Nennen Sie die vier wichtigen Puffersysteme des menschlichen Körpers.

Extrazellulär: Bicarbonat (HCO_3^-), Plasmaproteine

Intrazellulär: Hämoglobin, Phosphat (HPO_4^{2-})

9.7.2 Wie verhalten sich pH, CO_2-Partialdruck und Standardbicarbonat bei einer metabolischen Alkalose?

pH: ⇓

CO_2-Partialdruck: ⇑

Standardbicarbonat: ⇑

9.7.3 Wie wirkt sich eine Azidose auf das Herz-Kreislauf-System aus?

Ansprechbarkeit der Erfolgsorgane auf Catecholamine ↓
⇒ negative Inotropie, Herzschlagvolumen ↓, systolischer Gefäßwiderstand ↓,
RR ↓ ⇒ Schock

9.7.4 Nennen Sie die 3 Formen der Additionsazidose und jeweils Beispiele dazu.

Ketoazidose: v.a. Coma diabeticum, chronischer Alkoholismus, chronische Hungerzustände (gesteigerter Fettabbau)

Lactatazidose: anaerobe Glykolyse bei Schock, Hypoxie, generalisierten Krampfanfällen, CO-Vergiftung, selten als Komplikation bei Biguanid-Th

Exogene Säurezufuhr: Vergiftung mit Salicylaten, Methanol, Glykol, HCl, NH_4Cl

9.7.5 Welche Blutgaswerte erwarten Sie bei einer metabolischen Azidose? (4)

- HCO_3^- ↓

- Kompensatorisch pCO_2 ↓

- pH normal (kompensierte Störung) oder pH < 7,36 (dekompensierte Störung)

- Negativer BE

9.7.6 Welche klinischen Zeichen erwarten Sie bei einer respiratorischen Azidose? (8)

- Hypoventilation

- Zeichen einer häufig gleichzeitig bestehenden Hypoxämie: Zyanose, Dyspnoe, Tachykardie

- Herzrhythmusstörungen

- Kopfschmerzen, Verwirrtheit, Tremor, Schwitzen, Müdigkeit, Somnolenz, Koma, Hirndruckzeichen (Übelkeit, Erbrechen)

9.7.7 **Erläutern Sie wesentliche Prinzipien der Behandlung einer respiratorischen Azidose! (3)**

- Therapie der Grunderkrankung

- Apparative Ventilationssteigerung bei ausgeprägter Symptomatik, um pCO_2 zu senken

- O_2-Zufuhr nur vorsichtig, da bei chronischer Hyperkapnie ein niedriger pO_2 oft der einzige Atemantrieb ist.

9.7.8 **Wie kann es bei einer Alkalose zu einer paradoxen Azidurie kommen?**

Alkalose durch Hypokaliämie extrarenaler Genese $\Rightarrow$ Rückresorption von K^+-Ionen $\uparrow$ $\Rightarrow$ Rückresorption von HCO_3^--Ionen $\uparrow$ $\Rightarrow$ „paradoxe Azidurie"

9.7.9 **Welche Ursachen einer metabolischen Alkalose kennen Sie? (4)**

- Verlust von saurem Magensaft

- Hypokaliämie

- Mineralocorticoidexzess

- Exogene Alkalizufuhr

9.7.10 **Welche Elektrolytstörungen erwarten Sie bei einer metabolischen Alkalose? (2)**

K^+ $\downarrow$; Cl^- je nach Störung normal bis $\downarrow$

9.7.11 **Was ist die häufigste Ursache einer respiratorischen Alkalose (1) und wie versorgen Sie einen solchen Patienten akut?**

Häufigste Ursache: Psychogene Hyperventilation
(Frauen häufiger als Männer)

Therapie: Beruhigung, Atmung in Plastikbeutel oder über Giebelrohr $\Rightarrow$ Anreicherung der Luft mit CO_2, evtl. Gabe von Tranquilizern

10. Rheumatologie

10.1 Systemkrankheiten

10.1.1 Welche Erkrankungen sind Kollagenosen? (6)

- Systemischer Lupus erythematodes (SLE)

- Polymyositis und Dermatomyositis

- Progressive systemische Sklerose (PSS, Synonym: Sklerodermie)

- Sharp-Syndrom (mixed connective tissue disease, MCTD

- „Overlap"-Syndrome (Mischkollagenosen)

- Sjögren-Syndrom

10.1.2 Mit welchen HLA-Antigenen ist ein systemischer Lupus erythematodes häufig assoziiert? (2)

HLA-DR3 + HLA-DR2 Ag

10.1.3 Nennen Sie mindestens 6 Kriterien des American College of Rheumatology, die für die Diagnose eines systemischen Lupus erythematodes sprechen! (10)

- Schmetterlingserythem

- Diskoider Lupus erythematodes

- Photosensibilität

- Orale oder nasopharyngeale Schleimhautulzera

- Nichterosive Arthritis (an zwei oder mehreren Gelenken)

- Serositis (Pleuritis, Perikarditis)

- Nierenbeteiligung

- ZNS-Beteiligung

- Hämatologisch: Zytopenie

- Immunserologisch: Anti-ds-DNA, Anti-Sm-Ak, positives LE-Zellphänomen, ANA↑ [wenn Vorliegen eines"Medikamentenlupus" ausgeschlossen wurde] Titer > 1:160

10.1.4 Welche Organe sind bei einem sog. Medikamentenlupus insbesondere betroffen?

Vor allem Gelenke, Pleura, Herz ⇒ Polyarthritis, Pleuritis, Perikarditis

10.1.5 Beschreiben Sie die Laborwerte bei einer Polymyositis!

- Leukozytose, Lymphopenie, Eosinophilie Anämie, BSG ↑, CK ↑, GOT ↑, LDH ↑, Aldolase ↑, Kreatinin i.U. m

- Anti-Jo1-Ak : Ak gegen Histidyl-Transfer-RNA-Synthetase (30% bei PM)

- Anti-Mi2-Ak: (20% bei DM)

10.1.6 Welche Hautbefunde neben der teigigen Schwellung der Extremitätenstreckseiten würden zu einer Dermatomyositis passen? (4)

Rosa- bis lilafarbenes Erythem und ödematöse Schwellung v.a. der Augenlider, Wangen, vorderen Hals-Brust-Region, Streckseiten der Extremitäten ("Lila-Krankheit"), Teleangiektasien im Bereich der Nagelfalz, Hautatrophie

10.1.7 Welche differenzialdiagnostischen Erkrankungen kommen bei Verdacht auf Polymyositis in Betracht? (5)

- Einschlusskörpermyositis

- Polymyalgia rheumatica

- Myasthenia gravis

- Muskeldystrophien

- Endokrine und toxische Myopathien

10.1.8 Erläutern Sie das Befallsmuster bei limitierter systemischer Sklerose.

Befall von Akren und Gesicht

10.1.9 Erläutern Sie das CREST-Syndrom!

= Sonderform der PSS: Calcinosis cutis Raynaud-Syndrom, Ösophagusmotilitätsstörungen, Sklerodaktylie, Teleangiektasien (jedoch ohne generalisiertes Ödem und weitgehend ohne Organbeteiligung)

10.1.10 Welche primären (1) und sekundären (7) Ursachen des Raynaud-Syndroms kennen Sie?

Primär: Ischämien durch Vasospasmen im Bereich der Finger, z.B. ausgelöst durch Kälte (v.a. bei jungen Frauen)

Sekundär: Thrombangiitis obliterans Winiwarter-Buerger, v.a. bei jungen Männern, Rauchern), medikamentös ausgelöste Vasospasmen, Kollagenosen, autoimmunhämolytische Anämie vom Kältetyp, M. Waldenström, Ergotismus, Vibrationstraumen

10.1.11 Welche immunserologischen Laborwerte erwarten Sie beim Sjögren-Syndrom? (4)

Rheumafaktoren hochtitrig positiv; ANA; Anti-SS-A-Ak; Anti-SS-B-Ak

10.1.12 Wie kommt es bei der chronischen Polyarthritis zu einer Zerstörung des Gelenkknorpels?

Infiltration der Gelenkschleimhaut mit autoaggressiven T-Helferzellen ⇒ Bildung des Rheumafaktors (= Auto-Ak, v.a. IgM gegen F_c-Fragment des IgG) ⇒ Bildung von Immunkomplexen ⇒ Aktivierung von Komplement und Zytokinen ⇒ Zerstörung des Gelenkknorpels und angrenzenden Knochens, Pannusbildung

10.1.13 Durch welche Allgemeinsymptome ist eine chronische Polyarthritis gekennzeichnet? (4)

Abgeschlagenheit, subfebrile Temperaturen, Schwitzen, Gewichtsverlust

10.1.14 Nennen Sie mindestens 6 Kriterien des American College of Rheumatology, die die Diagnose einer chronischen Polyarthritis wahrscheinlich machen! (7)

- Morgensteifigkeit der Gelenke (mindestens 1 Stunde andauernd)

- Arthritis von mindestens 3 Gelenkbereichen

- Arthritis der Hand-, Fingermittel- und Fingergrundgelenke

- Symmetrischer Gelenkbefall (beider Körperhälften)

- Rheumaknoten

- Rheumafaktor i.S. positiv

- Typische Röntgenveränderungen an Finger- und Handgelenken

10.1.15 Welche pharmakologischen Wirkstoffe werden bei der Therapie der chronischen Polyarthritis als sog. Basistherapeutika verwendet?

- Chloroquin

- Sulfasalazin

- MTX

- Goldsalze

- (D-Penicillamin)

- (Leflunomid)

10.1.16 Beschreiben Sie das klinische Bild der Fingerpolyarthrose.

Fingerpolyarthrose mit Heberden-Knötchen (Fingerendgelenk) und/oder Bouchard-Deformitäten (Fingermittelgelenk)

10.2 Seronegative Spondarthritiden

10.2.1 Beschreiben Sie den Röntgenbefund der Iliosakralgelenke und der Wirbelsäule bei der Spondylitis ankylosans!

Sklerosierung der Iliosakralgelenke (sog. „buntes Bild" mit Erosionen, Usuren); knöcherne Ankylosierung der Wirbelsäule (sog. Bambusstab-Wirbelsäule)

10.2.2 Was verstehen Sie unter einer Reiter-Dermatose?

- Keratoderma blenorrhagicum
- Balanitis circinata
- Mundaphthen

10.3 Rheumatisches Fieber

10.3.1 Nennen Sie 5 sog. Symptome 1. Ordnung des rheumatischen Fiebers!

- Subkutane Rheumaknötchen

- Polyarthritis (symmetrischer Befall großer Gelenke)

- Erythema anulare rheumatica (blau-rote Ringe)

- Chorea minor Sydenham

- Karditis

10.3.2 Welche Kriterien müssen erfüllt sein, um die Diagnose rheumatisches Fieber zu stellen?

Diagnose wahrscheinlich bei Vorliegen von 2 Hauptkriterien bzw.
1 Haupt- und 2 Nebenkriterien nach Jones, bei gleichzeitigem Nachweis von Streptokokken im Rachenabstrich oder entsprechendem Titerverlauf der Streptokokkenserologie

10.4 Arthritiden

10.4.1 Welche Gelenke werden bei der Gicht, dem rheumatischen Fieber und der chronischen Polyarthritis bevorzugt befallen?

Gicht: Monarthritis, häufig Großzehengrundgelenk (Podagra)

Rheumatisches Fieber: „Springt" zwischen großen Gelenken

Chronische Polyarthritis: Symmetrischer Befall nahezu aller Gelenke möglich, aber Aussparung der Finger- und Zehenendgelenke

10.5 Nicht-entzündliche weichteilrheumatische Schmerzsyndrome

10.5.1 Was versteht man unter einer „twitch response"?

= Sichtbares lokales Zucken des Muskels und der Haut bei Palpation

10.5.2 Erläutern Sie kurz das klinische Bild eines Fibromyalgie-Syndroms.

Erniedrigte Schmerzschwelle (erhöhte Druckschmerzhaftigkeit, sekundäre Hyperalgesie) an einer Vielzahl anatomisch definierter Schmerzpunkte

10.6 Systemkrankheiten – Vaskulitiden

10.6.1 Nennen Sie die 3 Gruppen, in die die Vaskulitiden nach der sog. Chapel-Hill-Klassifikation eingeteilt sind!

Vaskulitis großer Gefäße: Aorta + größte Äste zu Hauptkörperregionen

Vaskulitis mittelgroßer Gefäße: Hauptviszerale Arterien, z.B. zu Niere, Leber

Vaskulitis kleiner Gefäße: Mit Verbindung zu Arteriolen

10.6.2 Welche Infektionskrankheit geht einer Panarteriitis nodosa oft voraus?

Hepatitis-B-Infektion

10.6.3 Definieren Sie eine kutane leukozytoklastische Angiitis!

= Vaskulitis der kleinen Arterien und Venen der Haut ohne systemische Vaskulitis oder Glomerulonephritis

10.6.4 Beschreiben Sie die Symptomatik der Gastrointestinal- (2), Nieren- (2) und Gelenkbeschwerden (4) bei einer Purpura Schoenlein-Henoch!

Gastrointestinal: Purpura abdominalis: GI-Blutung, kolikartike Bauchschmerzen

Nieren: Schoenlein-Henoch-Nephritis: fokale mesangioproliferative GN mit Mikro- oder Makrohämaturie, Proteinurie

Gelenke: Schwellung, Bewegungseinschränkung, periartikuläres Ödem, Arthralgien (Schmerzen), aber kein Hämarthros

10.6.5 Wie manifestiert sich eine Wegenersche Granulomatose im Initialstadium? (7)

- Sinusitis

- Hämorrhagische Rhinitis (Epistaxis)

- Mund- und Tonsillen-Ulzera

- Otitis

- Fieber

- Hautausschlag

- Myalgien, Arthralgien

10.6.6 Wie ist die Prognose bei Vorliegen eines Churg-Strauss-Syndroms?

Bei frühzeitiger Therapie gut

10.6.7 Beschreiben Sie die Symptomatik einer Polymyalgia rheumatica!

Nächtlich beginnende, heftige symmetrische Schmerzen in Schulter- und/ oder Beckengürtel mit Morgensteifigkeit und deutlicher Besserung im Tagesverlauf, Druckempfindlichkeit der Oberarme, Depressionen und Gewichtsverlust (CK nicht erhöht!)

10.6.8 **Wie behandeln Sie eine Thrombangiitis obliterans? (4)**

- Nikotinverzicht

- Acetylsalicylsäure

- Ca^{2+}-Kanalblocker (z.B. Nifedipin) und Nitropräparate (z.B. Isosorbiddinitrat)

- Evtl. Prostaglandine, Sympathektomie

11. Infektiologie

11.1 Allgemeines

11.1.1 Unterscheiden Sie drei Formen bei der Verhütung einer Infektionskrankheit!

- Expositionsprophylaxe

- Chemoprophylaxe

- Impfprophylaxe

11.2 Bakterien

11.2.1 Nennen Sie die Hauptinfektionsquelle einer Typhusinfektion.

Dauerausscheider

11.2.2 Wie lange hält die Immunisierung bei einer Typhusimpfung mit Lebendimpfstoff an?

Typhus-Lebendimpfstoff (Typhoral®) ⇒ Impfschutz 1-2 Jahre (in ca. 70%!)

11.2.3 Wann tritt eine Bakterienruhr gehäuft auf?

Vor allem in Notzeiten bei unhygienischen Verhältnissen

11.2.4 Durch welche Maßnahme lässt sich die Prognose einer Choleraerkrankung wesentlich verbessern? (1)

Durch eine symptomatische Therapie mit Wasser-und Elektrolytersatz

11.2.5 Wie weisen Sie eine Yersinien-Enterokolitis nach? (2)

Erreger-Nachweis im Stuhl, serologische Titerbestimmung nach 2 Wochen (spielt eine untergeordnete Rolle).

11.2.6 Beschreiben Sie den typischen Hustenanfall im Stadium convulsivum einer Keuchhustenerkrankung! (5)

Typischer Keuchhustenanfall mit stakkatoartigem Husten, vorgestreckter Zunge, juchzendes, ziehendes Inspirium (durch Laryngospasmus, Schleim), Dyspnoe, Zyanose

11.2.7 Wie kommt es beim Scharlach zur Ausbildung eines Exanthems?

Streptokokkentoxine ⇒ Gefäßpermeabilität ↑ ⇒ Exanthem

11.2.8 Wie kann es bei einer Wundrose zu einer Elephantiasis kommen?

Lymphödem durch Obliteration der Lymphgefäße

11.2.9 Beschreiben Sie den Rachen eines Diphtheriepatienten!

Rötung des Rachens; grau-weißliche, nicht auf Tonsillen beschränkte Pseudomembranen (Blutung beim Abstreifen)

11.2.10 Wie kommt die Legionärskrankheit zu ihrem Namen? (1)

Erstmals beschrieben 1976 nach einem Treffen von US-Kriegsveteranen (180 Erkrankte, 29 Tote)

11.2.11 Wie kann es bei einer Ornithose zu einer Herz-Kreislauf-Insuffizienz kommen?

Myokarditis (toxische Schädigung), Perikarditis ⇒ Herz-, Kreislaufinsuffizienz

11.2.12 Wie kann einem Q-Fieber vorgebeugt werden? (3)

- Sanierung des infizierten Tierbestandes

- Pasteurisierung von Milch

- Aktive Immunisierung exponierter Personen

11.2.13 Wie hoch ist die Letalität des Flecktyphus?

Letalität ca. 15%

11.2.14 Wie und wo überleben Brucellen im menschlichen Körper? (2)

Erreger überleben intrazellulär in Granulozyten und Lymphozyten und verbreiten sich über das RES (Lk, Milz, Leber, KM)

11.2.15 Beschreiben Sie die Klinik einer Granulomatosis infantiseptica und welche Folgen kann sie für den Fetus haben? (8)

Diaplazentare Infektion des Fetus ⇒ Sepsis mit Bakterienembolien (granulomatöse Gewebsreaktionen), pustulöse Effloreszenzen, Meningoenzephalitis, Hepatosplenomegalie ⇒ Totgeburt, Frühgeburt, evtl. Icterus gravis prolongatus, geistige Spätschäden

11.2.16 Wie tritt beim Botulismus der Tod ein?

Durch zentrale Atemlähmung

11.2.17 Beschreiben Sie die Symptomatik des Wundstarrkrampfes! (3)

- Krampf der Kaumuskulatur (= **Trismus**)

- Krampf der Gesichtsmuskulatur („**risus sardonicus**" = „hämisches Lachen")

- Multiple schmerzhafte Muskelkrämpfe (Extremitäten nicht beteiligt)

11.2.18 Wann spricht man bei einer Frau von einer unteren Gonorrhoe bzw. einer oberen Gonorrhoe und wie unterscheidet sich die Symptomatik ganz grundsätzlich?

Untere Gonorrhoe (unterhalb des inneren Muttermundes):
Symptomarm mit zervikalem Fluor, Dysurie, Pruritus

Obere Gonorrhoe (oberhalb des inneren Muttermundes):
Symptomreich mit Unterbauchschmerzen, Fieber, Übelkeit, Obstipation, Schmierblutung, Fluor

11.2.19 Wie kommt es zur sog. Jarisch-Herxheimer-Reaktion und welche Symptome erwarten Sie?

= Reaktion auf Toxine von zerfallenden Treponema
⇒ Fieber, Myalgie, Hypotonie

11.2.20 Unter welchen Voraussetzungen ist eine Syphilis connata tarda zu beobachten?

Bei unzureichend behandelter Säuglingssyphilis

11.2.21 Beschreiben Sie die Primärläsion des Lymphogranuloma inguinale.

= Begrenzte, kleine, einzelne Ulzeration am äußeren Genitale

11.2.22 Welche Lepraform hat eine gute Prognose, welche eine schlechte?

Tuberkuloide Lepra: Gute Prognose

Lepromatöse Lepra: Schlechte Prognose

11.2.23 Wann kommt es zur Ausbildung einer Aktinomykose?

Aktinomyzeten gehören zur normalen Flora des Nasen-Rachen-Raums, Infektion meist sekundär nach lokalen Erkrankungen mit Taschenbildung

11.2.24 Was ist das Bannwarth-Syndrom, welche Symptome zeigt es und wo ist es besonders häufig lokalisiert?

= Lymphozytäre Meningoradikulitis: neurologische Symptome bei ca. 10% der Untherapierten (radikuläre Schmerzen, periphere Paresen, v.a. N. facialis)

11.2.25 Wie therapieren Sie eine Lyme-Borreliose im Stadium I?

Tetracyclin (z.B. Doxycyclin), Amoxicillin für 3-4 Wo

11.2.26 Nennen Sie die Therapie der 1. Wahl gegen Meningokokken.

Penicillin G

11.3 Viren

11.3.1 Durch welche Faktoren können Herpesviren reaktiviert werden? (6)

Reaktivierung durch Stress, UV-Licht, Fieber, Trauma, Infekt, Immunsuppression

11.3.2 Warum wird das Effloreszenzenbild der Windpocken auch „Sternenkarte" genannt?

„Heubnersche Sternenkarte": Gleichzeitiges Vorliegen verschiedener Entwicklungsstadien wie Flecken, Papeln, Vesikel, Eruptionen, Krusten über mehrere Tage

11.3.3 Wie kommt es zur sog. Gürtelrose?

Reaktivierung des in Gliazellen der Spinalganglien persistierenden VZV bei Abwehrschwäche (z.B. AIDS), höherem Lebensalter, Stress

11.3.4   Beschreiben Sie das klinische Bild einer CMV-Infektion beim AIDS-Patienten! (8)

Fieber, mononukleoseähnliches BB, interstitielle Pneumonie (Letalität: 50%), Hepatitis, Kolitis, Enzephalitis, Retinitis („Cotton-wool-Exsudate", Blutungen), Immunkomplex-Glomerulonephritis

11.3.5   Wie sieht das Blutbild beim Pfeifferschen Drüsenfieber aus?

Leukozytose mit 60-80% mononukleären Zellen

11.3.6   Was geschieht, wenn bei einer Ringelröteln infektion der Schwangeren die Infektion auf die Frucht übergreift? (2)

Bei Infektion der Schwangeren ⇒ Hydrops fetalis, Abort (20-30%)

11.3.7   Zu welchen toxischen Schäden kann es bei einer Grippe kommen? (3)

- Myokarditis (Kreislaufinsuffizienz)

- Neuritiden

- Meningitis

11.3.8   Was ist eine SSPE und wodurch ist sie gekennzeichnet?

= Subakut sklerosierende Panenzephalitis (slow virus infection); 5-10 J. nach Maserninfektion, zunehmende psychische Veränderungen, Dekortikation, stets letal

11.3.9   Welche Verdauungsdrüsen können bei Mumps mitbetroffen sein? (2)

Evtl. Mitbeteiligung anderer Mundspeicheldrüsen und des Pankreas

11.3.10 Beschreiben Sie das Rötelnexanthem!

Kleinfleckiges, makulopapulöses, hellrotes Exanthem mit Beginn im Gesicht und rascher kraniokaudaler Ausbreitung

11.3.11 Nennen Sie die Inkubationszeiten von Masern, Röteln, Scharlach, Windpocken und Ringelröteln!

Masern: 8-12 Tage

Röteln: 2-3 Wochen

Scharlach: 2-5 Tage

Windpocken: 10-21 Tage

Ringelröteln: 7-14 Tage

11.3.12 Wie werden Poliomyelitisviren übertragen? (1)

Übertragung fäkal-oral (Schmutz-, Schmier-, Wasserinfektion)

11.3.13 Beschreiben Sie die Allgemeinsymptomatik einer Herpangina! (4)

Hohes Fieber, Übelkeit, Kopfschmerzen, evtl. Meningitis

11.3.14 Was ist der sog. Teufelsgriff?

= Plötzliche stechende Bauchschmerzen bei Pleurodynie

11.3.15 Beschreiben Sie die Symptomatik des Gelbfiebers in der 3. Phase, also nach kurzer Remission! (5)

Erneuter Fieberanstieg, Hepatitis (Ikterus), Nephritis (Proteinurie), hämorrhagische Diathese (Darmblutungen), Kreislaufkollaps, „Vomito negro"

11.3.16 Wo tritt das Denguefieber auf? (2)

Vorkommen in Subtropen, Tropen

11.3.17 Wie hoch ist die Letalität einer FSME-Infektion?

Letalität ca. 1% bei Meningoenzephalitis (= 0,05% der Infizierten)

11.3.18 Wie hoch ist die Letalität bei Tollwut?

100% letal

11.3.19 Nennen Sie die Zielzellen des HIV im menschlichen Körper! (4)

CD_4-Rezeptor-tragende Zellen, z.B. T_4-Lymphozyten (= Helfer-/CD_4-Zellen), Makrophagen (Reservoir), Langerhans-Zellen der Mukosa, Mikrogliazellen (= neurotrop)

11.3.20 In welchem Stadium der HIV-Erkrankung befindet sich ein Patient, der neben einer Helferzellzahl von unter 200/µl lediglich durch einen Herpes zoster mehrerer Dermatome auffällt?

Stadium 2

11.3.21 In welchem Gruppe und Stufe der HIV-Erkrankung befindet sich ein Patient, der lediglich durch einen Herpes zoster mehrerer Dermatome auffällt?

Gruppe IV, Stufe C2

11.3.22 In welcher Kombination setzten Sie die HIV-wirksamen Virustatika ein?

Immer als 3er-Kombination: 2 RTI + (1 PI oder 1 NNRTI) oder 3 RTI

11.3.23 Wie behandeln Sie eine CMV-Infektion im Rahmen einer HIV-Erkrankung?

Mit Ganciclovir (Cymeven®) oder Foscarnet (Foscavir®)

11.4   Pilze

11.4.1   Wie kann es zu einer viszeralen Candidose kommen? (2)

Nur bei Immunsuppression oder Immundefekt (z.B. AIDS)

11.4.2 Wie behandeln Sie eine Aspergillose bzw. eine Kryptokokkose?

Aspergillose:

- Allergisch-bronchopulmonal: antiobstruktive Therapie bei Bedarf, evtl. Versuch mit Itraconazol

- Aspergillom: chirurg. Sanierung, keine genauen Daten zur antimykot. Th

- Aspergillus- Pneumonie: Voriconazol, alternativ: Amphotericin B, Itraconazol (Spiegelkontrolle nötig)

Kryptokokkose:

- Meningitis: Amphotericin B bis Pat. afebril, dann Fluconazol für 10 Wochen

- Keine Meningitis: Fluconazol für ca. 8 Wo.

11.4.3 Welche Verlaufsformen kennen Sie bei der Pneumocystis-carinii-Pneumonie? (2)

- Schleichende Verlaufsform mit uncharakteristischer Symptomatik

- Akute Verlaufsform mit Dyspnoe, Tachypnoe, trockenem Husten, Fieber

11.5 Protozoen

11.5.1 Wie viele Menschen sterben jährlich an Malaria?

300-500 Mio Menschen erkranken pro Jahr, 2 Mio sterben!

11.5.2 Auf welchem Kontinent ist das Risiko einer Infektion mit Malaria am höchsten?

Afrika

11.5.3 Was verstehen Sie unter dem sog. „Schwarzwasserfieber"?

= Im Rahmen der Malaria auftretende hämolytische Krise (meist durch Therapie ausgelöst) mit Hämoglobinurie, Olig-, Anurie, Azidose, Koma

11.5.4 Wie beugen Sie einer Malaria bei Aufenthalt in einem Gebiet mit multiresistenten Plasmodium-falciparum-Stämmen vor ? (4)

Atovaquon/Proguanil oder Arthemeter/Lumefantrin

11.5.5 Nennen Sie das Leitsymptom der Amöbiasis.

Himbeergeleeartige Durchfälle

11.5.6 Wie kann sich eine Schwangere mit Toxoplasmose infizieren? (2)

- Oral: Zysteninfektion (infiziertes Fleisch)

- Oozysteninfektion (Katzenkot)

11.5.7 Beschreiben Sie die Klinik von Kala-Azar.

Langanhaltende Fieberschübe, Gewichtsverlust, Leukopenie, Anämie, Hepatosplenomegalie, Organomegalien, Lymphadenopathie; Zunahme der Hautpigmentierung, v.a. im Gesicht nach 6-12 Monaten

11.6 Meldepflicht

11.6.1 Nennen Sie 5 Krankheiten, bei denen der Verdacht auf Erkrankung, die Erkrankung sowie der Tod daran meldepflichtig (namentlich durch Arzt) sind.

- Masern

- Diphterie

- Akute Virushepatitis (A-E)

- Meningokokken-Meningitis, Sepsis

- Polio (u.a.)

1. Angiologie

1.1 Allgemeines

1.1.1 Angiologische Diagnostik: Gefäßstatus, Gehtest, Faustschlussprobe, Allen-Test, Lagerungsprobe nach Ratschow, Doppler-Sono, Duplex-Sono, Angiografie DSA, CT-Angiografie

1.1.2 Thrombembolie: Def, Ät, Üs, PPh, Risikogruppe, niedriges Risiko, mittleres Risiko, hohes Risiko

1.2 Arterien

1.2.1 Arteriosklerose: Def, His, Rif, Üs: Lok - Hauptrisikofaktoren, Arteriosklerose vom Typ Mönckeberg

1.2.2 Akuter Arterienverschluss: Ät, Lok, Th, CAVE

1.2.3 Akuter Verschluss einer Extremitätenarterie: Lok, Kli, Di, DD, Ko, Th

1.2.4 Mesenterialarterieninfarkt: Urs, PPh, Üs: Stadium - Dauer - Kli, Di, Th, Prg

1.2.5 Zerebrovaskuläre Insuffizienz: Def, Urs, Üs: Stadium - Abk. - Kli, Di, DD, Th

1.2.6 Apoplex: Ät, Kli, Di, Th

1.2.7 Periphere arterielle Verschlusskrankheit: Def, Ät, Lok, Üs: Stadium - Kli (Eint nach Fontaine), Di, Th, Üs: Beckentyp - Oberschenkeltyp - peripherer Typ, Lok, Kli, DD, Th, Pro, Anm

1.2.8 Viszeralarterieninsuffizienz: Syn, Ät, Kli, Di, Th

1.2.9 Nierenarterienstenose: Ät, PPh, Kli, Di, Th

1.2.10 Neurovaskuläres Kompressionssyndrom: Syn, Ät, Form, Kli, Di, Th

1.2.11 Subclavian-Steal-Syndrom: Def, Kli, Di, Th

1.2.12 Aortenbogensyndrom: Def, Syn, Ät, Kli, Th

1.2.13 Digitalarterienverschlüsse: Urs, Kli, Di, Th, Anm

1.2.14 Aneurysma: Def, Ät, Üs: Form - Pat, Ko

1.2.15 Aneurysma dissecans aortae: Ät, Üs: Typ - Lok, Kli, Di, DD, Th

1.2.16 Aneurysma aortae abdominalis: Lok, Ät, Kli, Di, Th, Prg

1.2.17 Arteriovenöse Fistel: Def, Ät, Kli, Ko, Th, Prg

1.3 Venen

1.3.1 Varikosis: Def, Ät, Form, Ph, Kli, Ko, Di, Perthes-Test, Trendelenburg-Test, Pratt-Test, Mahorner-Ochsner-Test, Th

1.3.2 Thrombophlebitis: Def, Ät, Lok, Kli, Th

1.3.3 Phlebothrombose: Def, Ät, Kli, Ko, Di, DD, Th, Pro

1.3.4 Ulcus cruris: Def, Ät, Üs: (CVI - pAVK - PNP) / (Lok - Kli), Th

1.3.5 Phlegmasia coerulea dolens: Def, Kli, Ko, Th

1.3.6 Armvenenthrombose (Paget-von-Schroetter-Syndrom): Def, Ät, Kli, Di, Th

1.4 Lymphgefäße

1.4.1 Akute Lymphangiitis und Lymphadenitis: Def, Ät, Kli, Ko, Th

1.4.2 Lymphödem: Ät, Kli, Di, Th

2. Kardiologie

2.1 Allgemeines

2.1.1 Anatomie des Herzens

2.1.2 Kardiologische Grundbegriffe: Dyspnoe, Orthopnoe, Asthma cardiale, Nykturie, Zyanose, Trommelschlegelfinger, Adams-Stokes-Anfall, Synkope, Kollaps, akuter Herztod, Extrasystole, Pulsdefizit, holosystolisch, Kardioversion

2.1.3 Kardiologische Diagnostik: Röntgen-Thorax, Echokardiografie, Radionuklidventrikulografie, Myokardszintigrafie, Herzkatheter, Myokardbiopsie

2.1.4 EKG: Def, Üs: EKG-Anteil - Definition - Dauer (in s) - Amplitude, Standardableitungen

2.1.5 Belastungs-EKG: Def, Ind, CAVE, KI

2.1.6 Herzkatheterisierung: Def, Messung von, Anm, Ind

2.1.7 Herzzyklus, Herzkurven: Drücke im linken Ventrikel/Aorta, Volumen im linken Ventrikel, Karotispuls, Jugularispuls, EKG, Arterien-/AV-Klappen, Phonokardiogramm

2.2 Koronare Herzkrankheit

2.2.1 Koronare Herzkrankheit: Def, Epi, PPh, Ät, Kli, Di, Koronare Versorgungstypen, Anm, Üs: Schweregrad - Verschluss in % - Kli, Th

2.2.2 Angina pectoris: Syn, Def, PPh, Kli, CCS-Klassifikation, DD, Th

2.2.3 Herzinfarkt: Def, Pg, Kli, Eint: Klasse - Kriterien - Häu - Letalität, Di, EKG-Befund, Lok, Üs: Enzymveränderungen beim Herzinfarkt, Ko, Soforttherapie, Krankenhaustherapie, Langzeittherapie, Kontraindikationen der Lyse

2.3 Herzinsuffizienz

2.3.1 Herzinsuffizienz: Def, Eint der Herzinsuffizienz (NYHA/AHA), PPh, Ät, Kli, Ko, Di, Th chronisch, Th akut, Th operativ

2.3.2 Herztransplantation: Def, Ind, KI, Vor, Op, Ko, Pro, Prg

2.4 Rhythmusstörungen

2.4.1 Herzrhythmusstörungen: Eint

2.4.2 Sinustachykardie: Def, Ät, Kli, Th

2.4.3 Sinusbradykardie: Def, Ät, Kli, Th

2.4.4 Sinusknotensyndrom: Syn, Def, PPh, Ät, Kli, Di, Th

2.4.5 Supraventrikuläre Extrasystolen: Def, Eint, Ät, Kli, EKG, Th

2.4.6 Paroxysmale supraventrikuläre Tachykardie: Def, Ät, Kli, EKG, Th

2.4.7 Vorhofflattern, Vorhofflimmern: Üs, Def, Ät, PPh, Kli, Ko, Di, Th, Prg

2.4.8 Ventrikuläre Extrasystolen: Def, PPh, Lown-Klass., CAVE, Ät, Kli, Ko, EKG, Th

2.4.9 Ventrikuläre Tachykardie: Def, Ät, Kli, CAVE, EKG, DD, Th

2.4.10 Kammerflattern, Kammerflimmern: Üs, Def, Ät, PPh, Kli, Di, Th

2.4.11 Sinuatrialer Block: Def, Ät, Üs: Grad - Def - EKG, Kli, Di, Th

2.4.12 Atrioventrikulärer Block: Def, Ät, Grad: Def - EKG, Kli, Di, Th

2.4.13 Intraventrikulärer Block: Def, Ät, Grad, Üs: Lok - EKG, Kli, Th

2.4.14 Wolff-Parkinson-White-Syndrom: Def, Kli, Ko, Di, Th, CAVE

2.4.15 Lown-Ganong-Levine-Syndrom: Def, Di, Th

2.4.16 Herzschrittmacher: Def, Terminologie, Form, Ind, Ko, AICD/ICD

2.4.17 Antiarrhythmika: Phy, Eint der Antiarrhythmika nach Vaughan -William

2.5 Myokard

2.5.1 Myokarditis: Def, Ät, Kli, Ko, Di, Th

2.5.2 Kardiomyopathie: Def, Ät, Eint

2.5.3 Dilatative Kardiomyopathie: Def, PPh, Kli, Ko, Di, Th

2.5.4 Hypertrophe Kardiomyopathie: Def, Form, Kli, Di, Th, CAVE

2.6 Perikard

2.6.1 Akute Perikarditis: Def, Ät, Form, Kli, Ko, Di, Th

2.6.2 Chronisch-konstriktive Perikarditis: Def, Kli, Di, Th

2.7 Endokard

2.7.1 Infektiöse Endokarditis: Def, Pg, Err, Lok, Kli, Di, Th, Prg, Pro

2.7.2 Rheumatische Endokarditis: Def, Kli, Di, Ko, Th

2.7.3 Herzklappenfehler: Def, Eint, Herzklappenersatz,
Üs: Form - Vorteil - Nachteil, Ko

2.7.4 Aortenklappenstenose: Ät, PPh, Kli, Di, Th, Prg

2.7.5 Aortenklappeninsuffizienz: Def, Ät, PPh, Kli, Di, Th

2.7.6 Aortenisthmusstenose: Üs, Def, Lok, Epi, PPh, Kli, Ausk, EKG, Echo, MRT, Rö,
HK, Di, Ko, Th

2.7.7 Mitralklappenstenose: Ät, PPh, Epi, Kli, Eint, Ko, Di, Th

2.7.8 Mitralklappeninsuffizienz: Ät, PPh, Kli, Di, Th

2.7.9 Mitralklappenprolaps-Syndrom: Syn, Def, Ät, Kli, Di, Prg, Th

2.7.10 Pulmonalstenose: Def, Eint, Ät, PPh, Kli, Di, Th

2.8 Herzfehler

2.8.1 Vorhofseptumdefekt: Def, Epi, Eint, PPh, Kli, Di, Th

2.8.2 Ventrikelseptumdefekt: Def, Eint, PPh, Kli, Di, Th

2.8.3 Ductus Botalli apertus: Def, Phy, PPh, Kli, Di, Th

2.8.4 Fallot-Tetralogie: Def, PPh, Kli, Di, Th

2.8.5 Transposition der großen Arterien: Def, PPh, Kli, Di, Th

2.9 Kreislauf

2.9.1 Hypertonie: Üs: Form - RR systol. - RR diastol. - therapeutisches Vorgehen,
Ät: primäre (essenzielle) Hypertonie - sekundäre Hypertonie, Rif, Kli, Ko, Di,
Th: allgemeiner Therapiealgorithmus, Medikamentöse Therapie

2.9.2 Hypotonie: Def, Ät, Kli, Di, Th

2.9.3 Herz-Kreislauf-Stillstand: Def, Form, Ät, Kli, Th, Kreislauf-Atem-Stillstand

3.   Pneumologie

3.1   Allgemeines

3.1.1   Obere Luftwege, Lungenlappen: Anat

3.1.2   Bronchialbaum, Lungensegmente: Anat

3.1.3   Lungenvolumina, Spirogramm: Phy Lungenvolumina, Phy Spirogramm (normal, Obstruktion, Restriktion)

3.1.4   Atmungsformen, Schema der Atemfunktion: Atmungsformen, Schema des Gasaustauschs in der Lunge

3.1.5   Untersuchungsbefunde: Üs: Perkussion - Auskultation- RGs - Bronchophonie - Stimmfremitus

3.2   Atemstörungen

3.2.1   Atemstörungen: Atemfunktionsstörungen, Atemregulationsstörungen

3.2.2   Obstruktive Ventilationsstörung: Ät, Di

3.2.3   Restriktive Ventilationsstörung: PPh, Ät, Di, Verl

3.2.4   Diffusionsstörung: Def, PPh, Urs, Di

3.2.5   Perfusionsstörung: Def, Urs, Di,

3.2.6   Verteilungsstörung: Def, Phy, Ät, Di

3.2.7   Hyperventilationssyndrom: PPh, Ät, Kli, Di, DD, Th, CAVE

3.2.8   Azidoseatmung: Def, Syn, Ät, Kli, Th

3.2.9   Biot-Atmung: Ät

3.2.10   Cheyne-Stokes-Atmung: Ät

3.2.11   Schlafapnoesyndrom (SAS): Def, Epi, Ät, Kli, Di, DD, Th

3.2.12   Respiratorische Insuffizienz: Def, PPh, Ät, Kli, Th, CAVE

3.3   Untere Atemwege

3.3.1   Akute Bronchitis: Ät, Kli, Ko, DD, Th

3.3.2   Bronchiolitis (obliterans): Def, Ät, PPh, Kli, Di, Th

3.3.3 **Asthma bronchiale:** Def, Epi, Ät, Pg, Pat, Kli, Ko, Di, DD,
Üs: Asthmatherapie - Stufenplan, Üs: Antiasthmatika - sonstige Therapie, Pro

3.3.4 **Status asthmaticus:** Def, Th, CAVE

3.3.5 **Chronisch (obstruktive) Bronchitis:** Def, Epi, Ät, PPh, Kli, Ko, Di, DD, Th, Prg

3.3.6 **Lungenemphysem:** Def, Ät, PPh, Kli, Ko, Di, Th

3.3.7 **Bronchiektasen:** Def, Lok, Ät, Kli, Ko, Di, Th

3.4 **Lungenparenchym**

3.4.1 **Diffus interstitielle Lungenfibrosen:** Def, Ät, Pg, Kli, Di, DD, Th, Prg

3.4.2 **Silikose:** Def, Epi, Pg, Kli, Di, Th

3.4.3 **Asbestbedingte pleuropulmonale Erkrankungen:** Ät, Pg,
Üs: Asbestose - Pleuraplaques - Pleuramesotheliom, Th, Prg

3.4.4 **Exogen allergische Alveolitis:** Def, Syn, Ät, Kli, Di, DD, Th

3.4.5 **Sarkoidose:** Syn, Epi, PPh, Pat, Kli, Eint: Rö-Stadien, DD, Di, Th, Prg

3.4.6 **Pneumonie:** Def, Epi, Err, Ät, Pat: Lobärpneumonie - Bronchopneumonie
- interstitielle Pneumonie, DD

3.4.7 **Lobärpneumonie:** Err, Epi, Kli, Di, Th, Pro

3.4.8 **Viruspneumonie:** Err, Pg, Kli, Ko, Di, Th, Pro, Anm

3.4.9 **Tuberkulose:** Syn, Err, Epi, Rif, Pat, Üs: Form - Merkmale,
Üs: Status - Beschreibungsmerkmale der Tbc, Di, Th, CAVE, Pro

3.4.10 **Primärtuberkulose:** Pat, Kli, Ko

3.4.11 **Postprimärtuberkulose:** Frühformen, Spätformen

3.4.12 **Atypische Mykobakteriosen:** Epi, Form, Pg, Kli, Di, Th, Pro

3.5 **Kleiner Kreislauf**

3.5.1 **Lungenödem:** Def, PPh, Ät, Kli, Rö, Di, Th

3.5.2 **Lungenembolie:** Def, Ät, PPh, Kli, Ko, Di, DD, Th, Prg

3.5.3 **Cor pulmonale chronicum:** Def, PPh, Ät, Kli, Di, Th, Prg

3.5.4 **ARDS:** Syn, Def, Ät, PPh, Üs: Stadium - Kli, Rö, DD, Th, Prg

3.6   Neoplasien

3.6.1   Thoraxtumoren: Eint: benigne - niedrigmaligne - maligne, Anm

3.6.2   Bronchialtumoren mit niedriger Malignität: Def, Lok, Form, Di, Kli, Th

3.6.3   Alveolarzellkarzinom: Syn, Epi, Pat, Kli, Di, Th, Prg

3.6.4   Lungenkarzinom: Syn, Epi, Ät, Pg, His, Stad, Lok, TNM-Klassifikation, Meta, Kli, Di, Th, Pro, Prg

3.6.5   Lymphangiosis carcinomatosa: Def, Vork, Di

3.7   Pleura

3.7.1   Pleuramesotheliom: Pat, Epi, Ät, Meta, Kli, Di, Th, Prg

3.7.2   Pleurakarzinose: Def, Di

3.7.3   Pleuritis: Ät, Üs: Form - Pat - Kli, Di, Th

3.7.4   Pleuraerguss: Üs: Exsudat - Transsudat - Chylothorax - Empyem - Hämatothorax, Ät, Kli, Di, Th

3.7.5   Pneumothorax: Üs: Form - Ät, PPh - Kli, DD, Th

4.   Hämatologie

4.1   Allgemeines

4.1.1   Begriffe der Hämatologie: (Howell-)Jolly-Körperchen, Heinz-Innenkörperchen, Gumprecht-Kernschatten, Auer-Stäbchen, Fragmentozyten (= Schistozyten), Target-Zellen

4.1.2   Normalwerte Hämatologie: Üs (Normalwerte), Anm

4.2   Rote Blutzellen

4.2.1   Anämien: Def, Üs: Prinzip - Pg - Form

4.2.2   Anämien: Laborwerte: Eint: Anämieform - Retikulozyten - Erythrozyten

4.2.3   Eisenmangelanämie: Def, Ät, Kli, Lab, Di, Th

4.2.4   Sideroachrestische Anämie: Def, Ät, Kli, Di, DD, Th

4.2.5   Anämie bei Entzündungen, Infekten und Tumoren: Pg, Lab, DD, Kli, Th

4.2.6   Megaloblastäre Anämie: Def, PPh, Ät, Kli, Lab, Th, Anm

4.2.7   Perniziöse Anämie (Morbus Biermer): Def, Phy, PPh, Di,

4.2.8   Hämolyse: Def, Ät, Kli, Lab

4.2.9   Kugelzellanämie: Def, Syn, PPh, Kli, Di, Th

4.2.10   Hereditäre Elliptozytose: Def, Di, Kli, Th

4.2.11   Pyruvatkinasemangel: Def, Pg, Kli, Di, Th

4.2.12   Glukose-6-Phosphat-Dehydrogenase-Mangel: Def, Phy, PPh, Epi, Kli, Di, Th

4.2.13   Sichelzellanämie: Def, Epi, PPh, Kli, Di, Th

4.2.14   Beta-Thalassämie: Def, Vork, PPh, Kli, Lab, Di, DD, Th

4.2.15   Paroxysmale nächtliche Hämoglobinurie: Def, Syn, Kli, Ko, Di, Th, Prg

4.2.16   Autoimmunhämolytische Anämie durch Wärmeantikörper: Def, PPh, Ät, Kli, Di, CAVE, Th

4.2.17   Autoimmunhämolytische Anämie durch bithermische Ak: Def, PPh, Ät

4.2.18   Autoimmunhämolytische Anämie durch Kälteantikörper: Def, PPh, Ät, Kli Lab, Th

5. Gastroenterologie

5.1 Ösophagus

5.1.1 **Achalasie:** Def, Ät, PPh, Kli, Di, DD, Stad, Ko, CAVE, Th

5.1.2 **Ösophagusatresie:** Def, Eint, Kli, Di, Th

5.1.3 **Ösophagusdivertikel:** Def, Form, Eint, Kli, Di, DD, Th

5.1.4 **Ösophagitis:** Def, Ät, Kli, Ko, Di, Stad - Th

5.1.5 **Mallory-Weiss-Syndrom:** Def, Pg, Kli, Di, Th

5.1.6 **Boerhaave-Syndrom:** Def, Di, Th

5.1.7 **Hiatushernie:** Def, Epi, Üs: Form - PPh, Kli, Ko, Di, Th

5.1.8 **Ösophaguskarzinom:** Epi, Rif, Lok, Histo, Meta, Kli, Di, Anm, Üs: TNM - Kennzeichen, Th, Prg

5.2 Magen

5.2.1 **Akute Gastritis:** Def, Pat, Ät, Kli, Ko, Di, Th

5.2.2 **Chronische Gastritis:** Def, Üs: Typ - PPh, Kli, Ko, Di, Th

5.2.3 **Peptisches Ulkus:** Def, Epi, Pg, Üs: Typ - Lok - Epi, Sonderformen, Kli, Ko, Di, Üs: Stadium - Endoskopiebefund, Th, CAVE, Pro

5.2.4 **Benigne Magentumoren:** Epi, Üs: Typ - Tumor-Bsp., Kli, Di, Th

5.2.5 **Magenkarzinom:** Epi, Rif, TNM-Klassifikation, Histo, Meta, Kli, Ko, Di, DD, Th, Prg

5.2.6 **Dumpingsyndrom:** Def, Epi, PPh, Kli, Di, Th

5.3 Dünndarm

5.3.1 **Akute Enteritis (Enterokolitis):** Ät, Kli, Ko, Di, Th

5.3.2 **Morbus Crohn:** Def, Syn, Ät, Epi, Pat, Kli, Ko, Lab, Prg, Di, Th

5.3.3 **Malassimilationssyndrom:** Def, Ät, Kli, Di, Th

5.3.4 **Zöliakie:** Syn, Pg, Kli, Ko, Di, Th

5.3.5 **Exsudative Enteropathie:** Def, Ät, PPh, Kli, Di, Th

5.3.6   **Ileus:** Def, Ät, Kli, Ko, Di, Th

5.3.7   **Karzinoid:** Def, Lok, Kli, Di, Th, Prg

5.3.8   **Dünndarmtumoren**

5.4   **Dickdarm**

5.4.1   **Colon irritabile (Reizdarmsyndrom):** Def, Ät, Epi, Kli, Di, Th

5.4.2   **Obstipation:** Def, Ät, Th, CAVE

5.4.3   **Divertikulose:** Def, Ät, Pg, Epi, Kli, Ko, Di, Th

5.4.4   **Divertikulitis:** Def, Kli, Ko, Di, DD, Th

5.4.5   **Akute Appendizitis:** Def, Epi, Ät, Histo, Kli, Ko, CAVE, Di, DD, Th, Prg

5.4.6   **Colitis ulcerosa:** Def, Histo, Lok, Epi, Ät, Kli, Lab, Ko, Verl, Di, DD, Th, Prg

5.4.7   **DD chronisch-entzündlicher Darmerkrankungen:** Epi, Lok, Ausbreitung, Tiefe des Befalls, Granulome, Kryptenabszesse, Becherzellenanzahl, Kli, extraintestinale Manifestationen, maligne Entartung, Rö, Endoskopie

5.4.8   **Ischämische Kolitis:** Ät, Kli, Di, Th, Anm

5.4.9   **Antibiotikaassoziierte Kolitis (pseudomembranöse Kolitis):** Def, Kli, Di, Pg, Th, Prg

5.4.10   **Kolonpolypen:** Def, Epi, Form, Merke, Polyposis intestinalis, Kli, Di, Th, Prg, Anm

5.4.11   **Kolorektales Karzinom:** Epi, Rif, Histo, Eint: TNM - nach Dukes, Lok, Meta, Kli, Di, Th, Prg

5.5   **Leber**

5.5.1   **Virushepatitis:** Üs: Virus - Familie, Kennzeichen - Übertragung, Üs: Erkrankung - Epi, Ink, Histo, Kli, Lab, DD, Di, Th, Üs: Erkr - Prg

5.5.2   **Chronische Hepatitis:** Ät, Di, Kli, Ko, Th

5.5.3   **Fettleber:** Def, Ät, Kli, Ko, Di, Th

5.5.4   **Leberzirrhose:** Def, Ät, PPh, Kli, Ko, Eint (Child-Pugh), Di, Th

5.5.5   **Portale Hypertension:** Def, Ät, PPh, Kli, Ko, Di, Th

5.5.6   **Hepatische Enzephalopathie:** Def, Pg, Üs: Stad. - Kli, Di, Th

5.5.7   **Aszites:** Def, Ät, Di, Th, Ko

5.9 Gastrointestinale Blutung

5.9.1 Akute gastrointestinale Blutung: Eint, Kli, Di, Th

5.9.2 Akute gastrointestinale Blutung – Differenzialdiagnose: DD

6. Endokrinologie

6.1 Hypophyse, Hypothalamus

6.1.1 Hypophyse und Hypothalamus: Anat, Phy: Hypothalamus-, Hypophysenhormon - Peripherie

6.1.2 Diabetes insipidus: Def, Epi, Ät, Kli, DD, Di, Th

6.1.3 Syndrom der inadäquaten ADH-Sekretion (SIADH): Def, Syn, Di, Ät, Kli, DD, Th, CAVE

6.1.4 Hypopituitarismus: Def, Ät, PPh, Kli, Di, DD, Th, CAVE

6.1.5 Hypophysentumoren: Eint, Kli, Di, Th

6.1.6 Prolactinom: Def, Epi, Pat, Phy, PPh, Kli, Di, DD, Th

6.1.7 Wachstumshormon: Syn, Phy, Wi

6.1.8 Akromegalie: Def, Ät, Epi, Kli, Di, CAVE, Th

6.1.9 Kraniopharyngeom: Epi, Pat, Kli, Di, Th

6.2 Schilddrüse

6.2.1 Schilddrüse: Phy, Regelkreis, Üs/Wi: Organ - Hormonmangel - Überangebot, TSH, T_4, T_3, TBG, Anm, Lab Autoantikörper, Lab Tumormarker

6.2.2 Schilddrüsendiagnostik-Tests: Suppressionsszintigramm, TRH-Test, basales TSH

6.2.3 Struma mit euthyreoter Funktion: Def, Epi, Ät, Pg, Pat, Stad, Di, Th

6.2.4 Hyperthyreose: Def, Ät, Anm, Üs: Organsystem - Kli, CAVE

6.2.5 Thyreotoxische Krise: Syn, Ät, Kli, Th

6.2.6 Thyreostatika: Ind, Ws, Wm, UW, CAVE, Dosis

6.2.7 Radiojodtherapie: Def, Ind, Technik, KI, Störf

6.2.8 Morbus Basedow: Syn, Epi, Ät, Pg, Pat, Kli, Di, Th

6.2.9 Endokrine Orbitopathie: Def, Epid, PPh, Kli, Grad, Di, DD, Th

6.2.10 Thyreoidale Autonomie: Def, Pg, Verl, Kli, Di, Th

6.2.11 **Hypothyreose:** Def, Epi, Ät: kongenitale Hypothyreose - erworbene Hypothyreose, Üs: Organsystem - Kli, Di, Th

6.2.12 **Hypothyreotes Koma:** Epi, Kli, Pg, Th

6.2.13 **Akute Thyreoiditis:** Ät, Kli, Th

6.2.14 **Subakute Thyreoiditis (de Quervain):** Ät, Kli, Th

6.2.15 **Chronische Thyreoiditis (Hashimoto):** Epi, Ät, Kli, Th

6.2.16 **Malignome der Schilddrüse:** Pat: differenziertes Ca - anaplastisches Ca - medulläres Ca, CAVE, Ät, Epi, Kli, Di, Th, postoperative Nachsorge, Prg

6.2.17 **Sonografie der Schilddrüse:** Def, Technik, Ind, Üs: Erkrankung - Sono - Befund, FNP

6.2.18 **Szintigrafie der Schilddrüse:** Def, Üs: Nuklid - HWZ - Funktion - Ind, KI, CAVE

6.3 **Nebenniere**

6.3.1 **Nebennieren-Hormone:** Hormon, Typ, Produktionsort, Wi, Pkin, Überproduktion, Unterproduktion

6.3.2 **Cortisol:** Phy, CAVE, Wm, Wm, Wi

6.3.3 **Cushing-Syndrom:** Def, Ät, Kli, Lab, Di, Dexamethasonhemmtest, ACTH-Bestimmung, Corticotropin-releasing-Hormon-Test / (CRH-Test), Th: NNR-Tumor, Morbus Cushing, CAVE, Prg: M. Cushing, NNR-Tumor ektope ACTH-Produktion

6.3.4 **NNR-Insuffizienz:** Ät, PPh, Kli, DD, Lab, Di, Lok-Di, DD, Th, Merke

6.3.5 **Addison-Krise:** Def, Ät, Kli, Di, Th

6.3.6 **Conn-Syndrom:** Def, Syn, Ät, Kli, CAVE, Lab, CAVE, Di, DD, Th

6.3.7 **Adrenogenitales Syndrom:** Def, PPh, Form, Verl, Kli, Di, DD, Th

6.3.8 **Störungen des RAA-Systems:** Def, Phy, Wi, Aktivierung des RAA-Systems, Anm, Ät

6.3.9 **Hirsutismus:** Def, Ät, Di, DD, Th

6.3.10 **Phäochromozytom:** Def, Epi, Vork, Pat, Merke, Kli, CAVE, Di, Th

6.4 **Nebenschilddrüse**

6.4.1 **Calcium:** Gesamtmenge, Serumcalciumkonzentration

7. Stoffwechsel

7.1 Kohlenhydratstoffwechsel

7.1.1 Diabetes mellitus: Def, Eint, Epid, Ät, PPh, Kli, Ko, Di, Lab, Laborwerte

7.1.2 Diabetes mellitus – Therapiegrundlagen: Th, Th-Ziele, Anm

7.1.3 Diabetes mellitus – Diät: Prinzip, Sollgewicht, Zusammensetzung der Kost, „Broteinheit"

7.1.4 Diabetes mellitus – Konsequente RR-Einstellung

7.1.5 Sulfonylharnstoffe, Biguanide: Üs: Sulfonylharnstoffe – Biguanide

7.1.6 Acarbose: Wm, Wi, UW, Anm

7.1.7 Glinide: Ws, Wi, UW, KI, Anm

7.1.8 Insulinsensitizer (Glitazone): Ws, Wi, KI

7.1.9 Insulin: Phy, Ws, Wi, Ind, UW, Insulinbedarf, Konventionelle Insulintherapie, intensivierte Insulintherapie, Insulinpumpentherapie, Insulintherapie bei Typ-2- DM

7.1.10 Diabetes mellitus und Operation: präoperativ, perioperativ

7.1.11 Hypoglykämie: Def, Ät, Üs: Phase – PPh – Kli, CAVE, Th, Di

7.1.12 Coma diabeticum: Syn, Form, Ät, PPh,
Üs: hyperosmolares Koma- ketoazidotisches Koma, Th

7.1.13 Koma: Def, DD – Koma, Glasgow Coma Scale

7.1.14 Retinopathia diabetica: Kli, Th, Pro, Anm

7.1.15 Glomerulosklerose: Def, Pat, Epi, Kli, Th, Anm, CAVE

7.1.16 DM – Polyneuropathie: Kli, Pro, Th

7.1.17 Diabetischer Fuß: Pg, Th, Pro

7.1.18 Gestationsdiabetes: Def, Epi, Ät, Rif, Di, Th, Prg

7.2 Fettstoffwechsel

7.2.1 Adipositas: Def, Ät, Ko, Di, Th, Anm

7.2.2 Fettstoffwechsel: Üs: Lipid/Lipoprotein – Merkmal

8. Nephrologie

8.1 Allgemeines

8.1.1 Anatomie der Niere

8.1.2 Nephrologische Grundbegriffe: Oligurie, Anurie, Polyurie, Isosthenurie, Dysurie, Pollakisurie, Nykturie, Mikrohämaturie, Makrohämaturie, Leukozyturie, Pyurie, Proteinurie, Mikroalbuminurie, Glucosurie, Bakteriurie, Azotämie, Urämie

8.1.3 Urin-Inspektion

8.1.4 Urin-Teststreifen

8.1.5 Urin-Sediment: Erythrozyturie, Leukozyturie, Bakteriurie, Zylinder

8.1.6 Urin-Bakteriologie: Gewinnung, Keimzahlbestimmung

8.1.7 Proteinurie: Form, Di, Differenzierung, Urs

8.1.8 Glomeruläre Funktionsprüfungen: Inulin-Clearance, Kreatinin-Clearance

8.1.9 Tubuläre Funktionsprüfungen: Konzentrationsfähigkeit, Azidifizierungsvermögen, Elektrolyt-Clearance

8.1.10 Renaler Plasmadurchfluss: Paraaminohippursäure- (PAH-)Clearance

8.1.11 Kreatinin, Harnstoff, Cystatin C

8.1.12 Nierenbiopsie: Ind, KI

8.1.13 Bildgebende Verfahren: Sonografie, Radiologische Diagnostik Isotopenuntersuchungen

8.2 Nephritiden

8.2.1 Glomerulonephritis (GN): Def, Eint: primäre - sekundäre GN, Pg, Verl

8.2.2 Rapid progressive Glomerulonephritis (RPGN): Pat, Eint, Kli, Di, Th, Prg

8.2.3 Akute postinfektiöse Glomerulonephritis: Ät, Kli, Lab, His, Th, Prg

8.2.4 Nephrotisches Syndrom: Def, Ät, Pg, Eint, Kli, Di, Anm, Th

8.2.5 IgA-Nephropathie: Syn, Epid, Pathog, Path, Kli, Di, Th, Prg

8.2.6 Diabetische Glomerulosklerose: Def, Syn, Ät, Pat, Kli, Verl, Th

8.2.7   **Interstitielle Nephritiden:** Ät: bakterielle - nichtbakterielle Nephritiden; akute abakterielle allergische interstitielle Nephritis; Analgetikanephropathie: Def, Ät, Kli, Di, Th; Balkannephritis, Hantavirusnephritis: Ät, Epi, Kli, Di, Th

8.3   Infektionen

8.3.1   **Harnwegsinfektionen:** Eint, Ät, Err, Lab, Th, CAVE

8.3.2   **Urethritis:** Def, Err, Kli, Di, Th

8.3.3   **Zystitis:** Ät, Kli, Ko, DD, Th, CAVE

8.3.4   **Akute Pyelonephritis:** Def, Ät, Kli, Di, Ko, Th

8.3.5   **Chronische Pyelonephritis:** Def, Kli, Di, Ko, Th

8.3.6   **Urosepsis:** Def, Ät, Kli, Lab, Di, Th

8.4   Funktionsstörungen

8.4.1   **Renal-tubuläre Partialfunktionsstörungen:** Ät, Form

8.4.2   **Akute Niereninsuffizienz (= ANI):** Def, Ät, Üs: Stadium - Phase - Dauer - Kli - Lab, PPh, Kli, Di, Th, Prg

8.4.3   **Chronische Niereninsuffizienz:** Def, Ät, Stadien, PPh, Kli, akute Urämiesymptomatik, chronische Symptomatik, Lab, Th

8.4.4   **Dialyse und Hämofiltration:** Hämodialyse, Hämofiltration, Hämodiafiltration, Peritonealdialyse

8.4.5   **Schwangerschaftsnephropathien:** normale Veränderungen während der Schwangerschaft, EPH-Gestose (Präeklampsie), Epi, Kli, Ko, Th; Pyelonephritis gravidarum: Epi, Th

8.5   Nephrolithiasis

8.5.1   **Nephrolithiasis:** Epi, Ät, Kli, Di, Ko, Th

8.6   Nierentumoren

8.6.1   **Nierentumoren:** Pat: epitheliale Tumoren - mesenchymale Tumoren - Mischtumor

8.6.2   **Nierenzellkarzinom:** Syn, Epi, Rif, Kli, TNM-Klassifikation, Di, Th, Prg

8.7   Missbildungen

8.7.1   Zystennieren: Eint: infantile polyzystische Nephropathie - adulte polyzystische Nephropathie - zystische Nierendysplasien - Markschwammniere, Di, Th

8.7.2   Nierenzysten: Vork, Kli, Di, DD, Th

8.8   Nierenarterienstenose

8.8.1   Nierenarterienstenose: Epi, Ät, PPh, Kli, Di, Th, Prg

8.9   Differenzialdiagnosen

8.9.1   DD wichtiger Nierenerkrankungen nach Leitsymptomen: Glomerulonephritis, akute Pyelonephritis, akute Niereninsuffizienz, chronische Niereninsuffizienz, Nephrolithiasis, Tumor

8.9.2   Polyurie: Def, Urs

8.9.3   Hämaturie: Üs: Lok - Ät, Anm, CAVE

8.9.4   Proteinurie: Def, Urs

8.9.5   Oligurie, Anurie: Def, Urs

9. Wasser, Elektrolyte

9.1 Allgemeines

9.1.1 **Grundbegriffe:** Hyperhydratation, Dehydratation, Hypervolämie, Hypovolämie, Isovolämie, Exsikkose, Ödem, Osmolarität, Osmolalität, Diffusion, onkotischer Druck, hypoton, hyperton, isoton, Hyperkaliämie, Hypokaliämie, Azidose, Alkalose, Anionenlücke

9.2 Wasser

9.2.1 **Wasserhaushalt:** H_2O-Anteil am Körpergewicht, Intrazellulärflüssigkeit - Extrazellulärflüssigkeit, Bilanz des Wasserhaushalts, Osmolarität - Osmolalität, Faustregel, onkotischer Druck, PPh: H_2O-Verluste - H_2O- Überschuss, Hormonregelkreise: Regulation des Na^+-Haushalts, Regulation des Wasserhaushalts

9.2.2 **Isotone Dehydratation:** Def, Ät, Kli, Lab, Th

9.2.3 **Hypotone Dehydratation:** Def, Ät, Kli, Lab, Th, CAVE

9.2.4 **Hypertone Dehydratation:** Def, Ät, Kli, Lab, Th, CAVE

9.2.5 **Isotone Hyperhydratation:** Def, Ät, Kli, Lab, Th

9.2.6 **Hypotone Hyperhydratation:** Def, Ät, Kli, Lab, Th

9.2.7 **Hypertone Hyperhydratation:** Def, Ät, Kli, Lab, Th

9.2.8 **Ödeme:** Ät: von generalisierten Ödemen - von lokalisierten Ödemen

9.3 Natrium

9.3.1 **Natrium:** Phy, Normbereich, Na^+ und Osmolalität, Steigerung der Na^+-Rückresorption, Verminderung der Na^+-Rückresorption

9.3.2 **Hyponatriämie:** Def, Ät

9.3.3 **Hypernatriämie:** Def, Ät

9.4 Kalium

9.4.1 **Kalium:** Serumkaliumkonzentration, Quotient: intrazell. K^+ / extrazell. K^+ (= K^+_I / K^+_E), Wert von K^+_I / K^+_E abhängig von, akute Veränderungen des Serum-K^+, akute Hyperkaliämiem akute Hypokaliämie, chron. Veränderungen, Kalium-Ausscheidung

10. Rheumatologie

10.1 Systemkrankheiten

10.1.1 Systemkrankheiten, entzündlich-rheumatische Erkrankungen: Def, Ät, Eint

10.1.2 Systemischer Lupus erythematodes: Syn, Pg, Epi, Kli, Di, SLE-Kriterien des American College of Rheumatology, DD, Th, Prg

10.1.3 Polymyositis: Def, Epi, Form, Di, Kli, Ko, Th, DD

10.1.4 Progressive systemische Sklerose: Def, Syn, Epi, Form, Pg, Kli, Di, DD, Th, Prg

10.1.5 Sjögren-Syndrom: Def, Ät, Epi, Kli, Lab, Di, Th

10.1.6 Chronische Polyarthritis: Def, Epi, Ät, Pg, Pat, Kli, Ko, Di, Diagnostische ACR-Kriterien, Sonderformen, Th, DD, Prg

10.2 Spondarthritiden

10.2.1 Spondylitis ankylosans: Syn, Def, Epi, Kli, Di, Th

10.2.2 M. Reiter: Def, Ät, Kli, Di, Th, Prg

10.3 Rheumatisches Fieber

10.3.1 Rheumatisches Fieber: Def, Epi, Pg, Pat, Kli, Ko, Di, Th, Pro, Prg

10.4 Arthritiden

10.4.1 Arthritiden: Üs: akute - subakut und chronisch verlaufende Arthritiden

10.5 Weichteilrheumatische Schmerzsyndrome

10.5.1 Myofasziales Schmerzsyndrom (MSS): Def, Ät, Kli, Di, DD, Th

10.5.2 Fibromyalgie-Syndrom (FMS): Def, Ät, Kli, Di, DD, Th

10.6 Vaskulitiden

10.6.1 Vaskulitiden: Def, Form und Erkrankungen

11. Infektiologie

11.1 Allgemeines

11.1.1 Grundbegriffe: Begriff - Erläuterung

11.2 Bakterien

11.2.1 Typhus: Err, Epi, Kli, Lab, Di, DD, Ko, Th, Prg, Pro

11.2.2 Salmonellenenteritis: Err, Inf, Kli, Di, Th

11.2.3 Andere bakterielle Enteritiden: Def, Kli, Th

11.2.4 Bakterienruhr: Syn, Err, Epi, Pg, Kli, Ko, Di, Th

11.2.5 Cholera: Err, Epi, Pg, Kli, Merke, Di, CAVE, Th, Prg, Pro

11.2.6 Pseudomembranöse Kolitis

11.2.7 Yersinia-Enterokolitis: Err, Kli, Di, Th, Ko

11.2.8 Campylobacter-Enteritis: Err, Kli, Di, Th, Ko

11.2.9 Keuchhusten: Err, Epi, Pg, Kli, Ko, Di, Th, Pro

11.2.10 Scharlach (Scarlatina): Err, Epi, Pg, Kli, Ko, Di, Th, Pro, Anm

11.2.11 Angina tonsillaris: Err, Kli, Th, Ko

11.2.12 Erysipel: Syn, Err, Pg, Kli, Ko, Lab, Th

11.2.13 Diphtherie: Err, Epi, Pg, Kli, Ko, Di, DD, Th, Pro

11.2.14 Mykoplasmenpneumonie: Err, Kli, Ko, Lab, Di, Th

11.2.15 Legionärskrankheit: Err, Epi, Kli, Di, Th, Anm, Prg

11.2.16 Ornithose: Err, Syn, Epi, Kli, Ko, Di, Th, Prg, Pro, Anm

11.2.17 Q-Fieber: Err, Syn, Epi, Kli, Di, Th, Pro

11.2.18 Fleckfieber: Err, Syn, Epi, Kli, Ko, Di, Prg, Th

11.2.19 Brucellosen: Err, Epi, Kli, Di, Ko, Th, Prg, Pro

11.2.20 Listeriose: Syn, Err, Epi, Kli, Di, Th

11.2.21 Milzbrand: Syn, Err, Epi, Kli, Th

11.2.22 Weil-Krankheit: Err, Epi, Kli, Ko, Di, Th

11.2.23 Botulismus: Def, Kli, Di, Th

11.2.24 Gasbrand: Def, Kli, Ko, Th

11.2.25 Tetanus: Syn, Def, Kli, Th, Pro

11.2.26 Gonorrhoe: Syn, Err, Epi, Merke, Kli: Frau/Mann, Ko, Di, Th

11.2.27 Lues: Syn, Err, Epi, Kli, Di, Th

11.2.28 Lues connata: Syn, Epi, Kli, Säuglingssyphilis: Kli,
Syphilis connata tarda: Ät, Kli

11.2.29 Lymphogranuloma inguinale: Err, Epi, Kli, Ko, Di, Th,
Eint: Chlamydien - Infektion

11.2.30 Lepra: Syn, Err, Epi, Kli, Ko, Di, Th, Pro

11.2.31 Aktinomykose: Err, Pg, Kli, Di, Th

11.2.32 Nokardiose: Err, Kli, Di, Th

11.2.33 Lyme-Borreliose: Err, Epi, Kli, CAVE, Di, Th, Prg, Pro

11.2.34 Erregerspezifische Therapie: Keim - Antibiotikum

11.3   Viren

11.3.1   Herpes-Virus-Infektionen: Err, Epi, Üs: Virus - Erkrankung

11.3.2   Varizellen: Syn, Err, Epi, Kli, Ko, Di, DD, Th, Pro

11.3.3   Zoster: Syn, Err, Pg, Epi, Kli, Ko, Th, Impf

11.3.4   Zytomegalievirus-Infektionen: Err, Übertragung, Kli, Lab, Di, Th

11.3.5   Mononukleose: Syn, Err, Pg, Epi, Kli, Ko, Di, Th

11.3.6   Exanthema subitum: Syn, Err, Epi, Kli, DD, Th

11.3.7   Erythema infectiosum: Syn, Err, Kli, Ko, DD, Th

11.3.8   Grippe: Err, Epi, Pg, Kli, Ko, Di, Th, Pro, CAVE

11.3.9   Masern: Syn, Err, Epi, Kli, Ko, Di, Th, Pro

11.3.10 Mumps: Syn, Err, Epi, Kli, Ko, Di, Th, Pro

11.3.11 Röteln: Syn, Err, Epi, Kli, Ko, Di, Th, Pro

11.3.12 DD Infektionen mit Exanthem:
Üs: Masern - Röteln - Windpocken - Ringelröteln

11.3.13 Poliomyelitis: Syn, Err, Epi, Kli, Di, Th, Pro

11.3.14 Herpangina: Err, Epi, Kli, Th

11.3.15 Hand–Fuß–Mund–Exanthem: Err, Epi, Kli, Th

11.3.16 Pleurodynie: Syn, Err, Kli

11.3.17 Virusschnupfen: Err, Kli, Th

11.3.18 Gelbfieber: Err, Epi, Üs: Phase - Kli, Ko, Lab, Di, Th, Pro

11.3.19 Denguefieber: Syn, Err, Epi, Üs: Phase - Kli, Ko, Th, Pro

11.3.20 Frühsommer–Meningoenzephalitis: Syn, Err, Epi, Üs: Phase - Kli, Di, Th, Prg, Pro

11.3.21 Tollwut: Syn, Err, Epi, Kli, Di, Prg, Th, Pro

11.3.22 HIV–Erkrankung: Err, Epi, Pg, Kli, Di, Eint: Klinische Kategorien A, B, C, AIDS, Gruppen-Eint nach CDC, Anm, Üs: HIV-wirksame Virustatika, Ind, Merke, Th, Prg

11.4 Pilze

11.4.1 Candida–Mykose: Syn, Err, Rif, Üs: Form - Lok - Kli, Vork, Di, Th

11.4.2 Aspergillose: Err, Form, Di, Th

11.4.3 Kryptokokkose: Err, Kli, Di, Th

11.4.4 Pneumocystis–carinii–Pneumonie: Err, Vork, Pat, Kli, Rö, Di, Th, Pro

11.5 Protozoen

11.5.1 Malaria: Syn, Err, Entw, Epi, Pro, Kli, Ko, Di, Th, Prg

11.5.2 Amöbiasis: Syn, Err, Ink, Entw, Kli, Di, Ko, Th

11.5.3 Kryptosporidiose: Err, Kli, Di, Th

11.5.4 Toxoplasmose: Err, Entw, Inf, Kli, Di, Th

11.5.5 Leishmaniosen: Err, Epi, Di, Th, Eint/ Kli

11.6   Meldepflicht

11.6.1   Meldepflichtige Erkrankungen: meldepflichtige Erkrankungen, meldepflichtige Geschlechtskrankheiten

Normalwerte

Klinische Chemie

ACE [S]	8-52 U/l
Acetoacetat [P]	<1,0 mg/dl [<100 µmol/ml]
AFP [S]	<7 U/ml [<10 µg/l]
Albumin [S]	3,5-5,2 g/dl [33-55g/l]
Aldolase [S]	2-6 U/l [33-100 nkat/l]
Aldosteron	Im Liegen 29-145 ng/dl
α_1-Antitrypsin [S]	90-180 mg/dl [0,9-1,8 g/l]
Aluminium [S]	<30 µg/l
Ammoniak [P]	27-90 µg/dl [16-53 µmol/l]
Amylase [S]	60-180 U/l [0,8-3,2 mkat/l]
ANA [S]	neg.: <1:20, pos.: 1:160
Anionenlücke [S]	7-16 mmol/l
Basen (total) [S]	145-155 mval/l
Bilirubin, gesamt [S]	0,1-1,2 mg/dl [2-21 µmol/l]
Bilirubin, direkt [S]	0,1-0,3 mg/dl [1,7-5,1 µmol/l]
Bilirubin, indirekt [S]	0,2-0,7 mg/dl [3,4-12 µmol/l]
Blei [vB]	5-27 µg/dl [0,24-1,3 µmol/l]
Calcium, ionisiert [S]	2,3-2,7 mval/l [1,15-1,35 mmol/l]
Calcium, gesamt [S]	4,4-5,3 mval/l [2,2-2,65 mmol/l]
Calcitonin [P]	M: <2-48 pg/ml; F: <2-10 pg/ml
CA 15-3 [S]	<25 U/ml
CA 19-9 [S]	<37 U/ml
CA 125 [S]	<35 U/ml
CEA [S]	<3 µg/l
Chlorid [S]	98-106 mval/l
Cholesterin, gesamt [S]	<200 mg/dl [<5,2 mmol/l]
LDL-Cholesterin	<130 mg/dl [<3,36 mmol/l]
HDL-Cholest.	>55 mg/dl [>1,42 mmol/l]
LDL/HDL	<3
Cholinesterase[S]	3,5-8,5 kU/l
CK [S]	M: 10-80 U/l [0,17-1,33 µkat/l]
	F: 10-70 U/l [0,17-1,16 µkat/l]
CK-MB (Herz) [S]	<5 U/l (3-6% der Gesamt-CK)
Coeruloplasmin [S]	20-60 mg/dl [0,2-0,6 g/l]
Complement C3 [S]	55-120 mg/dl [0,55-1,2 g/l]
Complement C4 [S]	20-50 mg/dl [0,2-0,5 g/l]
Cortisol, 9h [P]	5-25 µg/dl [140-690 nmol/l]
Cortisol, nachts [P]	<5 µg/dl [<138 mol/l]
Creatinin [S]	<1,25 mg/dl
CRP [S]	0,068-8,2 mg/l
Eisen [S]	M: 35-168 µg/dl [6,3-30,1µmol/l]
	F: 23-165 µg/dl [4,1-29,5 µmol/l]
Eisenbindungskapazität [S]	250-370 µg/dl [45-66 µmol/l]
Eiweiß, gesamt [S]	6,6-8,3 g/dl [66-83 g/l]
Albumin	3,5-5,2 g/dl (50-60%)
Globuline, ges	2,0-3,0 g/dl (40-50%)
α_1-Globuline	0,2-0,4 g/dl (4,2-7,2%)
α_2-Globuline	0,5-0,9 g/dl (6,8-12%)
β-Globuline	0,6-1,1 g/dl (9,3-15%)
γ-Globuline	0,7-1,7 g/dl (13-23%)
Enolase (NSE)[S]	<10 µg/l
Ferritin	M: 15-400 ng/ml [15-400 µg/l]
	F: 10-200 ng/ml [10-200 µg/l]
Folsäure [S]	3,6-15 ng/ml [8,2-34 nmol/l]
Gallensäuren [S]	<2-8 µmol/l
y-GT [S]	M: <28 U/l F: <18 U/l
Gastrin [S]	<40-210 pg/ml [20-100 pmol/l]
GH [P]	<5 ng/ml
GLDH [S]	M: <4 U/l, F: <3 U/l
Glucose [cB]	60-109 mg/dl [3,3-5,9 mmol/l]
Glutathion [vB]	24-37 mg/dl [0,77-1,2mmol/l]
GOT [S]	<50 U/l
GPT [S]	<50 U/l
Haptoglobin [S]	50-220 mg/dl
Harnsäure	M: 3,6-8,2 mg/dl [214-488 µmol/l]
	2,3-6,1 mg/dl [137-363 µmol/l]
Harnstoff	M: 23-44 mg/dl [3,8-7, 3 mmol/l]
	F: 13-40 mg/dl [2,2-6,7 mmol/l]

Harnstoff-N [S]	7,9-20,1 mg/dl [3,6-7,1 mmol/l]
HBDH [S]	<140 U/l
HCG [S]	Prämenstr. <5 U/ml,
	postmenstr. <10 U/ml
Immunglobulin IgA [S]	70-500 mg/dl [0,7-5 g/l]
IgD	0-8 mg/dl
IgE	<0,025 mg/dl (<150 E/l)
IgG	700-1600 mg/dl
IgM	45-280 mg/dl [0,4-2,8 g/l]
Kalium [S]	3,6-4,8 mval/l [3,6-4,8 mmol/l]
Ketonkörper gesamt [S]	0,5-1,5 mg/dl
Kupfer [S]	74-131 µg/dl [11,6-20,6 µmol/l]
Lactat [P]	4,5-20 mg/dl [0,6-1,7 mmol/l]
LAP [S]	8-22 U/l
LDH [S]	135-225 U/l
Lipase [S]	<190 U/l
Magnesium [S]	1,8-2,6 mg/dl [0,8-1,2 mmol/l]
Natrium [S]	136-145 mval/l
Osmolalität [P]	285-295 mosm/kg H_2O
Oxalat [S]	1,0-2,4 µg/ml [11-27 µmol/l]
Parathormon [P]	15-65 ng/l [1,5-6,5 pmol/l]
Pepsinogen I [S]	25-100 ng/ml
Phenylalanin [S]	0,8-1,8 mg/dl
Phosphatase, alkalische [S]	30-120 U/l [0,9-2,8 µkat/l]
Phosphatase, saure [S]	4,8-13,5 U/l [<0,9 nkat/l]
Phospholipase A [S]	<10 U/l
Phosphor [S]	2,6-4,5 mg/dl [0,8-1,5 mmol/l]
Proinsulin [P]	<25 ng/l [<3pmol/l]
PSA [S]	<4µg/l
Renin [P]	3-19 ng/l liegend
Schilddrüsen-Ak [S]	
Mikrosomale Ak	<35 U/ml (TPO-Ak)
Thyreoglobulin-Ak	<40 U/ml (TG-Ak)
TSH-Rezeptor-Ak	<9 U/l (TSH-R-Ak)
T_4, gesamt [S]	55-110 µg/l [77-142 nmol/l]
Freies T_4 [S]	8-18 ng/l [10-23 pmol/l]
T_3, gesamt [S]	0,9-1,8 µg/l [1,4-2,8 nmol/l]
Freies T_3 [S]	3,5-8,0 ng/l [5,4-12,3 pmol/l]
T_4/TBG-Quotient [S]	3,1-5,5 µgT$_4$/mg TBG
TBG [S]	13-30 mg/l [220-510 nmol/l]
Testosteron [P]	M: 3,5-8,6 ng/ml [<3,5 nmol/l]
	F: <1 ng/ml
Thyreoglobulin [S]	2-50 µg/l
TSH [S]	Basal: 0,3-3,5 mU/l
Transferrin [S]	200-400 mg/dl [22,4-44,8 µmol/l]
Triglyceride [S]	<200 mg/dl [<1,8 mmol/l]
Vit. A [S]	40-120 µg/dl [1,3-4,2 µmol/l]
Vit. C [S]	2-20 µg/dl [11-114 µmol/l]
Vit. B$_{12}$ [S]	200-900 pg/ml [148-664 pmol/l]
Zink [S]	0,6-1,2 mg/dl [9-18 µmol/l]

Pleuraflüssigkeit

	Transsudat	Exsudat
Amylase		>500 U/ml
Erythrozyten	<10.000/µl	>100.000/µl
Gesamteiweiß	<3 g/dl	>3 g/dl
Pleura/Serum-Quotient	<0,5	>0,5
Glucose	wie Serum	<60 mg/dl
Leukozyten	<1.000/µl	>1.000/µl
LDH	<200U/l (<0,6)	>200U/l (>0,6)
(Pleura/Serum-Quotient)		
pH	>7,2	<7,2
Spezifisches Gewicht	<1016	>1016

Hämatologie

Hämoglobin	M: 14-17,5 F: 12,3-15,3 (g/dl)
HbA$_{1c}$ [vB]	<6%
Methämoglobin [vB]	<2 µg/ml oder <1% Hb
Hämatokrit	M: 36-48 F: 35-45 (%)
Erythrozyten	M: 4,5-5,9 F: 4,1-5,1 (x10^6/ml)
MCV	M: 80-96 F: 80-96 (fl)
MCH	M: 28-33 F: 28-33 (pg)
MCHC	M: 33-36 F: 33-36 (g/dl)
Retikulozyten [vB]	5-15 /1000
Leukozyten	4,4-11,3 (x10^3/µl; 100%)
Neutrophile	1,8-7,7 (x10^3/µl; 59%)
Stabkernige	0-0,7 (x10^3/µl; 3%)
Segmentkernige	1,8-7,0 (x10^3/µl; 56%)
Eosinophile	0-0,45 (x10^3/µl; 2,7%)
Basophile	0-0,2 (x10^3/µl; 0,5%)
Lymphozyten	1,0-4,8 (x10^3/µl; 34%)
B-Lymphozyten	70-210 (5-15%)
T-Lymphozyten	750-1350 (68-82%)
T-Helfer (CD$_4$)	500-900 (35-55%)
T-Suppressor (CD$_8$)	220-580 (20-36%)
CD$_4$/CD$_8$-Quotient	>2
Monozyten	0-0,8 (x10^3/µl; (4%)
Thrombozyten [vB]	177-406 (x10^3/µl)
AT III [zB]	Funktionelle Aktivität: 80-120%
	immunologisch: 0,19-0,31 g/l
Blutungszeit [cB]	
n. Duke	<4 min
n. Marx	1-5 min
n. Simplate	<7 min
BSG n. West. [vB]	1h: **M**: 3-8 mm **F**: 3-10 mm
	2h: **M**: 6-20 mm **F**: 6-20 mm
Fibrinogen [zB]	180-350 mg/dl
Fibrinogenspalt-produkte [S]	<1 mg/l
Prothrombinzeit (Quick)	70-130%
PTT [zB]	26-36 s
Thrombinzeit (TZ) [zB]	14-21 s
Viskosität [P, S]	P: 1,7-2,1 Pa s
	S: 1,4-1,8 Pa s

Liquor

Albumin	11,0-35,0 mg/dl
Chlorid	115-132 mval/l
Eiweiß	15-45 mg/dl
Glucose	45-70 mg/dl [2,5-3,9 mmol/l]
	>50% der Serum-Glucose
Immunglobulin IgA	0,15-0,6 mg/dl
IgG	2-4 mg/dl
IgM	<0,1 mg/dl
IgG-Index	<0,65
Lactat	11-19 mg/dl [1,2-2,1 mmol/l]
Leukozyten, gesamt	<4 /mm^3
Lymphozyten	60-70%
Monozyten	30-50%
Neutrophile	0-3%
Eosinophile	selten
Ependymale	selten
Liquordruck	50-180 mmH$_2$O [0,6-1,8 kPa]
Pyruvat	0,098-0,132 mmol/l
Zellen	<5 /µl (<15/3 Zellen)

Urin

Adrenalin [24U]	4-20 µg/d [22-109 nmol/l]
Albumin [24U]	<30 mg/d
Aldosteron [24U]	60-320 ng/d [14-53 nmol/d]
α$_1$-Mikroglobulin [U]	<8 mg/l [<1,58 mg/mmol]
Ammonium [24U]	20-50 mmol/d
Amylase [U]	35-260 Somogyi units/h
β$_2$-Mikroglobulin [U]	<0,4mg/l
Calcium [24U]	0,1-0,4 g/d [<3,8 mmol/d]
Chlorid [24U]	110-225 mmol/d
Coproporphyrin [24U]	100-300µg/dl [150-460nmol/d]

Cortisol [24U]	20-90 µg/d [55-248 nmol/d]
Creatinin [24U]	1,0-1,6 g/d [8,8-14 mmol/l d]
Cystin/Cystein [24U]	10-100 mg/d [0,08-083 mmol/d]
δ-Aminolävulin-säure [U, 24U]	**U:** <6 mg/l [<45,8 µmol/l]
	24U: <7,5 mg/d [<57 µmol/d]
Dopamin [24U]	190-450 µg/d [1260-2980nmol/l d]
Inulin-Clearance	M: 98,2-159,8ml/min
(glomeruläre Filtrationsrate)	[1,26-2,98µmol/l/min]
[S, 24U]	F: 106,2-131,8 ml/min
Eiweiß [24U]	<150 mg/d [<0,15 g/d]
Eisen [24U]	<100 µg/d [<1,8 µmol/d]
Glucose [24U]	50-300 mg/d [0,3-1,7mmol/d]
Harnsäure [24U]	<0,8 g/d [1,5-4,5mmol/d]
Harnstoff [24U]	18-33 g/d [0,3-0,55 mol/d]
Harnstoff-N [24U]	9-16 g/d [0,6-1,1 mol/d]
5-HIES [24U]	2-9 mg/d [10-47 µmol/d]
Kalium [24U]	2,0-4,0 g/d [25-100 mmol/d]
Ketonkörper [24U]	10-100 mg/d
	[172-1721 µmol/l d]
17-Keto-Cortico-steroide [24U]	**M:** 7-25 mg/d [24-88 µmol/d]
	F: 4-15 mg/d [14-52 µmol/d]
17-OH-Cortico-steroide [24U]	2-10 mg/d [5,5-28 µmol/d]
Kupfer [24U]	10-60 µg/d [0,16-0,94 µmol/d]
Magnesium [24U]	6-8,5 mval/d [3-4,3 mmol/d]
NAG [U]	<5 U/g Creatinin
Natrium [24U]	3-6 g/d [100-260 mmol/l d]
Noradrenalin [24U]	23-105 µg/d [136-620 nmol/l]
Osmolalität [U]	50-1200 mosm/kg
Oxalsäure [24U]	7,1-44,0 mg/d
Phosphor [24U]	0,5-1 g/d [15,5-31 mmol/d]
Porphobilinogen [24U]	0-2,0 mg/d [0-8,8 µmol/d]
Porphyrine	U: <150 µg/l [<180 nmol/l]
[U, 24U]	24U: <200µg/d [<240nmol/d]
OH-Prolin [24U]	10-50 mg/d
Protoporphyrine [24U]	<20 µg/d [<24 nmol/d]
Spezifisches Gewicht [U]	1002-1030
Uroporphyrin [24U]	<20 µg/d [<24 nmol/d]
VMS [24U]	3,3-6,5 mg/d [17-33 µmol/l]
Volumen [U]	600-2500 ml/d

Stuhl

Chymotrypsin	>3 U/g
Fett	<6 g/d (3,5-5,5 g/24h)
	(<30,4 %/TG Stuhl)
Naßgewicht (NG)	<197,5 g/d (74-155 g/d)
Trockengewicht (TG)	<66,4 g/d (19-49 g/d)

Blutgase

	Arteriell [aB]	Venös [vD]	Metab. Azidose	Respir. Azidose	Metab. Alkalose	Respir. Alkalose
pH	7,35-7,45	7,26-7,46	↓	↓	↑	↑
pCO$_2$	35-45 mmHg	37-50 mmHg	↓	↑*	↑	↓*
Stand. HCO$_3^-$	21-26 mval/l	19-24 mvall/l	↓*	↑	↑*	↓
BE	-2 - +3 mval/l	-2 - +5 mval/l	<0 mval/l	>0 mval/l	<0 mval/l	<0 mval/l
pO$_2$	71-104 mmHg	36-44 mmHg				
O$_2$-Sättigung	>95%	60-85%				*= primär

Abkürzungen

5-ASA	5-Aminosalicylsäure	ANA	Antinukleäre Antikörper	BE	Base excess
99ᵐTc	99ᵐTechnecium			BE	Broteinheit
A.	Arterie	ANCA	Anti-Neutrophilen-Zytoplasma-Antikörper	BE	Blutentnahme
a	Jahr(e)			BG	Blutglucose
Aa.	Arteriae	Angeb.	Angeboren	Bili	Bilirubin
AASK	African American Study of Kidney Disease and Hypertension	ANI	Akute Niereninsuffizienz	BKS	Blutkörperchen-senkungsgeschwin-digkeit
		Anm	Anmerkung	BLS	Adult Basic Life Support
Abb.	Abbildung	Anti-ds-DNA-Ak	Anti-Doppelstrang-DNA-Antikörper		
Abd.	Abdomen			BMI	Body mass index
Abh.	Abhängig	Anti-GBM-Ak	Antikörper gegen die glomeruläre Basalmembran	BSG	Blutkörperchen-senkungsgeschwin-digkeit
Abk.	Abkürzung				
ACA	Anticytoplasmatische Antikörper	AP	Alkalische Phosphatase	BWK	Brustwirbelkörper
				BWS	Brustwirbelsäule
ACC	American College of Cardiology	AP	Angina pectoris	BZ	Blutzucker
		a.p.	anterior / posterior	**Ca.**	Circa
ACE	Angiotensin converting enzyme	APUD	Amine and precursor uptake and decarboxylation	Ca	Karzinom
				Ca^{2+}	Calcium
ACh	Acetylcholin			cANCA	Zytoplasmatische anti-Neutrophilen-Zytoplasma-Ak
ACTH	Adrenocorticotropes Hormon	ARB	Angiotensin-rezeptorblocker		
ACVB	Aortokoronarer Venenbypass	ARDS	Adult respiratory distress syndrome	CCB	Calciumkanal-Blocker
				CCL_4	Tetrachlormethan
ADH	Antidiuretisches Hormon	Art.	Arteriell	CCM	Kongestive dilatative Kardiomyopathie
		AS	Aminosäure		
ADP	Adenosindiphosphat	ASL	Antistreptolysin	CCT	Kraniale(s) Computer-tomografie / -gramm
Ag	Antigen	ASS	Acetylsalicylsäure (Aspirin)		
AGS	Adrenogenitales Syndrom			CDC	Centers of Disease Control
		Ät	Ätiologie		
AHA	American Heart Association	AT_2-	Angiotensin II -		
		AT (III)	Antithrombin (III)	CEA	Carcinoembryonales Antigen
AIDS	Acquired immunodeficiency syndrome	ATP	Adenosintriphosphat		
		Atr.	Atriale	CHE	Cholinesterase
		AUG	Ausscheidungs-urografie/-gramm	Chr.	Chromosom
AIHA	Autoimmunhämo-lytische Anämie			Chron.	Chronisch
Ak	Antikörper	Ausk.	Auskultation	Cis	Carcinoma in situ
Akz.	Akzessorisch	AV-	Atrioventrikular	CK	Creatinkinase
ALL	Akute lymphatische Leukämie	AVK	Arterielle Verschlusskrankheit	Cl^-	Chlorid
				Cl.	Clostridium
aLP	Alkalische Leukozyten Phosphatase	AZ	Allgemeinzustand	CLL	Chronische lymphatische Leukämie
		AZT	Azidothymidin		
ALS	Adult Advanced Life Support	**Bakt.**	Bakteriell		
		BAL	Broncho-alveoläre Lavage	CML	Chronische myeloische Leukämie
AMA	Antimitochondriale Antikörper			CMV	Zytomegalievirus
		BAO	Basal acid output	CO	Kohlenmonoxid
AML	Akute myeloische Leukämie	BB	Blutbild	CO_2	Kohlendioxid
		BCG	Bacille Calmette Guérin		

Abkürzung	Bedeutung	Abkürzung	Bedeutung	Abkürzung	Bedeutung
COPD	Chronic obstructive pulmonary disease	dl	Deziliter	ES	Extrasystole
COX	Cyclooxygenase	DM	Dermatomyositis	ESWL	Extrakorporale Stoßwellen-Lithotripsie
cP	Chronische Polyarthritis	D.m. / DM	Diabetes mellitus	ETEC	Enterotoxische E.coli
CPR	Kardiopulmonale Reanimation	DNA / DNS	Desoxyribonukleinsäure	Evtl.	Eventuell
CREST	Calcinosis cutis, Raynaud-Syndrom, Ösophagusmotilitätsstörungen, Sklerodaktylie, Teleangiektasien	Doppler	Doppler-Sonografie	EZF	Extrazellulärflüssigkeit
		DSA	Digitale Subtraktionsangiografie	EZR	Extrazellulärraum
		EBV	Epstein-Barr-Virus	FAP	Familiäre adenomatöse Polyposis coli
		Echo	Echokardiografie / -gramm	$Fe^{2+/3+}$	Eisen
CRH	Corticotropin Releasinghormon	ED	Einzeldosis	FEV_1	Einsekundenkapazität
CRP	C-reaktives Protein	EEG	Elektroenzephalografie / -gramm	FFP	Fresh frozen Plasma
CS	Complete stroke	EGF	Epidermal growth factor	FISH	Fluoreszenz-in-situ-Hybridisierung
CSC	Canadian Cardiovascular Society	EHEC	Enterohämorrhagische E.coli	FNH	Fokal noduläre Hyperplasie
CT	Computertomogramm / -grafie	EIEC	Enteroinvasive E.coli	FNP	Feinnadelpunktion
		Einh.	Einheit	FRC	Funktionelle Residualkapazität
CVI	Chronisch venöse Insuffizienz	Eint	Einteilung		
		Einw.	Einwohner	Freq.	Frequenz
D	Deutschland	EKG	Elektrokardiografie / -gramm	FSH	Follikelstimulierendes Hormon
d	Tag(e)				
DASH Ernährungsplan	Dietary Approaches to Stop Hypertension	ELISA	Enzyme-linked immunosorbent assay	FSME	Frühsommer-Meningo-Enzephalitis
		EMD	Elektromechanische Dissoziation	FTA-Abs-Test	Fluoreszenz-Treponema-Antikörper-Absorptions-Test
DCM	Kongestive dilatative Kardiomyopathie	Entw.	Entwicklung		
		Entz.	Entzündlich	g	Gramm
DD	Differenzial-diagnose	EPEC	Enteropathogene E.coli	GABA	Gamma-Amino-Buttersäure
DDC	Didesoxycytidin (HIV-Therapeutikum)	EPH-Gestose	E: Edema (Ödeme) + P: Proteinurie + H:Hypertonie-Gestose	G-CSF	Granulozyten-stimulierender Faktor
DDI	Didesoxyinosin (HIV-Therapeutikum)			GE	Gastroenterostomie
Def	Definition	Epi	Epidemiologie	Gel.	Gelegentlich
δ-ALS	Delta-Amino-lävulinsäure	EPT	Endoskopische Papillotomie	GEP-	Gastroenteropathisch
d.F.	der Fälle	ERC	Endoskopische retrograde Cholangiografie	GFR	Glomeruläre Filtrationsrate
DHEA	Dehydroepi-androsteron			Ggf.	Gegebenenfalls
DHT	Dexamethason-Hemmtest	ERCP	Endoskopisch-retrograde Cholangio-Pankreatikografie	GHRH	hGH Releasinghormon (Somatostatin)
D.i.	Diabetes insipidus			GI-	Gastrointestinal
Di	Diagnostik	Erkr.	Erkrankung	GN	Glomerulonephritis
Diastol.	Diastolisch	Err	Erreger	GnRH / LHRH	Gonadotropin Releasinghormom
DIC / DIG	Disseminierte intravasale Gerinnung	ERV	Exspiratorisches Reservevolumen	GOT (AST)	Glutamat-Oxalacetat-Transaminase
Diff-BB	Differenzial-Blutbild	Erys / Erythroz.	Erythrozyten	G-6-PDH	Glucose-6-Phosphat-Dehydrogenase

GPT (ALT)	Glutamat-Pyruvat-Transaminase	HLA	Human leucocyte antigen	IMA	A. mammaria-interna-Bypass
gr.	groß	HMG-CoA	3-Hydroxy-3- Methyl-glutaryl- Coenzym A- Reduktase	Ind	Indikation
γ-GT	Gamma-Glutamyl-Transferase)			Inf.	Inferior
				INH	Isoniazid
GvHR	Graft-versus-Host-Reaktion	HMV	Herzminuten-Volumen	Insuff.	Insuffizienz
				Intermitt.	Intermittierend
Gy	Gray	HN	Hirnnerven	Inz	Inzidenz
Gyn	Gynäkologisch(e, r, s)	HNCM	Hypertrophische nichtobstruktive Kardiomyopathie	i.R.	Im Rahmen
h	Stunde(n)			IRV	Inspiratorisches Reservevolumen
H₂	Wasserstoff				
HAES	Hydroxyethylstärke	HNPCC	Hereditäres nicht-polypöses Kolonkarzinom	i.S.	im Serum
HAH	Hämagglutinations-Hemmtest			ITP	Idiopathisch-thrombozytopenische Purpura
		H₂0	Wasser		
HAV	Hepatitis-A-Virus	HOCM	Hypertrophische obstruktive Kardio-myopathie		
Hb	Hämoglobin			i.U.	im Urin
HBDH	Hydroxybutyrat-dehydrogenase			i.v.	intravenös
		HP / H.p.	Helicobacter pylori	IZF	Intrazellulär-flüssigkeit
HbF	Fetales Hämoglobin				
HbS	Sichelzellhämoglobin	HSV	Herpes-simplex-virus	IZR	Intrazellulärraum
HBV	Hepatitis-B-Virus	HT	Herzton	J.	Jahr(e)
HCC	Primäres Leberzell-karzinom	HTLV	Humanes T-Zell-Leukämievirus	J⁻	Jod
				J	Joule
H⁺Cl⁻ / HCl	Salzsäure	HUS	Hämolytisch urämisches Syndrom	JÜR	Jahres-Überlebens-Rate
HCM	Hypertrophische Kardiomyopathie	HVL	Hypophysen-vorderlappen	K⁺	Kalium
HCO₃⁻	Bicarbonat			KBR	Komplement-Bindungs-Reaktion
HCV	Hepatitis-C-Virus	HWK	Halswirbelkörper		
HDL	High density lipoprotein	HWS	Halswirbelsäule	kg	Kilogramm
		HWZ	Halbwertszeit	KG	Körpergewicht
HDV	Hepatitis-D-Virus	Hz	Hertz	KG	Krankengymnastik
HELLP	Hemolysis, elevated liver enzymes, low platelets	HZV	Herzzeitvolumen	KH	Kohlenhydrat(e)
		IC	Inspirationskapazität	KHK	Koronare Herz-krankheit
		ICR	Interkostalraum		
HEV	Hepatitis-E-Virus	IDL	Intermediate density lipoprotein	KHE	Koronare Herzerkrankung
HF	Herzfrequenz				
hGH	Human growth hormone	I.d.R.	In der Regel	Kl.	Klasse
		IE / I.E.	Internationale Einheit(en)	Kl.	Klein
HHL	Hypophysen-hinterlappen			KI	Kontraindikation
		IF	Intrinsic factor	Kli	Klinik
HI	Herzinsuffizienz	IFN	Interferon	KM	Knochenmark
His / Histo	Histologie	Ig	Immunglobulin	KM	Kontrastmittel
HIT	Heparin induzierte Thrombozytopenie	IGF	Insulin-like-growth-factor	Ko	Komplikationen
				Körperl.	Körperlich
HIV	Human Immuno-deficiency Virus	IHSS	Idiopathische hypertrophe Subaortenstenose	Komb.	Kombination
				Kom-press.	Kompression
HK	Herzkatheter				
Hk / Hkt	Hämatokrit	I.m.	Intramuskulär	Konz.	Konzentration

l	Liter	MCL	Medioklavikularlinie	Neg.	Negativ
LA	Linksatrial	MCTD	Mixed connective tissue disease, Sharp-Syndrom	NEJM	New England Journal of Medicine
Lab	Labor			Nephrot.	Nephrotisch
LAP	Linker Vorhofdruck	MCV	Mittleres korpuskuläres Volumen	Neurol.	Neurologisch
LAS	Lymphadenopathie-Syndrom			NH_3	Ammoniak
LCA	Left coronary artery	MDP	Magen-Darm-Passage	NHL	Non Hodgkin-Lymphom
LCAT	Lecithin-Cholesterin-Acyl-Transferase	Mech.	Mechanisch		
		Med./medik.	Medikamentös	Nieder-molek.	Niedermolekular
LDH	Lactatdehydrogenase	MEN	Multiple endokrine Neoplasie	NIH	National Health Insitute
LDL	Low density lipoprotein				
LGL	Lown-Ganong-Levine-Syndrom	Meta	Metastasen	Nitro	Nitro-Präparat
		Mg^{2+}	Magnesium	NK-Zellen	Natürliche Killerzellen
LH	Luteinisierendes Hormon	mg	Milligramm	NLG	Nervenleit-geschwindigkeit
		MG	Molekulargewicht		
Li	links	Min.	Minute	NMR	Magnetische Kernresonanz
Lj.	Lebensjahr	Mind.	Mindestens		
Lk	Lymphknoten	Mio	Million	NNM	Nebennierenmark
LKM	Antikörper gegen Liver Kidney Mikrosomen	ml	Milliliter	NNR	Nebennierenrinde
		Mon.	Monate	NSA	Nichtsteroidale Antiphlogistika
Lok	Lokalisation	MRC	Magnetresonanz-cholangiografie		
LPL	Lipoproteinlipase			NSAR	Nicht-steroidale Antirheumatika
LQTS	Long QT-syndrome	MRCP	Magnetresonanz-cholangio-pankreatikografie		
LRS	Links-rechts-Shunt			NSCLC	Non small lung cancer
LSB	Links-Schenkel-Block			NSE	Neuronen-spezifische Enolase
Lsg	Lösung	MRH	Melanotropin Releasinghormon		
Lufu	Lungenfunktion			NSTEMI	Non-ST-segment-elevation-myocardial infarction
LV	Linker Ventrikel	mRNA	Messenger Ribonukleinsäure		
LVEDP	Linksventrikulärer enddiastolischer Druck	MRSA	Methicillin-resistenter Staphylococcus aureus	NW	Nebenwirkung(en)
LWK	Lendenwirbelkörper	MRT	Magnetresonanz-tomogramm / -grafie	NYHA	New York Heart Association
LWS	Lendenwirbelsäule			o.	Ohne
M / m	Männlich	MS	Multiple Sklerose	O_2	Sauerstoff
m	Meter	MSH	Melanozyten stimulierendes Hormon	OCM	Restriktive (obliterative) Kardiomyopathie
M.	Morbus				
MALT	Mucosa-associated lymphoid tissue	MSSA	Methicillin-sensibler Staphylococcus aureus	Od.	Oder
				ÖGD	Ösophago-Gastro-Duodenoskopie
MAO	Maximal acid output	MTX	Methotrexat		
Max. / max.	Maximum / maximal	MÜZ	Mittlere Überlebenszeit	O.g.	Obengenannte
				oGTT	Oraler Glucose-Toleranztest
MCH	Mittleres korpuskuläres Hämoglobin	mV	Millivolt		
		n.	nach	Op.	Operativ
		N.	Nervus	OPSI-Syndrom	Overwhelming postsplenectomy syndrome
MCHC	Mittlere korpuskuläre Hämoglobin-konzentration	n	normal		
		Na^+	Natrium		
		Na^+Cl^-	Natriumchlorid		

pANCA	Perinukleäre anti-Neutrophile zytoplasmatische Antikörper	PS	Progressive stroke	RR	Riva Rocci (Blutdruck-Messung nach)
		PSC	Primär sklerosierende Cholangitis	RSB	Rechts-Schenkel-Block
Paralyt.	Paralytisch	PSS	Progressive systemische Sklerose	RS-Virus	Respiratory Syncitial Virus
Pat.	Patient / Patientin	PT(C)A	Perkutane trans-luminale (koronare) Angioplastie	RV	Residualvolumen
pAVK	Periphere arterielle Verschlusskrankheit			s	Sekunde
PBC	Primäre biliäre Zirrhose	PTCD	Perkutane transhepatische Cholangiografie	SA	Sinuatrial
PCP	Pulmonaler Kapillardruck			SAM	Systolic anterior motion
PCR	Polymerase chain reaction	PTH	Parathormon	SAS	Schlafapnoesyndrom
		PTHrP	Parathormon-ver-wandte(s) Peptid(e)	s.c.	Subkutan
pcW	Pulmonal-kapillärer Druck	PTT	Partielle Thromboplastinzeit	SCLC	Small cell lung cancer
				SIADH	Syndrom der inadäquaten ADH-Sekretion
PEEP	Postiv-endexspira-torischer Druck	Pulm.	Pulmonal		
		QCT	Quantitative CT	Sin.	Sinister
PEG	Perkutane endoskopische Gastrostomie	**RA**	Rheumatoide Arthritis	SIRS	Systemic Inflammatory Response Syndrom
		RAS / RAAS	Renin-Angiotensin-Aldosteron-System		
PEJ	Jejunostomie	RAST	Radio-Allergo-Sorbent-Test	SLE	Systemischer Lupus erythematodes
PET	Positronen-Emissions-Tomografie /-gramm	RCA	Right coronary artery	SM	Schrittmacher
Pg	Pathogenese	RCM	Restriktive (oblitera-tive) Kardiomyopathie	SMA	Anti-smooth muscle cell actin - Antikörper
Phy	Physiologie				
PIF	Prolactin inhibiting factor (=Dopamin)	RCX	Ramus circumflexus der LCA	Sog.	Sogenannte
				Sono	Sonografie
PM	Polymyositis	Re	Rechts	SPINK1-Gen	Serine Proteinase Inhibitor Kazal Typ I (SPINK1)-Gen
PNH	Paroxysmale nächt-liche Hämoglobinurie	Reg.	Regionär		
		Rel.	Relativ		
PNP	Polyneuropathie	RES	Retikulo-endotheliales System	SPV	Selektiv proximale Vagotomie
PNS	Peripheres Nerven-system			SSPE	Subakut sklerosie-rende Panenzephalitis
		Rez.	Rezeptor		
p.o.	Peroral / per os	Rez.	Rezidivierend	Stad. / St.	Stadium
PO$_4$	Phosphat	RF	Rheumafaktor	Staph.	Staphylococcus
Pos.	Positiv	RG	Rasselgeräusche	Std.	Stunde(n)
Postop.	Postoperativ	Rheum.	Rheumatisch	STEMI	ST-segment-elevation-myocardial infarction
Pot.	Potenziell	RHS	Retikulo-histiozytäres System		
PPh	Pathophysiologie				
PPI	Protonenpumpen-Inhibitor(en)	Rif	Risikofaktor(en)	Störf	Störfaktor
		RIVA	Ramus interventri-cularis anterior der left coronary artery	Str.	Streptococcus
Prg	Prognose			Subling.	Sublingual
Prim.	Primäre			Sup.	Superior
PRIND	Prolongiertes rever-sibles ischämisches neurologisches Defizit	RLS	Rechts-links-Shunt	SVES	Supraventrikuläre Extrasystole
		RNA	Ribonukleinsäure		
		Rö	Röntgen		
PRL	Prolactin	RPGN	Rapid progressive Glomerulonephritis	SVT	Supraventrikuläre Tachykardie
Pro	Prophylaxe				
Prox.	Proximal			Syn	Synonym

Systol.	Sytolisch	Urs	Ursache
Szinti	Szintigrafie	u.U.	Unter Umständen
t	Zeit	UV	Ultraviolett
T_3	Trijodthyronin	UW	Unerwünschte Wirkunge(n)
T_4	Tetrajodthyronin (Thyroxin)	**V.**	Vena
Tbc	Tuberkulose	v.	Vor
TBG	Thyroxinbindendes Globulin	V.a.	Verdacht auf
		v.a.	Vor allem
Tbl.	Tablette(n)	VC / VK	Vitalkapazität
TEE	Transösophageale Echokardiografie	VES	Ventrikuläre Extrasystole
Tg	Thyreoglobulin	VH	Vorhof
TG	Triglyzeride	VIP	Vasoactive intestinal peptide
Th	Therapie		
TIA	Transitorisch ischämische Attacke	Vit.	Vitamin
		VK	Verschlusskrankheit
TIPS	Transjugulärer intrahepatischer portosystemischer Shunt	VLDL	Very low density lipoprotein
		VMS	Vanillinmandelsäure
		Vol.	Volumen
TK	Thrombozyten-Konzentrat	Vort.	Vorteil
		VSD	Ventrikel-Septum-Defekt
TLC	Totalkapazität		
TNF	Tumornekrose-Faktor	Vv.	Venae
Tox.	Toxisch	VW	Vorderwand
TPHA-Test	Treponema-pallidum-Häm-agglutinationstest	vWF	von Willebrand-Faktor
		VZV	Varizella-Zostervirus
TRH	Thyreotropin Releasinghormon	W / w	Weiblich
		Wd	Wirkdauer
TSH	Thyroidea stimulierendes Hormon	Wdh	Wiederholung
		WHO	World Health Organisation
TT_3	Totales T_3		
TT_4	Totales T_4	Wi	Wirkung
TTE	Transthorakale Echokardiografie	WK / Wk	Wirbelkörper
		Wm	Wirkmechanismus
TU	Tumor	Wo	Woche(n)
TZ	Thrombinzeit	WPW	Wolff-Parkinson-White-Syndrom
U	Unit(s) / Einheit(en)		
u.a.	Und andere	Ws	Wattsekunde
u.a.	Unter anderem	WS	Wirbelsäule
Überdr.	Überdreht	Ws	Wirkstoff
ÜLZ	Überlebenszeit	ZNS	Zentrales Nervensystem
Üs	Übersicht		
UICC	International Union against cancer	ZVD	zentraler Venendruck
UKG	Ultraschallkardiografie / -gramm	ZVK	Zentraler Venenkatheter
		zw.	Zwischen

Bitte senden Sie mir gegen Rechnung die umseitig markierten Titel:

Name

Anschrift

Tel. **E-Mail**

Datum **Unterschrift**

Wir möchten das **innere medizin pur arbeitsskript** gerne verbessern und freuen uns über Ihre Anregungen und Kritik.

feedback

Bestellung an:
Börm Bruckmeier Verlag, Nördliche Münchner Str. 28, 82031 Grünwald
oder **Fax: 089 – 69 77 81 28**

pur karteikarten

- [ ] anästhesiologie pur EUR 25,46 (ISBN 3-929785-16-1)
- [ ] chirurgie pur 1 EUR 29,80 (ISBN 3-89862-303-3)
- [ ] chirurgie pur 2 EUR 29,80 (ISBN 3-89862-304-1)
- [ ] gynäkologie pur EUR 22,80 (ISBN 3-89862-312-2)
- [ ] hno pur, zmk pur EUR 18,80 (ISBN 3-89862-307-6)
- [ ] innere medizin pur 1 EUR 22,80 (ISBN 3-89862-310-6)
- [ ] innere medizin pur 2 EUR 22,80 (ISBN 3-89862-311-4)
- [ ] mikrobiologie, immuno pur EUR 29,80 (ISBN 3-89862-308-4)
- [ ] neurologie pur EUR 29,80 (ISBN 3-929785-23-4)
- [ ] ophthalmologie pur EUR 17,79 (ISBN 3-929785-29-3)
- [ ] orthopädie pur EUR 20,35 (ISBN 3-929785-18-8)
- [ ] pathologie pur EUR 29,80 (ISBN 3-89862-306-8)
- [ ] pharma pur EUR 22,80 (ISBN 3-89862-313-0)
- [ ] psychiatrie pur EUR 19,80 (ISBN 3-89862-305-X)
- [ ] urologie pur EUR 14,80 (ISBN 3-89862-309-2)
- [ ] Helit EUR 5,01 (Nr. 604)
- [ ] book-box EUR 4,80 (Nr. 611)

pockets

- [ ] Anamnese & Untersuchung EUR 14,80 (ISBN 3-89862-213-4)
- [ ] Anatomie fast EUR 12,80 (ISBN 3-89862-222-3)
- [ ] Arzneimittel pocket 2005 EUR 16,80 (ISBN 3-89862-237-1)
- [ ] Arzneimittel Wirkungen EUR 16,80 (ISBN 3-89862-204-5)
- [ ] Arzneimittel Therapie pocket EUR 14,80 (ISBN 3-89862-229-0)
- [ ] Arzneimittel pocket plus 2005 EUR 24,80 (ISBN 3-89862-238-X)
- [ ] Biologie fast EUR 12,80 (ISBN 3-89862-232-0)
- [ ] Chirurgie fast EUR 16,80 (ISBN 3-89862-227-4)
- [ ] Chirurgische Notfälle pocket EUR 14,80 (ISBN 3-89862-228-2)
- [ ] Differenzialdiagnose pocket EUR 14,80 (ISBN 3-89862-236-3)
- [ ] EKG pocket EUR 14,80 (ISBN 3-89862-221-5)
- [ ] GK 3 Termini pocket EUR 12,80 (ISBN 3-89862-226-6)
- [ ] Heilpraktiker Kompaktwissen EUR 12,80 (ISBN 3-89862-220-7)
- [ ] Infektionen pocket EUR 14,80 (ISBN 3-89862-216-9)
- [ ] Klinische Chemie pocket EUR 14,80 (ISBN 3-89862-215-0)
- [ ] Normalwerte pocket EUR 12,80 (ISBN 3-89862-230-4)
- [ ] Notaufnahme Innere Medizin EUR 9,80 (ISBN 3-89862-217-7)
- [ ] Psychiatrie fast EUR 12,80 (ISBN 3-929785-93-5)

G&L pockets

- [ ] Bach-Blüten pocket EUR 14,80 (ISBN 3-89862-710-1)
- [ ] Homöopathie pocket EUR 14,80 (ISBN 3-89862-703-9)
- [ ] Homöopathie für Kinder pocket EUR 14,80 (ISBN 3-89862-711-X)
- [ ] Meine Schwangerschaft pocket EUR 14,80 (ISBN 3-89862-704-7)
- [ ] Mondphasen pocket EUR 13,80 (ISBN 3-89862-701-2)
- [ ] Naturheilmittel pocket EUR 12,68 (ISBN 3-929785-59-5)
- [ ] Pillen pocket EUR 18,80 (ISBN 3-89862-700-4)
- [ ] Vornamen pocket EUR 8,80 (ISBN 3-89862-705-5)

pur arbeitsskripte

- [ ] chirurgie pur EUR 26,80 (ISBN 3-89862-501-X)
- [ ] gynäkologie pur EUR 24,80 (ISBN 3-89862-507-9)
- [ ] innere medizin pur EUR 29,80 (ISBN 3-89862-505-2)
- [ ] mikrobio, immuno pur EUR 24,80 (ISBN 3-89862-502-8)
- [ ] neurologie pur EUR 24,80 (ISBN 3-89862-503-6)
- [ ] pharma pur EUR 24,80 (ISBN 3-89862-506-0)

pocketcards

- [ ] Alpine Notfall EUR 3,30 (ISBN 3-89862-012-3)
- [ ] Anamnese & Untersuchung EUR 3,30 (ISBN 3-929785-84-6)
- [ ] Anästhesie-Intensiv Set EUR 7,70 (ISBN 3-929785-042-5)
- [ ] Antibiotika 2005 EUR 3,30 (ISBN 3-89862-044-1)
- [ ] Antimykotika EUR 3,30 (ISBN 3-89862-021-2)
- [ ] Bach-Blüten EUR 3,30 (ISBN 3-89862-004-2)
- [ ] Benzodiazepine EUR 3,30 (ISBN 3-929785-85-4)
- [ ] EKG EUR 3,30 (ISBN 3-929785-72-2)
- [ ] EKG Auswertung EUR 3,30 (ISBN 3-929785-36-6)
- [ ] EKG Lineal EUR 3,30 (ISBN 89862-011-5)
- [ ] EKG Set EUR 7,70 (ISBN 89862-015-8)
- [ ] Elektrolytstörungen EUR 3,30 (ISBN 3-89862-002-6)
- [ ] Erste Hilfe EUR 7,70 (ISBN 3-89862-014-X)
- [ ] Lungenfunktion EUR 3,30 (ISBN 3-929785-75-7)
- [ ] Medizin im Internet EUR 3,30 (ISBN 3-89862-025-5)
- [ ] Nephro Antibiotics EUR 3,30 (ISBN 3-929785-39-0)
- [ ] Nephro Meds EUR 3,30 (ISBN 3-929785-38-2)
- [ ] Neugeborenes EUR 3,30 (ISBN 3-929785-25-0)
- [ ] Neurologie EUR 5,50 (ISBN 3-929785-88-9)
- [ ] Normalwerte EUR 3,30 (ISBN 3-929785-73-0)
- [ ] Notfall-Meds 1 EUR 3,30 (ISBN 3-929785-79-X)
- [ ] Notfall-Meds 2 EUR 3,30 (ISBN 3-929785-80-3)
- [ ] Pädiatrie Development EUR 3,30 (ISBN 3-929785-82-X)
- [ ] Pädiatrie Notfall EUR 3,30 (ISBN 3-929785-81-1)
- [ ] Periodensystem EUR 3,30 (ISBN 3-929785-28-5)
- [ ] Physikalische Größen EUR 3,30 (ISBN 3-89862-020-4)
- [ ] Reanimation EUR 3,30 (ISBN 3-89862-009-3)
- [ ] Reflexzonen EUR 3,30 (ISBN 3-89862-000-X)
- [ ] Säure-Basen EUR 3,30 (ISBN 3-929785-37-4)
- [ ] Sehproben EUR 3,30 (ISBN 3-89862-013-1)
- [ ] Skelettmuskulatur EUR 5,50 (ISBN 3-89862-010-7)
- [ ] Stroke EUR 5,50 (ISBN 3-89862-001-8)
- [ ] Terminologie EUR 5,50 (ISBN 3-89862-003-4)
- [ ] The English Patient EUR 5,50 (ISBN 3-929785-86-2)
- [ ] TNM EUR 3,30 (ISBN 3-89862-023-9)
- [ ] Vergiftungen EUR 3,30 (ISBN 3-89862-024-7)